Meyers' Dynamic Radiology of the Abdomen

Normal and Pathologic Anatomy Sixth Edition

マイヤース腹部放射線診断学

発生学的・解剖学的アプローチ

監訳

太田光泰
（足柄上病院総合診療科・担当部長）

幡多政治
（横浜市立大学大学院医学研究科がん総合医科学・放射線腫瘍学・教授）

監訳協力

髙瀬浩一郎
（湘南鎌倉総合病院放射線科）

Morton A. Meyers
Chusilp Charnsangavej
Michael Oliphant

医学書院

Translation from English language edition :
Meyers' Dynamic Radiology of the Abdomen
by Morton A. Meyers, MD, FACR, FACG, Chusilp Charnsangavej, MD, FSIR and Michael Oliphant, MD, FACR
Copyright © 2011
Springer New York
Springer New York is a part of Springer Science+Business Media
All Rights Reserved

マイヤース腹部放射線診断学―発生学的・解剖学的アプローチ

発　行　2017年1月1日　第1版第1刷©

監　訳　太田光泰・幡多政治

発行者　株式会社　医学書院
　　　　代表取締役　金原　優
　　　　〒113-8719　東京都文京区本郷1-28-23
　　　　電話　03-3817-5600（社内案内）

印刷・製本　横山印刷

本書の複製権・翻訳権・上映権・譲渡権・公衆送信権（送信可能化権を含む）は株式会社医学書院が保有します．

ISBN978-4-260-02521-8

本書を無断で複製する行為（複写，スキャン，デジタルデータ化など）は，「私的使用のための複製」など著作権法上の限られた例外を除き禁じられています．大学，病院，診療所，企業などにおいて，業務上使用する目的（診療，研究活動を含む）で上記の行為を行うことは，その使用範囲が内部的であっても，私的使用には該当せず，違法です．また私的使用に該当する場合であっても，代行業者等の第三者に依頼して上記の行為を行うことは違法となります．

JCOPY　〈出版者著作権管理機構　委託出版物〉
本書の無断複製は著作権法上での例外を除き禁じられています．複製される場合は，そのつど事前に，出版者著作権管理機構（電話 03-3513-6969, FAX 03-3513-6979, info@jcopy.or.jp）の許諾を得てください．

監訳の序

　われわれ総合診療医はあらゆる健康問題に対する gate keeper である．そのなかでも「腹痛」は多岐にわたり，効率のよい診断推論が求められる．詳細な病歴分析と身体診察により仮説の確率を高め，診断確定のために特異度（陽性尤度比）の高い検査を行う．近年は画像検査に依存するところが大きいが，放射線診断医に 24 時間 365 日アクセスすることは，病院の事情によっては大変困難である．非放射線科読影医に最低限の読影能力がなければ，中規模病院での診療，特に夜間休日の二次救急診療に支障をきたす．筆者が勤務する足柄上病院はまさにその渦中にあるのだ．

　敬愛する兄弟子吉江浩一郎先生（足柄上病院総合診療科部長）は，若き頃，国立がんセンター中央病院（現国立がん研究センター中央病院）の放射線科レジデントとして日々画像診断と格闘した．かくして得られた画像診断能力は卓越しており，常に筆者の羨望の的である．兄弟子は理屈っぽい筆者の性格を見抜き，"Meyers' Dynamic Radiology of the Abdomen: Normal and Pathologic Anatomy" を紹介してくれた．もう 15 年も前のことである．症候を発生学，解剖学，生理学，生化学にまで落とし込む診断学の道を進み始めた筆者は，ますます理屈っぽくなった．そんな筆者にとって "Meyers" は大変ありがたい成書であり続ける．仮説通りの画像になっているのかを読み込むための方法論を示してくれるからである．昨今，Cookbook 的医学書が席巻しているが，それらは「ハマれば」即効性があるものの，「ハマらなければ」空振りである．一方，名著は読者にしっかりと理論をたたき込み，困った時にこそその真価が発揮されるものだ．これを後輩たちに伝えなければとの思いで，弟弟子の岩渕敬介先生をはじめ足柄上病院を支える総合診療科，消化器内科のメンバーに「勉強のつもりで名著を翻訳しないか？」と声をかけた．どんな反応を示すか不安であったが，みな二つ返事で OK してくれた．翻訳指導は，同級生であり横浜市立大学放射線腫瘍学教授の幡多政治先生，企画当時，当院の読影医であった髙瀬浩一郎先生にお願いした．幡多先生とは大阪のおいしいお好み焼きツアー以来 23 年ぶりのコラボだが，「なんで内科医が Meyers？」と思ったに違いない．

　常々筆者は，「正しく学べば，われわれだってできる」と自らを鼓舞している．この腹部放射線診断の指南書は間違いなく「正しい学び」を提供するものである．放射線科医，消化器内科医のみならず，マンパワー不足に耐え地域医療に従事する医師諸兄に，本書を通じて「われわれだってできる」とメッセージを送ることができれば幸甚である．

　最後に，「これで学べ」と諭してくれた吉江浩一郎先生，本企画遂行に八面六臂の活躍の足柄上病院消化器内科チーフ 國司洋佑先生，地域医療に専心する後輩たち，若手医師の相談にのってくださった玉井拙夫院長，加藤佳央副院長，宮本一行前院長，そして怠惰な私を常に支えてくださった医学書院 西村僚一氏，長友裕輝氏に心より感謝の意を表したい．

リオデジャネイロオリンピックに沸いた 2016 年
監訳者を代表して　**太田光泰**

訳者一覧(執筆順)

國司洋佑	足柄上病院消化器内科・担当部長
太田光泰	足柄上病院総合診療科・担当部長
渋谷　仁	愛知県がんセンター中央病院消化器内科部
中尾　聡	横須賀市立市民病院消化器内科
河野邦幸	藤沢市民病院消化器内科
岩田悠里	藤沢市民病院消化器内科
加藤佳央	足柄上病院・副院長
倉上優一	足柄上病院総合診療科
吉江浩一郎	足柄上病院総合診療科・部長
小野嘉文	聖マリアンナ医科大学総合診療内科
吉野かえで	東京ベイ・浦安市川医療センター総合内科
神野正智	横浜市立大学附属市民総合医療センター消化器内科
岡部尚子	岡部内科医院
玉井拙夫	足柄上病院・院長
松林真央	足柄上病院消化器内科
池本正平	秦野赤十字病院消化器内科・副部長
岩渕敬介	足柄上病院総合診療科・医長
三浦雄輝	横浜市立大学附属市民総合医療センター消化器内科
宮本一行	足柄上病院総合診療科・前院長

目次

謝辞 1
第6版の序 3

第1章 新しいパラダイム　7

第2章 腹部の臨床発生学　15

1. はじめに 15
2. 胎生初期の発達 15
3. 胸腹部の連続性 16
4. 腹膜下腔 18
   1 腹側腸間膜の分化　18／**2** 背側腸間膜の分化　21／**3** 骨盤の分化　23
5. 分化した臓器の発生学 25
   1 胎生期の腸管の回転および固定　25／**2** 肝胆道系　25／**3** 膵臓　26／
   4 脾臓　26／**5** 副腎　26／**6** 泌尿器系　27

第3章 腹部の臨床解剖学　29

1. はじめに 29
2. 腹膜下腔の基本的な考えかた 29
3. 腹膜下腔 29
   1 腹側胃間膜　29／**2** 背側胃間膜　30／**3** 背側腸間膜　32／**4** 女性器の連続性　34／**5** 正中・外側の連続性　34／**6** 前面での連続性　35／**7** 骨盤での連続性　35
4. 胸腹部の連続性 36
   1 画像の特徴　37
5. 腹腔 41

第4章 腹部と骨盤部における疾患の進展機序　45

1. はじめに　45
2. 腹膜腔内と腹膜下腔への進展の鑑別　46
3. 腸間膜に沿った腹膜下進展　47
4. リンパ管やリンパ節転移による腹膜下進展　49
5. 動脈周囲と神経周囲の腹膜下進展　59
6. 経静脈による腹膜下進展　64
7. 管腔内から腹膜下への進展　66
8. まとめ　67

第5章 腹腔内における感染症と播種転移の進展様式　69

1. 腹腔内感染症進展経路と局在　69
2. 解剖学的重要点　69
   1 後腹膜付着部　69
3. 放射線画像の特徴　78
   1 腹腔内膿瘍　78
4. 腹腔内の播種転移進展経路と局在　84
5. 腹水の進展経路　85
6. 播種の場所　86
   1 ダグラス窩（直腸S状結腸移行部）　86／2 下部小腸腸間膜（回腸末端と盲腸）　87／3 S状結腸：放射線学的特徴　90／4 右傍結腸溝（盲腸と上行結腸）とモリソン窩：放射線学的特徴　90／5 肝周囲，横隔膜下への腫瘍播種　90／6 大網への腫瘍播種　99／7 2つの珍しい腹膜がん腫症　99／8 腹膜腫瘍播種と類似するもの　100／9 器具，手術，針による播種　100

第6章 腹膜外腔の臨床解剖学　105

1. はじめに　105
2. 解剖学的検討　106
   1 腹膜外の3区画と腎周囲筋膜　106／2 腰筋　121／3 肝角と脾角　123
3. 前腎傍腔　123
   1 貯留物の分布と局在によるX線解剖　123／2 滲出液の源　124／3 大腸と虫垂の腹腔外への穿孔　125／4 十二指腸の穿孔　126／5 十二指腸後方および十二指腸壁内血腫　127／6 膵炎　128／7 脾臓の無漿膜野や脾動脈，肝動脈からの出血　139／8 骨盤と腸間膜の連続性　140
4. 前腎傍腔の構造区分　143
   1 癒合筋膜　143／2 正常画像所見　143／3 異常画像所見　147

5. 腎周囲腔 150
   1 液体貯留の局在と分布における放射線学的解剖　150
6. 後腎傍腔 170
   1 貯留の分布と局在のX線解剖　170／**2** 滲出液の臨床的原因　172
7. びまん性腹膜外ガス 174
   1 直腸穿孔　175／**2** S状結腸穿孔　175／**3** 横隔膜上由来の腹腔外ガス　175／**4** 少量の横隔膜下ガスの鑑別疾患　178
8. 腰筋膿瘍と血腫 180

第7章　骨盤部腹膜外腔の区画　189

1. 解剖学 189
   1 膀胱前腔　189／**2** 膀胱周囲腔　190／**3** 直腸周囲腔　190／**4** 仙骨前腔　195
2. 病的画像の特徴 197
   1 膀胱前腔の液体貯留　197／**2** 膀胱周囲の液体貯留　201／**3** 直腸周囲の疾患　204／**4** 仙骨前腔の疾患　204／**5** 筋膜間面経由の進展　204

第8章　肝臓疾患の進展様式　207

1. はじめに 207
2. 肝臓の発生学と解剖学 207
   1 肝臓と胆管の発達について　207／**2** 腹腔靱帯　207／**3** 肝臓に付着する間膜の解剖学的ランドマーク　208
3. 肝臓外への疾患の進展様式 208
   1 腹膜内進展　208／**2** 腹膜下進展　209

第9章　下部食道・胃疾患の進展様式　223

1. はじめに 223
2. 下部食道・胃の発生学と解剖学 223
   1 胃の腹膜間膜　223／**2** 胃周辺の腹膜陥凹　225
3. 下部食道・胃疾患の進展様式 225
   1 腹膜内進展　225／**2** 胃がんの直接浸潤と腹膜下（腸間膜）進展　228／**3** 腹膜下リンパ進展とリンパ節転移の経路　230／**4** 動脈，神経周囲浸潤　235／**5** 経静脈進展　235

第10章 膵臓疾患の進展様式　237

1. はじめに　237
2. 膵臓の発生学と解剖学　237
   1 膵臓の発生　237／**2** 膵臓および膵，腸間膜，結腸間膜周囲の腹膜間膜の解剖学　237／**3** 膵臓周囲の腹膜ヒダと間膜の解剖学的ランドマーク　238／**4** 血管の解剖　239
3. 膵臓からの疾患の進展様式　240
   1 腹腔内進展　240／**2** 腹膜下進展　241

第11章 小腸疾患の進展様式　251

1. はじめに　251
2. 小腸の発生学と解剖学　251
3. 小腸間膜のランドマーク　252
4. 小腸・虫垂疾患の進展様式　252
   1 小腸の回転異常，腸間膜の捻転，腸閉塞　253／**2** 小腸・虫垂の炎症性疾患　253／**3** 小腸・虫垂の新生物　255
5. まとめ　265

第12章 大腸疾患の進展様式　267

1. 結腸・直腸・肛門管の発生学と解剖学　267
   1 解剖学的考察　267
2. 結腸・直腸の疾患　270
   1 憩室炎と結腸炎　270／**2** 結腸，直腸，肛門管の悪性腫瘍　272
3. 疾患の進展様式　272
   1 腹腔内進展　272／**2** 隣接器官・臓器への進展　273／**3** 腹膜下進展　274

第13章 腎臓・上部尿路・副腎疾患の進展様式　285

1. はじめに　285
2. 脈管解剖学　285
3. リンパの解剖学　286
4. 疾患の進展様式　286
   1 腎腫瘍　286／**2** 尿路上皮性腫瘍　294／**3** 副腎腫瘍　295

第14章　骨盤および男性泌尿生殖器疾患の進展様式　301

1. 発生学　301
2. 解剖学　301
   1 膀胱　301／2 前立腺と精嚢　302／3 陰茎と尿道　303／4 精巣と陰嚢　303
3. 膀胱・前立腺・尿道・陰茎・精巣の疾患　303
   1 膀胱がん　303／2 炎症および炎症様膀胱腫瘤　305／3 前立腺がん　305／4 精巣がん　305
4. 疾患の進展様式　305
   1 腹腔内進展　305／2 腹膜下進展　308

第15章　婦人科疾患の進展様式　319

1. はじめに　319
2. 外陰部　321
   1 外陰部がんの直接・腹膜下進展　321
3. 腟　322
   1 腟がんの直接・腹膜下進展　322
4. 子宮　323
   1 浸潤性子宮頸がん　323／2 子宮体がん　324
5. ファロピウス管（卵管）　324
   1 卵管がんの進展様式　324
6. 卵巣　326
   1 卵巣腫瘍の進展機序　326
7. 骨盤腹膜炎　330

第16章　腹腔外および骨盤外への進展様式　333

1. はじめに　333
2. 横隔膜　333
   1 解剖学　333
3. 腹部から胸部への疾患の進展様式　334
   1 直接連続進展　334／2 リンパ行性の進展　334／3 経静脈進展　334
4. 腹壁　338
   1 解剖学　338
5. 腹腔から前腹壁への疾患の進展様式　338
6. 骨盤　341
   1 解剖学　341

7. 骨盤内から骨盤外への疾患の進展様式 ……………………………… 342
   1 腹膜内進展　342／2 直接連続進展　342

第17章　腹腔内ヘルニア　349

1. はじめに ……………………………………………………………… 349
2. 傍十二指腸ヘルニア ………………………………………………… 350
   1 解剖学的考察　350／2 臨床的特徴　351／3 画像の特徴　351
3. ウィンスロー孔を介する内ヘルニア ……………………………… 360
4. 盲腸周囲ヘルニア …………………………………………………… 361
5. S状結腸間ヘルニア ………………………………………………… 364
6. 経腸間膜・経大網・経結腸間膜ヘルニア ………………………… 365
7. 鎌状間膜ヘルニア …………………………………………………… 369
8. 吻合部後ヘルニア …………………………………………………… 369
9. 膀胱上ヘルニアと骨盤ヘルニア …………………………………… 371
10. バリアトリック手術後の内ヘルニア ……………………………… 371

和文索引 ………………………………………………………………… 377
欧文索引 ………………………………………………………………… 385

Bea, Amy,
Ricard, Karen,
Sarah, Sam
私の最愛の家族へ

Morton A. Meyers

私の師匠達へ：マルチ・モダリティ アプローチを用いかつ，画像診断に
生理学および病理学を適用して私を激励してくれた Milton Elkin 教授，
臨床家はどうあるべきかを教えてくれた Sidney Wallace 教授

私の妻とこども達へ：私の長期にわたる仕事を許してくれた Tanitra,
Chutapom, Tonyamas, Nalinda, Sirynda, Larissa

私の両親へ：こども達が成功し，よりよい人生が手に入れられるよう
望んでくれた Chow, Usa

Chuslip Charnsangavej

Phyllis, Melissa,
Jason, Bradley, Ella へ
私が常に愛する全ての人
Molly Sara を追悼して

Michael Oliphant

速習できないことはいくらかある．我々が有する全てのものであるが，
それを学び取るのには，たいへん時間がかかるに違いない．まさに単純なことだ．
それを知るには一生かかるのだから，人それぞれ人生から得る小さくも
新しいことは，とても価値が高く，唯一の遺産である．

Ernest Hemingway
「午後の死」

第6版の序

　"Meyers' Dynamic Radiology of the Abdomen: Normal and Pathologic Anatomy"の初版の序で述べたことであるが，本書では腹腔内疾患を実践的に理解し，診断するための解剖学的，機能的原理をシステマティックに適用することを紹介する．臨床的洞察と合理的なシステム，すなわち，過去の版で概説した腹腔内の動的なつながりに関して好意的評価によって弾みがついた診断分析が広く受け入れられてきた．文字通り，何千もの科学論文がそれらの教訓を証明してきた．初版で紹介した系統的記述と分析的なアプローチは今や広く臨床医学に適用されており，異常発生過程に関する用語，定義，概念は確実に科学的領域に浸透した．こうした見識は臨床的に誤解を招く疾患の発見，疾患の影響の評価，合併症の予測，適切な診断的および治療的アプローチの決定につながる．

　スペイン版，イタリア版，日本版，ポルトガル版はこの原理をより広範囲に適用することを促した．さらにそのことは同様に腹腔内疾患の広がりおよび限局の特徴を理解するのに貢献してきた．この原理はあらゆる画像診断法に適用された—単純写真やCTの定型的造影研究，すべてのモードの超音波(超音波内視鏡，腹腔鏡下超音波，術中超音波)，MRI，PET-CTまで．そして，34年後にこの第6版に至った．

　パターンの理解を追求する際，調査にはあらゆる方法が使われた．すなわち，(a)関係性を維持するために凍結した死体の横断解剖，(b)靱帯，腸間膜，腹腔外筋膜コンパートメントに沿った進展の際，まず最初に通過する膜面を決定するために行われた死体への注入と解剖，(c)画像研究を最大限に生かす臨床例の選択，(d)腹腔鏡検査および腹腔造影，(e)外科手術，外科病理学，病理解剖である．

　本書を執筆する基本的な目的は初版から変わることなく，それは前作と同じ精神で生み出される．科学の追求が常々求めてきたことは，事態をパターン化し同定することである．この認識があれば，事象の本質と変遷への洞察と理解が続き，その結果，それらの予測性，マネジメント，結果が続く．腹部と骨盤を通じての疾患の進展や限局が無秩序で非合理的に起こるものではなく，むしろ構造的要因や動的要因の原則に支配されるということを本書は確証する．

　過去においては，放射線学書は特定の器官または画像診断法に限定した特集を扱うのが伝統であった．しばしば，これらは典型的には，その器官を侵す疾患の範囲を，あるいは，特定の画像技術によって提供される利点および限界を例示する症例のコレクションであった．しかしながら，臨床の場においては，しばしば患者は医師の思考パターンに挑戦するかのように現れるものである．すなわち，「何が？」のみならず「どのように？」「なぜ？」「どこに？」を決めなければならない．

　初版は「腹部の放射線学に革命をもたらした本」として認められた．ある評論家は次のように熱狂した．「その書物には，難しい問題がある．すなわち無人島に1人で暮らすとしたら，必ず選ぶであろう三冊の本に値する．もし腹部放射線の教科書の分野に狭めたとしても，私は絶対に*Meyers Dynamic Radiology of the Abdomen*を持って行く．本書は必ずや孤独

に耐えうる知的な挑戦となるであろう」と，批評的な洞察が明確に述べられた著者のプライドは，もう1人の評論家の賛辞により一層高められた．「Morton Meyers は私たちの多くに対し，全く新しい世界を開いた．腹部の上に立つ Meyers は月の上に立つ Armstrong のようである」

根源的なテーマを踏襲しながらも，この第6版は単なる改訂であるのみならず，他者によって報告された観察と経験の要約でもある．むしろ，それは確かに事実上新しいプレゼンテーションである．腹腔内疾患のプロセスを幅広く正確に認識する点において草分け的な物の見方を開拓してきた2人の国際的権威によってその著作は拡大してきた．こうした目的を満たすために，いくつかの全く新しい章が加えられ，他章は広範囲にわたってアップデートされ，増補されている．この版では680を超える新しい写真とイラストが含まれる．

初版で Morton Meyers によって導入され，続く諸版にわたって発展した見識は，放射線科学者の批判的なポジションを確実なものとした．すなわち，確定診断の際，時には検討の過程を変えた，また予後を示しマネージメントを決定した．腹腔内感染や腫瘍の拡散および限局の過程および経路，3つの腹膜外腔の病理解剖学的描出が明確に確立された．嘆かわしいほどに「ぼんやりとした筋膜の境界を持つまとまりのない間葉織の後背地」として記載されてきたことは今や顕著な特徴を持つ明確に区分されたコンパートメントとして確認されている．

これらのことが有用であるばかりか，腹腔と骨盤を通じての包括的な解剖学的連続性を含む新しい考え方を拡大することによって多くのことが得られた．すなわち，まさに，メビウスの帯のように1回あるいは数回捻れたリボンの輪が，筋膜面の連続性を有する構造を生み出すようなものである．第5版にもあるが，Michael Oliphant とそのグループによって考案され練り上げられた腹腔および骨盤の腹膜下腔の統一の概念が，臨床に適用するために今ここにエレガントかつ精巧に作り出された．それにより，主としてがんだが，それだけでなく例えば，炎症とか外傷などの良性の病態といった疾患の二方向への広がりの可能性を明らかにすることも，長きにわたり非論理的で不可思議な事象と考えられてきたことを説明することもできる．このため，画像診断の役割が大きく広がっている．

多くの新しい章が，腹腔および骨盤臓器原発のがんのリンパ行性の広がりのパターンを詳述する．ヒューストンの MD アンダーソンがんセンターの莫大な臨床材料の分析に基づいて正確に同定したものを Chusilp Charnsangavej が精巧に図解する．

原発がわかれば，もっともらしい進展部位を予測することは重要かもしれない．一方で，患者は遠隔部位での病巣を示すかもしれない．そういう場合には，潜在する原発巣を明らかにするためにさかのぼって考えることは重要になる．Charnsangavej は各々の臓器特異的な血管分布に関する詳細な知識がそのリンパ経路を同定するためのテンプレートとなることを示している．彼は個々の臓器のリンパ流出路を理解することの利点は3つあると強調している．第一に，その腫瘍の原発部位がわかれば，その臓器に付着する間膜，腸間膜，結腸間膜の動脈あるいは静脈を追跡することによってリンパ節転移が予測される部位を正確に同定できる．第二に，その腫瘍の原発部位が臨床的にわからなければ，異常なリンパ節を同定することで，原発巣へのその領域における動脈，静脈をつきとめることができる．第三に，再発疾患，リンパ節転移の予測部位，あるいは，治療部位を超えたリンパ節領域に着目することによる治療後の疾患の進展パターンを同定することもできる．正確なアセスメントはネオアジュバント療法と手術を考慮した治療計画にとって極めて重要であり，治療結果に強い影響を与える可能性がある．

時折，思わぬ得をすることがある．既知の原発巣から予測される経路以外に偶然に見つかった異常な形容のリンパ節は，転移を表すには割り引いて考えたほうがよい．つまり，今日，原発がんの治療後に長生きする人が増加しているので，第二のそして第三の原発が発生しうるのだ．こうしたなかで，リンパ節転移が遠隔部位で同定される場合には，再発が始まったところから特異的な原発部位を正確に決定するにあたり，進展経路の知識が助けになりうるのである．

これまでの版と同様，ページを離れて参照することで読者の時間と労力が無駄にならないように，選んだイラストが目立つように，また最も重要なことだが，その記述部位にできうる限り近くに図を配置するように，レイアウトには十分留意してきた．

臨床的に重要な解剖学的特徴はカラーイメージによって詳しく述べられている．

参考文献は増補されており，引き続き古典的論文と最近の引用の双方を収めている．参考文献は英語文献に限定せず，適切であれば，その原著を参照している．相互参照を伴う長文の索引により，細かく調べたいことにも迅速にアクセスすることができる．本改訂版に輝きを与えてくれた以下の寄稿者に対して感謝の意を表したい．

- ニューヨーク市 ウェイル・コーネル・メディカル大学 ニューヨーク長老教会病院の Yong Ho Auh 博士，韓国ソウル市 ソンギュンガァン大学校医学部 サムスンメディカルセンターの Jae Hoon Lim 博士，ニューヨーク市 ウェイル・コーネル・メディカル大学 ニューヨーク長老教会病院の Sophia T. Kung 博士には第 7 章骨盤部腹膜外腔の区画でお世話になった．
- オランダ ユトレヒト市 フェルトベルク大学メディカルセンターの Maarten S. van Leeuwen 博士，Michiel A.M. 博士には第 6 章の前傍腎腔のセクションでお世話になった．

腹腔外の解剖および病理を描写した最高水準ののイメージを数多く提供していただき，惜しみなく協力していただいた Jae Hoon Lim 博士にも感謝の意を表したい．

高い技術的な品質を有する別のエディションをプロデュースしてきたことに信頼を置き，本稿をスプリンガーに提出した．

Morton A. Meyers, M.D., F.A.C.R., F.A.C.G.
ニューヨーク州 ストーニーブルック

Chusilp Charnsangavej, M.D., F.S.I.R.
テキサス州 ヒューストン

Michael Oliphant, M.D., F.A.C.R.
ノースカロライナ州 ウインストン サレム

第1章 新しいパラダイム

科学は発見により特徴づけられる．新たな事実の発見は報告価値がある一方で，事実そのものだけで科学全体を説明することはできない．「事実は真実の敵だ」というドン・キホーテの言葉があるが，確かに処理加工されていない事実そのものだけでは，それぞれの根本的な関連性を十分把握することができない．たくさんの異なる事実同士の間を結びつけることができて初めて理解に至る．W. I. B. Beveridge は彼の洞察に満ちた "The Art of Scientific Investigation" のなかで，「われわれは普通のものに精通することによってのみ，異常なもの，説明できないものに気づくことができるため，多くの発見は『大規模な統計』より『限られた材料に対する詳細な観察』から生まれてきたのである」と示した[1]．これは特に生物科学の分野において当てはまることであり，この分野の進歩は「新しい情報」だけでなく，「不可解な現象に対する理解の改善」「矛盾の排除」「より良い推理」「これまで関連がないと思われてきた現象を結びつけるための調査」によってももたらされてきた．大事なことは新しい概念の発展がしばしば以前に確立された事実の統合によってなされるということである．

パラダイム（科学的認識体系）とは，一定期間のあいだ問題解決のモデルになった科学的成果を普遍的に適用させたものである．現在のパラダイムを信頼するあまりに革新的な知見を無条件に否定することがある．偽予言者の言葉のほうがこの革新的な知見より重要にされる．

Yale 大学教授の Irving Fisher が 1929 年の株価暴落の直前に予測した言葉に注目してほしい．彼は株式について「永遠に高値を持続するだろう」と語っている．ご存じの通り，その後株価は暴落した．

経済においては精度の疑わしさが受け入れられているが，科学は科学的とみなされている．この100年の間に医学上の驚くべき大発見がなされてきたにもかかわらず，偽預言者たちは長い間，科学の進歩は終了したと吹聴してきた[2]．以下をご覧いただきたい．

「X 線は捏造であるということが証明されるだろう」

Lord Kelvin, 英国物理学者, 王立協会理事長, 1896 年

「発明品のすべては過去に発明されたものだ」

Charles H. Duell, 米国特許局のコミッショナー. 彼は W. McKinley 大統領に宛てた手紙のなかで, (特許局の)オフィスを閉めるよう力説した. 1899 年

「現在ある手術の技術より完璧なものができることは期待できない．われわれは最終章の段階にいる」

Berkeley George Moynihan, Leeds 大学医学部, 1930 年

「偉大な科学の発見の時代は終わった．今後の研究で得られるものに，これまで以上の新事実や革命はなく，せいぜい増減した成果に留まるであろう」

John Horgan, 科学ジャーナリスト, 1996 年[3]

現実は，それらの言動が茶番劇と示している．パラダイムシフトは既存の枠組み内では説明できない事実に対する新たな発見，新たな事実，新たな問題が生じた後に発生する．また新しいパラダイムを認識，導入するためには既存の概念が不適切であるということを，従来の手法で再評価した後にのみパラダイムシフトは起こる．パラダイムシフトの過程で最も困難なのは，既存のパラダ

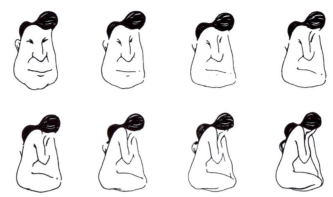

図1-1 男性の顔面の絵が少しずつ若い女性の外形の絵に変わる
絵の見え方の違いに気がつくポイントは自覚の変化だけでなく，絵の移り変わりの流れに依存する

イムに対して疑問を持つことである．問題が存在することを認識し，問題に対する正確なポイントに気がつくことは，困難であるためである．

多くの分野，特に物理学において20世紀の間に起こった進歩は，それまで科学的手法として知られていた機械的な原則を放棄し，新しい概念を採用することによってもたらされた．世界はもはや個々の物体の集合ではなく，1つの分割できない動的な統一体とみられ理解されており，その各部分は統合された全体の一部として相互に関連づけられ，理解されている．

生物学，心理学の分野においても科学的研究法について重大な疑問が生じた．帰納法的推論では報告者個人と実際の対象に対する認識の観点において疑問が生じる．経験はわれわれが脳で認知したイメージであるため主観的である．その認知のプロセスは前提を含めて無意識のうちに起こる．われわれの把握するイメージはたくさんの要素（前提，予想，経験）に大きく依存する．図1-1は心理学者により示されたものである．一連の図は少しずつ変化させて描かれているが，最後のパネルは最初のものと比べて根本的に変化している．図の移り変わりにおいて認識可能なポイントは，見る側が一連の図を左から右に辿るのか，後ろ側に辿るのかによって変わってくる．これはプレコンディショニング（言い換えると，予想，事前情報，経験）が視覚認識の多くを決定しているということを示す例である．

腹部放射線学での従来の概念では腹部，骨盤部を構成要素ごとに分けて考える．疾患の進展についての幅広い分類において有用であるが技術の発展と断層画像検査の広範囲にわたる応用に伴い，すべての観察事項を従来の概念では説明できなくなってきた．

断層画像によって，以前の画像では描出されなかった腹部と骨盤部の部位が描出することができるようになった．従来の区画化に対する画像解析では，疾患進展による徴候を十分には説明できないことが明らかとなってきた．特に，腹膜腔内臓器間での進展，腹膜腔内と腹膜外腔との間での進展，腹膜外腔臓器間での進展，腸間膜根部のような以前には描出されなかった領域間での進展による徴候の説明には新たなパラダイムが必要となった．われわれが腹部画像を認識するためには，疾患過程の進展と局在に関する十分な理解を提供してくれる新たな抽象概念と概念的モデルが必要である．

特にわれわれが長年有してきたパラダイムを変えることは常に気が進まないものである．だが，新しい解答へ向かう探求は，不十分な従来からの手法では不適切な解答しか得られない場合に始まることがある．重要なステップは問題を認識し，探求を始めることである．視覚は認識の領域にある．この考えを背景とした心理学は，主にゲシュタルト理論に由来する．芸術家は以前からこのことに気づいていた．部分的な分析だけでは自然界

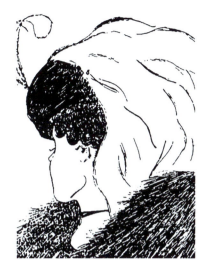

図1-2　W. E. Hill の「妻と義母」
いずれのイメージも同一の絵から得られるものであるが，はじめて目にした観察者によって老婦人とも若い婦人とも見ることができる．老婦人の横顔において突出した鼻は若い婦人の顎に相当する．この絵画は，認識が周囲との関係性によって決定されることを表している．

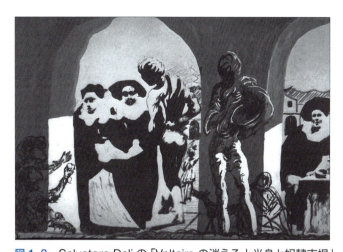

図1-3　Salvatore Dali の「Voltaire の消える上半身と奴隷市場」
同一の絵画の中に市場と上半身の両者が存在する．個々として見ることにより市場が，部分を合計して見ることにより上半身が現れる
（Gala-Salvador Dalí Foundation の許可を得て転載．Copyright© Gala-Salvador Dalí Foundation. All rights reserved）

の現象を適切に説明できないという新たな視点が必要となる．このことは部分の総和より大きいか，全体が部分に全くない特性を有するという認識が必要であることを示す．構成物とその関連性との複雑性は，全体は部分によって構成されるという概念が多く関連する．

　詩人 John Godfrey Saxe の6人の盲人（彼の詩「盲人と象」において象の異なる部分を観察して，全く誤った結論に達している）が，この現象の実例となる．1人目の盲人は象の側面を触って「壁」であると結論した．2人目は滑らかで先の尖った牙を触り「槍」であると勘違いした．3人目はクネクネする鼻を掴み「蛇」であると考えた．4人目は膝を触り「木」であると考えた．5人目は耳を触り「うちわ」と言った．そして6人目は尻尾を掴んで「ロープ」だと考えた．この詩から学べることは「各々はそれぞれ部分的に正しくても，全体としては間違える」ということである[4]．

　これら視覚の認識の妥当性は画像の芸術と科学により明らかになる．われわれは画像を見るときに，異なる認識が生じることがある．最初に見たときのイメージは個々の特徴によって決定される，ということを図1-2は示している．いずれのイメージも同一の絵から得られるものであるが，観察者によって老婦人とも若い婦人とも見ることができる．いずれのイメージの認識も（周囲との）関連性によって決定される．興味深いことに，見方によっては若い婦人とも老婦人とも見えるが，両者を同時に見ることはできない．

　また別の絵においても，同じ画像から異なる概念が認識できる．Salvador Dali の "Voltaire in the Marketplace" がその例である（図1-3）．この画像を個々の視点で見ると市場にいる人々が現れる．しかし，全体としてみると Voltaire[訳注]の上半身が現れる．両者は個別に観察され，それぞれは正しい．ただ認識の背後にある概念が変化しただけである．

　（訳注）Voltaire：ボルテール（1694～1778）．フランスの啓蒙思想家

　同様に，断層画像についても異なる認識を生じうる．画像を腹部，骨盤部というようにパーツとしてみなすのが伝統的な概念である．しかし全体

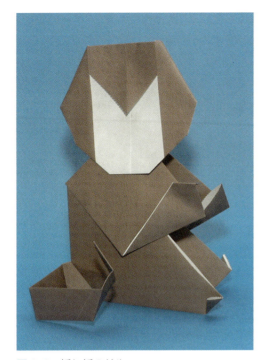

図 1-4 折り紙のサル
（Annemarie Johnson 氏の厚意による）

論の概念を使うと，認識される画像はその合計より大きい1つのスペースとみなされる．なぜなら部分の合計に各部分間の相互接続が加わるからである．

ここで折り紙が腹膜の深部にある腹部と骨盤部全体の解剖学的連続性を示す有用な視覚的比喩として役立つ．折り紙は平らな紙から始まり，最終的に同定可能な姿になるために，創造的な一連の折り畳みが行われる（図 1-4）．大事なポイントは「折り畳まれたすべての平面が明確に連続性を保っている」ということである．折り目，屈曲，重なり，突出にもかかわらず，オリジナルの平らな紙は断裂していない．

同様に，「第 2 章 腹部の臨床発生学」（⇒ 15 頁）で詳述するように，腹膜より深部にある平面は全体がつながっている．これを認識することは，腹部画像診断の臨床的貢献度を広範に広げることにつながる．腹膜下腔で形成された平面内には結合組織，血管，神経，およびリンパ管が通っている[5]．これにより腸間膜根部（横行結腸間膜，小腸間膜，S 状結腸間膜，広間膜）は解剖学的連続性の通り道を提供していることが明らかとなる（図 1-5, 6）．

この全体論的な概念では，強調すべき点として，腹部と骨盤部の基本的構造を「腹膜下腔」という1つのスペースとして見なす．この腔は，腹膜外腔，および腹部と骨盤部の間膜と腸間膜を含んでいる．この全体論的なパラダイムのなかで考える腹部と骨盤部では，すべての臓器，腸間膜，腸間膜根部，腹膜外腔のいずれの間においても相互関係を説明することができる．

曲線はある方向から見れば凸型であるが，他方からみると凹型である．この概念は同じ画像でも2つの所見が得られることを示している．描かれている画像の中の線と陰の集合体自身がお互いに反映や共存し，2つの違った所見を示す．個々の部分として画像を認知することは，疾患進展の局在や局所部位による鑑別診断を行うには最も有用である．しかしながら，全体論的な解剖学的概念として画像を認知すると，新たな革命的なパラダイムが明らかとなる．腹部と骨盤部は相互に接続したスペースとして構成されている．このことは疾患の広がりの経路を説明するうえで極めて有用である．

もし以前のパラダイムにおける用語が引き続き使用されるならば，新たなパラダイムが導入され受容されるのはより困難である．これは以前のパラダイムで用いられていた用語が，潜在的に誤った意味を有しているからである．新しい用語を用いるのが最善であるが，これは必ずしも可能とは限らない．全体論的な概念のなかで使用されている用語を明確に定義することは有用である．

腹膜下腔（Subperitoneal space）：腹膜外腔および腹部と骨盤部の間膜／腸間膜．

腹膜外（Extraperitoneal）：壁側腹膜の下に位置する腹部，骨盤部周辺のスペースであり，腹部では腎筋膜により，骨盤部では臍膀胱筋膜により重層化している．

後腹膜（Retroperitoneum）：腹部における腹膜外腔の後部．

間膜／腸間膜（Ligament/mesenteries）：壁側腹膜に連続する2つの腹膜層（臓側腹膜）に

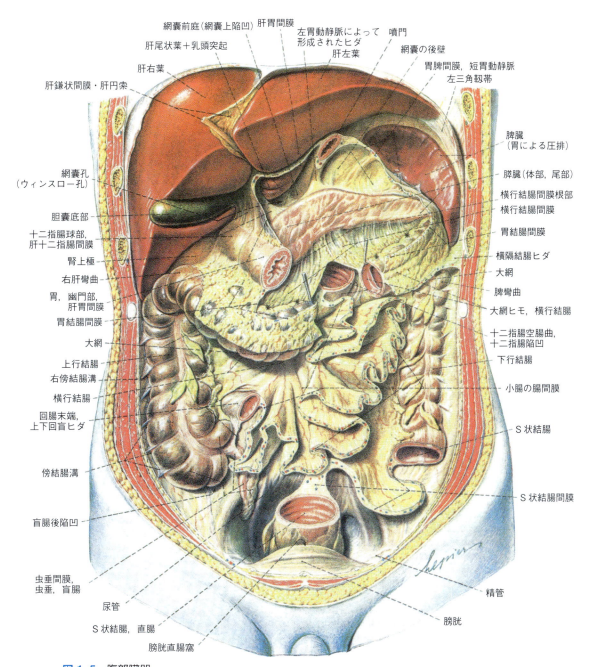

図 1-5 腹部臓器
網嚢と後壁の構造物を明らかにするため，胃の噴門部から幽門部までを除去してある．
〔文献 6 から許可を得て転載〕

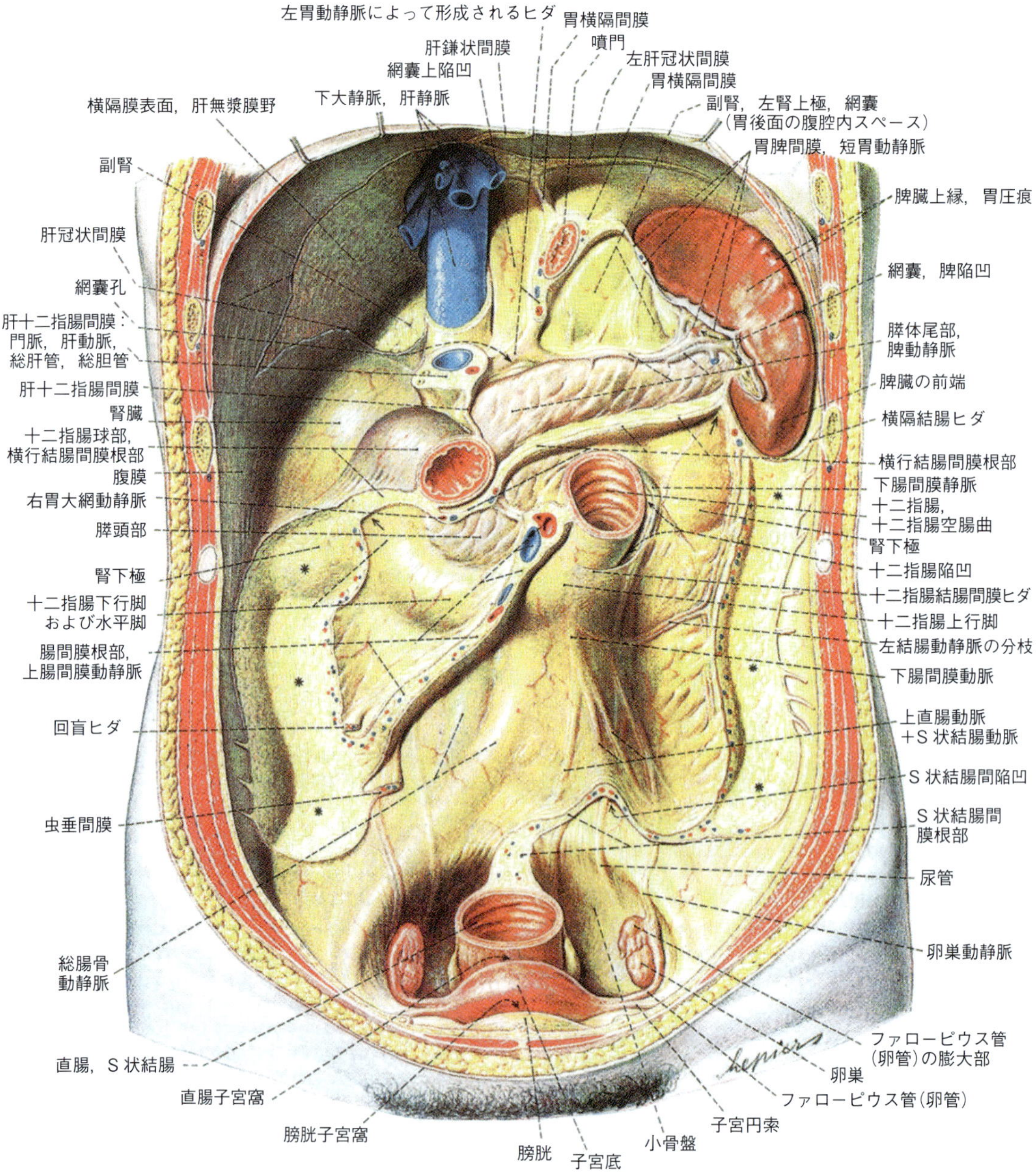

図 1-6　成人女性の後腹膜腔
〔文献 6 から許可を得て転載〕

よって形成される．その構造は結合組織，血管，神経，およびリンパ管を含有しており，腹膜外腔へ連続している．

　本書 "Meyers' Dynamic Radiology of the Abdomen" の主要な目的は疾患の進展経路を説明することである．腹膜下腔はすべての臓器への進展経路となる．腹膜腔は腹膜腔内での進展経路となりうる．この概念は多くの点で有益である．感染，外傷，新生物にかかわらず，疾患の原発巣がわかっている場合は，想定される進展部位と局在部位の詳細な同定が可能となる．一方で，離れた部位に病変が存在する場合，臨床的にはわかっていない原発巣を推定することが可能となる．さらに，疾患の再発部位や治療後の進行パターンを想定することが容易となる．

　焦点を絞った探索パターンを発展させることにより，放射線診断医は検査の方向性を指示し，疾患の進展を評価し，予後を示唆し，そして適切な治療を決定するという重要な役割を担うのである．

■文献

1. Beveridge WIB: The Art of Scientific Investigation. W. Heinemann, London, 1957, p 105.
2. Meyers MA: Back to the future. AJR 2008; 190:561-564.
3. Horgan J: The End of Science. Addison-Wesley, Reading, MA, 1996.
4. Saxe JG: The Blind Men and the Elephant. McGraw-Hill, New York, 1963.
5. Oliphant M, Berne AS, Meyers MA: The subperitoneal space of the abdomen and pelvis: planes of continuity. AJR 1996; 167:1433-1439.
6. Putz R: Sobotta-Atlas of Human Anatomy Single Volume Edition: Head, Neck, Upper Limb, Thorax, Abdomen, Pelvis, Lower Limb, 14th ed. Churchill Livingstone, The Netherlands 2006.

第2章 腹部の臨床発生学

1. はじめに

　腹腔内と腹腔外を従来どおり区別することは，鑑別診断を考えるうえで有用なことが多い[1]．それでも，腹部と骨盤は解剖学的に連続する構造であり，腸間膜，靱帯と筋膜で区切られることを理解すべきであり，このことによって病変が局在したり疾患が進展する経路となったりする．血管とリンパ管を含む漿膜下結合組織は解剖学的に連続性があり，腹膜下腔の全体的概念の根幹をなす腹膜外腔の広がりとして理解することが重要である．腹腔内臓器間のみならず腹腔外–腹腔内間の疾患の広がりに対し，正確な解剖学的基準をもって判断できる[2]．この統一概念は腹腔内病変の播種に関する理解の基本であり，悪性疾患や炎症性疾患，外傷，また局所や原発から離れた部位にあっても，基本となる．

　腹膜下腔と胸腔には連続性があるのでこれらの領域を侵す疾患は双方向に広がる[3-7]．腹腔–胸腔間，腹腔内，胸腔内には連続性があるため，その疾患が発生源から離れた場所で臨床的には矛盾した部位に出現していることを理論的な根拠をもって理解できる．

　腹膜下腔に関する形態学の最近の知見を組み合わせ，現代の画像装置で解剖を表示すると，疾患の進行過程の包括的な描写が可能となり疾患の直接進展の原因がよりよく理解できるようになる．

　腹膜下腔の発達についての知識は，病的状態を認識し疾患進展の原因を理解するための必要条件である[8-11]．腹部と骨盤を1つのスペースであり，腹膜下腔と胸腔との連続性があると考え，標準的な発生学の再検討が全体的見地から必要となる．

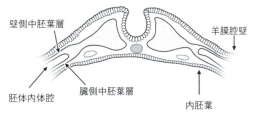

図 2-1　妊娠第3週の終わりでの胎児の横断面図
壁側中胚葉と臓側中胚葉は側板が分裂してできる．漿膜は胚体内体腔を裏打ちする組織から形成される．

2. 胎生初期の発達

　受精後，接合子は急速に発達し，3つの異なる層を有する三層状の球となる．すなわち内胚葉，中胚葉，外胚葉である．以後，分化が進行し，多岐にわたることによって様々な体の部分が誘導される．内胚葉は，消化管，肝臓，膵臓の腺組織の内層となる．外胚葉は，神経系と表皮になる．中胚葉は発達して残りの組織となる．そこには，腹腔内の靱帯や腸間膜のみならず，臓側腹膜と壁側腹膜，臓側胸膜と壁側胸膜が含まれる．

　胎児の中胚葉の外側は第4週までに分裂する（図2-1）．中胚葉外側端は腹側正中に移動し，卵黄嚢を取り囲む（図2-2）．これに胎児内体腔が取り込まれ管の中に管を形成する．外側の管は体腔であり，内側の管は原始消化管である．内側の管は，原始腸間膜によって外側の管からぶら下がる．

　内側の管（原始消化管）は背側腸間膜によって全長にわたり外側の管（体壁）の背側に付着したままである．腹側の付着は前腸遠位を除いて退行する．前腸遠位では腹側腸間膜として残存する[1]．

　このように，4週目までには，原始腸間膜と連

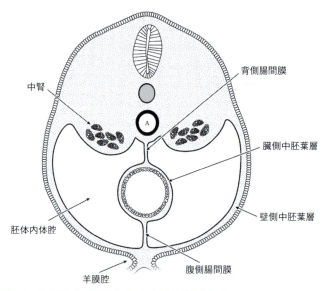

図 2-2　妊娠第 4 週の終わりの胎児の横断面図.
壁側中胚葉と臓側中胚葉は，側板の分裂から発生する．漿膜は，胚内体腔を裏打ちする組織から形成される．臓側中胚葉，すなわち胚内体腔を示す黒い線は，中心線から包み込み，漿膜を形成する．それは漿膜下腔（▨の範囲）の拡張を含み，原始腸管をつり下げている．腸は原始腸間膜の中にあり，原始腸間膜を 2 つに分け，背側腸間膜と腹側腸間膜になる．原始腸間膜に移行する漿膜下腔の連続性に注意．A＝大動脈.

結することにより，つり下がった腸管とともに体壁（腹膜外腔）の連続性が確立する．この相互接続は成長の間中継続し，腹膜下腔として成熟した形になる．漿膜下の連続性は腹部と胸部の間でも保たれる．

3. 胸腹部の連続性

　分かれた体腔の発達のこれまでの説明では，原則的に腔に重点を置いているため，重要な漿膜下の連続性をあいまいにする傾向がある．

　その代わりに，漿膜下の膜と下位の構造に焦点を当てると，途切れない漿膜下腔を認識することになる．

　体腔を細分する 3 つの仕切りがある．最初の仕切りが第 5 週に発生する．すなわち，横中隔が腹側壁から形成され，結果として体腔を胸腔と腹腔に分割する．体腔の両側にある開口部の残存は心腹膜管と呼ばれる．これらは，漿膜の裏打ちによって規定された潜在的スペースである．発育過程の器官はこの裏打ちの下にあり，体腔の潜在的スペースに突出する．肺原基は原始腸管から胸腔内に形成され，側方に成長する．肺は漿膜によって囲まれる心腹膜管中へ突出する（図 2-3）.

　横中隔の背側で，心臓は腸管および肝臓と合流する．腸および肝臓は漿膜に囲まれて，腸間膜につるされる．一部の肝臓は，横中隔の尾側で発達する．これは，発育過程の肺が腹部に拡大するのを防ぐバリアを形成する．肺は漿膜（壁側胸膜および臓側胸膜）に覆われて発達し，側方に胸腔を形成する．

　肺と胸膜が発達するにつれ，第二の仕切りすなわち胸膜心膜ヒダが形成される（図 2-4）．肺と心臓の間の漿膜の一部は，内側に増大して，心膜腔を分ける中央線で癒合する．横隔膜の不完全な発達のため，胸腔は，背側で腹腔と繋がったままである．

　胸膜と腹腔の分離は 7 週までに起こり，そこで第三の仕切り—すなわち胸膜腹膜ヒダによって横隔膜が完成する．これらは食道管膜と癒合し胸腔と腹腔に分ける（図 2-5）.

3. 胸腹部の連続性　17

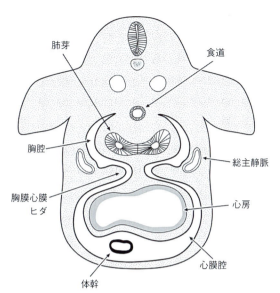

図 2-3　胸膜，心膜が形成される胎生 4 週の横断面図
肺原基心腹膜ヒダの中に成長し，心臓が形成される．連続する漿膜は，胸腔，心膜腔になる体腔を裏打ちする．漿膜下腔は漿膜の下にある□の範囲である．

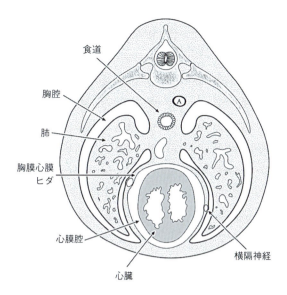

図 2-4　体腔が胸腔領域と心膜腔領域に分かれる胎生第 5 週の横断面図
漿膜の複雑な構造は結果として臓側に心膜腔を形成して癒合する．胸膜心膜ヒダは両側性に肺の根元で癒合する．漿膜は臓側胸膜および壁側胸膜として胸腔を裏打ちする．漿膜下腔はこの裏打ちの下にある．A＝大動脈．

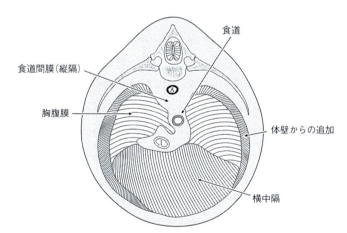

図 2-5　妊娠 4 か月目の横隔膜裂孔を図示した横断面図
胸腹膜は横中隔と食道間膜と癒合し横隔膜を形成する．食道間膜は，食道と下大静脈（I）を覆う漿膜下腔の一部分を囲む．□の範囲＝漿膜下腔．漿膜は横隔膜を裏打ちし，漿膜下腔を包み込みながら背側正中に陥入する．A＝大動脈．

　横隔膜は漿膜によって覆われる．すなわち胸膜に覆われる胸腔側と腹膜に覆われる腹膜側である．横隔膜は，体腔を分離するが，主に食道裂孔と大動脈裂孔を通じて漿膜下腔の連続性をもたせている[12]．

　食道裂孔は大動脈裂孔の頭腹側にある．胸腔と腹腔の間を通るように，食道裂孔は疎性組織，食道，迷走神経，食道の血管およびリンパ管を包含する．大動脈裂孔は，横隔膜と脊柱の間の骨腱膜開口部である．大動脈，奇静脈，胸管，リンパ管

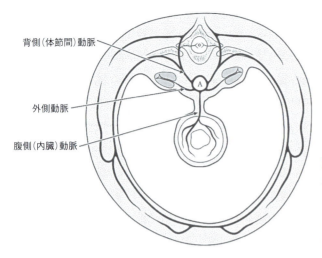

図 2-6　妊娠第 4 週の終わりの胎児の横断面図
腹側（臓側）の動脈が形成され，原始腸管を支配する．腹側の動脈は腸間膜の中で大動脈（A）からつり下がった腸管まで進展する．右側から左側，背側から腹側の連続性と同様に，腸間膜の中の腹膜下腔（☐の範囲）の連続性に注意．

がこの穴を通る．このように，食道裂孔と大動脈裂孔は胸腔と腹腔の漿膜下腔の連続性を確保する．大静脈孔は 3 つの主な横隔膜開口部で最も腹側にあり，下大静脈のみが通過する．大静脈壁は孔の縁に付着し，漿膜下腔の連続性をさえぎる．小開口部が胸骨と肋軟骨の間，腹側に存在し，内胸動脈およびリンパ管の上腹部枝が腹腔と胸腔の間を通過する．

　腔の機能は，独特である．発生的に，腔は内臓器官を成長させ，それぞれ独自の腔に移行させる．漿膜下腔は器官と，それぞれの器官への血液，神経，リンパの供給を含み，連続性を確立する．

　連続性の概念は重要であり，腹腔の腸間膜を説明する際に覚えておくべきである．単一の原始腸間膜から成熟型に発達する複雑性にもかかわらず，漿膜下腔の連続性が保たれているということは最も重要な点であり，腹腔の漿膜下腔と胸腔の漿膜下腔は連続している．

4. 腹膜下腔

　腹腔は，胎生第 7 週に形成され，内臓の成長，位置の移動が支障なく行われるようにスペースを提供している．このために，成長を続ける腹腔内器官は 2 つの臓側中胚葉層によってつり下げられる．これらは原始腸間膜と言われ二層状の腸間膜からなり，胎生第 3.5 週に形成される．

　腸管は胎生第 3 週に内胚葉を包み込みながら管状となって形成される．臓側中胚葉は腸管を含み，体腔の背部から腹側壁まで二層になって広がる．胎生第 3 週での消化管はまっすぐな管で，原始腸間膜は背側腸間膜と腹側腸間膜に分離される（図 2-2）．この時期に，肝臓が出現し，一部分は腹側腸間膜に包まれている．

　原始腸間膜は，漿膜下に結合組織の層が含まれる．血管系が発生する前に，間葉全体に多くの島が出現し，網状のネットワークを形成する．これらのネットワークは融合して，腹部血管の原形となる（図 2-6）．胎生第 4 週の終わりに，大動脈が形成され 3 本の血管が腹側に分枝する（胃・膵領域の腹腔動脈，小腸領域の上腸間膜動脈，大腸領域の下腸間膜動脈）（図 2-7）[12]．これらの 3 つの血管は，体壁の内側から腸間膜を経由して胃腸系に走行する．このように，腹腔外組織からつり下げられた器官まで腸間膜の内部を通過して，消化器官への血流支配，終末リンパおよび神経支配が確立する．

　腹腔内および骨盤内臓器が発達するにつれて，腹側腸間膜および背側腸間膜は分化する．

1 腹側腸間膜の分化

　腹側腸間膜は当初，下部食道，胃，上部十二指腸，肝臓領域を除いて原始腸管の全長に付着し腹側腹壁に達する．胎生第 3〜4 週に肝臓が出現し，横中隔から腹側腸間膜の中に突出し，急速に大き

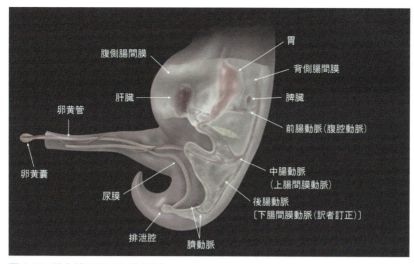

図 2-7　胎生第 5 週の三次元図
肝臓，膵臓，脾臓と同様に腸管全体が腸間膜の中に包み込まれている．前腸の器官は腹側腸間膜と背側腸間膜の中にある．中腸と後腸の器官は，背側腸間膜の中にある．すべての器官は大動脈と腹側に 3 本の動脈（腹腔動脈，上腸間膜動脈，下腸間膜動脈）によって支配される．すなわち，3 本の血管が腸間膜の中でつり下げられた器官まで進展する．

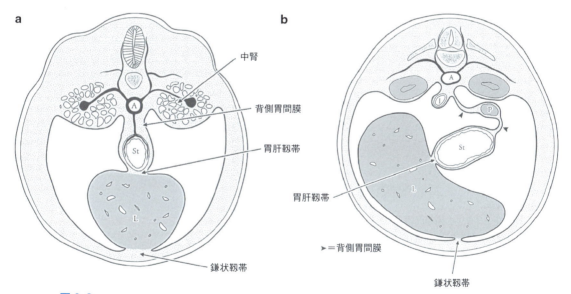

図 2-8
(a)胎生第 5 週の横断面図
肝臓は腹側腸間膜内に出現し鎌状靱帯と胃肝間膜を形成する．L＝肝臓，St＝胃，A＝大動脈．腹膜下腔（▭の範囲）の連続性に注意．
(b)肝の成長と膵の発生時の横断図
肝臓(L)が成長すると胃(St)は回転し腹側胃間膜（鎌状間膜および胃肝間膜）はさらに発達する．背側胃間膜の中に膵(P)が発生することに注意．A＝大動脈，I＝下大静脈，矢頭＝背側胃間膜．

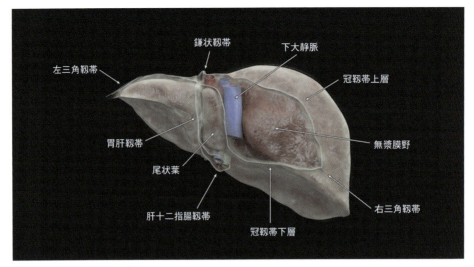

図 2-9　肝臓の三次元図
肝臓の靱帯は腹側胃間膜から形成され，連続性がある．胃肝間膜に注意．その自由縁は肝十二指腸間膜を形成する．靱帯は腹側（鎌状靱帯）と側方（三角靱帯）で腹壁に付着する．

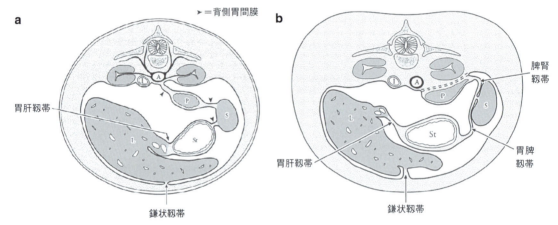

図 2-10
(a)胎生 5〜6 週の横断面図
膵臓（P）および脾臓（S）が背側胃間膜（矢頭）の中に形成され，背側胃間膜につり下げられている．St＝胃，A＝大動脈，I＝下大静脈，L＝肝臓（訳者追加）．
(b)胎生第 6 週の横断面図
体壁と結合している背側胃間膜の一部と膵臓が癒合する（点線部分）．残存する背側胃間膜は脾腎靱帯および胃脾靱帯である．

くなる．腹側腸間膜は肝臓により前後部分，すなわち，鎌状靱帯と胃肝間膜（小網）にそれぞれ分かれる（図 2-8）．鎌状靱帯の遊離縁は左臍静脈を含み，円靱帯を形成する．胃肝間膜の自由縁は総胆管，門脈，肝動脈を含み，肝十二指腸靱帯と呼ばれる．

肝被膜は臓側腹膜により形成されるが，肝臓が横中隔の中に包埋しているところ，すなわち Bare area として知られるところを除いて腹膜と連続している．腹膜の裏打ちは冠状靱帯としてこの領域から折り返し，三角靱帯として側腹壁に付着する．肝臓の靱帯は，腹側腸間膜（腹側胃間膜）の派生物として鎌状靱帯および胃肝間膜と連続性を有する（図 2-9）．

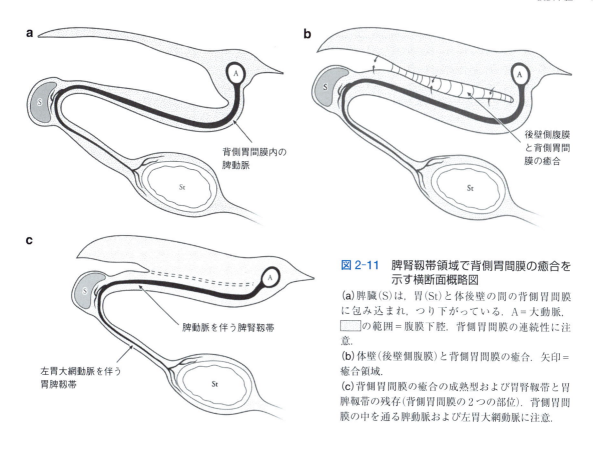

図 2-11 脾腎靱帯領域で背側胃間膜の癒合を示す横断面概略図

(a)脾臓(S)は，胃(St)と体後壁の間の背側胃間膜に包み込まれ，つり下がっている．A＝大動脈，□の範囲＝腹膜下腔．背側胃間膜の連続性に注意．
(b)体壁(後壁側腹膜)と背側胃間膜の癒合．矢印＝癒合領域．
(c)背側胃間膜の癒合の成熟型および胃腎靱帯と胃脾靱帯の残存(背側胃間膜の2つの部位)．背側胃間膜の中を通る脾動脈および左胃大網動脈に注意．

2 背側腸間膜の分化

背側腸間膜は食道下端から直腸に及ぶ．その全長を通じて，胃・腸管へ血管，リンパ管，神経を供給する経路としての機能を果たす．連続的に腸をつり下げており，その亜区域は供給する領域から名前をとっている(胃領域は背側胃間膜，十二指腸領域は背側十二指腸間膜，結腸領域は背側結腸間膜，回腸，空腸領域は小腸間膜)．

脾臓は胎生第5週で，背側胃間膜ヒダの間に出現する．脾臓が成長するにつれて，体腔の左上方に膨張する．脾臓と胃を連結する背側腸間膜が胃脾靱帯である．膵臓の背側腸間膜は後方で癒合する(図2-10)．脾臓と背側中心線の間の背側腸間膜は後方の腹壁と癒合し，残存部分は脾臓と左腎に連結し脾腎靱帯と呼ばれる(図2-11)．

膵臓の頭部および体部は背側腸間膜の中で成長し，背側胃間膜の中に進展する．膵臓が成長するにつれて，胃は左方に回転し，十二指腸は正中から右方に移動する．腸管が回転した後，背側腸間膜は後壁側漿膜に癒合し，前腎傍腔の膵十二指腸コンパートメントを形成する(図2-12)．このコンパートメントには，十二指腸(近位十二指腸を除く，近位十二指腸は十二指腸間膜の非癒合部を残している)および膵臓が含まれる．これらの器官と背側で癒合した筋膜がTreitzの十二指腸後膵筋膜である．後腹膜下に位置する膵臓は後腹膜腔にある腸間膜を介して他の腹部臓器との結合を残存させていることは重要である．

背側腸間膜は広範囲に癒合する．上行結腸，下行結腸が外側に位置した後，それらの腸間膜は後腹壁と癒合する(図2-13)．これらの癒合筋膜はToldtの右および左腸間膜後筋膜と呼ばれる．これは前腎傍腔の結腸コンパートメントを形成する．上行結腸間膜，下行結腸間膜は癒合するにもかかわらず，他の臓器と連続性を保ったままであることに注意することが重要である．虫垂と盲腸は固有の間膜を有したままである．

背側胃間膜は胃が回転を完結した後も成長し続ける．この継続する成長により，横行結腸と小腸

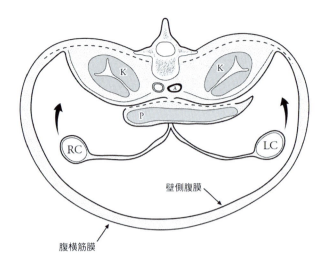

図 2-12 体腔への腸管の再入後の胎児横断面概略図

膵臓の背側間膜が示されている．背側間膜は膵臓（P）の後方で後壁側腹膜と癒合している．点線で示す．これにより前腎傍腔の膵十二指腸コンパートメントが形成される．上行結腸間膜および下行結腸間膜は腹部後壁（曲線矢印）に癒合することになり，前腎傍腔の結腸コンパートメントが形成される．壁側腹膜下にある点描領域によって区画される腹膜下腔は前腎傍腔のコンパートメントと間膜の中で周囲に連続性を有することに注意．
RC＝右結腸，LC＝左結腸，K＝腎臓，A＝大動脈（訳者追加）．

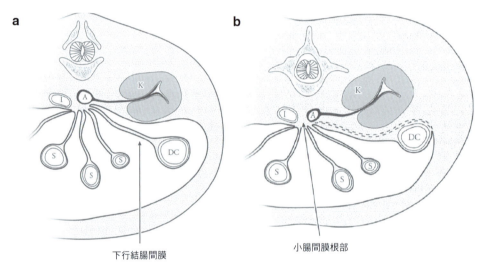

図 2-13
(a) 胎生 12 週の横断面図
結腸は腹部に戻り背側腸間膜によってつり下げられる．DC＝下行結腸，S＝小腸，A＝大動脈，I＝下大静脈，K＝腎臓．
(b) 下行結腸間膜と後壁側腹膜の癒合（点線部分）
腹腔下腔の連続性を残して癒合した後も腸間膜の腹腔下腔領域が保たれていることに注意．

の前方に自身で折り重ねながら背側胃間膜は二重になる．後に大網として，4枚が癒合し，胃大彎からつり下がる．

また，背側胃間膜が横行結腸の上を通り，後腹壁の後方に続くように，癒合が起こる．胃と横行結腸の間の背側胃間膜の部分は胃結腸靱帯である．横行結腸から後腹壁までの部分は横行結腸間膜と癒合する（図 2-14）．

横行結腸間膜の右側部分は癒合し，十二指腸を覆い，十二指腸結腸靱帯を形成する．解剖学的脾彎曲（横行結腸と下行結腸の接合部）で，横行結腸間膜は側方に進展し側腹壁に付着，横隔膜結腸靱帯を形成する．S状結腸間膜は残存する．直腸間膜は骨盤の腹膜外腔と癒合する．

体腔が成長するよりも速く小腸が伸張するので，小腸ループの間膜は劇的に変化する．腸管ループが臍帯に入り込むにつれて，それに応じて腸間膜付着部も成長する．小腸の回転の終了と小

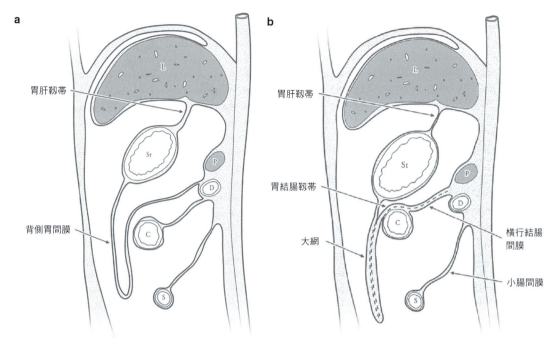

図 2-14　背側胃間膜の成長と進展を示す矢状断概略図
(a)背側胃間膜の過剰な成長．横行結腸の前方．大網を形成する．L＝肝臓，St＝胃，C＝結腸，P＝膵臓，D＝十二指腸，S＝小腸．
(b)大網の二葉の癒合．横行結腸の前縁で背側胃間膜が癒合し，胃結腸靱帯を形成する．横行結腸から後部体壁まで背側胃間膜と横行結腸間膜が癒合する．点線部分＝癒合．成人の横行結腸間膜は背側胃間膜と横行結腸固有の間膜の癒合の結果であることに注意．

腸と腸間膜の再入は胎生第12週までに生じる．この過程において，盲腸は右側に位置し，横行結腸は十二指腸と腹側で交叉し，小腸は上行結腸の左側に位置するようになる．この間膜の回転は上腸間膜動脈を軸として生じる．回転の中心は大動脈から起始する上腸間膜動脈の根部である．その幅の狭い起始から腸間膜は扇のように広がり出る．胎生第14週までは腸管は腸間膜上で自由に動くことができるが，その後二次癒合が生じ新しい付着線が形成されて腸管が固定される．小腸間膜根部は最終的に後方に固定され，左上腹部から右下腹部へと背側に伸びる．小腸間膜根部は左上腹部にある横行結腸付着部と右側の上行結腸を覆う腹膜との連続性をもつ．このようにして，小腸間膜根部は腹部の上部および下部を相互に連結させる(図 2-15)．

3 骨盤の分化

生殖器系は発生初期には男女で同様である．生殖隆起の発生は後腹壁を裏打ちする中胚葉細胞に由来する．原始胚細胞は卵黄嚢の内胚葉に由来し，腹膜下腔で後腸をつり下げる腸間膜に沿って移動する(図 2-16)．

女性では傍中腎管を形成する外側生殖隆起に沿って包み込みが起こる．この包み込みは最終的には卵管(ファロピウス管)を形成し，頭側で大腹膜腔に開口し，遠位では子宮腟原基と癒合し，子宮と腟上部を形成する．

傍中腎管は正中線で癒合し生殖隆起と結合する．これが延長して，子宮をつり下げる間膜，すなわち子宮広靱帯となる．子宮広靱帯は骨盤側壁と連続性がある(図 2-17)．こうして，広靱帯によって女性の腹膜下腔は腹膜外腔から女性骨盤臓器まで進展する．女性骨盤臓器を支配する血管，リンパ管，神経は腹膜外腔から臓器までこの靱帯の中を通る．頸部は広靱帯の尾側の肥厚部分である(Mackenrodt の靱帯)子宮頸横靱帯によってつり下げられる．遠位尿管はこの靱帯を通過する．

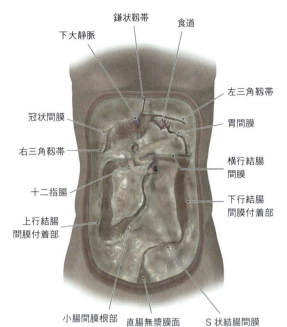

図 2-15 腹側腸間膜および背側腸間膜の腹壁への腹膜付着部の三次元図

このイラストは前腸の腹側腸間膜および背側腸間膜の連続性，すなわち前腸，中腸，後腸の背側腸間膜の連続性および腹膜下腔の残存部を伴う腸間膜付着部の連続性を示している．

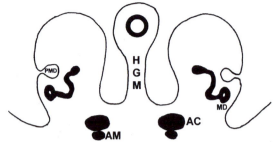

図 2-16 胎生 6 週の骨盤軸断概略図

生殖隆起の外側縁の包み込みを示す．それに伴って，傍中腎管（PMD）の形成がはじまる．中腎管（MD）と関連する細管が泌尿生殖隆起内にみられる．後腸間膜（HGM）は原始生殖細胞移動の経路である．成長しつつある副腎皮質（AC）と副腎髄質（AM）は後腹膜にみられる．

卵巣は成長するに従って，生殖隆起から下降する．卵巣は広靱帯の中に組み込まれ，体腔内につり下げられる．広靱帯の発達に伴い，卵巣，子宮，卵管は尾側に移動する．中腎の鼠径靱帯は女性では円靱帯を，男性では精巣導帯を形成する．円靱帯は広靱帯に組み込まれ，子宮の上角に付着する．円靱帯は鼠径部を通って伸張し大陰唇に入る．卵巣および卵管から伸びる広靱帯の一部は血管，神経，リンパ管を含み，卵巣堤索となる．

広靱帯および広靱帯から分化した靱帯の形成によって，腹部骨盤は腹膜下腔で連続性が保たれる．外側骨盤腹膜外腔がつり下げられている女性臓器まで進展した広靱帯の形成によって血液，リンパ，神経を供給する経路が生じる．こうして，腹膜下腔は広靱帯を介して腹膜外腔と女性骨盤臓器との連続性と骨盤と腹腔との連続性を提供する．

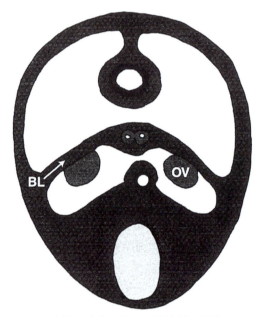

図 2-17 女性の胎生 8 週の骨盤軸断概略図

正中線で広靱帯（BL）によって支持される癒合しつつある傍中腎管が骨盤側壁に付着することを示す．発達中の卵巣（OV）はその靱帯の後面に沿ってみられる．発達中の膀胱が前方にみられる．

5. 分化した臓器の発生学

1 胎生期の腸管の回転および固定

　腸間膜の最終的な位置および付着部はもともとの中心線とは大きく異なる．こうした最終形への変化を知ることで，腹膜陥凹の解剖および腹腔内疾患の広がりがどう分布するのかを理解するのに役立つ．胃および十二指腸の複雑な回転に伴って，遠位前腸および中腸をつり下げている背側腸間膜が大きく伸張する[13]．

　これにより網嚢が発達する．胃が背側に突出するにつれて，胃は間膜を伴って腹部左方に移動する．結果として，初めは腸間膜の右側に位置していた腹膜嚢は腹部左側の胃の後方に伸張する．最終的に，左側は周辺の臓器および腸間膜によって取り囲まれ，正常の開口部は右側のみに認め，網嚢孔（ウィンスロー孔）となる．

　伸張した背側腸間膜はそれ自身が胃の大彎で折れ返り二重になる．大網の2枚のヒダの間の潜在空間は癒合することで消失する．この癒合が起こらず，大網のヒダの間に小網が伸張することがある．発生早期に，胃腸管は伸張し，卵黄嚢内に突出する．上腸間膜動脈は突出およびそれに続く回転の軸である（図2-18）．突出したループの先端が臍腸管（卵黄管）である．中腸は卵黄管の近位に伸張した分節で，動脈前脚である．小腸の全長を収納するために，小腸は成人期でみられる蛇状のパターンを形成する．さらに遠位の分節，動脈後脚は，遠位回腸，虫垂，上行結腸，近位横行結腸となる（図2-19）．

　突出した中腸は成長の過程で反時計回りに270°回転する．体腔が十分に拡大すると，突出した腸は戻る（第12週までに）（図2-20）．最初に動脈前脚が戻る．回転が最終段階になると，動脈前脚は上腸間膜動脈下方の左上方へ移動する．十二指腸水平脚（サードポーション）は上腸間膜動脈の後方に位置する（図2-20）．

　動脈後脚は末梢に移動するので，右側結腸は上腸間膜動脈の前方を通り，右上方に至る．さらに成長すると，右側結腸は右下方まで下降する．対

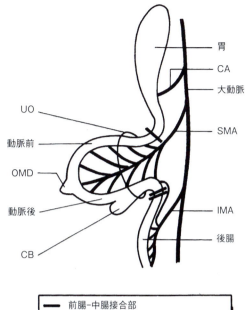

図2-18　第6週の腸管長軸像
上腸間膜動脈（SMA）は中腸の回転の軸として働く．臍腸管（OMD）は中腸を動脈前脚と動脈後脚に二分する．臍開口部（UO）を通る中腸の生理的突出もまたみられる．太線は前腸-中腸移行部（*I*）を記し，中腸-後腸移行部（*II*）を記す．腹腔動脈（CA）は前腸の主要動脈である．下腸間膜動脈（IMA）は後腸を支配する．CB＝盲腸芽．
〔文献14から許可を得て転載〕

照的に左側結腸は腹部左側に入り，そこにとどまる．その時，上行結腸および下行結腸の支持間膜は腹部後壁と癒合する．虫垂は盲腸芽から発達する．回盲弁が回盲弁側の盲腸の発達を妨げるために，盲腸は非対称に発達する．そのため，回盲弁と同側に虫垂が移動する．

　こうした複雑な回転と固定の結果，腸間膜壁側付着部および腹膜陥凹の最終形に至る．

2 肝胆道系

　肝胆道系臓器の構造は，遠位前腸の腹側の憩室から発達する．この憩室は横中隔に進展する．その頭側は肝臓と肝内胆管を形成し，尾側は胆嚢と胆嚢管を形成する．憩室の茎部は肝外胆管となる．総胆管は十二指腸とともに90°回転し，さらに180°回転し，十二指腸の彎曲凹面でWirsungの膵管の近くに位置する．肝臓が拡大するにつれ

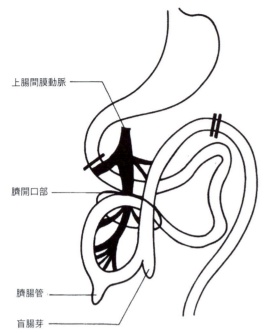

図 2-19　胎生 10 週の正面図
伸長したるんだ動脈前脚が腹部に再入し，上腸間膜動脈の左方かつ後方で交叉する．これにより後腸が左側に位置を変える．太線は前腸-中腸移行部(*I*)を記し，中腸-後腸移行部(*II*)を記す．
〔文献 14 から許可を得て転載〕

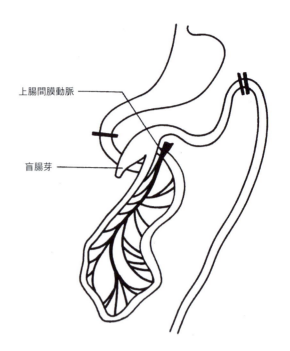

図 2-20　生理的突出の縮小
図 2-19 で示した配置後，1 週でこれが完成する．動脈後突出部は一部が 180°回転する．このとき，盲腸は上腹部右側にある．
〔文献 14 から許可を得て転載〕

て，その大部分は腹膜で覆われる(臓側腹膜で覆われる)．しかし，後面は横隔膜との連続性は維持され肝の無漿膜野となる．

3 膵臓

遠位前腸からの腹側膵芽および背側膵芽により膵臓は形成される．鉤状突起および膵頭部の下部は腹側芽から発生する．体部，尾部，頭部の上部は十二指腸の背側腸間膜から発生する．胎生期の膵臓は十二指腸の 90°回転を追う．腹側膵はさらに 180°回転し，最終的に十二指腸の凹面に位置する．胎生第 6 週の終わりにこれらは癒合し，それぞれの膵管が吻合する．背側腸間膜の癒合によって，膵臓は後腹膜に位置し，前傍腎腔の膵十二指腸コンパートメントの中におさまる．脾門部近くの膵尾部のわずかな部分は癒合しないまま背側胃間膜の中にある．

4 脾臓

胃の背側間膜の中で多くの間葉系の房が凝縮し，脾臓が発生する．胃間膜の前部は脾臓と胃を結合する．これが胃脾靱帯である．脾臓と腹部後壁との間の部分は脾腎靱帯となる．胃の大彎が回転するにつれて，胃間膜は伸張し脾臓を左側に移動する．背側腸間膜のこの部分は左腎臓の上方で後腹壁と部分的に癒合する．

5 副腎

副腎は解剖学的，生理学的に反映する 2 つの独立した腺が癒合することで形成される．副腎皮質は中胚葉起源である．胎生第 4～6 週の間に背側胃間膜根部と生殖隆起の間の体腔の中皮細胞が増殖することによって形成される．副腎髄質は外胚葉起源である．それは将来腹腔神経節と腸間膜神

経節を形成する交感神経節神経堤由来の細胞によって形成される．

6 泌尿器系

腎は胎生期において，前腎，中腎，後腎の3段階の発達をする．

前腎は胎生第3週の終わりまでに形成され，第5週までに退縮する．

中腎は中間中胚葉から発生し，胎生期最初の機能的分泌管である．胎生第9週で変性する．いくつかの部分は残存し（Wolffian管），生殖系に発達する．すなわち，男性では輸精管，精巣上体，精巣輸出管となり，女性では卵巣上体，卵巣傍体になる．

後腎は妊娠5週までに成長して腎臓と尿管になる．中腎は発芽し，伸張して最終的に腎盂と尿管を形成する．中胚葉膨大部末端（後腎芽体）での相互作用により，腎臓のネフロンおよび結合組織が形成される．

後腎の発達は位置と方向の変化に伴って生じる．最初，後腎芽体は腰椎の低位に存在し，対となる後腎が正中線にほぼ接している．胎児の成長に伴って，3か月にはL2-3だったものが，誕生時にはT12-1まで移動する．これは縦軸に沿った腎臓の回転と同時に起こる．腎臓の血流は頭側に移動するにつれて変化する．遠位大動脈から分岐した外側仙骨枝が後腎を支配する．最終的に腎動脈が決定するまでは，腎臓が頭側に移動するにつれて大動脈からの支配もだんだん近位に移る．

男性，女性のいずれも，膀胱の一部は遠位後腸より発生する．排泄腔は内胚葉が裏打ちする後腸末端である．尿直腸ヒダは背側直腸と腹側泌尿生殖洞を分ける隔膜を形成する．

尿嚢（排泄腔と連続性のある卵黄嚢憩室）および排泄腔の一部は膀胱を形成する．尿嚢は膀胱のドームを臍に結合，閉鎖し，尿膜管および正中臍索を形成する．

消滅した臍動脈は内側臍索を形成し，下腹壁動静脈は外側臍ヒダを形成する．これら骨盤および下腹部の腹側靱帯は腹腔内の腹側部を細分割する．

■文献

1. Meyers MA: Dynamic Radiology of the Abdomen: Normal and Pathologic Anatomy, 5th ed. Springer, New York, 2000.
2. Oliphant M, Berne AS: Computed tomography of the subperitoneal space: Demonstration of direct spread of intraabdominal disease. J Comput Assist Tomogr 1982; 6(6):1127-1137.
3. Oliphant M, Berne AS: Holistic concept of the anatomy of the abdomen: A basis for understanding direct spread of disease. Contemp Diagn Radiol 1985; 8(10):1-6.
4. Oliphant M, Berne AS, Meyers MA: Subperitoneal spread of intraabdominal disease. In Meyers MA (ed) Computed Tomography of the Gastrointestinal Tract: Including the Peritoneal Cavity and Mesenteries. Springer, New York, 1986, pp 95-136.
5. Meyers MA, Oliphant M, Berne AS et al: The peritoneal ligaments and mesenteries: Pathways of intraabdominal spread of disease. Annual oration. Radiology 1987; 163:593-604.
6. Oliphant M, Berne AS, Meyers MA: The subperitoneal space of the abdomen and pelvis: Planes of continuity. AJR 1996; 167:1433-1439.
7. Oliphant M, Berne AS, Meyers MA: The subserous thoracoabdominal continuum: Embryologic basis and diagnostic imaging of disease spread. Abdom Imaging 1999; 24:211-219.
8. Langman J: Medical Embryology, 2nd ed. Williams & Wilkins, Baltimore, 1969.
9. Arey LB: Developmental Anatomy: A Textbook and Laboratory Manual of Embryology, 5th ed. WB Saunders, Philadelphia, 1946, pp 187-234, 244-263, 265-306.
10. Patten BM: Human Embryology, 3rd ed. McGraw-Hill, New York, 1968, pp 406-426.
11. Moore KI: The Developing Human: Clinically Oriented Embryology, 4th ed. WB Saunders, Philadelphia, 1988, pp 59-169.
12. Gray H: The digestive system. In Gross CM (ed) Anatomy of the Human Body. Lea & Febiger, Philadelphia, 1965, pp 1207-1311.
13. Javors BR, Mori H, Meyers MA, Wachsberg RH: Clinical embryology of the abdomen: Normal and pathological anatomy. In Meyers MA: Dynamic Radiology of the Abdomen: Normal and Pathologic Anatomy, 5th ed. Springer, New York, 2000.
14. Javors BR, Sloves JH: Applied embryology of the gastrointestinal tract. In Gore RM, Levine MS, Laufer I (eds) Textbook of Gastrointestinal Radiology. WB Saunders, Philadelphia, 1994, pp 1362-1378.

第3章 腹部の臨床解剖学

1. はじめに

これまでの章で詳細に記した通り，腹部の発生学的な発達を理解することで，画像診断をより精密かつ幅広く理解する基本的な解剖構造が2つあることがわかる．

1. 間葉系組織全体が深部で連続していることを認識すること（腎臓や膵臓，十二指腸，上行，下行結腸や大血管だけでなく，つり下げられている靱帯，間膜内にも連続性がある）．この考えは腹腔内は多くのコンパートメントに分かれているという概念より大切である．この見識に基づくと，広い腹膜下腔がどのようなものと特徴付けられるのかはっきりする．腹膜下腔の間葉性組織には脂肪織と粗造な組織を伴い血管，リンパ管やリンパ節，神経が通過する．
2. 胚外体腔（The coelomic cavity）は，人体で最も大きな空間であり，陥凹と内臓周囲の空間である腹膜腔へと変化する．腹膜腔の疾病の広がりと局在を決定する解剖学的な特徴は第4章で述べる．

2. 腹膜下腔の基本的な考えかた

腹膜下腔は腹膜によって裏打ちされた腹部と骨盤の深部に存在する1つの区画であると考えられている[1-3]．Oliphantらが構想したこの1つの空間は，腹膜外腔と腹部，骨盤の靱帯，間膜が相互に連結したネットワークからなる[4-6]．腹膜の連続性を図に示したものが図3-1である．この図は腹膜外腔が腹部や骨盤を取り囲んでいることを強調している．腹部，骨盤の臓器や血管，リンパ管，神経は腹膜下腔の漿膜下結合織内に認める．腹膜下腔の三次元的に相互連結する連続性は腹腔内病変の周囲への広がりの理解に役立つ[7-13]．さらに，腹腔から胸部（胸腹部）の連続性は，胸腔からもしくは胸腔への疾患の広がる経路となる[14]．

3. 腹膜下腔

腹部の発生学によって腹部と骨盤臓器の繋がりが説明できる．腹膜下腔は壁側腹膜（腹膜外腔）の深部に広く存在しており，腹部や骨盤の靱帯や間膜と連続し，疾患が広がる潜在的な通路を形成している（図3-2）．腹膜下腔は血管，リンパ管，神経を含む粗造な脂肪織で，疾患が広がりやすくなる足がかりを形成している．

一方で，古典的な腹膜外腔とつり下げられた腹部と骨盤臓器は，1つの腹膜下腔の中で繋がっていると考えられている．いったん，腹膜下腔に病変が入り込んでしまうと，血管，リンパ管，神経に沿って，いかなる方向の実質臓器や管腔臓器にも広がりうる．

腹部骨盤の靱帯，間膜は隣接する臓器や臓器内を通る脈管によって同定される．

1 腹側胃間膜

腹側胃間膜には肝胃間膜，肝十二指腸間膜，肝鎌状間膜，肝冠状間膜，肝三角間膜がある．肝胃間膜は肝左葉から胃小彎に広がり，左胃動静脈を含む（図3-3）．

肝胃間膜の自由端（free edge）は肝十二指腸間膜であり，portal triad（門脈，動脈，胆管）と胆

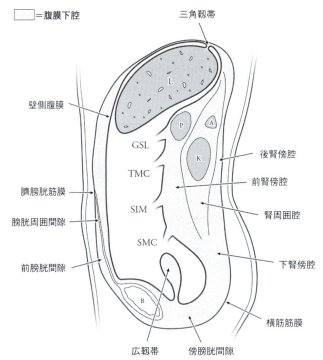

図 3-1 左から見た傍矢状断の腹部, 骨盤の図
腹膜下腔の全体的な連続性を強調して示している（☐の範囲）. 腹部と骨盤の腹膜外腔は連続している. 腹膜外腔は腹部と骨盤の間膜や腸間膜へ至り, 腹膜下腔と定義される. 腹膜（内部の太い黒線）は壁側腹膜全体を含み, 間膜や腸間膜を包む.
GSL＝胃脾間膜, TMC＝横行結腸間膜, SIM＝小腸間膜, SMC＝S状結腸間膜.
L＝肝, P＝膵, A＝副腎, K＝腎, B＝膀胱（訳者追加）
腹部の腎筋膜と骨盤の臍膀胱筋膜によって構成される筋膜の内部における腹膜下腔の連続性に注意.

管周囲叢を含んでいる. グリソン嚢は肝十二指腸間膜（腹膜下腔の一部）の中の疎な組織が進展したもので, 門脈, 肝動脈, 胆管, リンパ管と一緒に門脈周囲腔に入り, 肝臓実質内のグリソン鞘に至る.

肝胃間膜は頭側に進展して肝鎌状間膜となり腹壁前方に伸び, 肝左葉を内側区と外側区に分離する. 瘢痕化した臍静脈はこれらの靱帯内に含まれ, 肝鎌状間膜自由縁と肝円索を通り, 臍部へと繋がる. 閉塞した静脈管は静脈管索に含まれ, 門脈左枝とともに肝円索へと繋がる.

これらの腹側靱帯は腹側胃間膜から発達し, 連続性を保っている. このため, 肝臓, 胆嚢, 十二指腸, 胃, 膵臓, 下部食道との経路が形成されている. 腹膜下の繋がりもまた腹側胃間膜と背側胃間膜の間に存在する.

2 背側胃間膜

背側胃間膜は左上腹部にある臓器を連結する間膜である. 脾腎間膜は胃脾間膜として脾門部まで外側に伸びる（図 3-3）. 脾腎間膜は脾動静脈によって同定される. 胃脾間膜は胃壁の後方外側と脾臓の間に存在し, 脾動静脈や短胃動静脈, 胃体部に沿って走行する左胃大網動静脈近位部を含む. 胃脾間膜の遠位背側が胃結腸間膜である（図 3-4）.

胃結腸間膜は胃の大彎と横行結腸の前面を繋いでいる. 胃結腸間膜は左右の胃大網動静脈を含む. 胃結腸間膜の左側は胃脾間膜に繋がり, 左胃大網動静脈を含む. 胃結腸間膜の右側は膵頭部を栄養する胃十二指腸動脈の分枝である右胃大網動脈で同定される. 胃大網動脈は胃結腸間膜と横行

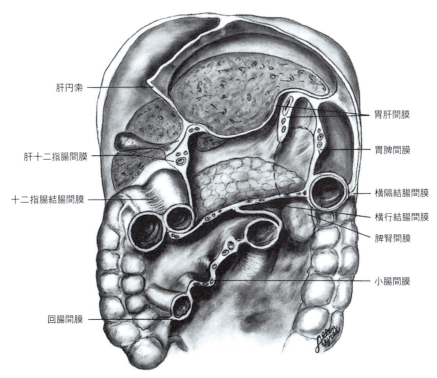

図 3-2 腹膜下腔を含む上部の連なりの解剖図
〔文献 7 から許可を得て転載〕

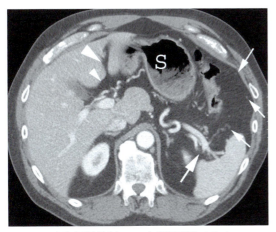

図 3-3 上腹部軸位断 T12 大動脈裂孔の直上
胃肝間膜の下部となる腹側胃間膜は肝十二指腸間膜に連続する(小矢頭).肝鎌状間膜は肝十二指腸間膜と連続する(大矢頭).脾腎間膜(大矢印)と連続する背側胃間膜は胃脾間膜に繋がる.背側胃間膜と大網への繋がりは大網の血管によって固定される(小矢印).S＝胃.

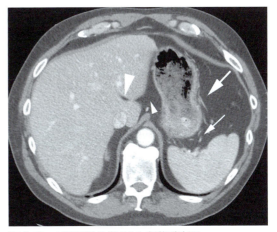

図 3-4 上腹部軸位断 T11 食道裂孔下
左右の横隔膜脚の深部にある少量の脂肪織が,食道裂孔を介して胸膜外腔と腹膜下腔が連続していることを示している.腹側胃間膜の上部と胃肝間膜(小矢頭)と静脈管索(大矢頭)の連続性,上背側胃間膜と胃脾間膜(小矢印)と胃結腸間膜(大矢印)の連続性を示している.

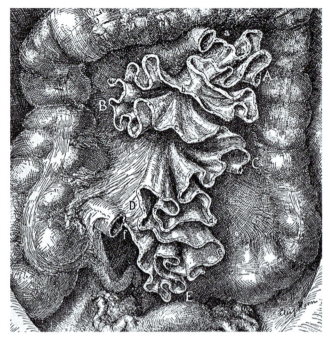

図 3-5　小腸間膜，波立つような形状
腹膜の陥凹は小腸間膜の右側に沿って形成される．
a → b → c → d → e → f の順に小腸間膜が形成される（訳者追加）．
A，C＝左下結腸間膜腔，B，D＝右下結腸間膜腔，E＝傍直腸腔（訳者追加）．
〔文献 18 から許可を得て転載〕

左上腹部の間膜のネットワークは，胃，脾臓，膵臓，横行結腸との局所の連続性と腹膜下腔として腹部全体との連続性を形成する．腹側胃間膜は主に腹腔動脈の分枝である固有肝動脈，左胃動脈，脾動脈に沿って背側胃間膜と連続する．

3 背側腸間膜

背側胃間膜の遠位で，背側腸間膜が腹膜間膜との繋がりを形成している．小腸間膜は腹壁の後方にある根部から 600〜700 cm の小腸（空腸，回腸）を扇型に波打つ形状でつり下げている（図 3-5）．約 15 cm（6 インチ）の比較的短い長さの根部によって多くの小腸ループだけでなく腹膜下腔全体を解剖学的に連続している（図 3-6）．

小腸間膜は背側の壁側腹膜が反転して連続する腹膜外腔の突出部である．小腸間膜根部の付着部の境界は第 1 または第 2 腰椎正中線の左側にある膵臓下縁の十二指腸空腸接合部から右腸骨窩の回盲部へ斜め方向に進展する．

十二指腸空腸接合部からの小腸間膜の付着部の経路は，横行結腸間膜根部との連続性を保ちながら，十二指腸 3rd portion を越えて，大動脈，下大静脈，右尿管，腸腰筋を斜めに越え，右腸骨の領域に至る．回腸末端領域での腸間膜根の反転

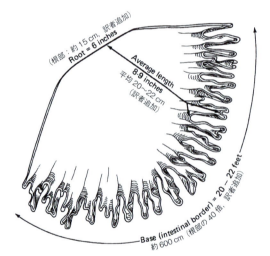

図 3-6　小腸間膜のサイズ
特有の襞の形状により，伸ばすと小腸間膜の長さは根部の長さの 40 倍にもなる．このことによって小腸がループ状の特徴的な形態となることと大きく関係している．
〔1 インチ＝2.54 cm，1 フィート（12 インチ）＝30.48 cm．訳者追加〕
〔文献 17 から許可を得て転載〕

結腸間膜の融合する部位の頭側で繋がり，胃結腸間膜内を胃の大彎に沿って走行する．右胃大網静脈は中結腸静脈に流入し，胃結腸静脈幹を形成する．

胃結腸静脈幹は上腸間膜静脈の前部に膵頭部の高さで流入する．

3. 腹膜下腔　33

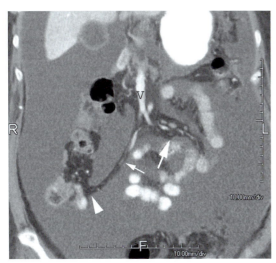

図 3-7　腹部 CT の冠状断再構成
腹腔の液体貯留によって示される空腸間膜（大矢印）と回結腸間膜（小矢印）の輪郭．腹膜下腔におけるこれらの部位は，上腸間膜静脈（V）によって同定される小腸間膜根と連続している．回結腸間膜と上行結腸間膜の連続性が示されている（矢頭）．

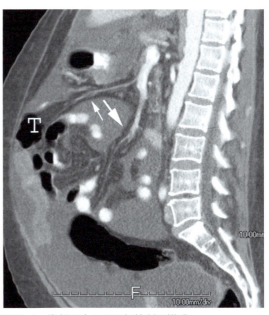

図 3-8　腹部正中の CT 矢状断再構成
腹腔の液体貯留によって示される空腸間膜（大矢印）と横行結腸間膜（小矢印）の輪郭．腹膜下腔におけるこれらの部位はそれぞれの間膜根で連続している．横行結腸（T）から足側に伸びる大網が示されている．

は，背側の壁側腹膜に連続する．この領域の腸間膜内結合織は右下腹部背側の腹膜外腔の腹膜下腔の組織と混合し，結合する．背側の腹膜は小腸間膜根から，上行結腸の腹側を覆っている．つまり，小腸間膜根は上腹部と右下腹部を相互接続しており，それは腹部と骨盤の腹膜外腔は連続しているということである．

　小腸間膜は動静脈によって同定される．小腸間膜の動脈は上腸間膜動脈の左側から生じる．回結腸動脈より近位で分岐する小腸動脈は空腸動脈であり，遠位より分岐するのは回腸動脈である（図3-7）．小腸間膜と横行結腸間膜は互いの根部で連続している（図3-8）．

　横行結腸間膜は横行結腸をつるしている．根部は十二指腸の 2nd portion と膵頭部から，膵体部と膵尾部の下1/3に沿って出現する．横行結腸間膜は中結腸動静脈の分枝によって同定される．中結腸動脈の分枝は上腸間膜動脈から前方に出る．中結腸静脈は横行結腸間膜と胃結腸間膜内が交わる部位で右胃大網静脈に注ぎ，胃結腸静脈幹として上腸間膜静脈に入る．

　一般的に認める血管変異は，中結腸静脈と右胃大網静脈が別々に上腸間膜静脈に注ぐ，胃結腸静脈幹の形成不全である．これらの静脈は膵頭部の領域で横行結腸間膜根に向かう．この連続性によって横行結腸，胃，膵臓の間の腹膜下腔の繋がりを形成している．

　右側では，十二指腸の 2nd portion から横行結腸肝彎曲部へ横行結腸間膜が進展し十二指腸間膜となる．十二指腸間膜は十二指腸と横行結腸の間に位置することと中結腸動静脈を含むことで同定される．左側ではT11の側面まで横行結腸間膜が伸び横隔膜結腸間膜を構成している．これは脾臓の下縁，下行結腸の近位に位置することから同定される．

　上行結腸，下行結腸間膜は腹部の後壁と癒合する．それらは上行結腸間膜内の回結腸動静脈，右結腸動静脈や下行結腸間膜内の左結腸動静脈などの隣接した辺縁血管によって同定される．

　回結腸動静脈は正中線近くの十二指腸 3rd por-

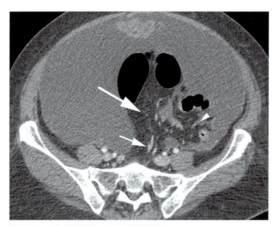

図 3-9　上骨盤部の CT 軸位断
腹腔内の液体が S 状結腸間膜の輪郭を示しており（大矢印），下行結腸間膜へと連続し（矢頭），直腸間膜と繋がり，上直腸動静脈によって同定される（小矢印）．

tion 前の小腸間膜の基部付近から右腸骨窩まで走行する．回結腸動静脈の分枝は上行結腸間膜内を上行結腸の辺縁血管分枝まで走行する（図 3-7）．右中結腸動静脈は上腸間膜動静脈から右側に分岐し，上行結腸間膜内を走行する．半分以上で右結腸動静脈は存在せず，回結腸動静脈が頭側に分枝し，中結腸動脈からの分枝が上行結腸間膜内を尾側に進展する．

　左結腸動静脈は下行結腸の辺縁血管から進展し，下行結腸間膜により同定される．左結腸静脈は左前腎傍腔の大腸区域内を走行し下腸間膜静脈へ注ぐ．左の尿管の前方に精巣卵巣静脈があり，その前方に下腸間膜静脈が存在する．下腸間膜静脈は頭側へ左傍十二指腸窩へと走行する．左傍十二指腸窩は十二指腸が後腹膜から腹腔へ出る部位（DJ junction）であり，空腸となる部位である．

　下腸間膜静脈は頭側，前方に走行し，脾静脈もしくは上腸間膜静脈へと注ぐ．下腸間膜静脈から左結腸静脈を含む下行結腸の辺縁静脈によって下行結腸間膜を同定する．

　S 状結腸間膜は S 状結腸をつり下げている．S 状結腸間膜は後腹膜から出る腹膜の襞によって構成され，S 状結腸間膜内に腹膜下の疎な結合組織が進展し，内部に S 状結腸動静脈，リンパ管，神経が含まれる（図 3-9）．S 状結腸間膜は，下行結腸間膜から上仙骨分節レベルの骨盤正中に至り，直腸間膜へと続く．S 状結腸間膜は下腸間膜動静脈の分枝である S 状結腸の辺縁動静脈によって同定される．S 状結腸間膜遠位と上直腸間膜は上直腸動静脈によって同定される．上直腸動静脈は下腸間膜動静脈の終末分枝であり，遠位 S 状結腸間膜内に認める．上直腸動静脈は分かれ，直腸の両側の間膜へと続く．

　横行結腸間膜根部は中央に位置しており，上下，左右の結腸間膜と繋がっている．上行，下行結腸間膜は腹部側方，骨盤へと広がる腹膜下腔と連続している．

4 女性器の連続性

　広靱帯の腹膜に覆われた，腹膜下腔の結合組織は子宮動静脈，神経，リンパ管の通り道を形成し，つり下げられた骨盤内の臓器に供給している（図 3-10）．尿管の遠位部は基靱帯，Mackenrodt の子宮頸横靱帯の基部を横切る．

　基靱帯は主に子宮頸部と上部腟を支持する．基靱帯内の腹膜下腔は骨盤筋を覆っている壁側腹膜と外側下方で融合し，骨盤内の主要な血管が前方へと通る経路と連続する．円靱帯は前方で鼠径輪に入る．後方では，子宮仙骨靱帯が直腸周囲を取り囲み，遠位仙骨に付着する．すべて腹膜下腔の一部である．男性と同様に，腹膜が膀胱，直腸上で反転して覆う．

　広靱帯はつり下がっている女性骨盤臓器周囲の腹膜下腔を取り囲み，さらに骨盤外側壁と連結させる．このように，女性骨盤と腹部の連続性を形成している．

5 正中・外側の連続性

　腹部と骨盤の間における腹膜下腔の外側経路は，腎周囲腔尾側にある腎下部腔が傍腎腔の収束によって生じることによって形成される．

　右側では，右下腹部にある小腸間膜根部と上行結腸近位部の腹膜下腔との結合によって前述した小腸間膜根部との連続性と右外側腹部と骨盤部との連続性を提供している．

　左側では，左下腹部と骨盤部との間にある腹膜下腔内の交通は主として 2 つの経路があり，中央経路と外側経路に分けられる．

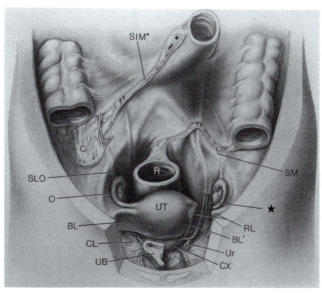

図 3-10 下腹部と骨盤の腹膜下腔の解剖
後方の壁側腹膜の下の腹膜下腔の連続性，腹部と骨盤の小腸間膜とS状結腸間膜と骨盤の間膜の連続性が示されている．
SIM*＝小腸間膜根部，SM＝S状結腸間膜根部，BL＝子宮広靱帯，BL′＝子宮広靱帯の血管を含む面，CL＝基靱帯，SLO＝卵巣支持靱帯，RL＝円靱帯．腹膜下腔によって，下腹部と骨盤の臓器の連続性が形成されている．C＝盲腸と後方の壁側腹膜を除いた状態での，腸管と小腸間膜との位置関係，O＝卵巣，UT＝子宮，CX＝子宮頸，UB＝膀胱，R＝直腸，Ur＝尿管．子宮動脈を前方に交叉して，広靱帯を横切る．星印＝後方の壁側腹膜を除いた状態での子宮と動脈を含む腹膜下腔．子宮広靱帯の連続性が示されている．
〔文献9から許可を得て転載〕

中央経路は腹部大動脈の下部と下腸間膜動脈を含み，左腹部と骨盤を交通している．下腸間膜動脈はL3-4の高さで始まり，腹側にある腹膜下腔内を尾側方向に通過し，大動脈左側に至り，S状結腸間膜とともに骨盤内へ下行していく．骨盤側壁から腹膜が反転する部位ではS状結腸間膜は左尿管の前面に存在する．S状結腸間膜は壁側腹膜から進展し，S状結腸を覆う．S状結腸間膜と下行結腸間膜には下腸間膜動脈の枝である左結腸動脈やS状結腸動脈が連続して認める．S状結腸間膜と直腸間膜も連続している．したがって，つり下げられているS状結腸だけでなく，左腹部から骨盤まで，中央部で連続している．つり下げられている女性骨盤臓器は広靱帯と外側骨盤壁を介して両側性に連続性が維持されている．

大動脈も総腸骨動脈となる分岐部から両側骨盤部に沿って骨盤外側との連結を形成している．内腸骨動脈の分枝（前方枝）によって膀胱と尿管は栄養される．したがって，腹膜下腔の中央と側方の経路は主要血管の走行を足場として連結している．

S状結腸間膜根部とともに，これらの中央と側方経路によって身体左側の腹部と骨盤間の連続的な疾病進展が生じる．

6 前面での連続性

腹膜下腔は完全に腹部を包んでおり，前面で連続する．後腎傍腔は側方で腹膜下腔と連続し，その結果，前面にも連続する．腹部の腹膜外腔の前面は横隔膜まで頭側方向に連続し，尾側方向には骨盤の腹膜外腔前部まで連続している（図3-1）．

7 骨盤での連続性

腹部と骨盤は腹膜外腔を介して連続している（図3-1）．骨盤の腹膜外腔は腹膜で裏打ちされた深いところに存在し，女性では広靱帯を介してつり下げられた骨盤内臓器と連続している．骨盤腹

膜外腔前面は臍膀胱筋膜によって前膀胱間隙と膀胱周囲間隙に分けられる．臍膀胱筋膜は尿膜管，閉塞した臍動脈，膀胱を包みこんで，頭側は臍まで伸び，尾側は骨盤に至る膀胱周囲間隙の境界を示す．膀胱周囲間隙は子宮下部と精囊を取り囲むように，外側後方で臍動脈の起始部と連続する．後方に伸びた臍膀胱筋膜は直腸腟中隔や直腸膀胱中隔（Denonvilliers' fascia）と連続する．臍膀胱筋膜は骨盤腹膜外腔を前後に分けている．

前膀胱間隙は膀胱周囲間隙の前方，側方に広がり，側面で傍膀胱間隙と融合する．前膀胱間隙の恥骨と重なる部位を Retzius 腔（恥骨後隙）という．骨盤腹膜外腔の外側部が傍膀胱間隙である．傍膀胱間隙は前膀胱間隙と連続し，後壁で前仙骨腔と連続する．骨盤腹膜外腔後方は直腸間膜によって前仙骨腔と直腸周囲腔に分けられる．

骨盤腹膜外腔はそれぞれお互いに交通しており，腹部腹膜外腔とも連続している[15]．腎筋膜尾側で，前腎傍腔と後腎傍腔は腎下腔として融合し，骨盤へと下行する．腎下腔は骨盤の傍膀胱腔と連続し，傍膀胱間隙はさらに前後の腹膜外腔と骨盤内で連続する（図3-1）．

傍膀胱間隙は子宮広間膜，S状結腸間膜，直腸間膜と連続する．

したがって，腹膜下の連続性は腹膜外腔とつり下げられている骨盤臓器の融合を介して維持されている．この連続性が腹部と骨盤の両方向性への疾患の進展における潜在的な経路となっている．

4. 胸腹部の連続性

胸腔と腹腔に漿膜が裏打ちされている．漿膜の発生や漿膜下腔については「第2章 腹部の臨床発生学」（⇒15頁）で取り上げられている．腹腔と胸腔に連なる壁側の層は壁側中胚葉によって形成される．臓側中胚葉は胸腹部の臓器を覆い，腹部の靱帯と間膜に連なる臓側の層を形成する．壁側と臓側の層は胸膜外と腹膜下腔で連続しており，胸膜外と腹膜下腔を包み込んでいる．胸部と腹部は横隔膜によって分離されているが，胸膜外腔と腹膜下腔との間には交通が存在する．それが

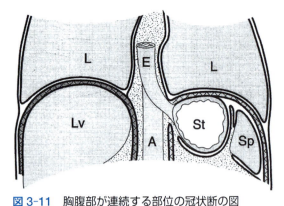

図3-11 胸腹部が連続する部位の冠状断の図
胸部と腹部が内部で連続している漿膜下腔を大動脈（A）と食道（E）が越える部位が示されている（■■の範囲）．黒線が漿膜下の面を示している．斜線部は横隔膜である．
L＝肺，Lv＝肝臓，St＝胃，Sp＝脾臓．
〔文献14から許可を得て転載〕

漿膜下の連続性であり，胸腹部間の経路となる重要な構造物である．この連続性によって疾患が広がる経路にもなる．連続性の主な経路は横隔膜の食道裂孔と大動脈の裂孔である（図3-11）．

食道裂孔は第10胸椎の高さに存在する．大動脈裂孔の上部，前方，わずかに左側に位置する．横隔膜脚が分離して裂孔は形成され，左横隔膜脚の前方に右横隔膜脚が位置する．裂孔は漿膜で裏打ちされているが，CTやMRIでは視認することができない．縦隔の脂肪組織が腹膜下腔の脂肪組織と連続している．食道裂孔は胸腹部の食道，迷走神経，左胃動静脈の食道への分枝血管，胃肝間膜から中縦隔へのリンパ経路の連続性の経路となる．

大動脈裂孔は3つの大きな横隔膜間隙の最も足側，背側に位置する．12胸椎の高さに位置し，胸椎前方の骨腱膜開口部を認める．下横隔動脈が横隔膜の腹側表面に走行していることや腹腔動脈根部が大動脈裂孔の直下に認めることよりCTやMRIで同定が可能である．下横隔動脈の直上の高さで前方に連続する部位があり，これが正中（内側）弓状靱帯であり大動脈裂孔の同定に有用である．大動脈，胸管，奇静脈，腹部の大動脈周囲から後縦隔へのリンパ経路が大動脈裂孔を通過する．これらは裂孔部内で脂肪組織に包まれた構造物として，視認される．

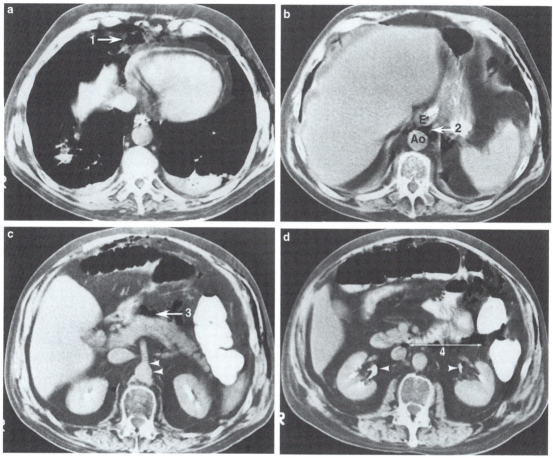

図 3-12 縦隔で生じたガスが下方へ拡散し，腹膜下腔を介して腹部や骨盤へ至った症例
(a) 胸下部の CT 画像．前胸部側に縦隔気腫が認められる(矢印 1)．
(b) 上腹部，食道胃接合部(E)．横隔膜裂孔を経て，両側の横隔膜脚にガスが存在する(矢印 2)．Ao：大動脈
(c) 上腸間膜動脈の起始部．腹腔動脈(矢頭)に沿ってガスは進展し膵周囲に存在する．ガスは横行結腸間膜にも広がっている(矢印 3)．
(d) 腎門部．ガスは右から左へ腹膜下腔を横切る(矢印 4)．ガスは腎門部の尿管腎盂移行部に認められる(矢頭)．
(次頁につづく)

　大静脈孔は3つの横隔膜裂孔のなかで最も頭側に位置し第8胸椎の高さにある．下大静脈，右横隔神経の分枝が大静脈裂孔を通過する．下大静脈の壁は大静脈裂孔に付着しているため，漿膜下腔の連続性を分断している．

　大内臓神経，小内臓神経が通過する小さな間隙が左右の横隔膜脚に存在する．

　横隔膜腹側に2つの小孔が存在する．横隔膜の胸骨部と肋骨部との間にあり，内胸動脈の上腹壁枝や肝臓と腹壁からのリンパ経路が通過する．

　胸腹部の主な連続性において，食道裂孔と大動脈裂孔は胸部，腹部の双方に疾患が進展する潜在的な経路となる．前胸部の小間隙もまた，疾患の広がる経路となる．

1 画像の特徴

　腹膜下腔の連続性と内部の連結は図 3-12〜14 の CT 画像ではっきりと示されている．腹膜下腔のガスは，主な腹膜下腔の部位全体にびまん性に広がっている．最初の症例は縦隔から，次の症例は直腸からガスが生じている．これらは腹膜下腔から胸膜外腔への連続性も示している．腹腔動脈周囲にもガスを認め，その分枝は上腹部の腹膜ヒダと連結している．胃や脾臓は腹膜ヒダに包まれているためびまん性に，または部分的に胃や脾臓の周囲を拡散する(図 3-12〜13)．ガスは横行結

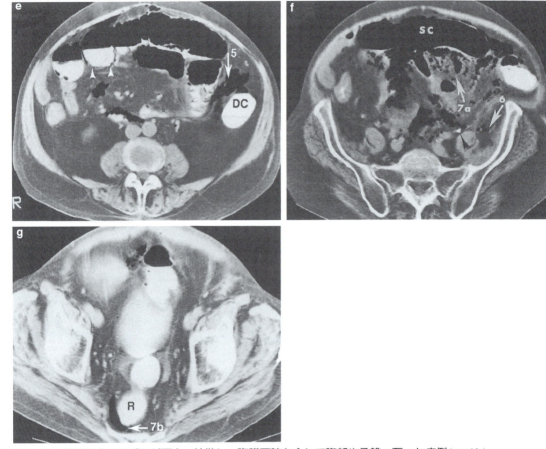

図 3-12 縦隔で生じたガスが下方へ拡散し，腹膜下腔を介して腹部や骨盤へ至った症例（つづき）
(e) 腎臓より足側の下腹部．ガスは左側腹部の腹膜下腔内へ拡散している（矢印5）．DC＝下行結腸．横行結腸内の壁内ガス（矢頭）．ガスは大動脈と下大静脈の前方へ移動している．
(f) 骨盤上部．ガスは骨盤左側に認められ（矢印6），S状結腸間膜へ拡散している（矢印7a）．S状結腸壁内ガスも認められる．SC＝S状結腸．
(g) 上部直腸．直腸近傍にガスが存在する（矢印7b）．R＝直腸．
〔文献13から許可を得て転載〕

腸間膜と小腸間膜に至るだけではなく，腎の血管に沿って両側の腎臓に広がり，正中線を越えて前方とも交通する（図3-10, 12）．ガスの正中方向の拡散は下腹部の大動脈から分岐部に沿って広がることがある．腹膜下腔の正中から外側への連続性は腸骨血管で両側性に広がり，さらに左側では下腸間膜動脈に沿っても進展する．左側のガスは左骨盤外側と連続しているだけでなく，S状結腸間膜内の腹膜下腔にも連続する（図3-12）．横行結腸とS状結腸の粘膜内ガスはそれぞれの間膜から広がる．3症例目でのガスの拡散は腹膜下腔の連続性を示している（図3-14）．S状結腸憩室の穿孔によって生じた腹膜下腔のガスは骨盤から主に正中の経路を通過して腹部へ拡散する．さらに頭側への拡散は胸腹部の連続を介して縦隔に至る．

これらの3症例は腹部から骨盤までの疾患の両方向性への広がりを明確に示しており，腹部と縦隔の連続性も示している．図3-1で示された腹膜下腔は腹部と骨盤の腹膜下腔の全周性の連続性と腸間膜との連続性を示している．

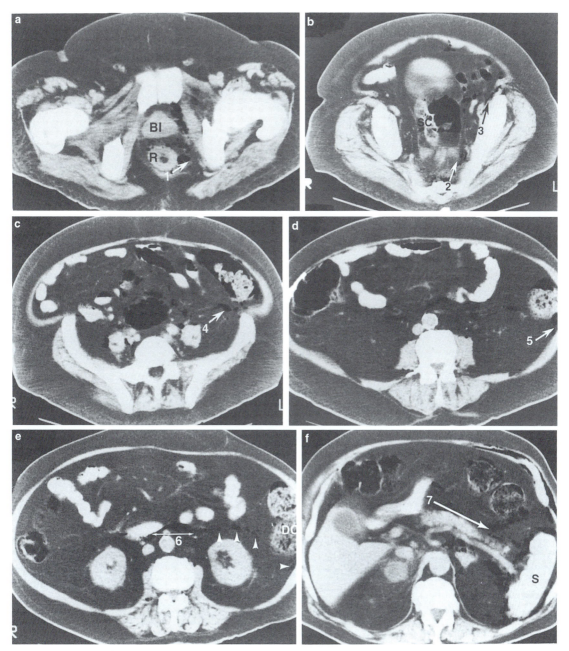

図 3-13 直腸の穿孔により生じたガスが腹膜下腔へ拡散し，縦隔に至った症例
(a) 直腸．直腸近傍のガス(矢印1)と膀胱周囲のガスが示されている．R＝直腸，Bl＝膀胱．
(b) 大坐骨切痕．ガスは頭側，腹側(矢印2)から左骨盤側部へ進展している(矢印3)．直腸の穿孔に伴う液面形成がS状結腸(SC)に接して認められる．
(c) 上部骨盤と腹部下部の接合部．左外側経路(left lateral pathway)に沿ってガスが認められる(矢印4)．
(d) 腹部下部．腎臓より尾側．左外側腹膜下腔内頭側にガスの拡散を認める(矢印5)．
(e) 腎臓下極．ガスは大動脈と下大静脈の腹側の正中線に沿って存在する(矢印6)．ガスは左側にある腸管周囲腔から正中線にむけて進展する(矢頭)．DC＝下行結腸．
(f) 膵体部．ガスは腹腔動脈に沿って拡散し，膵臓周囲(矢印7)や脾門部，脾臓周囲に認められる．S＝脾臓．

(次頁につづく)

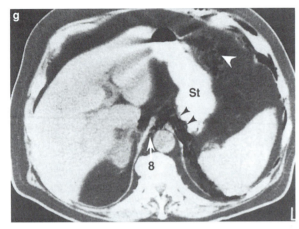

図 3-13 つづき
(g) 上腹部．大動脈脚後部にあるガスは大動脈裂孔に沿って縦隔に進展し（矢印 8），胃（St）の腹側（白矢頭）と背側（黒矢頭）に広がる．
〔文献 12 から許可を得て転載〕

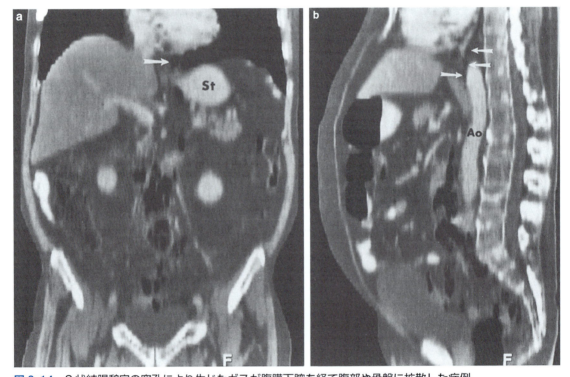

図 3-14　S 状結腸憩室の穿孔により生じたガスが腹膜下腔を経て腹部や骨盤に拡散した症例
(a) 冠状断．骨盤内のガスが腹部から食道裂孔にまで拡散している．矢印＝食道裂孔のガス，St＝胃．
(b) 矢状断（正中）．腹膜下腔内のガスは正中経路に沿って拡散する．少量のガスが大動脈裂孔を越えて存在する（矢印）．Ao＝大動脈．
（オランダ Utrecht 大学病院の Michiel Feldberg 医師の厚意による）

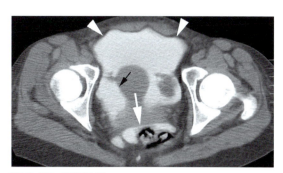

図 3-15 下部骨盤
骨盤部腹腔内の造影されている部位は腹側陥凹 ventral recesses であり(矢頭)，傍膀胱窩(黒矢印)とダグラス窩背側(白矢印)と結合する．

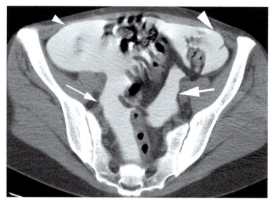

図 3-16 S2 の高さ
造影されている右傍膀胱窩(小矢印)は右傍結腸窩(小矢頭)と繋がる．左傍膀胱窩は S 状結腸間膜の後方に進展する(大矢印)．左傍結腸窩の接合部が造影されていること(大矢頭)に注意．

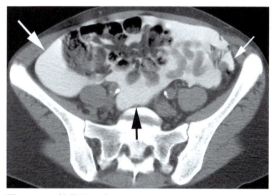

図 3-17 仙骨岬の高さ
右傍結腸溝(大白矢印)と左傍結腸溝(小白矢印)が造影されている．右傍結腸溝の方が大きい．右から正中線を越えて左への連続性が造影剤で示されている(黒色矢印)．小腸と小腸間膜の間の結腸下陥凹に造影剤が貯留している(ループ間液体貯留)．

5. 腹腔

腹腔は潜在的な空間である．100 mL の腹水は正常でも認められるが，画像では指摘できない．腹腔が画像にて指摘されるのは，腹腔内に大量の液体(腹水)，ガス(腹腔内気腫)，腫瘍が生じた場合のみである．腹膜下腔は壁側腹膜と臓側腹膜の下に存在する．また，潜在性の腔である腹腔は壁側腹膜と臓側腹膜の間に存在する．腹腔内のガスは主に重力がかからない部位に広がる．対照的に，腹腔内の液体は重力によって移動する．腹水の流れは腹腔内の圧勾配や液体の発生部位，原因，身体の向き，間膜の区画や腹腔の窪みなどの解剖学的な局面によって規定される．

腹膜陥凹の解剖は間膜や腸間膜の腹側，背側壁側腹膜との付着によって規定される．横行結腸間膜は腹腔を結腸上腔と結腸下腔に分ける主な指標である．結腸下腔は小腸間膜の根部により，さらに左右の結腸下腔に分けられる．結腸下腔は尾側で骨盤内の腹膜陥凹と連続する．

骨盤の腹膜陥凹は正中臍索(尿膜管)，正中臍ヒダ(閉鎖した臍動脈)，外側臍ヒダ(下腹壁動静脈)によって腹側に 5 つに分けられる．5 つの陥凹とは左右の外側，内側鼠径窩，膀胱上窩である．膀胱上窩は正中臍索によってさらに分けられることがある．骨盤内の腹腔は外側へ連続し，傍膀胱窩となり，男性の背側では直腸膀胱窩に，女性の背側では子宮膀胱窩(ダグラス窩)となる(図 3-15)．

骨盤の外側陥凹は頭側で腹部の陥凹と繋がり，左右の傍結腸溝となる(図 3-15)．右傍結腸溝は上行結腸の外側の溝で，下行結腸外側窩である左傍結腸溝より幅が広い(図 3-16, 17)．

左傍結腸溝は横行結腸間膜が左外側に延長した横隔結腸間膜によって遮られ，上腸間膜区域(supramesocolic compartment)とは連続しない[16]．右傍結腸溝は右の上腸間膜区域と連続する．右傍結腸溝は右肝下陥凹と繋がり，肝臓の頭側，外側と連続し，右横隔膜下の右横隔膜下陥凹に繋がる

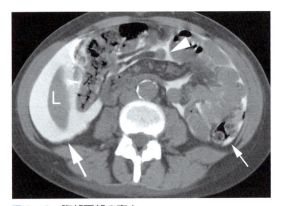

図 3-18　腹部下部の高さ
造影された肝下陥凹(大矢印)が肝臓(L)の下端の輪郭を示している．左傍結腸窩に造影剤が貯留している(小矢印)．ループ間に造影剤が貯留している(矢頭)．

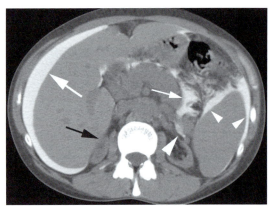

図 3-19　膵臓の高さ
肝下陥凹と合流後の肝周囲窩外側に造影剤が貯留している(大白矢印)．肝無漿膜野(黒矢印)，脾周囲陥凹(小矢頭)，脾腎陥凹(大矢頭)，網嚢(小白矢印)内に造影剤貯留．

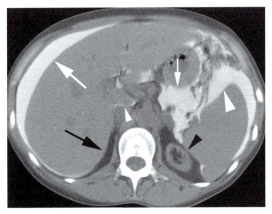

図 3-20　上腹部の高さ
肝周囲陥凹と右横隔膜下陥凹との癒合部の右側に造影剤貯留(大白矢印)．肝無漿膜野(黒矢印)．右横隔膜下陥凹が後方内側に広がり，モリソン窩まで進展している(小白矢頭)．網嚢の左側(小白矢印)と胃脾陥凹(大白矢頭)に造影剤が貯留．脾後面に無漿膜野を認める(黒矢頭)．

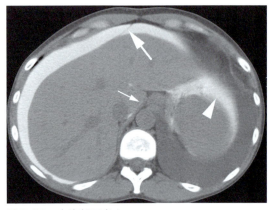

図 3-21　上腹部の高さ
図 3-20 の頭側．右，左横隔膜下陥凹が造影されており，鎌状間膜によって分断されている(大矢印)．左に胃肝陥凹を認める(矢頭)．上網嚢内の肝尾状葉の周囲に少量の造影剤が貯留している(小矢印)．

(図 3-18, 19)．右横隔下陥凹は内側へ連続し，モリソン窩となり，ウィンスロー孔へ続く(図 3-18)．この潜在性の腔は正常解剖における腹腔と網嚢の唯一の通路である．右肝下陥凹は肝臓の頭側，外側へ伸び，右横隔下陥凹へと連続する(図 3-20)．右横隔下陥凹と左横隔下陥凹は肝鎌状間膜が腹壁に付着し，分断しているため連続性はない(図 3-21)

左横隔下陥凹は胃肝陥凹と胃脾陥凹を含む(図 3-19, 20)．胃肝陥凹は横隔結腸間膜によって左傍結腸溝から，胃脾陥凹は肝鎌状間膜により右横隔下陥凹からそれぞれ分けられている．

左腹部の後腹膜窩は脾腎陥凹である(図 3-18)．脾腎陥凹は脾臓の後方，左腎臓の前方にあり膵尾部の上方と内側後方へ広がる．脾腎陥凹は左横隔下陥凹と上方で連続し，網嚢からは分離されている．

網嚢は左側では肝下陥凹である．網嚢は腹腔とウィンスロー孔を介してのみ連続している(図 3-18, 19)．網嚢は臓器で囲まれている．すなわち

左側は脾臓，右側と前壁は胃・十二指腸，前壁は横行結腸，後壁は膵臓である．臓器を繋ぐ間膜には脾腎間膜，胃脾間膜，胃結腸間膜，大網，小網（胃肝間膜と肝十二指腸間膜），横行結腸間膜が含まれる．通常であれば網嚢は潜在的な空間であり，視認できないが，境界は同定される．胃膵襞内の腹腔動脈から胃肝間膜へと通る左胃動脈によって網嚢は上下に分けられる．上網嚢は左胃動脈で分けられる右側の腔で，小さいほうの腔である．

■文献

1. Oliphant M, Berne AS: Computed tomography of the subperitoneal space: Demonstration of direct spread of intraabdominal disease. J Comput Assist Tomogr 1982; 6(6):1127-1137.
2. Oliphant M, Berne AS, Meyers MA: The subperitoneal space of the abdomen and pelvis: Planes of continuity. AJR 1996; 167:1433-1439.
3. Oliphant M, Berne AS: Holistic concept of the anatomy of the abdomen: A basis for understanding direct spread of disease. Contemp Diagn Radiol 1985; 8(10):1-6.
4. Meyers MA: Dynamic Radiology of the Abdomen: Normal and Pathologic Anatomy, 4th ed. Springer, New York, 1993.
5. Feldberg MAM: Computed Tomography of the Retroperitoneum: An Anatomical and Pathological Atlas with Emphasis on the Fascial Planes. Martinus Nijhoff, Boston, 1983.
6. Gray H: The digestive system. In Gross CM (ed) Anatomy of the Human Body. Lea & Febiger, Philadelphia, 1965, pp 1207-1311.
7. Oliphant M, Berne AS, Meyers MA: Subperitoneal spread of intraabdominal disease. In Meyers MA (ed) Computed Tomography of the Gastrointestinal Tract: Including the Peritoneal Cavity and Mesenteries. Springer, New York, 1986, pp 95-136.
8. Meyers MA, Oliphant M, Berne AS et al: The peritoneal ligaments and mesenteries: Pathways of intraabdominal spread of disease. Annual oration. Radiology 1987; 163:593-604.
9. Oliphant M, Berne AS, Meyers MA: Imaging the direct bidirectional spread of disease between the abdomen and female pelvis via the subperitoneal space. Gastrointest Radiol 1988; 13:285-298.
10. Oliphant M, Berne AS: Mechanism of direct spread of neuroblastoma: CT demonstration and clinical implications. Gastrointest Radiol 1987; 12:59-66.
11. Oliphant M, Berne AS, Meyers MA: Spread of disease via the subperitoneal space: The small bowel mesentery. Abdom Imaging 1993; 18:109-116.
12. Oliphant M, Berne AS, Meyers MA: Bidirectional spread of disease via the subperitoneal space: The lower abdomen and left pelvis. Abdom Imaging 1993; 18:117-125.
13. Oliphant M, Berne AS, Meyers MA: Direct spread of subperitoneal disease into solid organs: Radiologic diagnosis. Abdom Imaging 1995; 20:141-147.
14. Oliphant M, Berne AS, Meyers MA: The subserous thoracoabdominal continuum: Embryologic basis and diagnostic imaging of disease spread. Abdom Imaging 1999; 24:211-219.
15. Mastromatteo JF, Mindell HJ, Mastromatteo MF, Magnant MB, Sturtevant NV, Shuman WP: Communication of the pelvic extraperitoneal spaces and their relation to the abdominal extraperitoneal spaces: Helical CT cadaver study with pelvic extraperitoneal injections. Radiology 1997; 202:523-530.
16. Meyers MA: Roentgen significance of the phrenicocolic ligament. Radiology 1970; 95:539-545.
17. Meyers MA: Clinical involvement of mesenteric and antimesenteric borders of small bowel loops. I. Normal pattern and relationships. Gastrointest Radiol 1976; 1:41-48.
18. Kelly HA: Appendicitis and Other Diseases of the Vermiform Appendix. Lippincott, Philadelphia, 1909.

第4章 腹部と骨盤部における疾患の進展機序

1. はじめに

　Oliphantらによる全体的なパラダイムの視点は，腹部と骨盤部を腹膜下腔という1つの空間として解釈することが基礎となる．腹膜下腔は腹膜の下に広がり，腹膜外，腹部と骨盤部の腸間膜や間膜，腹部と骨盤部のつり下げられている臓器により構成されている．これらの構成成分は連続し，相互に連結していることを認識することが重要である[1-4]．

　これらの連結により，腹部と骨盤部の臓器への流入，流出する血管，リンパ管，神経の経路が形成される．意義深いことに，これらの経路は病気が進展するための経路にもなる．

　腹膜は通常1mmにも満たない厚さの中皮の層である．画像検査では薄層CTか，病気によって肥厚しない限り通常は確認できない．腹膜の外側は潜在的な空間であり，腹膜腔と呼ばれ，薄い層のため通常視覚化することができない．この空間は大量の液体（腹水や血液）またはガスによって満たされたときに腹膜腔内の空間として明らかになる．この空間を形成する腹膜陥凹は解剖学的に連続している．この陥凹内での液体の流れは，腹骨盤部の腸間膜と間膜の壁側腹膜への付着や生理的な体内の圧変化により決まる．この流れは腹膜腔内での病気の進展方向にもなる[5,6]．

　そのため腹部と骨盤部は，腹膜下腔という1つの連続した空間と腹膜腔内という1つの連続した潜在的空間として考えるべきである．「2章 腹部の臨床発生学」と「3章 腹部の臨床解剖」で論じられた腹部と骨盤部の発生と解剖は，この全体的な視点による腹部と骨盤部の発達と相関した解剖を示している．この概念により良性悪性問わず

表4-1　疾患の進展機序

(1) 腹膜下
(a) 腸間膜
(b) リンパ管
(c) 血行性
(d) 動脈周囲/神経周囲
(e) 経静脈的
(f) 管腔内
(2) 腹膜腔内
(3) 連続（直接）浸潤

病気の進展機序の実用的な分類が可能になる（表4-1）．

　腸間膜進展は間膜や腸間膜内の経路で起こる．腸間膜は相互だけでなく腹膜外とも解剖学的に連続しているため，双方向性に進展し様々な病気の進展経路になることが重要である．病気が腸間膜内で進展する際に，しばしば血管系を足がかりとして進展する．

　リンパ管は腹膜下腔内にあり，腹部と骨盤部全体にわたり連続している．特定の部位からのリンパ管の流れは精密に決められており，後半の章でも論じられているように各種原発臓器からの進展を予測する基盤となる．リンパ管の流れは特定方向に決まっているが，病気の状態によっては変わることがある．

　血行性進展は動脈や静脈によって生じ，血管内だけでなく，経路となる腹膜下腔全体に進展する．例えば腎細胞がんは腎静脈を通して進展し，腫瘍塞栓を起こす．

　動脈周囲や神経周囲進展は，腹膜下腔内の動脈や神経に沿って起こる．神経は低濃度で小口径なため視覚化しにくく，神経周囲の進展は描出が困難である．一方で動脈は明確に描出できるため，

神経周囲の進展はしばしば動脈との関連により想定される．

腹膜下の進展は管腔臓器内でも起こるかもしれない．管腔臓器とは胆管，膵管，尿管などである．

病気の進展における2つ目の大きなカテゴリーは腹膜腔内である．感染や腫瘍は決められた進展経路を辿り，病気の好発部位を決定する．

3つ目の大きなカテゴリーは直接連続浸潤である．どんな疾患でも起こりうることであり，隣接した臓器間で起こる．例えば膵腫瘍や膵炎の十二指腸への進展，卵巣がんのS状結腸への直接浸潤である．

本章の最後に言葉の定義や腹膜下腔の病気の進展例を論じる．

「第2章 腹部の臨床発生学」（⇒15頁）の胎生発育で論じたように，全体腔，腹骨盤内の間膜や腸間膜，つり下げられている臓器は腹膜に覆われている．腸間膜は2つの臓側腹膜によって形成され，壁側腹膜を形成する壁側板は連結する．

背側胃間膜として知られる前腸の背側腸間膜は，脾腎間膜，胃脾間膜，胃結腸間膜，大網から構成される．大網は胃に繋がる腸間膜や間膜と定義される．

腹側胃間膜は胃肝間膜や小網，肝十二指腸間膜や胃肝間膜の自由縁，肝臓に関連した間膜で構成される．腹側腸間膜は前腸の領域にのみ存在する．中腸や後腸の腸間膜は背側腸間膜である．

2つの後側壁側腹膜の反転によって形成される中腸の小腸間膜は，その左側は膵臓を覆い右側は腸骨窩に広がる．その比較的短い根部は20フィート（約6.1 m）以上に及ぶ空腸間膜，回腸間膜や回結腸間膜を支える．

腸間膜という単語は小腸と大腸の腸間膜を含んでいる．本書では小腸には腸間膜，大腸では結腸間膜と表現する．結腸間膜は4つの部分から構成される．上行結腸間膜と下行結腸間膜は後側壁側腹膜と癒合し，前腎傍腔の結腸部分を形成する．横行結腸間膜は癒合せず，根部で膵臓を覆う後側壁側腹膜に付着する．横行結腸間膜の近位側は十二指腸結腸間膜と言われる．外側壁側腹膜に癒合する横行結腸間膜の左側外側は横隔結腸間膜(訳注)と言われる．S状結腸間膜も癒合せず，根部は骨盤内に付着する．直腸間膜は骨盤後側腹膜外腔に結合し直腸周囲腔を形成する．

骨盤内の間膜と腸間膜は，卵巣間膜のように骨盤の臓器に関連した名前をもつ．付属器と子宮の腸間膜は広靱帯を形成する．広靱帯の頸部は基靱帯と言われる．

腸間膜や間膜の同定は，含まれている血管やその部位によって行われる．例えば胃肝間膜は左胃動静脈を含み，肝臓と胃の間にある．腸間膜や結腸間膜は体型により大量の脂肪を蓄積することがある．肝臓と脾臓の間膜はあまり脂肪が蓄積されないが，肝区域や隣接する臓器によって同定される．例えば，横隔結腸間膜は脾臓の遠位端から下行結腸の近位部の間を結ぶ．

（訳注）横隔結腸間膜：横隔結腸靱帯とも訳されるが，構造上の理解を促すためあえて"間膜"と訳出した．

2. 腹膜腔内と腹膜下腔への進展の鑑別

消化管や腹腔内臓器は腹膜によって覆われ，間膜や腸間膜，結腸間膜によって腹膜外腔に付着する．

疾患の直接連続進展は腹膜腔内につり下げられた臓器や腹膜外腔にある臓器の間で生じ，筋膜面を越える．臓器の表面や腸管壁を通して疾患が進展する場合，腹膜を貫いたり腹膜腔内にこぼれ落ちることによって生じる．この進展形式の例として結腸憩室の穿孔(図4-1)や胃潰瘍や消化管腫瘍があり，腸管壁の漿膜を越えて進展する．腸管内容物やガスが腹膜腔に流れることで，隣接腸管の外側壁や腸間膜，結腸間膜に沿って膿瘍(図4-2)や液体貯留を認める．腫瘍細胞は播種し，腸管の漿膜，腸間膜，腹腔内の腹膜に沈着することによって癌性腹膜炎に進展する[7]．

また，疾患は腹膜外進展することがあり，間膜や腸間膜，腹膜外腔に付着する結腸間膜内の血管やリンパ管や神経，脂肪に沿って進展する．この進展形式は腹膜下進展として知られている．炎症や腸管穿孔の空気や液体の流れ(図4-3)や充実性

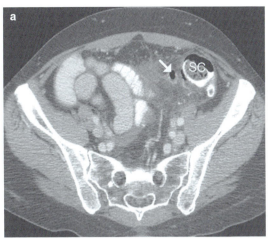
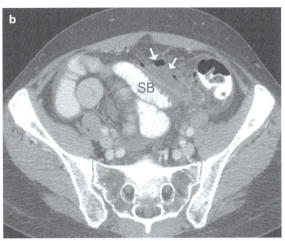

図 4-1　憩室炎による腹膜腔内への穿孔
(a) 結腸間膜対側にある S 状結腸 (SC) の憩室 (矢印) による腹膜腔内への穿孔．憩室の 4 面のうち 3 面が腹膜外組織に面している一方，結腸間膜対側面は腹膜腔内に面している．液体貯留や空気の外側の S 状結腸間膜内の血管に注意．
(b) 小腸 (SB) に隣接した腹膜腔内の液体とガス (矢印)．

腫瘍の間膜内進展 (図 4-4) など多くの疾患でこの進展形式をとる．この進展形式における大事な観察点は間膜や腸間膜，結腸間膜内の血管に沿って疾患が進展することである．

3. 腸間膜に沿った腹膜下進展

2 つの腹膜によって作られる間膜，腸間膜や結腸間膜は脂肪組織を含み，腸管や臓器に流れる血管，神経やリンパ管を含んでいる．感染や腸管穿孔によるガス，出血による血腫，充実性臓器や腸管からの腫瘍などの疾患は腹膜下腔内で進展し隣接していない臓器にも広がる可能性がある．リンパ腫や胃がんなどの悪性腫瘍はこの進展様式で播種が進展する．

横行結腸間膜より頭側の上腹部では，膵体尾部と脾臓は背側胃間膜内から発生する．背側胃間膜は，腹膜外腔と脾門部を結ぶ脾腎間膜と，脾門部と胃大彎を結ぶ胃脾間膜になる．この発生と解剖学的な関係によって，膵臓からの疾患は脾動静脈に沿った脾腎間膜を介して脾門部に進展，左胃大網動静脈や短胃動静脈に沿った胃脾間膜を介して胃大彎に進展する経路を提供する (図 4-5)．これらの経路は双方向性であるため，胃からの疾患は

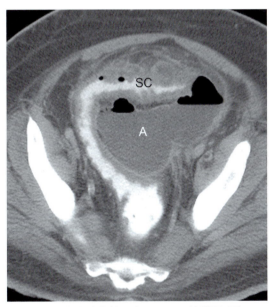

図 4-2　好中球減少性腸炎による S 状結腸間陥凹への S 状結腸穿孔
S 状結腸 (SC) 穿孔により骨盤左側の S 状結腸後方にある直腸と下行結腸に付着した S 状結腸間膜の間にある S 状結腸間陥凹に生じた腹腔内空間に巨大な膿瘍 (A) が広がる．

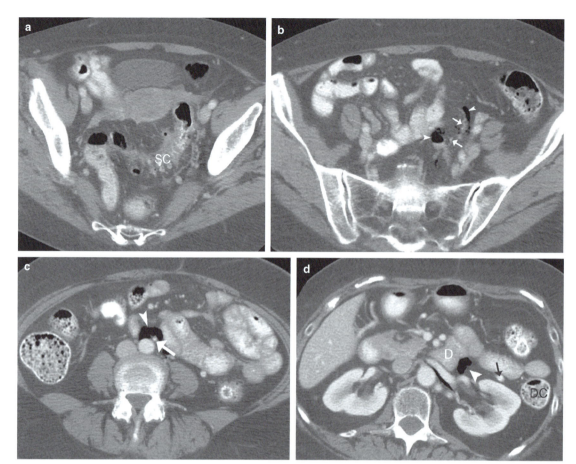

図 4-3　S 状結腸間膜への憩室穿孔
(a) 結腸間膜へ穿孔した S 状結腸（SC）憩室．
(b) S 状結腸間膜内でガス（矢頭）が S 状結腸間膜内の血管（矢印）に沿って貯留している．
(c) CT では腹膜外腔に交通する S 状結腸間膜の根部にある下腸間膜動脈（IMA）（矢印，訳者追加）周囲にガス（矢頭）が貯留している．
(d) 十二指腸空腸移行部（D）レベルの CT 断面では下腸間膜静脈（矢印）に沿った腹膜外腔（前腎傍腔）のガス（矢頭）を認める．DC＝下行結腸．

同様の経路で脾門部や腹膜外に進展する可能性がある．

　肝臓，胆管，腹側膵は胃の小彎に付着する腹側胃間膜から発生する．腹側胃間膜のこの部分は後に胃肝間膜や肝十二指腸間膜となり，これらの臓器間での潜在的な疾患の進展経路となる．胃肝間膜は胃の小彎に沿って右胃動静脈と左胃動静脈を含み，左副肝動脈または置換左肝動脈や静脈管索に流れ込む迷入左胃静脈も含まれる．一方で肝十二指腸間膜は肝門部と十二指腸や膵頭部を結ぶ肝動脈，門脈，胆管を含む．胃，十二指腸や膵臓の疾患はこの腸間膜面に沿って肝臓に進展する（図 4-6〜9）．

　横行結腸間膜，腸間膜，S 状結腸間膜，直腸間膜は小腸や大腸からの疾患が腹膜外腔に進展するための経路となり，膵臓や腎臓，副腎などの腹膜外臓器からの疾患が腸間膜や結腸間膜に進展するための経路にもなる（図 4-10〜15）[3,8-12]．同様に子宮や卵巣などの骨盤臓器は基靱帯や広靱帯によって腹膜外腔に付着する．そのため，子宮や卵巣からの疾患はこれらの靱帯を通して進展する[13]．

　腹膜腔内につり下げられた前腸臓器からの疾患の進展は背側胃間膜や腹側胃間膜によって作られた経路に沿って起こる．脾臓と胃の大彎の間にある背側胃間膜の突出は，胃結腸間膜や腹腔内で腸管前面の「エプロン」を形成し横行結腸の前壁に

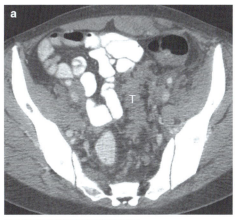
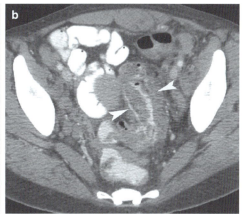
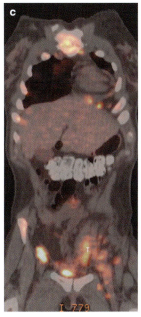

図4-4　S状結腸リンパ腫の結腸間膜内浸潤
(a) S状結腸間膜の充実性腫瘍浸潤（T）．
(b) 図(a)の尾側のCTではS状結腸のびまん性壁肥厚（矢頭）を認める．
(c) PET-CTの冠状断ではS状結腸間膜の腫瘍（T）におけるグルコースの取り込み上昇を認める．

付着する大網となる．胃結腸間膜は結腸上大網として知られ，胃と横行結腸間の疾患の進展経路となる（図4-16〜18）．

4. リンパ管やリンパ節転移による腹膜下進展

　リンパ節転移はほとんどの悪性腫瘍にとって一般的な進展形式である．腫瘍細胞はリンパ管に入り，リンパ流に乗ってリンパ節へ流れていく．リンパ管とリンパ節は一般的に血管と並走する．これらはすべて腹膜下腔の間膜，腸間膜，結腸間膜や腹膜外腔にある．

　リンパ節の転移は一般的に段階的に進んでいく．つまり原発腫瘍に最も近いリンパ節から転移し，その次にリンパの流れに沿ってさらに遠い領域のリンパ節へ転移する．最も近いリンパ節への転移なしに遠いリンパ節へ転移するのは稀である．各臓器からのリンパの流れを理解するうえで大事な点は，間膜や腸間膜，結腸間膜の付着や臓器への血管の流れを理解することである．この概念は後の章で詳細に書かれている．

　各臓器のリンパの流出経路を理解する利点は3つある．1つ目は腫瘍の原発部位が判明しているとき，その臓器に付着している間膜，腸間膜，結腸間膜内の血管の流れに沿って転移リンパ節の予測を正確に行えることである（図4-19〜20）[14-16]．

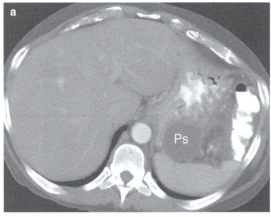
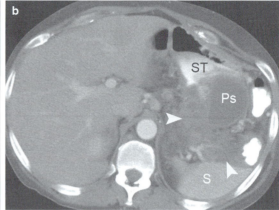
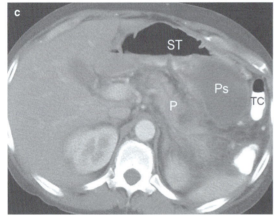

図 4-5　胃の大彎と胃結腸間膜，胃脾間膜内の偽囊胞に沿って脾腎間膜に炎症が進展した膵炎
(a) CT では胃底部後壁の偽囊胞(Ps)および胃と脾門部に付着する胃脾間膜を認める．
(b) 胃体部レベルの CT では脾臓(S)の脾門部における脾腎間膜内の炎症性脂肪壊死(矢頭)を認める．偽囊胞(Ps)は胃脾間膜に沿った胃(ST)の大彎に認める．
(c) 膵臓(P)の尾部レベルの CT では隣接した炎症性変化を認め，胃(ST)の大彎と横行結腸(TC)間の胃結腸間膜に偽囊胞(Ps)を認める．

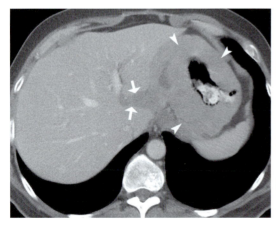

図 4-6　胃肝間膜に沿って静脈管索裂(矢印)へ腹膜下進展した胃リンパ腫
リンパ腫によるびまん性の壁肥厚(矢頭)に注意．

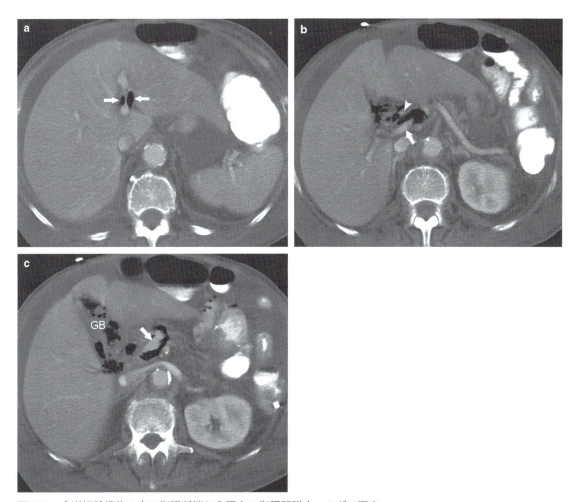

図 4-7　食道切除術後の十二指腸断端から肝十二指腸間膜内へのガス漏出
(a) 肝門部左側の門脈左枝に沿ってガス(矢印)を認める.
(b) 門脈(矢印)や肝動脈(矢頭)周囲の肝十二指腸間膜内にもガスを認める.
(c) 胆嚢窩(GB)や門脈(矢印)周囲にガスを認める. 少量の腹水も認める.

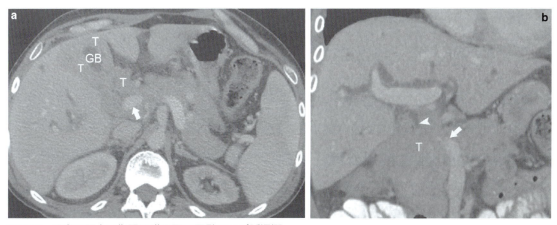

図 4-8　胆嚢や肝十二指腸間膜周囲の再発リンパ腫浸潤
(a) CT では肝十二指腸間膜内の門脈(矢印)や胆嚢(GB)周囲に腫瘍(T)を認める.
(b) CT 冠状断では腫瘍(T)が肝十二指腸間膜内の胆管(矢頭)や門脈(矢印)を圧迫している.

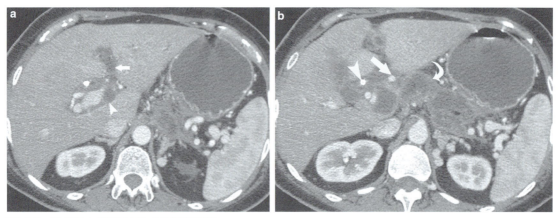

図 4-9　ERCP と胆管ステント留置後膵炎
(a)右肝門部(矢頭)と左肝門部(矢印)に炎症性脂肪壊死を認める．
(b)肝十二指腸間膜の断面では，炎症性脂肪壊死は膵周囲の脂肪(曲線矢印)から肝動脈(矢印)と胆管(矢頭)を囲む肝十二指腸間膜へ広がる．

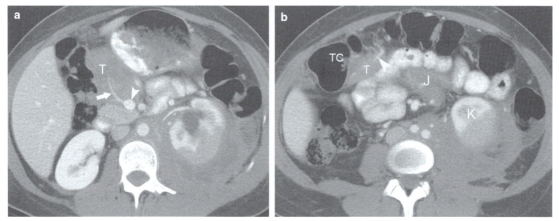

図 4-10　左腎周囲，小腸間膜，肝彎曲部の横行結腸間膜に広がるびまん性 B 細胞リンパ腫
(a)胃結腸静脈幹レベルの CT では横行結腸間膜内の右胃大網静脈(矢印)に沿って上腸間膜静脈(矢頭)に合流する部位で腫瘍浸潤(T)を認める．この合流部は横行結腸間膜の根部の解剖学的指標となる．
(b)尾側の CT では横行結腸間膜内の右側横行結腸(TC)周囲の血管(矢頭)に沿って腫瘍(T)を認める．左腎臓(K)周囲や空腸間膜内(J)のリンパ腫に注意する．

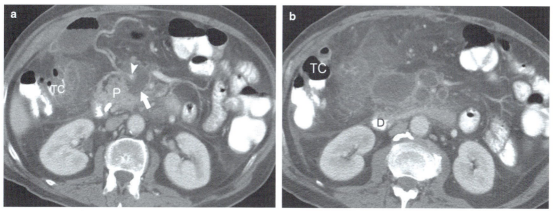

図 4-11 膵生検後の急性膵炎．膵周囲の炎症性脂肪壊死が肝彎曲の腸間膜と横行結腸の壁に広がっている
(a)膵頭部(P)レベルの CT では上腸間膜静脈(矢頭)を囲む偽囊胞(矢印)を認める．結腸肝彎曲(TC)の壁は肥厚している．
(b)尾側の断面では横行結腸間膜内および横行結腸肝彎曲(TC)周囲の炎症性脂肪壊死を認める．横行結腸肝彎曲と十二指腸下行脚(D)の間には十二指腸結腸間膜がある．

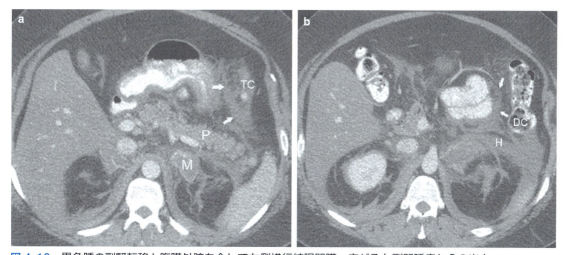

図 4-12 黒色腫の副腎転移と腹膜外腔を介して左側横行結腸間膜へ広がる左副腎腫瘍からの出血
(a)膵尾部(P)レベルの CT で左副腎腫瘍(M)を認める．左側横行結腸(TC)の結腸間膜側に沿った帯状の高濃度組織(矢印)に注意．この帯は前腎傍腔内の膵尾部背側の左側横行結腸間膜根部に流れる中結腸動脈の左側の分枝に沿って(b, c)でさらに追うことができる．これは左側横行結腸間膜に広がる出血である．
(b)膵尾部の尾側の CT では下行結腸間膜に沿った左前腎傍腔の血腫(H)を認める．血腫は横隔結腸間膜が付着する下行結腸(DC)の背側に進展している．血腫は横行結腸間膜(矢印)に広がり，(a)において，左側横行結腸の内側にある帯状の変化として追えることに注意．

(次頁につづく)

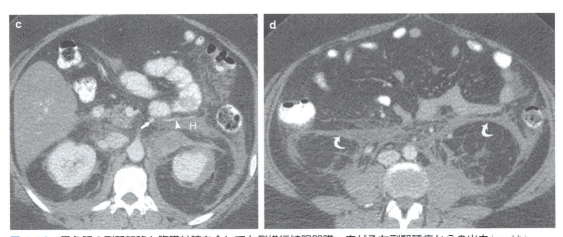

図 4-12 黒色腫の副腎転移と腹膜外腔を介して左側横行結腸間膜へ広がる左副腎腫瘍からの出血（つづき）
(c) 血腫(H)は下行結腸間膜内の静脈(矢頭)に隣接した前腎傍腔内に続いている．その静脈は下行結腸周囲の静脈と脾静脈や上腸間膜静脈に合流する前の下腸間膜静脈(矢印)を繋ぐ．
(d) 血腫は両側の前腎傍腔内(曲線矢印)にもあり，腹膜外腔の病気が腹膜下腔である横行結腸間膜まで進展していることを示す．

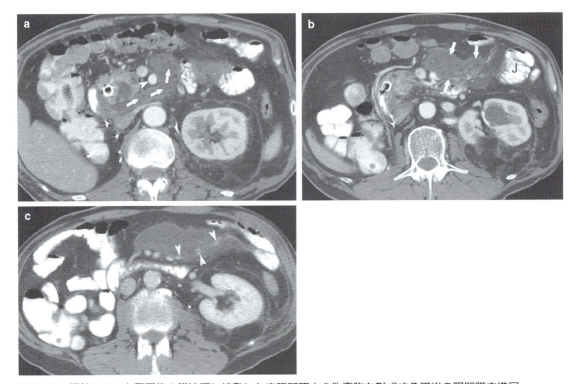

図 4-13 胆管ステント留置後の膵液漏に続発した空腸間膜内の偽嚢胞を形成する膵炎の腸間膜内進展
(a) 膵頭部レベルのCTでは鉤状突起に沿って腸間膜根部の上腸間膜動脈(矢頭)から空腸間膜へと続く膵液漏の流れを示している．矢印は流れの方向を示している．
(b) 十二指腸空腸移行部の断面では空腸(J)の腸間膜に貯留した膵液(矢印)を認める．
(c) 尾側のCTでは空腸間膜内の血管(矢頭)の両側に沿って膵液を認める．

4. リンパ管やリンパ節転移による腹膜下進展　55

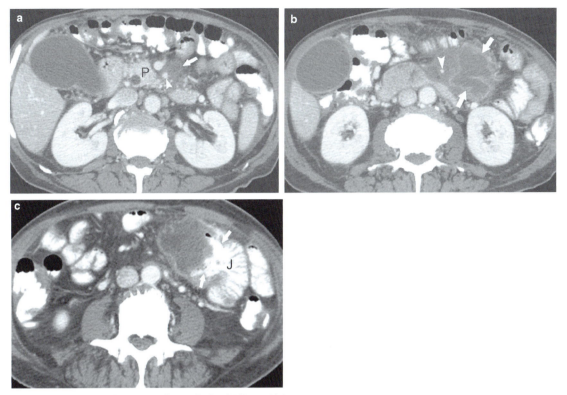

図 4-14　空腸リンパ腫の腸間膜への穿孔と根部への流れ
(a) 膵頭部(P)レベルの CT では空腸間膜根部にある上腸間膜動脈(矢頭)に接した低濃度の液体(矢印)を認める．
(b) 尾側の断面では空腸間膜内の液体貯留(矢印)を血管(矢頭)周囲に認める．
(c) 潰瘍を伴う空腸(J)のリンパ腫(矢印)から腸間膜へ液体貯留を認める．

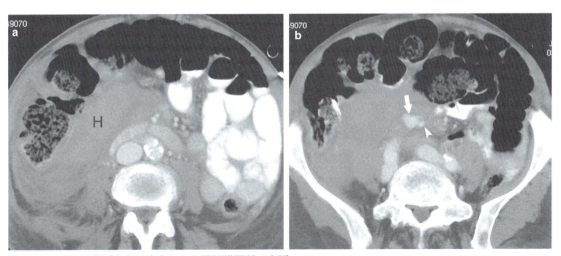

図 4-15　回結腸動脈からの出血による腸間膜根部の血腫
(a) 十二指腸水平脚の断面では腸間膜を血腫(H)が占めている．
(b) 回結腸動脈(矢頭)からの造影剤の溢出(矢印)を認める．回結腸動脈からの血腫は腸間膜根部と上行結腸間膜に広がる．

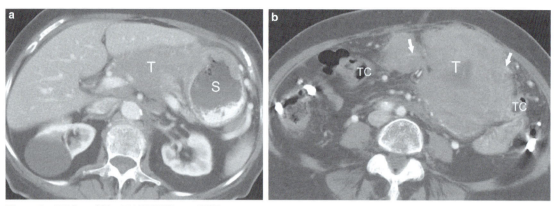

図 4-16　胃リンパ腫の胃結腸間膜への浸潤
(a) 腫瘍(T)は胃肝間膜内で胃(S)の小彎に沿って進展している．
(b) 尾側のCTでは胃の大彎側に沿って腫瘍が進展している．胃大網動脈(矢印)は胃結腸間膜が横行結腸(TC)を尾側へ変性させていることを示している．

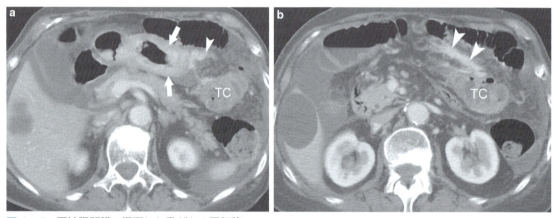

図 4-17　胃結腸間膜へ浸潤した乳がんの胃転移
(a) 胃前庭部の壁肥厚(矢印)を認める．高濃度軟部組織が胃の大彎側に沿って浸潤(矢頭)していることに注意．TC=横行結腸．
(b) この浸潤(矢頭)は胃結腸間膜に沿って左側横行結腸(TC)の前面に進展している．腹水を認める．

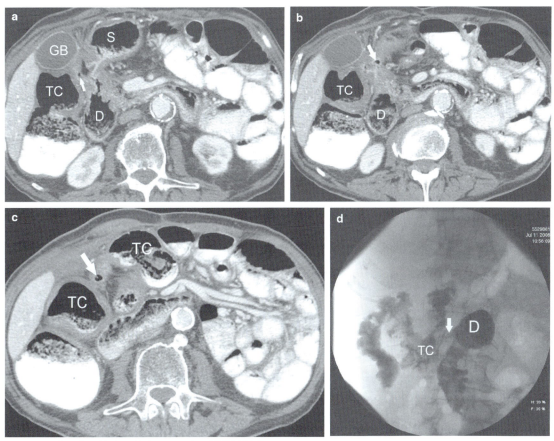

図 4-18 十二指腸潰瘍の穿孔による十二指腸結腸瘻
(a) 十二指腸（D）レベルの CT で十二指腸球部に瘻孔（矢印）を認める．TC＝右側横行結腸，GB＝胆嚢，S＝胃．
(b) 瘻孔（矢印）は十二指腸結腸間膜内にあり右側横行結腸間膜に繋がる．D＝十二指腸，TC＝右側横行結腸．
(c) 瘻孔（矢印）は横行結腸（TC）の肝彎曲につながる．
(d) ガストログラフイン®による注腸造影では右側横行結腸（TC）から十二指腸（D）への瘻孔（矢印）を認める．

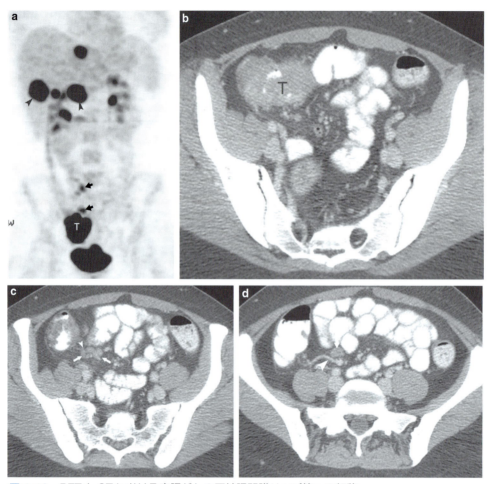

図 4-19　PET と CT における盲腸がんの回結腸間膜リンパ節への転移
(a) PET の MIP image での冠状断では原発の盲腸がん(T)と回結腸間膜に沿ったリンパ節(矢印)と肝臓(矢頭)への転移を認める．
(b) 盲腸がんレベルの CT では腫瘍塊(T)を認める．
(c) 頭側の CT では盲腸周囲の血管(矢頭)に沿ったリンパ節転移(矢印)を認める．回結腸間膜の根部の血管を追うことで，盲腸がんのリンパ節転移の経路が同定できる．
(d) さらに頭側の CT では予測された流出経路である回結腸の血管(矢頭)に沿って別の腫大リンパ節(矢印)を認める．

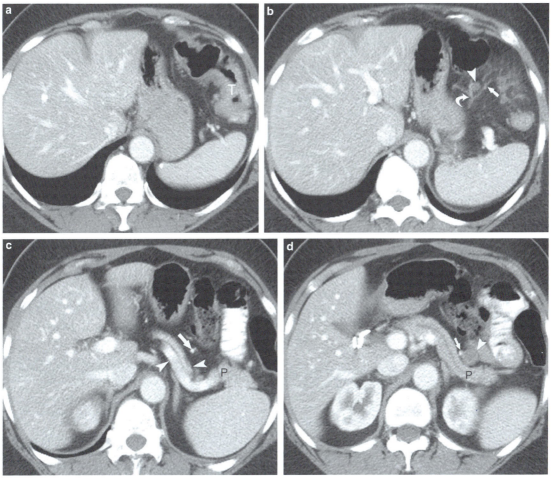

図 4-20　左側横行結腸がんの左側横行結腸間膜リンパ節への転移
(a) CT では横行結腸の脾彎曲に原発巣(T)を認める．
(b) この CT 画像で横行結腸の辺縁血管(曲線矢印)に連なる直細動脈(矢印)を追うことにより，辺縁血管に沿ったリンパ節(矢頭)を特定することができる(結腸傍リンパ節)．
(c) 尾側では左側横行結腸間膜内の左中結腸血管(矢印)が膵尾部(P)や脾動静脈(矢頭)の前面に位置する．
(d) 左中結腸動静脈(矢印)を膵尾部(P，訳者追加)の尾側にある下腸間膜静脈に向けて追うことで，中結腸動静脈に隣接した中間リンパ節である別の腫大リンパ節(矢頭)が明らかになる．これらのリンパ節は手術の際に，転移した腫大リンパ節として確認された．これらは左側横行結腸間膜内にある．

2つ目は臨床的に腫瘍の原発部位が不明なときに，特定の間膜や腸間膜，結腸間膜内にある異常リンパ節を確認することで血管の流れに沿って間膜や腸間膜，結腸間膜と付着している原因臓器を追跡できる(図 4-21, 22)．3つ目は，治療部位の上流のリンパ領域を観察することによって疾患の再発部位やリンパ節転移，疾患の進行パターンを推測することが可能となる(図 4-23, 24)．

5. 動脈周囲と神経周囲の腹膜下進展

　動脈周囲浸潤と神経周囲浸潤はよくある進展形式の1つであることは切除標本の研究で報告されている．神経線維は主に動脈に伴走しているため，これらは一緒に分類されるが，神経線維は画像検査で同定されることが少ない．動脈と神経は腹膜下腔を間膜や腸間膜や結腸間膜とともに走行

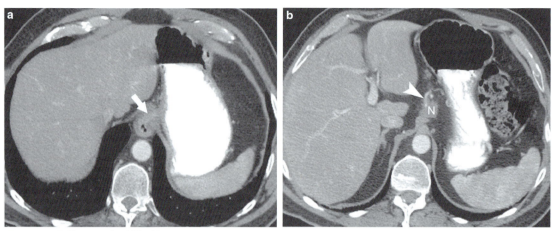

図 4-21 原発不明の転移性腫瘍
(a)下部食道レベルのCTで僅かな壁肥厚(矢印)を認める．この所見からだけでは食道がんの診断を付けるのは困難である．
(b)腫大したリンパ節(N)が左胃血管(矢頭)に沿って認められる．このリンパ節は下部食道や胃小彎からのリンパ管の排泄経路となる．上部消化管内視鏡により下部食道の原発巣が確認された．

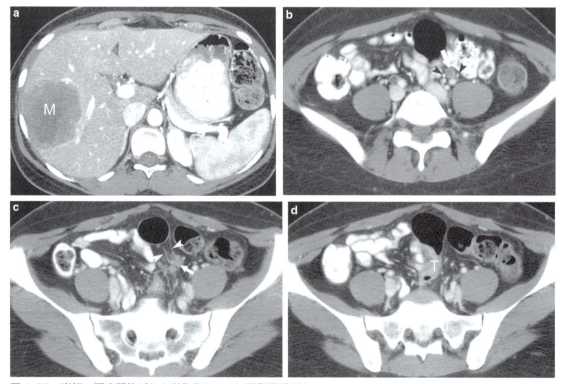

図 4-22 当初，肝内胆管がんと考えられていた原発不明がん
(a)肝臓のCTでは肝右葉に巨大な低濃度腫瘤(M)を認める．
(b)骨盤部のCTではS状結腸間膜内の血管(矢頭)に隣接した低濃度リンパ節(矢印)を認める．
(c)尾側の断面ではS状結腸間膜内のS状結腸血管や直細血管(矢頭)に沿った腫大リンパ節(矢印，訳者追加)を認める．
(d)これらのS状結腸間膜にある腫大リンパ節が検出されることによってS状結腸の腫瘤(T)が同定される．内視鏡検査によりS状結腸がんを認めた．

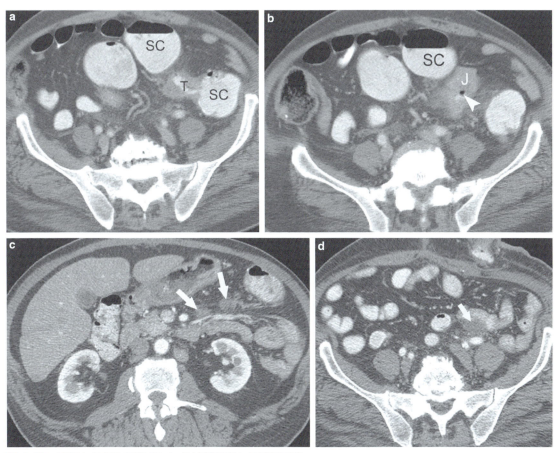

図 4-23　空腸との瘻孔を形成した S 状結腸がんの術後再発
(a) 手術前の CT では S 状結腸(SC)に腫瘍(T)を認める.
(b) S 状結腸(SC)と空腸(J)を繋ぐ瘻孔(矢頭)を認める.
(c) 手術の 3 か月後, 空腸間膜に転移性リンパ節腫大(矢印)を認める.
(d) 尾側の CT でも下行結腸間膜に再発したリンパ節(矢印)を認める.
この症例は S 状結腸と空腸からのリンパ管の排出による 2 つの異なった再発経路を示す.

しているため, この進展形式は腹膜下進展として分類されている.

　原発臓器に限るなら, この種の転移が予後不良となるかどうかははっきりしていない. したがって, これらは TNM 病期分類に含まれていない. しかしながら, 臓器外に進展する動脈周囲と神経周囲浸潤は, 2 つの意味で臨床的に重要である. 1 つ目は, 小さな血管を巻き込んだ臓器外への動脈周囲浸潤が, 根治切除を不可能にする主要血管への進展に繋がるかもしれないということである. 例えば, 膵臓腫瘍が下膵十二指腸動脈に沿って浸潤し上腸間膜動脈に進展したり胃十二指腸動脈に沿って浸潤し総肝動脈に進展することによって, 腫瘍切除不能や切除断端陽性になってしまう. 2 つ目は, 腹腔神経叢のような主要な神経叢に広がる臓器外神経周囲浸潤によって慢性の強い痛みが生じ, 適切な疼痛コントロールが必要となる[17,18].

　この形式で広がる傾向のある腫瘍は膵腺管がん(図 4-25, 26), 肝門部胆管がん(図 4-27), 移行上皮がんとリンパ腫である. この腫瘍進展形式は画像検査では診断できないことがよくある. なぜなら動脈周囲の神経線維を同定する感度が低く, また, 腫瘍による組織の炎症か腫瘍自体の脈管周囲への浸潤かの鑑別が困難であるためである. 一般的に, 原発臓器から連続的に浸潤が広がり動脈

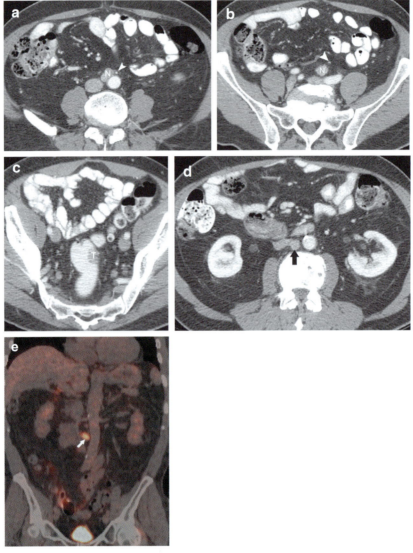

図 4-24 直腸がん患者の予測された再発経路
(a〜c)は1年前に直腸がんを手術した患者の最初の再発したCT画像である.
(a)転移リンパ節(N)を下腸間膜動脈(矢頭)の根部に認める.
(b)別のリンパ節(N)もS状結腸間膜のS状結腸血管(矢頭)に隣接して認める.
(c)吻合部に再発腫瘍(T)を認める.
(d, e)は(a〜c)で認めた再発病変を外科的切除した後のCTとPET-CTである.
(d)左腎臓中部のレベルでは大動脈と下大静脈の間に腫大したリンパ節(矢印)を認める.
(e)PET-CTの冠状断では(d)で認めたリンパ節(矢印)におけるグルコースの取り込み上昇を認める.
この症例では段階的な進展と治療後の再発を示している.それはS状結腸間膜から下腸間膜動脈根部のリンパ節へのリンパ排出経路に沿っている.

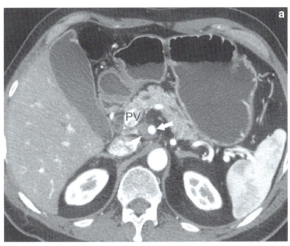
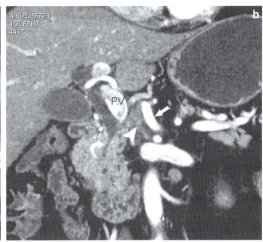

図 4-25 腹腔神経叢への神経周囲浸潤を伴う膵腺管がん

(a)閉塞性黄疸と背部痛を呈する患者の CT は門脈(PV)と腹腔動脈幹(矢印)の間の低濃度～軟部組織濃度(矢頭)を示している.
(b)膵頭部の CT の冠状断は総胆管(曲線矢印)の狭窄を示している. 腹腔神経叢に沿って腹腔動脈(矢印)と門脈(PV)の間に低濃度浸潤(矢頭)を認める. 手術によって膵外の腹腔神経叢への神経周囲浸潤を伴う膵頭部の膵腺管がんであることが明らかになった.

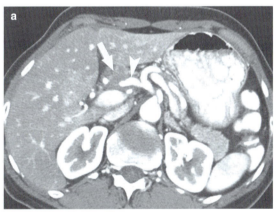
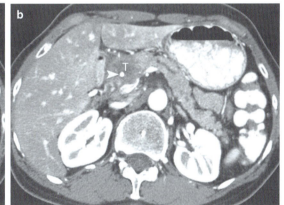
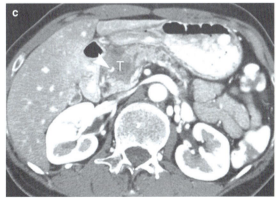

図 4-26 動脈周囲浸潤を伴う膵腺管がん

(a)CT は総肝動脈(矢頭)に沿った腫瘍の浸潤(矢印)を示している.
(b)膵頭部の頭側レベルの CT は胃十二指腸動脈(矢頭)を取り囲む低濃度腫瘍(T)を示している.
(c)膵頭部の低濃度腫瘍(T)は胃十二指腸動脈(矢頭)に隣接している.
腫瘍は膵頭部から胃十二指腸動脈に沿って総肝動脈へ広がっている. 病理検体では神経周囲浸潤を認めなかった.

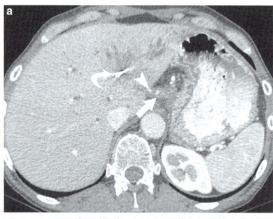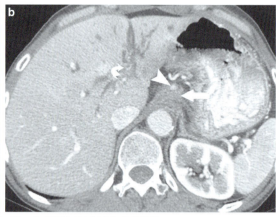

図 4-27 肝門部胆管がんと胃肝間膜内の置換左肝動脈に沿った動脈周囲/神経周囲浸潤
(a) CT は肝内胆管の拡張を示している．左肝内胆管にステント（曲線矢印）を認める．左肝動脈（矢頭）に沿った低濃度浸潤（矢印）があり，左肝動脈は左胃動脈から分岐している．この血管は胃の小彎から肝門に向かって胃肝間膜の中を走っている．
(b) 左胃動脈（矢頭）に沿って腫瘍の浸潤（矢印）を認める．左肝門裂の中の原発腫瘍（曲線矢印）に注意．

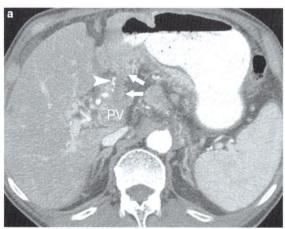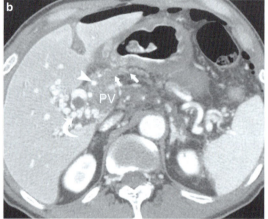

図 4-28 門脈に広がる右胃静脈内の腫瘍栓を伴う胃幽門部がん
(a) 動脈相の CT は胃肝間膜内の右胃動脈（矢頭）に隣接する低濃度浸潤（矢印）を示しており，これは門脈（PV）に向かっている．
(b) 門脈相では右胃動脈（矢頭）に並走する右胃静脈（矢印）内の低濃度腫瘍栓が門脈（PV）内に進展し閉塞している．胆管と胆嚢周囲に静脈瘤（曲線矢印）を認めることに注意．

周囲組織に沿って進展し，神経に沿って進展し，主要な神経叢まで達している場合は神経周囲もしくは動脈周囲進展と考えるべきである[17, 18]．

6. 経静脈による腹膜下進展

腫瘍の経静脈進展は一般的な形式の1つである．腸管の感染や虚血の結果，生じる腸管壁内ガスも腹部血管を介して肝臓に広がることがある．本項の焦点は，どのように腫瘍細胞が内臓もしくは全身の静脈に播種し全身の転移に繋がるかではなく，腫瘍塞栓が静脈内で連続的に成長し，原発腫瘍から間膜や腸間膜，結腸間膜の腹膜下腔までどのように進展するかである．

腫瘍塞栓は肝細胞がん，腎細胞がん，静脈平滑筋肉腫，黒色腫，膵神経内分泌腫瘍でよく認められる（図 4-28〜30）．他の腫瘍では稀だが，微小

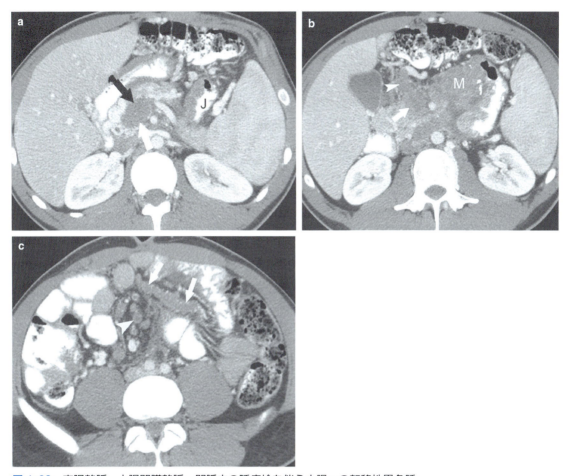

図 4-29 空腸静脈,上腸間膜静脈,門脈内の腫瘍栓を伴う小腸への転移性黒色腫
(a)門脈本幹レベルにおける CT は門脈(矢印)内の腫瘍栓を示している.空腸(J)内の転移性病変が示されていることに注意.
(b)より尾側の CT では上腸間膜静脈(矢印)と胃結腸静脈幹(矢頭)内の腫瘍栓を伴う空腸間膜内の腫瘍(M)を示している.
(c)さらに尾側の CT は空腸静脈(矢印)と回腸静脈の分枝(矢頭)内の腫瘍栓を示している.

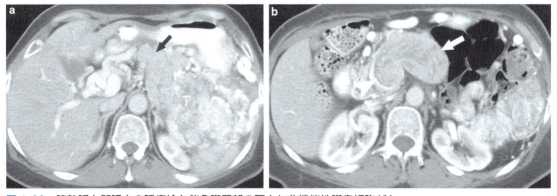

図 4-30 脾静脈と門脈内の腫瘍栓を伴う膵尾部の巨大な非機能性膵島細胞がん
(a)CT では脾静脈(矢印)内の腫瘍栓を伴う膵尾部の巨大な造影増強効果のある腫瘍(T)を認める.
(b)より尾側の CT では著明に拡張した脾静脈(矢印)と門脈(矢頭)内の腫瘍栓を認める.

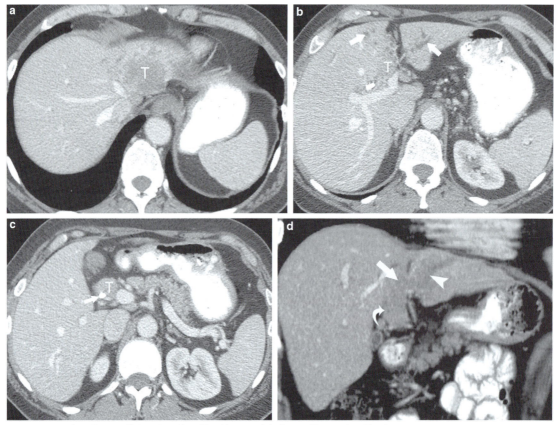

図4-31 肝十二指腸間膜内の左肝管と総肝管への腫瘍進展を伴う肝内胆管がん
(a)CTは肝S2の腫瘤(T)を示している.
(b)左肝管は腫瘍(T)で満たされており,その上流にあるS3,S4の管内胆管(矢印)の拡張を認める.
(c)腫瘍(T)は肝十二指腸間膜内の総肝管にあり胆管内ステント(矢印)の胆管壁への圧排を認め,これは管腔内の腫瘍を示唆している.
(d)CTの冠状断はS2の胆管(矢頭)から左肝管(矢印)と総肝管(曲線矢印)へと管内進展する腫瘍を示している.

な静脈浸潤のため画像で認識されていない可能性がある.腫瘍塞栓の最も特徴的な徴候は腫瘍血管の存在と原発腫瘍から出る主要な静脈内の腫瘍塞栓の造影効果である.非腫瘍性塞栓が腫瘍に隣接する静脈の造影欠損を作ることがあるが,腫瘍血管や塞栓の造影効果は認めない.

7. 管腔内から腹膜下への進展

これは,胆管,膵管,尿管など臓器からの分泌物や老廃物を排出する管による腫瘍進展であり腫瘍の進展形式としては一般的ではない.これらの管状構造物は腹膜下腔にあり,腫瘍の進展経路となりうる.肝細胞がんや肝内胆管がんは,原発腫瘍から胆管内へ連続して増殖することが知られている.結腸直腸がん,乳がん,黒色腫と胆管嚢胞腺腫のような稀な腫瘍からの肝転移は,閉塞した胆管に沿って原発腫瘍から上行性に管内増殖することがある[19-24].原発腫瘍と同様の造影増強効果をもつ胆管内の腫瘤の存在や胆管内ステントの胆管壁圧排による変位もその診断を支持する(図4-31).内視鏡的逆行性胆管造影もしくは経皮経管胆管造影による胆管造影で,閉塞部位の遠端で収縮性狭窄(constricting stenosis)ではなく,ポリープ状の陰影欠損を示した場合は,胆管内の腫瘍増殖の診断の鍵となる.

8. まとめ

　腹部および骨盤は，腹膜下腔と潜在的な空間である腹腔内腔が連結した1つの腔として考える．本章は，腹部，骨盤内の臓器に付着する間膜，腸間膜や結腸間膜内の様々な構造物や管腔を経路として腹膜下腔や腹腔内の隣接した臓器への疾患の腹膜下進展の概念について解説している．間膜，腸間膜，結腸間膜内の血管が解剖学的指標となり，この転移形式を決定づけ，特徴づけている．

■文献

1. Oliphant M, Berne AS: Computed tomography of the subperitoneal space: Demonstration of direct spread of intraabdominal disease. J Comput Assist Tomogr 1982; 6(6):1127-1137.
2. Oliphant M, Berne AS: Holistic concept of the anatomy of the abdomen: A basis for understanding direct spread of disease. Contemp Diagn Radiol 1985; 8(10):1-6.
3. Meyers MA, Oliphant M, Berne AS et al: The peritoneal ligaments and mesenteries: Pathways of intraabdominal spread of disease. Annual oration. Radiology 1987; 163:593-604.
4. Oliphant M, Berne AS, Meyers MA: The subperitoneal space of the abdomen and pelvis: Planes of continuity. AJR 1996; 167:1433-1439.
5. Meyers MA: The spread and localization of acute intraperitoneal effusions. Radiology 1970; 95: 547-554.
6. Meyers MA: Distribution of intra-abdominal malignant seeding: Dependency on dynamics of flow of ascitic fluid. AJR Radium Ther Nucl Med 1973; 119:198-206.
7. Carmignani PC, Sugarbaker TA, Bromley CM, Sugarbaker PH: Intraperitoneal cancer dissemination: Mechanisms of the patterns of spread. Cancer Metastasis Rev 2003; 22:465-472.
8. Oliphant M, Berne AS, Meyers MA: Spread of disease via the subperitoneal space: The small bowel mesentery. Abdom Imaging 1993; 18:109-116.
9. Oliphant M, Berne AS, Meyers MA: Bidirectional spread of disease via the subperitoneal space: The lower abdomen and left pelvis. Abdom Imaging 1993; 18:117-125.
10. Oliphant M, Berne AS, Meyers MA: Direct spread of subperitoneal disease into solid organs: Radiologic diagnosis. Abdom Imaging 1995; 20:141-147.
11. Meyers MA, Evans JA: Effects of pancreatitis on the small bowel and colon: Spread along mesenteric planes. AJR Radium Ther Nucl Med 1973; 119:151-165.
12. Meyers MA, Whalen JP: Roentgen significance of the duodenocolic relationships: An anatomic approach. AJR Radium Ther Nucl Med 1973; 117:263-274.
13. Oliphant M, Berne AS, Meyers MA: Imaging the direct bidirectional spread of disease between the abdomen and female pelvis via the subperitoneal space. Gastrointest Radiol 1988; 13:285-298.
14. Granfield CAJ, Charnsangavej C, Dubrow RA et al: Regional lymph node metastases in carcinoma of the left side of the colon and rectum: CT demonstration. AJR 1992; 159:757-761.
15. Charnsangavej C, Dubrow RA, Varma DGK et al: CT of the mesocolon: Pathologic considerations. Radiographics 1993; 13:1309-1322.
16. McDaniel K, Charnsangavej C, Dubrow RA et al: Pathway of nodal metastasis in carcinoma of the cecum, ascending colon, and transverse colon: CT demonstration. AJR 1993; 161:61-64.
17. Hirai I, Kimura W, Ozawa K et al: Perineural invasion in pancreatic cancer. Pancreas 2002; 24:15-25.
18. Takahashi T, Ishikura H, Motohara T, Okushiba S, Dohke M, Katoh H: Perineural invasion of ductal adenocarcinomas of the pancreas. J Surg Oncol 1997; 65:164-170.
19. Okano K, Yamamoto J, Moriya Y et al: Macroscopic intrabiliary growth of liver metastases from colorectal cancer. Surgery 1999; 126:829-834.
20. Tajima Y, Kuroki T, Fukuda K, Tsuneoka N, Furui J, Kanematsu T: An intraductal papillary component in associated with prolonged survival after hepatic resection for intrahepatic cholangiocarcinoma. Br J Surg 2004; 91: 99-104.
21. Okano K, Yamamoto J, Okabayashi T et al: CT Imaging of intrabiliary growth of Colorectal liver metastases: A comparison of pathologic findings of resected specimens. Br J Radiol 2002; 75: 497-501.
22. Takamatsu S, Teramoto K, Kawamura T et al: Liver metastasis from rectal cancer with prominent intrabile duct growth. Pathol Int 2004; 54:440-445.
23. Uehara K, Hasegawa H, Ogiso S et al: Intrabiliary polypoid growth of liver metastasis from colonic adenocarcinomas with minimal invasion of the liver Parenchyma. J Gastroenterol 2004; 39: 72-75.
24. Lee JW, Han JK, Kim TK et al: CT features of intraductal intrahepatic cholangiocarcinoma. AJR 2000; 175:721-725.

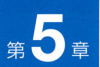

第5章 腹腔内における感染症と播種転移の進展様式

1. 腹腔内感染症進展経路と局在

　横隔膜下および肝臓下膿瘍の疫学は過去数十年で画期的な変化がみられている．以前は胃十二指腸潰瘍や壊死性虫垂炎の破裂が主な原因だったが現在は60〜71%が外科的処置後の膿瘍である[1,2]．なかでも胃，胆管，腸管術後に頻回にみられ，術後膿瘍をきたした症例の多くは吻合部漏出によって生じている．消化性潰瘍や虫垂炎の早期発見および治療が可能となったため，術後膿瘍の比率が増加していると考えられる．一般的に起因菌は好気性菌と嫌気性菌を含む混合感染であり，好気性は主に *Escherichia coli*, *Streptococcus*, *Klebsiella* と *Proteus*，嫌気性菌は *Bacteroides* と球菌である．

　疫学的変化に伴い，初診時の臨床症状も変化している．過去のような劇的な発症は少なく，軽度の腹痛，倦怠感，微熱などで発症する潜行性膿瘍が多い．後に腫瘤性病変，肩，肋骨下や側腹部への放散痛がみられることがある．

　急激に敗血症をきたすことによってクリアカットに診断されることもある一方で，微熱など軽度の症状のみで遷延し数か月後に突然増悪することもある．ベスビオス山のように一見死火山のようでも，突然活動し始めることがある[3]．

　腹腔内膿瘍は治療が遅れることにより罹病率や死亡率が増加するため，放射線画像による早期発見，局所診断が重要である．腹腔内での膿瘍拡大経路を理解することにより迅速かつ的確な診断が可能となる．

2. 解剖学的重要点

1 後腹膜付着部

　図5-1は腸間膜の根部，図5-2は後腹壁から腸管，肝臓，脾臓へ反転した腹膜を示す．腹腔内は横行結腸間膜により上下結腸間膜区画に分けられている．斜めに走行する小腸間膜が下結腸間膜区画をさらに不均等な二区画に分けている．(a)上行結腸付着部の下方に隔てられた小さい右下結腸腔と，(b)骨盤へ開いた大きい左下結腸腔である．

　骨盤は腹腔体積の1/3を占め，臥位や立位において重要な支えとなる．骨盤は両傍結腸溝，上行および下行結腸外側窩と解剖学的に連続している．右傍結腸溝は広く，深く，右肝下陥凹とそこから肝臓裏へまわるモリソン窩と連続している[4]．右肝下陥凹は右肝冠状間膜外側の右横隔下陥凹と連続している．右肝冠状間膜は後方から肝右葉をつるしていることに注意しなければならない(図5-3)[5]．それにより肝右葉周囲の腹膜陥凹は横隔下陥凹と肝下陥凹に分けられている．左傍結腸溝は狭く浅く，結腸脾彎曲から左横隔膜へ伸びる横隔結腸ヒダにより左横隔下陥凹との連続性が途絶えている．

1)右肝下陥凹

　右肝下陥凹は肝右葉臓側を包み，以下の2つから構成される(図5-4)．

1. 前肝下陥凹は横行結腸と腸間膜によって隔てられている．
2. 後肝下陥凹は右腎を覆う後壁側腹膜と密接している．腹腔前面にある肝腎窩と右腎上極の間に陥凹を形成する．右肝下陥凹の後上方か

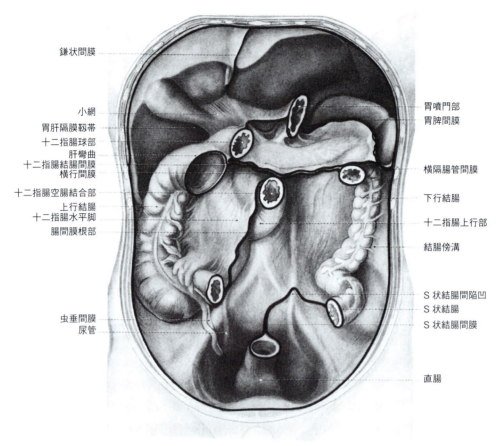

図 5-1 腹膜外に位置する消化管
胃，小腸，横行結腸，S状結腸を含む腹腔内腸管は取り除いてある．

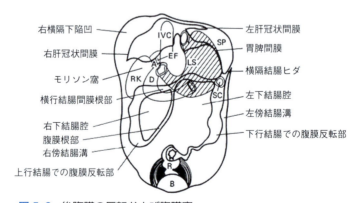

図 5-2 後腹膜の反転および腹膜窩
SP＝脾臓，LS＝網囊，IVC＝下大静脈，EF＝ウィンスローの網囊孔，RK＝右腎，D＝十二指腸，A＝副腎，SC＝結腸の脾彎曲，R＝直腸，B＝膀胱．取り除いてある胃は斜線で示す．
〔文献 14 から許可を得て転載〕

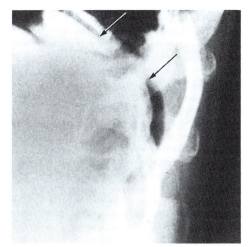

図 5-3　側面撮影象で腹腔内フリーエアによって描出された肝右葉をさげる右肝冠状間膜（矢印）

肝冠状間膜後葉は第 12 肋骨の高さに位置する．腹膜で覆われていない肝右葉後面は間膜反転部に挟まれている．

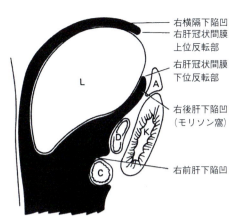

図 5-4　右横隔膜の矢状断

右肝下腔は前肝下陥凹と後肝下陥凹（モリソン窩）の 2 つから構成され，それぞれは右肝下陥凹を介して解剖学的に交通している．肝冠状間膜反転部が腹膜で覆われていない肝臓（L）の "無漿膜野" の目印となる．K＝右腎，A＝副腎，D＝十二指腸下行脚，C＝横行結腸．

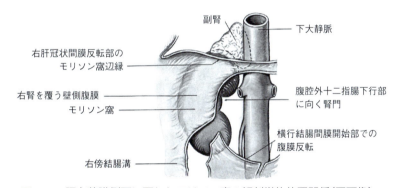

図 5-5　肝右葉臓側面に面したモリソン窩の解剖学的位置関係（正面像）

ら右肝冠状間膜への延長線は肝腎窩またはモリソン窩と呼ばれている．

モリソン窩は臥位で低い位置をとるため，腹腔内感染の限局や広がりにおいて重要な意味をもつ．図 5-5, 6 は解剖学的位置関係を示す．モリソン窩は下方で結腸肝彎曲と横行結腸間膜の反転に，内側では腎門前方を走る十二指腸下行部に隔てられている．外側では右傍結腸溝上の肝下陥凹辺縁の右肝冠状間膜と交通している．

これら 2 つの領域は交通しているが，化膿性の膜により隔てられることがしばしばある．

2) 右横隔下陥凹

肝臓の横隔面と横隔膜の間に形成され，後下方

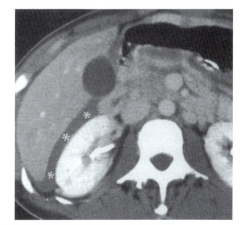

図 5-6　液体が貯留したモリソン窩

肝腎陥凹に貯留した腹水（＊）．

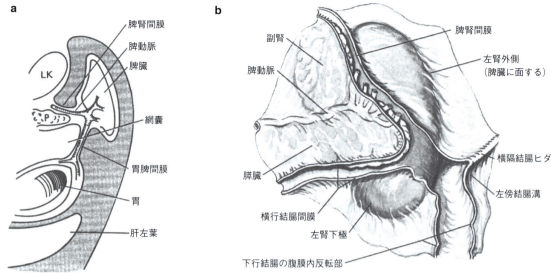

図 5-7 左上腹部における腹膜付着部と陥凹
(a) 水平断の図．肝左葉と脾臓を取り囲む腹腔内スペースは自由に交通している（灰色部）．脾周囲腔は脾腎間膜と胃脾間膜によって境界を形成している．LK = 左腎，P = 膵尾部．
(b) 正面からの図（脾臓は取り除いてある）．横隔結腸間膜は脾周囲腔と左傍結腸溝の境界を一部形成している．網嚢は横行結腸間膜の上方，脾腎間膜の内側方に存在する．

は肝冠状間膜により隔てられている腹膜陥凹である．横隔下陥凹は前後で区切られていないが，化膿性の膜の形成により膿瘍が限局することはしばしばある．

3）左横隔下陥凹

左肝冠状間膜は右肝冠状間膜と異なり，上方に付着し，肝左葉をつり下げている．これは腹部のほぼ正中に位置し，右肝冠状間膜や三角間膜よりも前方に位置する[6-8]．非常に小さいため，通常は膿瘍形成の際に隔壁とはならない．つまり肝左葉をかこむ腹膜陥凹は自由に交通しており，左側は全体として膿瘍が形成されうる1つの領域として認識するべきである[5,7]．左上腹部の腹膜付着部である脾腎間膜，胃脾間膜，小網は，炎症性癒着に伴い横隔下（胃底部と横隔膜の間），肝下（肝臓側面と胃の間），脾周囲に限局性の膿瘍を形成しうる（図 5-7）．

左上腹部で重要な構造物は横隔結腸ヒダである（図 5-7〜9）[9]．第11肋骨の高さで結腸脾彎曲と横隔膜を連結する強い鎌状の間膜である．横隔結腸ヒダは脾臓を先端で支えているため，過去には"sustentaculum lienis"（訳注：sustentaculum = 支持する構造物，lienis = 脾臓）とも呼ばれていた．脾周囲と左傍結腸溝を隔てているため，感染拡大の抑制にかかわる．

4）網嚢

胎生期に胃間膜の発達および胃の回転に伴い凹みが出現し，腹腔から隔離された網嚢と呼ばれる深い袋状を示すようになる．狭い入口は網嚢孔（ウィンスロー孔）と呼ばれる[10]．

ウィンスロー孔は上方に肝尾状葉，後方に下大静脈，前方に門脈・肝動脈・胆管を含む肝十二指腸間膜により囲まれている．大きさは異なるが，一般的には指が1本（円周約4.5 cm）から2本（約9 cm）が入る程度である[11]．ウィンスロー孔は中皮が重なりあっており，通常開口していない．

網嚢（図 5-7a, 10, 11）は小網，胃，十二指腸球部，胃結腸間膜の裏に位置する．下方には横行結腸と結腸間膜があるが，大網反転部に深い陥凹がみられることがある（図 5-12, 13）．網嚢の後ろの境界は膵であり，右外側の境界は肝尾状葉である（図 5-14, 15）[12]．

左胃動脈により腹壁から盛り上がった腹膜が斜めに走る胃膵ヒダを形成する．胃膵ヒダは2〜

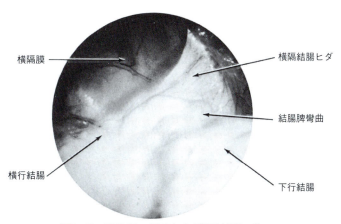

図 5-8　腹腔鏡で観察した横隔結腸ヒダ

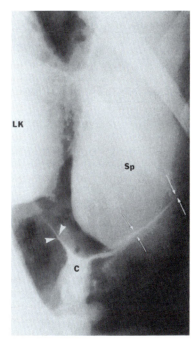

図 5-9　立位腹腔撮影により描出された横隔結腸ヒダ(矢印)

横隔結腸ヒダは横行結腸脾彎曲(C)から左横隔膜へ伸び，脾臓(Sp)を支え，胃脾間膜(矢頭)と連結している．脾臓後方辺縁と左腎(LK)の関係が描出されている．
〔文献19から許可を得て転載〕

3 cm 大の三角形の領域であり(図5-16)[13]，網嚢を内側と外側区画に分ける．

1. 小さいほうの内側区画は肝尾状葉(図5-11)，肝左葉内側区背側の陥凹で隔てられている．
2. 大きいほうの外側区画は左下方に位置する(図5-11)．

胃膵ヒダの根部は一般的な位置や関連する血管との位置関係により，または液体貯留により同定することができる(図5-16, 17)．

網嚢左側端は胃脾間膜(前側)と脾腎間膜(後側)により隔てられている(図5-7a)．右側端は正中を越え，ウィンスロー孔を通じて右肝下腔と交通する(図5-11, 18)

CT 画像により網嚢の解剖学的特徴が確認できる[14, 15]．網嚢内液体貯留と肝周囲陥凹や裂孔の液体貯留の区別は容易である[16]．詳細は MRI でも確認できる[17]．

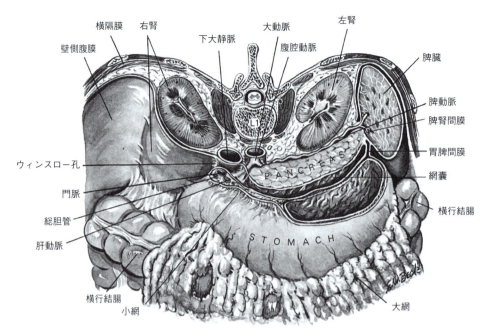

図 5-10　網嚢
ウィンスロー孔は1から2本の指が入る程度の隙間であり，生体内においては大腹膜腔と小腹膜腔の交通路に過ぎない．
PANCREAS＝膵臓，STOMACH＝胃（訳者追加）．

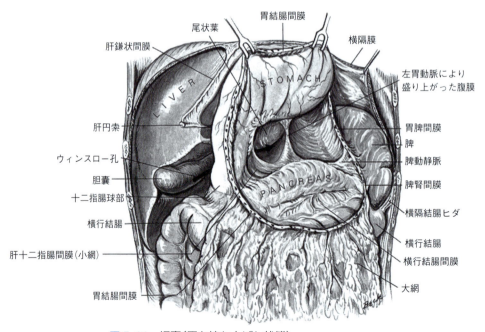

図 5-11　網嚢（胃を持ち上げた状態）
ウィンスロー孔（矢印）．
LIVER＝肝臓，STOMACH＝胃，PANCREAS＝膵臓（訳者追加）．

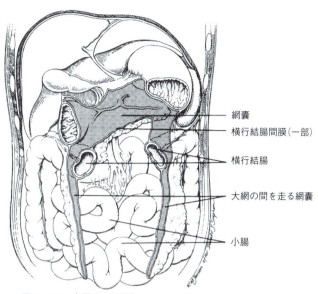

図 5-12　大網内の網嚢
小網と胃は取り除いてある．大網の隙間を走る網嚢を示す．

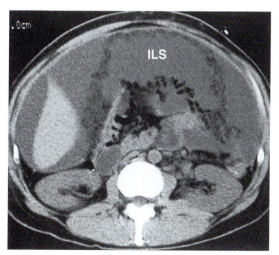

図 5-13　大網内の腹水
転移性腺がんの患者で，腹水が大網葉間の網嚢下陥凹（ILS）へ広がっている．大腹膜腔にも大量の腹水がみられる．
（Stanford 大学の Robert Mindelzun 医師の厚意による）

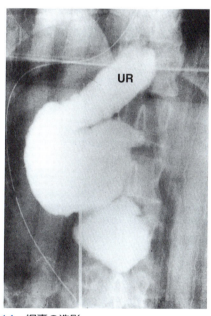

図 5-14　網嚢の造影
ドレナージ前の経皮的穿刺時の造影で，網嚢前庭および上窩（UR）が確認される．
（ブリュッセルの Jacques Pringot 医師の厚意による）

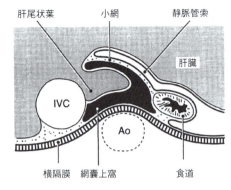

図 5-15 網囊上窩の境界
後方には横隔膜，前方には肝尾状葉，左側には腹腔内食道，右側には下大静脈(IVC)がある．Ao＝大動脈．
〔Sauerland[83] より〕

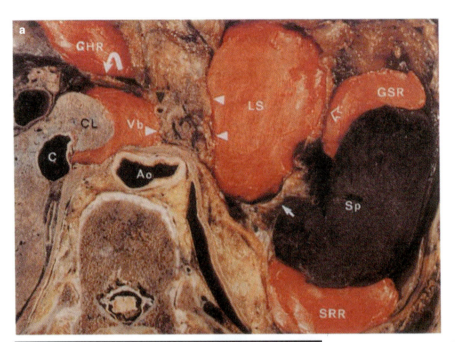

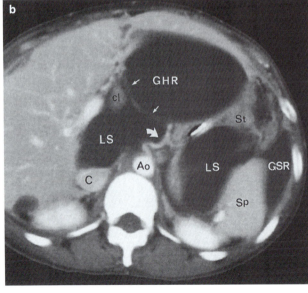

図 5-16 網囊と胃膵ヒダ
(a) 腔内に注入を行った解剖材料．左胃動脈(黒矢頭)を含む胃膵ヒダ(白矢頭)．肝尾状葉(CL)付近の網囊前庭部(Vb)とより大きな外側窩(LS)は胃膵ヒダにより隔てられている．網囊外側窩は胃脾間膜(白線矢印)により胃脾陥凹(GSR)と分けられており，脾腎間膜(白矢印)により脾腎陥凹(SRR)と分けられている．前庭部は胃肝間膜(曲線矢印)により胃肝陥凹(GHR)と分けられている．Ao＝大動脈，C＝下大静脈，Sp＝脾臓．
〔文献 13 から許可を得て転載〕
(b) 腹水がある症例では，左胃動脈(曲線矢印)が通る胃膵ヒダが網囊(LS)内の液体貯留を 2 つの区画に分けている像が描出される．前方には胃肝陥凹(GHR)貯留液により描出された胃肝間膜(小矢印)，外側は胃脾陥凹(GSR)貯留液による胃脾間膜，後方は脾腎陥凹貯留液による脾腎間膜に囲まれている．Ao＝大動脈，C＝下大静脈，cl＝肝尾状葉乳頭突起，St＝胃，Sp＝脾臓．

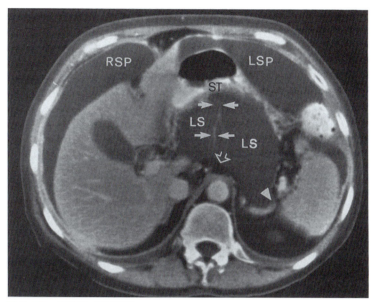

図5-17 網嚢のCT解剖
腹水により拡張した網嚢(LS)を腹膜ヒダ(矢印)が横断する．胃小彎(ST)へと走行する左胃動脈がヒダの中にある．胃膵ヒダ根元近くの腹膜下脂肪(白線矢印)がみられる．その左には網嚢が後方へ広がり，脾血管が通る脾腎ヒダに囲まれていることに注意(矢頭)．右(RSP)と左(LSP)横隔下陥凹は肝鎌状間膜により分けられている．

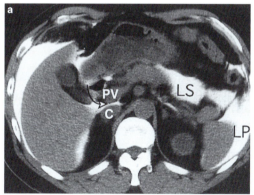 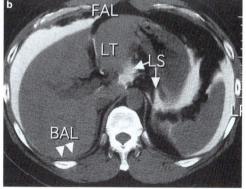

図5-18 網嚢とウィンスロー孔のCT解剖
腹腔内への造影剤注入により大腹膜腔と網嚢(LS)が下大静脈(C)と門脈(PV)に挟まれたウィンスロー孔(曲線矢印)によって交通していることが確認できる．肝周囲の造影剤は前方を肝鎌状間膜(FAL)，後方を間膜に覆われていない肝臓(BAL)により限局している．LP＝左脾周囲腔，LT＝肝円索．
（大分大学の森宣医師の厚意による）

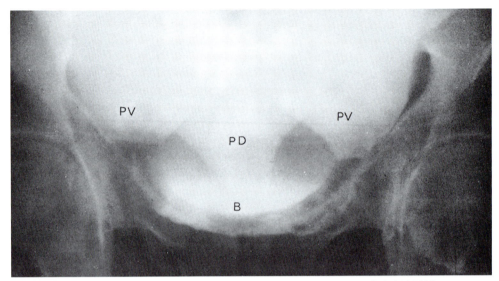

図 5-19 ダグラス窩(PD)から外側傍膀胱陥凹(PV)へ広がる腹腔内造影剤
膀胱が不明瞭となっている(B).

表 5-1 腹腔内膿瘍の分類

結腸間膜上	結腸間膜下
右横隔下	骨盤内
前方	結腸周囲
後方	右
右肝臓下	左
前方	結腸下
後方	右
（モリソン窩）	左
左横隔下	
網囊	

〔文献20から許可を得て一部改変〕

(a) 軟部組織腫瘤
(b) 管腔外の気体
(c) 内臓偏位
(d) 通常可視される構造物が不明瞭となる
(e) 通常自由な臓器が固定される
(f) 交通している洞や瘻孔の不透明化

間接的な徴候としては脊柱側彎症，横隔膜の挙上，小腸閉塞，肺底部の変化などがあげられる．これらは通常のX線画像だけではなく，超音波検査，放射線核医学的検査やCTでも確認される[21]．波及経路やその後の区画化を知ることにより，膿瘍の早期診断が可能となる[18, 20, 21]．

1) 骨盤内膿瘍

結腸間膜下区画へ流出した液体は骨盤腔へ広がり，ダグラス窩から外側傍膀胱陥凹へと流れる（図5-19）[22]．左下結腸腔に貯留した少量の液体は上記のような流れをたどるが，右下結腸腔では小腸間膜と大腸合流部に貯留した後に骨盤腔へとあふれ出る．重力的に最も低い部位は骨盤であるため腹膜炎後の膿瘍形成は骨盤内が多い（図5-20, 21）

骨盤内の液体貯留はCTおよび超音波検査で確認することができる[23]．

3. 放射線画像の特徴

1 腹腔内膿瘍

Meyersによれば腹腔内感染の広がりは以下の要素により決定される．(a)体腔液の発症部位，性状と流出する割合，(b)腸間膜による区画や陥凹，(c)重力(腹腔内の圧勾配や体位)[9, 18-20]．

腹腔撮影により成人における体腔液の流れは検証されている[18, 19]．腹膜反転や陥凹は感染の広がりにおいて分水嶺のような役割を果たす（表5-1）．

腹腔内膿瘍は以下のように描出される．

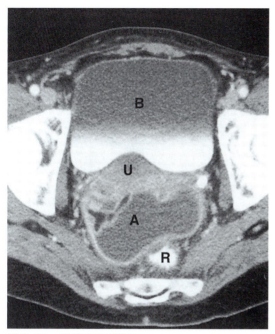

図 5-20　ダグラス窩膿瘍
虫垂炎から二次的に生じた膿瘍(A)が，直腸(R)と子宮(U)の間に観察され，膿瘍壁は造影効果を認める(B＝膀胱)．

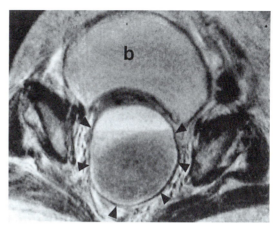

図 5-21　T2 脂肪抑制像により描出された膀胱後方(b)の液体貯留(矢頭)
膿瘍部位に低信号の沈殿物が層状に貯留している．
〔文献 82 から許可を得て転載〕

2) 右肝臓下および横隔下膿瘍

　液体は骨盤から両傍結腸溝へ流れる．より浅い左側への流れは遅く，横隔結腸ヒダにより頭側への進展が制限されている[18]．骨盤から上部への主な流れは右傍結腸溝である[18]．肝下縁から右肝下陥凹へまわり，モリソン窩へと流れる(図 5-22)．右傍結腸溝は滲出液の波及経路となる．前肝下陥凹に膿瘍が形成することもあるが，これは比較的稀である．液体は主にモリソン窩に貯留する．これは十二指腸下行部と右腎により形成された三角形をした溝であり，横行結腸間膜根部の真上に存在する(図 5-23)．骨盤からモリソン窩への流れは常にあり，右傍結腸溝を「排水路」とすれば，そこから汚染された液体が流れる「下水管」はモリソン窩である．
　感染により汚染された物質は，その後モリソン窩から右横隔下陥凹へと広がる(図 5-24)．
　液体は肝下縁またはモリソン窩から右肝冠状間膜へと広がり，肝円蓋部へと進展する．右後横隔下陥凹の液体は肝冠状間膜付着より内側へは広がらない(図 5-25)．右横隔下陥凹から正中を越え

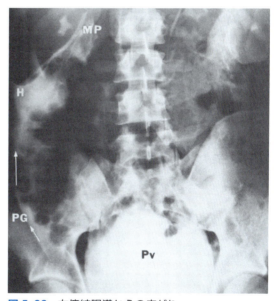

図 5-22　右傍結腸溝からの広がり
腹腔造影において，まず骨盤(Pv)へ流れた造影剤は直接右傍結腸溝(PG)を通って肝辺縁(H)を描出し，モリソン窩へ流れる(MP)．
〔文献 18 から許可を得て転載〕

た左横隔陥凹への波及は肝鎌状間膜により阻止されている．これら動的フローは腹腔内膿瘍の発生部位についての臨床データを説明しうる．
　横隔膜下および肝下膿瘍の大多数は右側に発生し(右側が左側の 2～3 倍)，最も多い部位はモリソン窩である．右前肝下腔に限局した膿瘍は比較

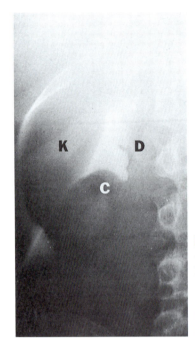

図 5-23 造影剤によりモリソン窩が描出されている．後方には腎臓(K)，内側には十二指腸下行部(D)，下方には横行結腸(C)が位置する．空気貯留像がヴェネツィアのドージェ(訳注)がかぶる先の尖った帽子に似ていることから，Doge's cap sign と呼ばれている[24]．
〔文献 18 から許可を得て転載〕
(訳注)ドージェ：イタリア語で総督，統領のこと．

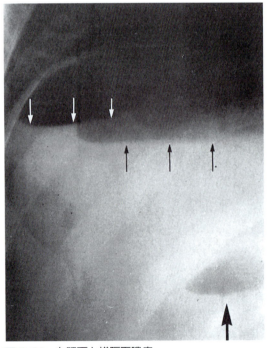

図 5-24 右肝下と横隔下膿瘍
立位画像において，モリソン窩膿瘍(太矢印)と横隔膜下の 2 つの液面形成(細白・細黒矢印)を認める．これは右横隔膜下腔に肝臓ドームを越えて液体貯留していることを表す．

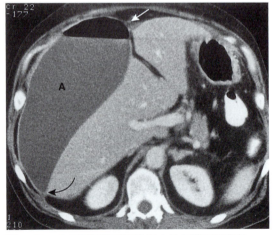

図 5-25 十二指腸潰瘍穿孔による右横隔下膿瘍
空気が貯留した膿瘍(A)が肝臓を圧排している．前方は肝鎌状間膜(矢印)，後方は冠状間膜(曲線矢印)に囲まれている

的稀である．モリソン窩と右横隔下陥凹の膿瘍の併存はしばしばみられる．しかしながら，右横隔下陥凹に限局する膿瘍が臨床的に証明されることは稀である．しかし右後肝下腔の汚染がすでに生じていたことが推察される．おそらく炎症性癒着の残存のみがこれを証明するであろう．

①静水圧の影響

　腹腔内の流れは解剖学的経路や重力だけではなく，腹腔内圧の変化にも左右される．骨盤から上方への広がりは単なる溢流ではない．体位に関係なく仙骨岬角や筋を突破し広がる．Autio[25]は術後患者を用いて，立位でも上腹部陥凹に造影剤が貯留されることを初めて証明した．造影剤は一部骨盤へ流れ，一部は右傍結腸溝を通り右横隔下陥凹へと流れた．

　腹腔内圧は内容物の静水圧と腹壁の柔軟性により決定される．Overholt[26]は動物を用いて横隔膜下の静水圧は腹部のその他部位より低く，呼吸により変動することを示した．上腹部の腹腔内圧は大気圧より低く，吸気時にはさらに低下する．この陰圧と呼吸との関連性は臥位や立位でも保たれている．吸気時に横隔膜が平坦化するが，肋骨が外へ動くことにより上腹部の自由腔を広げている．Salkin[27]はこれらの事実を人間においても確認した．50例の調査においてほとんどの腹腔内圧は0から-30 mm H_2Oであり，下腹部より上腹部の圧が低いことを示した．Drye[28]は臥位において腹腔内圧は約8 cm H_2Oであり，立位において下腹部の内圧は約3倍になることを示した．体位や呼吸に伴う腹腔内圧の変化は他の調査でも確認されている．上下腹部の静水圧勾配により，たとえ立位でも，感染は拡大し得る．

　右上腸間膜領域に流入する液体も同様の経路をたどる[18]．まず最初にモリソン窩に直接流入する．次に右横隔下陥凹に進み，右傍結腸溝を経由して骨盤まで進む．Meyersが腹腔内造影を発達させたことにより，圧勾配や体位による液体の流れが初めて確認された[18,19]．

3) 網嚢膿瘍

　モリソン窩と網嚢は大網孔(ウィンスロー孔)により交通している．そのため大腹膜腔で発生した非感染性腹水は容易に網嚢へ流れる(図5-26)．

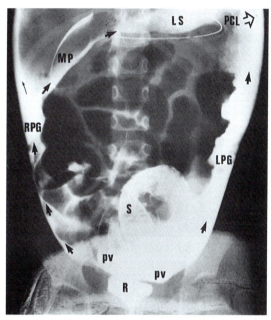

図5-26　網嚢への広がり

小児における直腸S状結腸移行部穿孔後の注腸造影(R=直腸，S=S状結腸)．腸管外漏出により膀胱窩(pv)と右傍結腸溝(RPG)が描出される．大網孔を通り，モリソン窩(MP)から網嚢(LS)へと広がる．左傍結腸溝(LPG)からの広がりは横隔結腸間膜(PCL)により止められている．
(William Thompson医師の厚意による)

しかし入口は狭く，癒着により閉塞しやすいため，網嚢内から始まった炎症でない限り汎発性腹膜炎が網嚢まで広がることは少ない．そのため，網嚢膿瘍がみられるときの多くは胃後壁や十二指腸潰瘍，膵炎である(図5-27, 28)．

　膿瘍により網嚢は伸展され，胃は前方へ，横行結腸は下方へ押される．Meyersは左胃動脈による腹膜ヒダ周囲の癒着が膿瘍を区画化することを指摘した(図5-29a)．この事実はその後の報告により再確認された[13]．

　網嚢内の液体は大網の中で広がることがある(図5-29)．

　腹部食道後壁の穿孔は直接網嚢へと広がる[29]．

4) 左横隔下膿瘍

　左横隔下膿瘍は胃十二指腸潰瘍穿孔でみられることもあるが，胃・大腸術後の縫合不全や脾摘出術後の合併症として特にみられる．

　左上腹部で発生した液体は横隔膜下の方向へ流

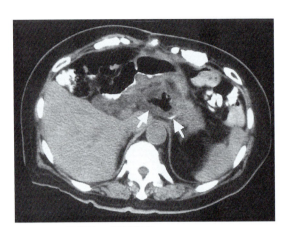

図 5-27 胃術後の網嚢膿瘍
空気(矢印)を含む網嚢膿瘍により胃が押され，後壁が肥厚している．
(大分大学の森宣医師の厚意による)

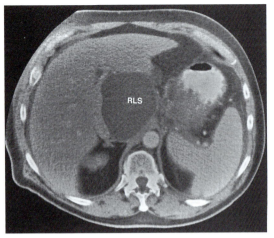

図 5-28 網嚢内の膵偽嚢胞
網嚢内の右内側区画(RLS)に被包化された貯留物を認める．
(米国 Evanston 病院の Richard Gore 医師の厚意による)

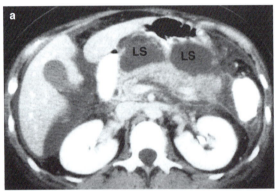

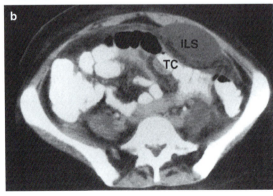
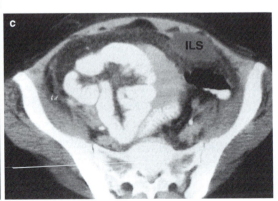

図 5-29 網嚢から大網内へ進展する急性膵炎の膵偽嚢胞
(a)網嚢(LS)に限局した液体貯留を認める．網嚢腔は左胃動脈による腹膜ヒダにより分割されている．左前腎傍腔に腹水や膵外滲出液を認める．
(b, c)膵偽嚢胞が網嚢下窩(ILS)に広がり，横行結腸(TC)の前面で大網の折り返しの間に進展し骨盤に至る．
(オランダ Utrecht 大学の Michiel Feldberg 医師の厚意による)

3. 放射線画像の特徴　83

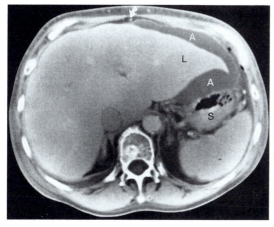

図 5-30　左横隔下膿瘍
胃潰瘍穿孔後．肝鎌状間膜（矢印），胃（S），肝臓（L）が膿瘍（A）の辺縁を形成している．門脈左枝の横行部周囲にガスがみられる．
（米国 Evanston 病院の Richard Gore 医師の厚意による）

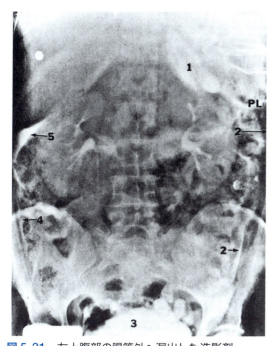

図 5-31　左上腹部の腸管外へ漏出した造影剤
経皮的脾臓門脈造影において造影剤は横隔結腸間膜（PL）を越え（1），左傍結腸溝（2）を通り，骨盤（3）への流れが描出されている．ここから右傍結腸溝（4）を上昇し，肝下陥凹（5）へと流れる．

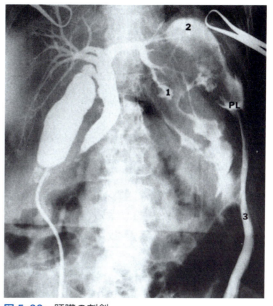

図 5-32　肝臓の刺創
胆嚢瘻チューブからの造影で肝左葉からの漏出（1）し，左横隔陥凹（2）から横隔結腸間膜（PL）を越え，左傍結腸溝（3）を通り骨盤へと流れる．

れ，癒合し膿瘍を形成する（図 5-30）．これは呼吸に伴う腹腔内の陰圧により生じる．
　横隔膜下の貯留物が増加した場合，以下のことが生じうる．

1. 正中を越えて右肝下，右横隔下，右傍結腸溝へ広がる．

2. （こちらが高頻度であるが，）通常であれば炎症の波及を塞き止めている横隔結腸間膜を越える．横隔結腸間膜を越えた液体は左傍結腸溝，骨盤へと流れる（図 5-31, 32）．そこから傍結腸溝を上昇し，肝下および右横隔下へ広がりうる．

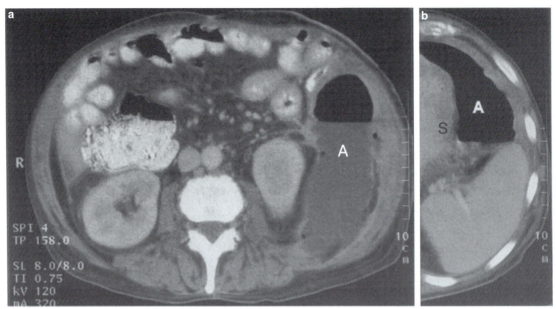

図 5-33 憩室穿孔後のS状結腸切除，下行結腸人工肛門造設術後の左傍結腸および横隔下膿瘍
(a)液体とガスを含む巨大膿瘍(A)により腸管と左腎が偏位している．
(b)さらに上位では，左上腹部の胃(S)外側の胃脾間膜前面に膿瘍(A，訳者追加)が形成されている．
(米国 Cleveland Clinic の Ann Singer 医師の厚意による)

骨盤内で発生した感染は左傍結腸溝を上昇しうるが，通常は横隔結腸間膜が左横隔陥凹への進展を阻止する．よって汎発性腹膜炎で左上腹部に膿瘍が及ぶことは稀である．しかし，もし脾臓摘出などにより横隔結腸間膜が切除されている場合，感染は容易に広がる(図5-33)．

5)経路のまとめ

図5-34 に腹腔内感染の主な播種経路をまとめた．感染の広がりを理解することにより，膿瘍形成を予想することができる．

4. 腹腔内の播種転移進展経路と局在

Meyers は腹腔内播種がしばしば特徴的な画像所見を呈することを示した[30-33]．これらを理解するには解剖学的知識や腹水の流れを把握することが必須である．またこれらは以下の点においても重要である．

(a)画像上の変化と病態生理を結び，系統立てた画像の分析が可能となる．

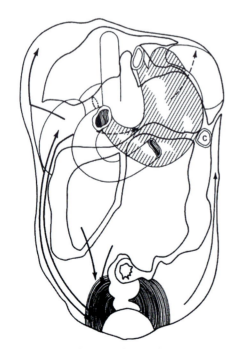

図 5-34 腹腔内滲出液の進展経路
(図5-2 を参照)破線矢印は胃前面から左横隔陥凹への広がりを示す．C＝横行結腸脾彎曲
〔文献18から許可を得て一部改変〕

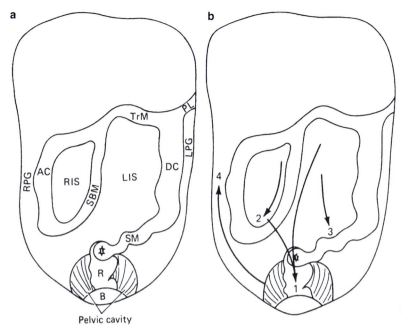

図 5-35 （a）後方腹膜反転部と腹腔内スペース
TrM＝横行結腸間膜，PL＝横隔結腸間膜，SBM＝小腸間膜，AC＝上行結腸付着部，DC＝下行結腸付着部，SM＝S状結腸間膜，R＝直腸，B＝膀胱，RIS＝右下結腸間膜腔，LIS＝左下結腸間膜腔，RPG＝右傍結腸溝，LPG＝左傍結腸溝．小腸間膜は右下腹部に向かって走行する．右結腸下腔は小腸結腸間膜と回盲部の接合部で停止する．左結腸下腔は右側で骨盤に向かい開いている．左側はS状結腸間膜により骨盤から隔てられている．左右の傍結腸溝は下腹部と骨盤を繋げているが，左では横隔結腸間膜が傍結腸溝と左横隔陥凹を分けている．横隔結腸間膜は結腸脾彎曲から横隔膜へと伸びている．骨盤内にはダグラス窩（女性の直腸腟窩，男性の直腸膀胱窩）や外側傍膀胱陥凹がある．Pelvic cavity＝骨盤腔（訳者追加）．
（b）下腹部内の主な経路と腹水がたまりやすい4か所

(b) 転移や播種で発見される悪性腫瘍も珍しくないため，原発巣の同定に役立つ．腸管への転移性病変が疑われた場合，放射線科医は播種の経路から，原発巣診断に必要な検査を判断しなければならない．
(c) 原発巣が診断されており消化器症状が出現した場合，病変部位を同定することができる．腹膜播種が生じても非特異的腹部症状しかみられないことがあり，これら症状が別の消化管疾患や抗がん剤の副作用として片づけられてしまうことも少なくない．
(d) 放射線化学療法の検討に役立つ．

体腔内の広がりは原発巣周囲からの直接播種と思われていた．しかし，転移巣は腹水が自然に流れる経路や腹腔内陥凹によって決定される[31]．原発巣やリンパ節転移から腹腔内へ侵入する際，細胞が腹水に放たれる．悪性細胞が運ばれるのに大量の腹水は必要ない．Meyersは腹腔液が静的ではなく，常に腹腔内で循環していることを示した[18,19,31]．これらの播種経路は腹膜の折れ返りや腹腔内陥凹，重力や横隔膜下の陰圧によって決定される．

5. 腹水の進展経路

横行結腸間膜，小腸間膜，S状結腸間膜，上行と下行結腸付着部は腹水の分水嶺として機能する（図5-35）．重力により腹水は腹膜陥凹に貯留する．結腸間膜下の液体は骨盤腔へと流れる．左下結腸間膜腔の液体は，一時的にS状結腸上縁にたまるが，次第に骨盤腔へと流れる．右下結腸間膜腔からは小腸間膜に沿って広がるが，回腸末端で貯留してから骨盤腔へと溢流する．ダグラス窩が満たされると次に両側の傍膀胱陥凹へ流れる．

ここから両側傍結腸溝を通り上昇する．より浅い左側への流れは遅く，横隔結腸ヒダにより頭側への進展が制限されている．骨盤から上部への主な流れは右傍結腸溝である．右肝下や横隔下陥凹へ広がる．右傍結腸溝は上下腹部区画の交通路でもある．右上腹部に貯留した液体は骨盤へと流れる．

腹水がたまりやすい場所は4つある(図5-35-b)．(a)骨盤腔，特にダグラス窩，(b)小腸間膜が停止する右下腹部，(c)S状結腸間膜上縁，(d)右傍結腸溝である．

6. 播種の場所

腹水の停滞，貯留は播種した悪性細胞が堆積，固定，増加の経過を辿ったことを示す．播種した細胞同士は合体して線維性癒着を来し，漿膜面に固定される[34]．

腹腔内における播種巣の場所は腹水貯留の経路と明確に一致する[31]．男性では消化管(胃，大腸，膵臓)，女性では生殖器(卵巣)の悪性腫瘍から播種が起こることが多い．

1 ダグラス窩(直腸S状結腸移行部)

腹腔内の液体はまず腹腔内で最も尾後側にあるダグラス窩，そして側方の膀胱傍陥凹に貯留する．腹膜腔の最下端はダグラス窩で構成されており，一般的に第2仙椎の下縁から第4仙椎の上縁までの高さに存在する(図5-36)．Denonvilliers' 筋膜(訳注)(直腸腔，あるいは直腸膀胱中隔)へ腹膜が発生学的に付着固定することおよび膀胱や直腸がどれほど膨張するかの程度によって，この変異は規定される[35]．このことは特に直腸S状結腸移行部を決定する指標として有用である．これにより直腸S状結腸移行部の腹側はダグラス窩に面することが明らかである．

ダグラス窩は腫瘍の播種部位として最も頻度が高く50％以上に認められる．バリウムによる下部消化管造影において，直腸S状結腸移行部前面における襞の固定化や結節による陥凹所見などが典型的なパターンである(図5-37)[31]．これ

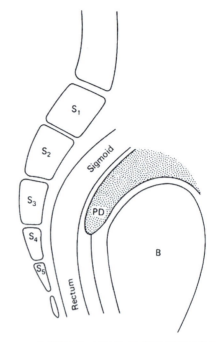

図5-36 矢状断面におけるダグラス窩(PD)の関係
直腸S状結腸と膀胱(B)の隙間に腹膜腔の最下端が伸びる．
Sigmoid＝S状結腸，Rectum＝直腸(訳者追加)．
〔文献31から許可を得て転載〕

らの変化は緊密な線維性反応を伴う沈着物の癒着を反映する[35,36]．これはブラマー棚(Blumer's shelf：直腸棚とも呼ぶ)として臨床的に触知できる場合がある．直腸棚の状態に発展するために，Denonvilliers' 筋膜の最上部へ腫瘍細胞が組織学的に固定されることが重要な因子として考えられている．断層画像ではこの部位への播種が容易に描出される(図5-38)．ダグラス窩の播種による直腸S状結腸移行部腹側の結節状の所見は子宮内膜症，直腸周囲炎，精嚢腫瘍，精嚢炎[35,37]，あるいは放射線照射後の変化と類似することがある．しかし，腹水を伴っていれば，これらの所見ががん性腹膜炎の一部であるとわかる．

(訳注)Denonvilliers' 筋膜：発生初期には腹膜は直腸末端で反転しているが，臓器の発達に伴い直腸の下部1/3では前後の腹膜が密着し消失する．この癒合筋膜をDenonvilliers' 筋膜と呼ぶ．

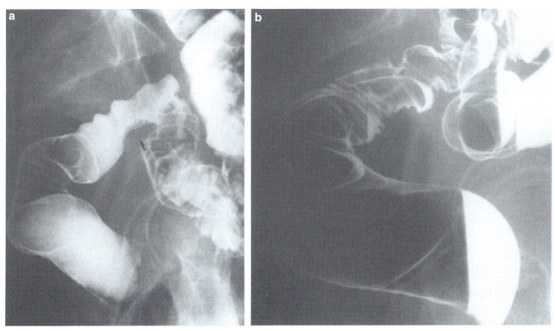

図 5-37　ダグラス窩への播種転移をきたした 2 症例
関連する典型的な癒着性の反応の結果，(a)結節状，あるいは(b)直腸 S 状結腸移行部を巻き込む浸潤と粘膜の収束．原発腫瘍は(a)膵臓がん，(b)卵巣がんである．
〔a：文献 30 から許可を得て転載．b：Pennsylvania 大学病院の Stephen Rubesin 医師の厚意による〕

2 下部小腸腸間膜（回腸末端と盲腸）

　小腸腸間膜の根部は第 2 腰椎の左側から始まり，大動脈と下大静脈を横切って，仙腸関節の右側に至る．長さとしてはわずか 15 cm 程度である．腸間膜は根部からフリル状に小腸ループを支えている（図 5-39）．こうした扇状の腸間膜の広がりにより小腸は特徴的な波打つ形状となり，平均して 15～20 フィート（約 4.6～6.1 m）の長さになる．腸間膜は遠位では盲腸結腸移行部に付着することが多い．一連の腹膜陥凹は，右下腹部に向かって斜めに広がる波状の小腸腸間膜の右側に沿って形成される．Meyers はこの事実が腹水の貯留部位についても役立つことを示した（図 5-40, 41）[30-32]．腹水は 1 つの腸間膜のフリルから次のフリルへ滝状または細流状に広がり，腸間膜の軸に沿い，遠位回腸や盲腸と関わる右下腹部に向かって進む（図 5-42）．腹水は骨盤腔内へ溢れ出るまでは，小腸腸間膜のより低位の陥凹内に一貫して貯留する．

　臨床的には 40％以上の症例において右下結腸

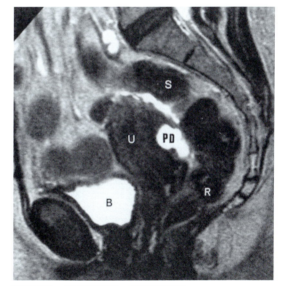

図 5-38　ダグラス窩への播種転移
矢状断の MR 画像　ダグラス窩(PD)(直腸子宮窩)への卵巣がんの播種巣を示す．R＝直腸，S＝S 状結腸，U＝子宮，B＝膀胱．
（オランダ Utrecht 大学の Michiel Feldberg 医師の厚意による）

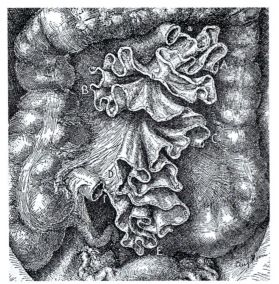

図 5-39　小腸間膜．フリル状の形状を図示する
一連の腹膜陥凹は右方向へ広がる．
a→b→c→d→e→f＝小腸間膜（訳者追加）．
A・C＝左大結腸間膜腔，B・D＝右下結腸間膜腔，E＝傍直腸腔（訳者追加）．
〔文献84から許可を得て転載〕

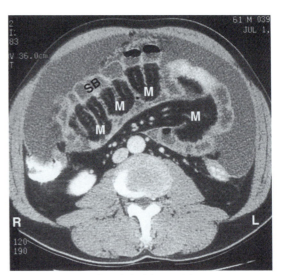

図 5-40　小腸間膜と腹水貯留の関係
大量の腹水が貯留し腹膜が肥厚した患者のCT　大量の腹水と腹膜の肥厚により，複数の，それぞれが独立した腸間膜葉（"mesenteric leaves"）を示す．脂肪で満たされた腸間膜葉は幅広い根部から広がるフリル状の性状を反映しU字状を呈する．そこを直線状の血管が通る．SB＝小腸，M＝腸間膜．

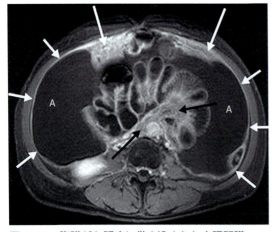

図 5-41　腹膜がん腫症に巻き込まれた小腸間膜
卵巣がんがびまん性に播種することにより，二次的に生じた変化として腹膜表面と傍結腸腹膜（白短矢印），巨大な大網腫瘍（白長矢印）に続く小腸間膜（黒矢印），がガドリニウム造影MRIにおいて強調されている．大量の腹水（A）が存在する．
〔文献53から許可を得て転載〕

間膜腔へ播種した腫瘍は右下腹部の小腸間膜陥凹の範囲内に収まる．おそらく遠位回腸ループに対する盲腸，上行結腸の圧迫効果が関連していると思われる．

播種細胞は複数の隣接する小腸間膜陥凹の間で対称性に進展する．このため右下腹部において遠位回腸ループがそれぞれバラバラに分離した状態となる．さらに線維反応により粘膜の襞が角張った状態で連なる．これらと漿膜側の腫瘤は凸型の境界を形成する．そして腸間膜のフリルにより中断する[32]．播種した腸ループの軸と同様に漿膜側の腫瘤の軸は小腸間膜の軸に固定される．腫瘍播種が進行し大きくなると，これらはゆるやかな円弧状のループとして置き換わることがある（図5-43）．大きさも，小腸ループの腸間膜側辺縁からの腫瘍による置換も，右下腹部の腸間膜フリルへ向かっていくことも，見事に均勢がとれていることがこのプロセスの特徴である．典型的には回腸ループへの腫瘍播種は腸間膜側に局在するが，進行すると全周性に及ぶ場合がある（図5-44）．

播種により強い癒着反応が起こると，右下腹部

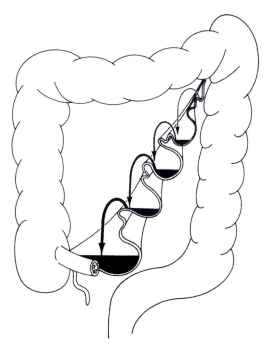

図 5-42 小腸腸間膜陥凹の中に溜まった腹水が流れる様式
腹水の排出先は，最下端の回盲部となることが多い．
〔文献 32 から許可を得て転載〕

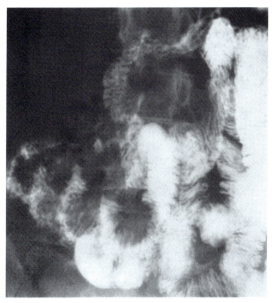

図 5-43 下部小腸間膜に及んだ卵巣がんの播種
右下腹部に複数の小腸ループが小腸間膜陥凹の軸に沿って扇状に置き換わっている．粘膜ヒダは軽度癒合している．
〔文献 30 から許可を得て転載〕

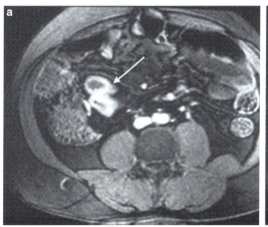
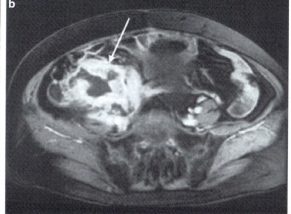

図 5-44 腫瘍播種が回腸末端を巻き込んだ 2 症例
(a) 造影 MR 画像．大腸がんの漿膜転移は回腸末端の壁肥厚として造影されているが(矢印)，閉塞をきたすほどの腫瘤ではない．
(b) さらに進行した卵巣がん由来の播種症例．造影効果のある癒合した腫瘤(矢印)は回腸末端を覆っている．
〔文献 53 から許可を得て転載〕

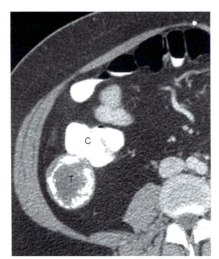

図 5-45　下部小腸間膜に沿って播種した卵巣奇形腫
CT　石灰化を伴った転移播種巣（T）は盲腸（C）に隣接して播種が成立した．

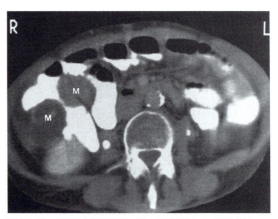

図 5-46　下部小腸間膜に沿って播種した卵巣がん
転移腫瘤（M）は回盲部と隣接する小腸ループを圧排している．この症例では粘膜ヒダの早期の癒合がみられる．腹水も存在する．

に強固で角張った回腸ループが形成される．このとき，腸管は狭小化し屈曲は鋭角となるが，必ずしも閉塞症状は顕著ではない．

　播種巣の増大による線維反応が顕著でない場合は，平滑な腫瘤が形成されることもある（図 5-45）が，この場合は，腫瘤が複数になり，小腸間膜との関係性が保たれることが多い（図 5-46）．

　小腸間膜は一般的に盲腸結腸移行部に付着しているので，典型的には，盲腸への播種の影響はその中間と下方の輪郭，通常は盲腸の頭側にある回盲弁の下方に現れる[32]．

3 S 状結腸：放射線学的特徴

　S 状結腸間膜は仙腸関節のレベルで斜めに折り返り，前方の S 状結腸ループへ伸びる．形態としては左総腸骨動脈の根部を頂点とした逆「V」字型となる．「V」字の左側は大腰筋の中央から左側を下り[38,39]，「V」字の右側は骨盤内に向かって下り第 3 仙椎のレベルに至る．大量の脂肪が S 状結腸間膜に存在するため，二層になった腹膜の間を走行する S 状結腸と直腸上部の脈管は同定しやすい（図 5-47）．腹水や腫瘍播種細胞は一般的に S 状結腸間膜窩内で S 状結腸間膜に接して堆積していく（図 5-48）．

　播種巣の進展は S 状結腸間膜のバリアに沿って左下腹部で停止し，S 状結腸上様に特徴的な局所変化をもたらす（図 5-49）．関連する線維形成反応により粘膜ヒダの癒合をきたす．この 2 つの変化により通常は腸管内腔に対して垂直である軸を失って屈曲する．しばしば二次障害側で腸間膜内の共通のポイントに向いている．播種巣が全周性に浸潤する場合もあるが（図 5-50），S 状結腸はその上縁側優位に変化を示し続ける場合がある（図 5-49）．この局在性は播種性腫瘍の 20% 以上のケースで起こる．

4 右傍結腸溝（盲腸と上行結腸）とモリソン窩：放射線学的特徴

　骨盤内の腹水が右傍結腸溝を通って上方へ流れ出るのに続いて，腹膜陥凹内で堆積し増大した播種細胞は盲腸や近位上行結腸の側方後方へ腫瘤を形成して現れる（図 5-51, 52）．右肝下陥凹でさらに頭側に堆積すると，時折同定できることもある．（図 5-53, 54）．

5 肝周囲，横隔膜下への腫瘍播種

　腹腔内の播種巣が結腸間膜上部へ広がる経路は図 5-55 の CT 画像によって説明できる．播種巣がモリソン窩と右横隔膜下陥凹へ同時に生じることは稀ではない（図 5-56）．

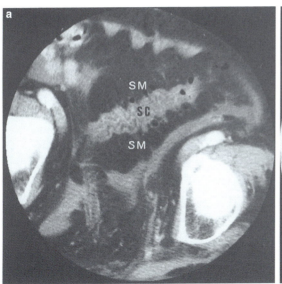
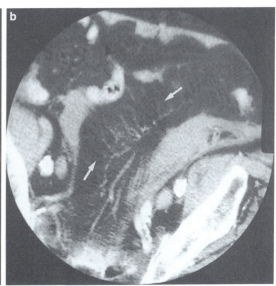

図 5-47　S 状結腸間膜
(a, b) CT 画像は脂肪を豊富に含んだ S 状結腸間膜(SM)と，S 状結腸(SC)(この症例では憩室を伴っている)との関係，S 状結腸と上部直腸の脈管(矢印)との関係を示す．

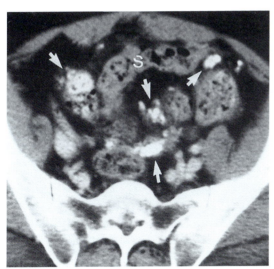

図 5-48　S 状結腸に播種した石灰化を伴う転移腫瘍
卵巣漿液性嚢胞腺がんによる石灰化を伴う播種巣(矢印)は，S 状結腸に隣接した結腸間膜上に堆積している(S)．
(オランダ Utrecht 大学の Michiel Feldberg 医師の厚意による)

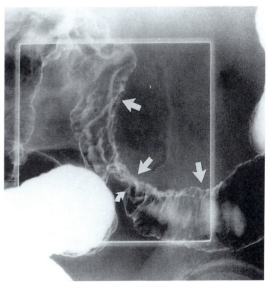

図 5-49　膵臓がんから S 状結腸への腫瘍播種
二重造影検査所見．線維形成反応によって S 状結腸の上部境界(矢印)に粘膜ひだ癒合と腫瘤圧排所見を呈する．その中の 1 か所においては全周性の病変進展を認める(曲線矢印)
(Pennsylvania 大学病院の Stephen Rubesin 医師の厚意による)

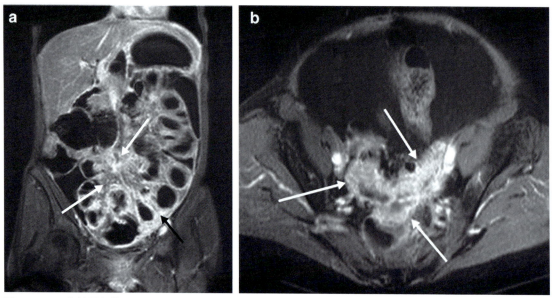

図 5-50 S 状結腸を巻き込んだ漿膜転移の 2 症例
(a) 造影 MRI. 卵巣がん由来の腸間膜腫瘤(白矢印)に伴って S 状結腸に面した左下腹部の腫瘤(黒矢印)が観察される.
(b) さらに進行したケースでは, 卵巣がん由来の播種巣(矢印)が S 状結腸をすっぽり覆っている.
〔文献 53 から許可を得て転載〕

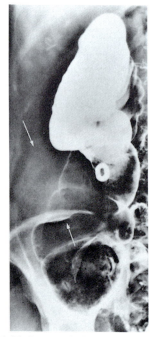

図 5-51 卵巣がんから右傍結腸溝への腫瘍播種
転移腫瘤が上行結腸の外側面を圧排している(矢印).

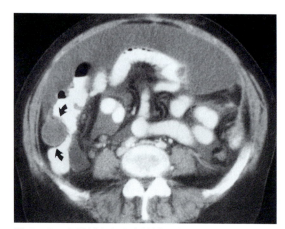

図 5-52 卵巣がんから右傍結腸溝への腹腔内播種
囊胞状の転移巣(矢印)は上行結腸を側方から圧排している. 腹水が存在する.
(オランダ Utrecht 大学の Michiel Feldberg 医師の厚意による)

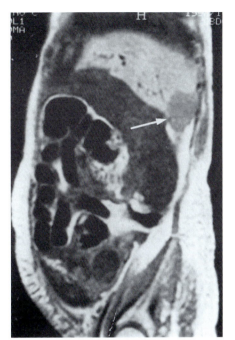

図 5-53 卵巣がんからモリソン窩への腹腔内播種
MRI T1 強調画像．矢状断面像．隆起性病変（矢印）が右後部肝下陥凹に認められる．
〔文献 81 から許可を得て転載〕

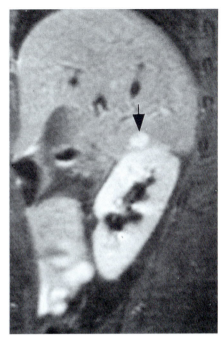

図 5-54 卵巣がんからモリソン窩への播種巣
MRI T1 強調．矢状断面像．モリソン窩への孤立性播種巣（矢印）が観察される．
〔文献 80 から許可を得て転載〕

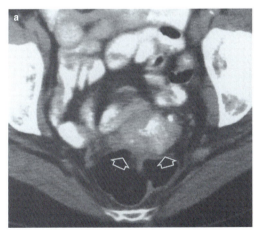 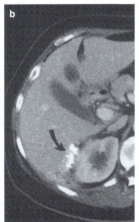 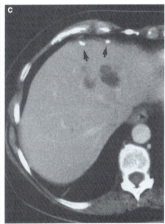

図 5-55 骨盤内の原発腫瘍からモリソン窩および肝下面への播種の進展
原発の卵巣漿液性囊胞腺がん内と化学療法後の播種内の石灰化が腫瘍進展経路を説明するよい証拠となっている．
(a) 透過性の低い小腸ループの深部に，石灰化を伴った卵巣原発腫瘍（矢印）が同定される．
(b) 右傍結腸溝を頭側に上行する経路に続いて，腫瘍がモリソン窩にとどまる（矢印）．
(c) 横隔膜の動きに伴う陰圧により，腫瘍は肝周囲から右横隔膜下へ進展する（矢印）．
この腫瘍進展経路は肝鎌状間膜までで収まるのが典型であることに注意．

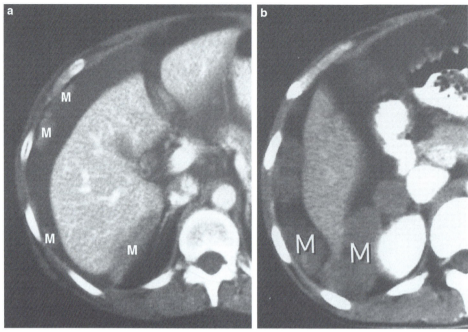

図5-56　モリソン窩と右横隔膜下へ同時に起こる播種転移
2つの異なる症例は最小の播種から様々な大きさや形の腫瘤までの大きさの変化を示す．それぞれの原発巣は，(a)子宮体がん，(b)松果体胚細胞腫瘍：脳室-腹腔内シャント(V-Pシャント)を経由した腹腔内播種(M，訳者追加)．
(大分大学の森宣医師の厚意による)

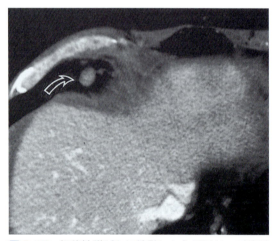

図5-57　転移性膵がんに続発した心周囲リンパ節腫脹
CT．腫大した前縦隔リンパ節(矢印)．

液体，分子，細胞が横隔膜下面で頭側に向かって移動する現象は，呼吸に伴う腹腔内圧の変化と腹膜陥凹の局所解剖学的配置に起因する．卵巣がんでは，原発巣の皮膜上の肉眼的あるいは顕微鏡的な突出物から腫瘍細胞が遊離し飛び散る[18,31]．こうした遊離浮遊細胞は横隔膜にあるリンパ経路を通じて腹膜腔外へ移動すると示されてきた[40,41]．しかしこの吸収は横隔膜表面から均一に起こるのではなく，肝臓を覆う右側でより顕著に起こる[42,43]．横隔膜の中皮細胞下の毛細リンパ管の中にドレナージされる．その毛細リンパ管は筋肉を通過し，胸膜表面から発生したリンパ叢と相互に通じる．リンパのドレナージは横隔膜から，まず前縦隔リンパ節に起こる[44-47]．腹部CTを頭側へどこまで撮影すべきかは，この悪性細胞の流れを常に考えながら決定すべきである(図5-57)．この経路は，腹腔内からの流出の80%にあたる最も重要なものである．卵巣がん細胞が横隔膜のリンパ経路を一部または完全に閉塞させると，悪性腹水が貯留しやすくなり腹腔内の別部位に播種巣が生じやすくなる[40]．卵巣がん患者の約90%で剖検で腹膜播種がみられ，60～70%に腹水がみられる[48]．

卵巣がんの播種が右横隔膜と肝被膜に沿って頭

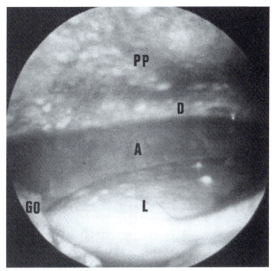

図 5-58　腹腔鏡で観察された卵巣がんの肝周囲への播種
多数の小結節が肝臓(L)，腹壁の壁側腹膜(PP)，横隔膜(D)に認められる．A＝腹水，GO＝大網．
(New York の Charles Lightdale 医師の厚意による)

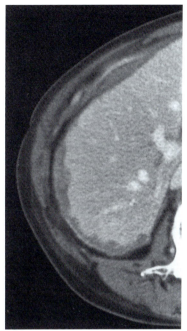

図 5-59　卵巣がんの肝周囲への播種
肝被膜の多数の播種巣によってホタテ貝状を呈している．

繁にみられることが次第にわかってきた．腹腔鏡のスタディにおいて卵巣がんの 61％に横隔膜への転移がみられた[49]．さらに別のスタディではステージⅠまたはⅡと診断された卵巣がんの 21〜34％に特に右側の横隔膜表面の播種がみられた[50]．これらの播種巣は一般的には直径 2〜3 mm 大であるが(図 5-58)，数 cm 大に達することもある．

卵巣がんの肝周囲への播種は今や CT でも指摘できるようになってきた．腹膜播種巣は結節状，プラーク状，シート状の腫瘤として認識でき(図 5-56, 59, 60)，卵巣がん由来では 5 mm 相当の播種巣まで検出されることがあり，腹水周囲ではよく描出される．播種巣において注目すべき箇所は，肝鎌状間膜と肝内の溝である(図 5-61, 62)．縮小手術において直径 1.5 cm 以上の腹腔内腫瘍をすべて除去できれば生存率が改善することから，腹腔内の播種巣を正確に把握することは重要である[51]．肝門部や葉間溝への播種は腫瘍の切除適応外であることを示す[52]．

腹膜の造影で壁側腹膜の肥厚が目立つことがある，すなわち，腹壁に沿って腹膜が平滑あるいは結節状に見えたり，播種巣が融合して見える(図 5-63)．MR 画像で精密にみても同様に腹膜がん腫症を同様に検出できる(図 5-64)[53]．この画像所見は，結核性腹膜炎，その他の感染性腹膜炎，腹膜中皮腫，腹膜子宮内膜症でも報告されている[54-56]．

卵巣粘液性嚢胞腺がんでは，最初に，播種細胞により産生されたゼラチン状の物質が肝右葉を覆うマント状の膜としてみられることがある(図 5-65)．

腹膜偽粘液腫として知られる病態に進行するに伴い[57]，嚢胞状貯留物や隔壁を伴う腹水による特徴的な肝辺縁のホタテ貝状の所見が明瞭となることがある．腹膜偽粘液腫をきたす原発巣は通常虫垂か卵巣である．高悪性度の細胞の表面粘着性に関しては，蠕動運動の強い腸管表面に腫瘍は存在しない．かくして，がんの大部分は横隔膜下と骨盤内に存在する．大網と小網にも比較的多量の腫瘍が含まれる．

卵巣漿液性嚢胞がんでは，肝周囲に石灰化を伴う転移播種巣がみられる[58]．このがんは卵巣がんのなかで最も多い型であり，内部には組織学的

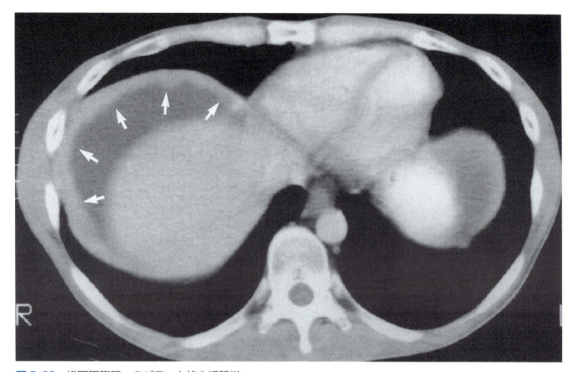

図 5-60　横隔膜腹膜へのプラーク状の播種巣
未分化がん（原発不明）の腹腔内播種の結果，特に右側で横隔膜壁側腹膜の著明な肥厚に至った（矢印）．腹水がある．
（New York 大学医学部の Emil Balthazar 医師の厚意による）

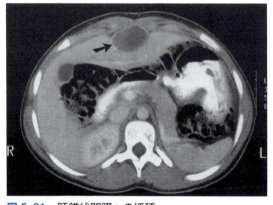

図 5-61　肝鎌状間膜への播種
骨盤の粘液型脂肪肉腫からの巨大播種巣が肝鎌状間膜にみられる（矢印）．

に石灰化や砂粒体（訳注）を約 30％に認める[59]．肝周囲の石灰化は右側横隔膜と肝臓の表面と関連してみられ（図 5-66），肝鎌状靱帯だけでなく，そぐそばにある横隔膜下にまで及ぶ場合もある（図 5-62b）．石灰化を伴う播種は右傍結腸溝，モリソン窩，脾臓近傍でも認められてきた．

（訳注）砂粒体：卵巣漿液性嚢胞がんの他，甲状腺乳頭がん，髄膜，脈絡叢などでみられる硝子化および鉱化を受けた鉱化体．

卵巣がんの肝被膜下転移は，肝被膜と肝実質の間に円形または卵円形で CT にて低吸収，MR にて高信号の結節として観察され，通常は 0.5〜1 cm で稀におよそ 8 cm に至る（図 5-67）[60]．肝右葉の背内側あるいは背外側に位置するのが特徴的で，モリソン窩への腹膜播種が関係している可能性がある．おそらく肝表面に転移したがん細胞が肝実質同様肝被膜に侵入し，被膜下転移としてその場で増大する．これは化学療法により縮小す

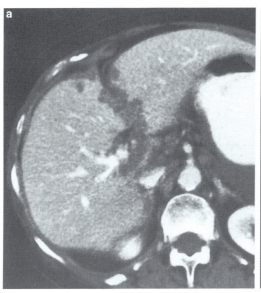
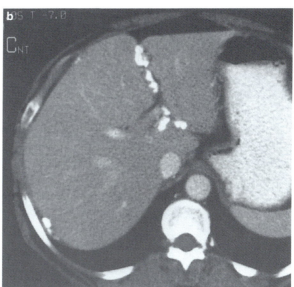

図 5-62　肝裂内の肝鎌状間膜に生じた卵巣がんからの播種（2 症例）
CT．静脈管索の，(a) 多数の結節状腫瘤，(b) 石灰化した結節が描出されている．
（オランダ Utrecht 大学の Michiel Feldberg 医師の厚意による）

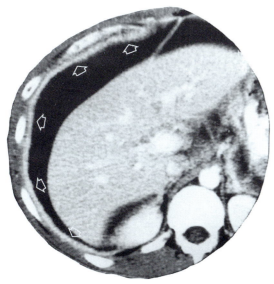

図 5-63　転移播種により肥厚した腹膜の造影効果
肝周囲の壁側腹膜の肥厚が著明に造影されている（矢印）．
（New York 大学医学部の Emil Balthazar 医師の厚意による）

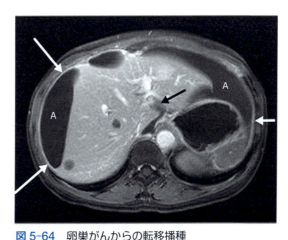

図 5-64　卵巣がんからの転移播種
ガドリニウム造影 MR 画像．少量の腹膜腫瘍とがん腫症を反映して，右（長白矢印）および左（短白矢印）横隔膜下のラインがわずかに増強されている．転移腫瘍は網嚢上陥凹にも観察される（黒矢印）．被包化腹水（A）も認める．
〔文献 53 から許可を得て転載〕

ることがある．

　肝被膜下への転移と肝実質内への転移を CT と MR 画像から区別することは重要である．なぜなら前者は腫瘍減量手術の禁忌を表さないからである．術前に肝実質内の転移（肝切除により治癒する可能性がある），肝漿膜への転移，横隔膜下の転移（後 2 者は腹膜転移を表す）の 3 者を見分けることは難しいかもしれない[60, 61]．肝被膜下への転移は腎表面の腎嚢胞でみられる所見によく似た特徴的な"かぎ爪サイン（Claw sign）"（図 5-67）あるいは両凸レンズ型を示すことがある．

　FDG PET-CT は近年では，腫瘍マーカーが高

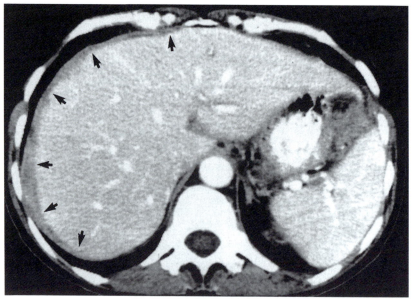

図 5-65　腫瘍播種による肝周囲のマント状所見
卵巣粘液性嚢胞腺がんの転移播種が肝被膜上に起こっている（矢印）．肝鎌状間膜の前側から始まり肝無漿膜野の右肝冠状間膜の後方までこのプロセスは進展する．明らかな腹水はない．古い病理解剖学の文献ではこのような肝上面の臓側腹膜肥厚を"Sugar icing"（訳注）という用語で表現している．
（訳注）焼き菓子を覆う甘いクリーム状のペーストで粉砂糖を溶かしてかけたもののこと．

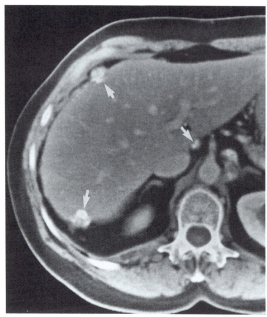

図 5-66　卵巣がんから肝周囲への石灰化を伴った転移巣
石灰化を伴った腫瘍播種が肝表面（矢印）にみられる．

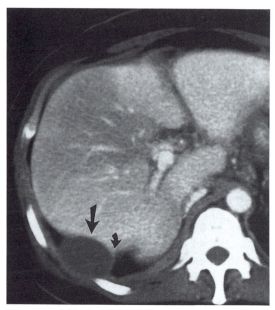

図 5-67　卵巣がんから肝被膜下への転移
嚢胞状腫瘤（大矢印）が肝右葉の背側辺縁を凹ませている．その辺縁の1つに沿った「かぎ爪サイン」（Claw-sign，小矢印）が肝実質との関係を表している．

値であるものの通常の画像検査で病変が見えない，あるいははっきりしない患者，化学療法で完全寛解に至った患者に対して用いられる検査となっている[61a]．

6 大網への腫瘍播種

腹部の前方に投げ出された脂肪のエプロンである大網は，"milky spot"として知られるリンパ組織によって特徴づけられる．これは毛細血管の周囲に凝集した大量のマクロファージとリンパ球によって形成されたものである[62,63]．この領域を覆う中皮細胞は緩やかに結合しており，基底膜を欠いている．これらはリンパ間隙が開いていることにより多量の腹水を吸収することができ，これにより大量の腫瘍細胞がこの構造物へ運ばれる[64]．大網組織から分泌される血管新生因子により，播種した腫瘍細胞には早期から血管新生が生じ，発育が促進される[65]．そして結果として"大網ケーキ(omental cake)"となる．

卵巣がんからの転移が最も多いが，播種性がん腫症で，大網に播種した転移巣は断層画像で容易に見つけることができる．この病変は大網脂肪の軟部組織への充満から変化し，個別の線状および結節状の厚みのある密集状態となる．すなわち"ケーキ"と表現される充実性の大網腫瘤である[61]．

大網への大量の播種転移病変は，原発腫瘍，感染症，炎症(外傷，静脈瘤，梗塞による)と区別する必要がある[66,67]．

7 2つの珍しい腹膜がん腫症

1) Sister Mary Joseph 結節

臍部への腫瘍転移進展は Sister Mary Joseph 結節として知られている．これは Hamilton Baily 卿[68,69]が William Mayo 医師の手術助手の名前を取って命名したもので，彼はこの現象が腹腔内の悪性腫瘍[70]により引き起こされることに注意を向けた．この現象は，現在に至るまで多数の症例報告[71]がなされており，一般的に胃がん，卵巣がん，結腸がん，膵臓がんからの転移巣として発現する．この臍部の結節は通常は直径1～1.5 cm 程であるが(図5-68)，直径10 cm まで増大した

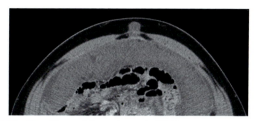

図5-68 Sister Mary Joseph 結節
虫垂粘液がん由来の転移巣により，臍部レベルの皮下組織に軟部腫瘤が認められる．皮膚表面からは隆起として認識できないことに注意．大網ケーキも認める．

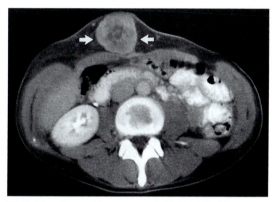

図5-69 Sister Mary Joseph 結節
CT臍部に中心壊死を伴う大きな結節を示す(矢印)．33歳男性，食道胃接合部がんで，がん腫症には小網腫瘤(冠状リンパ節腫脹)と両側副腎転移が含まれる．

ものも報告されている(図5-69)．この臍部の結節はしばしば内部の原発腫瘍の初発症状として観察される．この症状が発現すると数か月以内に死亡することが多い．腹膜襞を経由したリンパ行性あるいは血行性転移から播種まで，臍部へ進展する機序については様々な様式が提唱されている．その実態は，手術切開して，播種したものと区別されるべきである(図5-70)．

2) Krukenberg 腫瘍

腫瘍播種の印象的な経路として卵巣への Krukenberg 腫瘍を時々経験する[72-74]．これは通常胃か大腸の粘液腺がんからの転移であり，通常は両側性であり，腹水と関連する(図5-71)．これまでに考えうる病因として，卵胞破裂および性腺周囲脂肪の乳白色のスポット部位に播種細胞が固定，侵入すると説明されてきた[75]．MRIを用いた Krukenberg 腫瘍の研究の1つによれば，ほ

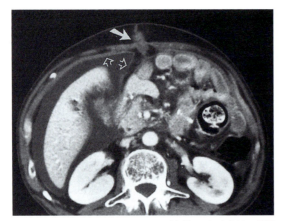

図 5-70 Sister Mary Joseph 結節によく似た手術切開部再発

手術切開部に播種した腫瘍細胞が皮下腫瘤を形成している．（白矢印）．この病変は肝鎌状間膜の脂肪層に進展しているように見える．腹膜がん腫症のこの患者では，これは腹膜の造影効果および肥厚所見（黒矢印）および腹水とかかわりがある．この腫瘤が手術操作後に増大した臍部転移を本当に示しているかどうかは疑問の余地が残る．

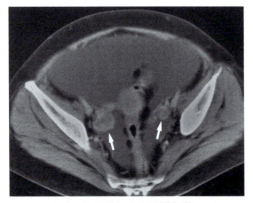

図 5-71 胃がんを原発とする両側卵巣 Krukenberg 腫瘍

卵巣の腫瘍がはっきり確認でき（矢印），多量の腹水により強調されている．

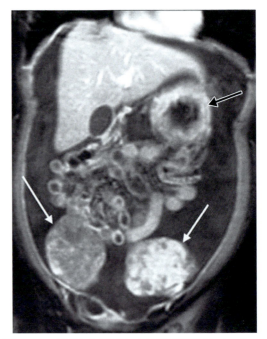

図 5-72 胃がんを原発とする両側卵巣 Krukenberg 腫瘍

ガドリニウム造影 MRI にて，原発の胃がんは著明な胃壁肥厚として描出されており（黒矢印，訳者追加），卵巣を巻き込んだ腹膜播種として両側卵巣 Krukenberg 腫瘍（白矢印）が描出されている．
〔文献 53 から許可を得て転載〕

とんどが強固な線維形成反応に起因する様々な低信号性の固体成分という特徴的所見を示すという（図 5-72）[74]．

8 腹膜腫瘍播種と類似するもの

腹膜がん腫症の画像所見の多くは結核性腹膜炎の画像所見と類似している．また腹膜中皮腫，腹膜リンパ腫症，腹膜播種性平滑筋腫症，腹膜平滑筋肉腫，腸間膜脂肪織炎，腹膜漿液性乳頭状腺がんの稀な状態も類似する．

9 器具，手術，針による播種

腫瘍細胞の移植性転移は内視鏡的外科手技，経皮的生検や経皮的治療の稀な続発症のことがある．プラーク様の皮下浸潤が表面上は大網ケーキと似ていることがある．さもなければ，腹膜結節がパラパラと出現することがある．

■文献

1. Connell TR, Stephens DH, Carlson HC et al: Upper abdominal abscess: A continuing and deadly problem. AJR 1980; 134:759-765.
2. Wetterfors J: Subphrenic abscess: A clinical study of cases. Acta Chir Scand 1959; 117:388-408.
3. Annotation: Subphrenic abscess: A changing pattern. Lancet 1970; 2:301.
4. Morison R: The anatomy of the right hypochondrium relating especially to operations for gallstones. Br Med J 1894; 2:968.
5. Boyd DP: The subphrenic spaces and the emperor's new robes. N Engl J Med 1966; 275:911-917.

6. Mitchell GAG: The spread of acute intraperitoneal effusions. Br J Surg 1940; 28:291-313.
7. Whalen JP, Bierny JP: Classification of perihepatic abscesses. Radiology 1969; 92:1427-1437.
8. Min P-Q, Yang Z-G, Lei Q-F et al: Peritoneal reflections of left perihepatic region: Radiologic-anatomic study. Radiology 1992; 182:553-557.
9. Meyers MA: Roentgen significance of the phrenicocolic ligament. Radiology 1970; 95:539-545.
10. Winslow JB: Exposition anatomique de la structure du corps humain. G. Desprez et J. Dessesartz, Paris, 1732.
11. Estrada RL: Internal Intra-abdominal Hernias. RG Landes, Austin, 1994.
12. Auh YH, Rosen A, Rubenstein WA et al: CT of the papillary process of the caudate lobe of the liver. AJR 1984; 142:535-538.
13. Kumpan W: Computertomographische Analyse Postoperativer Abdomineller Kompartments. Radiologie 1987; 27:203-215.
14. Dodds WJ, Foley DW, Lawson TL et al: Anatomy and imaging of the lesser peritoneal sac. AJR 1985; 144:567-575.
15. Meyers MA, Oliphant M, Berne AS et al: The peritoneal ligaments and mesenteries: Pathways of intraabdominal spread of disease. Annual oration. Radiology 1987; 163:593-604.
16. Auh YH, Lim JH, Kim KW et al: Loculated fluid collections in hepatic fissures and recesses: CT appearance and potential pitfalls. Radiographics 1994; 14:529-549.
17. Chou C-K, Liu G-C, Chen L-T et al: MRI demonstration of peritoneal ligaments and mesenteries. Abdom Imaging 1993; 18:126-130.
18. Meyers MA: The spread and localization of acute intraperitoneal effusions. Radiology 1970; 95:547-554.
19. Meyers MA: Peritoneography: Normal and pathologic anatomy. AJR 1973; 117:353-365.
20. Meyers MA, Whalen JP: Radiologic aspects of intraabdominal abscesses. In Ariel I, Kazarian K (ed) The Diagnosis and Treatment of Intraabdominal Abscesses. Williams & Wilkins, Baltimore, 1971.
21. Meyers MA: Abdominal abscesses. In Donner MW, Heuck FHW (eds) Radiology Today. Springer, Berlin, 1981, pp 186-190.
22. Douglas J: A Description of the Peritoneum, and of that Part of the Membrana Cellularis Which Lies on Its Outside. With an Account of the True Situation of All the Abdominal Viscera, in Respect of These Two Membranes. J Roberts, London, 1730.
23. Auh YH, Rubenstein WA, Markisz JA et al: Intraperitoneal paravesical spaces: CT delineation with US correlation. Radiology 1986; 159:311-317.
24. Hajdu N, deLacy G: The Rutherford Morison pouch: A characteristic appearance on abdominal radiographs. Br J Radiol 1970; 43:706-709.
25. Autio V: The spread of intraperitoneal infection. Studies with roentgen contrast medium. Acta Chir Scand 1964; 321:1-31.
26. Overholt RH: Intraperitoneal pressure. Arch Surg 1931; 22:691-703.
27. Salkin D: Intraabdominal pressure and its regulation. Am Rev Tubercu 1934; 30:436-457.
28. Drye JC: Intraperitoneal pressure in the human. Surg Gynecol Obstet 1948; 87:472-475.
29. Allen KS, Siskind BN, Burrell MI: Perforation of distal esophagus with lesser sac extension: CT demonstration. J Comput Assist Tomogr 1986; 10:612-614.
30. Meyers MA, McSweeney J: Secondary neoplasms of the bowel. Radiology 1972; 105:1-11.
31. Meyers MA: Distribution of intra-abdominal malignant seeding: Dependency on dynamics of flow of ascitic fluid. AJR 1973; 119:198-206.
32. Meyers MA: Metastatic seeding along small bowel mesentery: Roentgen features. AJR 1975; 123:67-73.
33. Meyers MA: Intraperitoneal spread of malignancies and its effect on the bowel. Second Annual Leeds Lecture. Clin Radiol 1981; 32:129-146.
34. Sampson JA: Implantation peritoneal carcinomatosis of ovarian origin. Am J Pathol 1931; 7:423-443.
35. Hultborn KA, Morales O, Romanus R: The so-called shelf tumour of the rectum. Acta Radiol Suppl 1955; 124:1-46.
36. Blumer G: Rectal shelf: Neglected rectal sign of value in diagnosis of obscure malignant and inflammatory disease within abdomen. Albany Med Ann 1909; 30:361.
37. Theander G, Wehlin L, Langeland P: Deformation of the rectosigmoid junction in peritoneal carcinomatosis. Acta Radiol Diagn 1963; 1:1071-1076.
38. Charnsangavej C, DuBrow R, Varma DGK et al: CT of the mesocolon. Part 1. Anatomic considerations. RadioGraphics 1993; 13:1035-1046.
39. Charnsangavej C, DuBrow R, Varma DGK et al: CT of the mesocolon. Part 2. Pathologic considerations. RadioGraphics 1993; 13:1309-1322.
40. Feldman GB, Knapp RC: Lymphatic drainage of the peritoneal cavity and its significance in ovarian cancer. Am J Obstet Gynecol 1974; 119:991-994.
41. Simer PH: The drainage of particulate matter from the peritoneal cavity by lymphatics. Anat Rec 1944; 88:175-192.
42. Feldman GB, Knapp RC, Order SE: The role of lymphatic obstruction in the formation of ascites in a murine ovarian carcinoma. Cancer Res 1972; 32:1663-1666.
43. Higgins GM, Graham AS: Lymphatic drainage from the peritoneal cavity in the dog. Arch Surg 1929; 19:453-465.
44. Bettendorf U: Lymph flow mechanism of the subperitoneal diaphragmatic lymphatics. Lymphology 1978; 11:111-116.
45. French GE, Florey HW, Morris BL: The absorption of particles by the lymphatics of the diaphragm. Q J Exp Biol 1960; 45:88-103.
46. Vock P, Hodler J: Cardiophrenic angle adenopathy:

47. Mittal BR, Maini A, Das BK: Peritoneopleural communication associated with cirrhotic ascites: Scintigraphic demonstration. Abdom Imaging 1996; 21:69-70.
48. Bergman F: Carcinoma of the ovary: A clinicopathological study of 86 autopsied cases with special reference to mode of spread. Acta Obstet Gynecol Scand 1966; 45:211-231.
49. Rosenoff SH, DeVita VT, Hubbard S et al: Peritoneoscopy in staging and follow-up of ovarian cancer. Semin Oncol 1975; 2:223-228.
50. Dagnini G, Marin G, Caldironi MW et al: Laparoscopy in staging, follow-up, and restaging of ovarian carcinoma. Gastrointest Endosc 1987; 33:80-83.
51. Meyer JI, Kennedy AW, Friedman R et al: Ovarian cancer: Value of CT in predicting success of debulking surgery. AJR 1995; 165:875-878.
52. Forstner R, Hricak H, Occhipinti KA et al: Ovarian cancer: Staging with CT and MR imaging. Radiology 1995; 197:619-626.
53. Low RN: MR imaging of the peritoneal spread of malignancy. Abdom Imaging 2007; 32: 267-283.
54. Auh YH, Lim JH, Jeong YK et al: Anatomy of the peritoneal cavity and reflections. In Gourtsoyiannis NC, Yamada R, Itai Y, Meyers MA, Nolan D, Ros P, StevensonG (eds) Abdominal and Gastrointestinal Imaging Multimedia Virtual Textbook. (http://medic-online.net/abdo/).
55. Hamrick-Turner JE, Chiechi MV, Abbitt PL et al: Neoplastic and inflammatory processes of the peritoneum, omentum, and mesentery: Diagnosis with CT. RadioGraphics 1992; 12:1051-1068.
56. Nardi PM, Ruchman RB: CT appearance of diffuse peritoneal endometriosis. J Comput Assist Tomogr 1989; 13:1075-1077.
57. Ronnett BM, Zahn CM, Kurman RJ et al: Disseminated peritoneal adenomucinosis and peritoneal mucinous carcinomatosis: A clinicopathologic analysis of 109 cases with emphasis on distinguishing pathologic features, site of origin, prognosis, and relationship to "pseudomyxoma peritonei". Am J Surg Pathol 1995; 19:1390-1408.
58. Mitchell DG, Hill MC, Hill S et al: Serous carcinoma of the ovary: CT identification of metastatic calcified implants. Radiology 1986; 158:649-652.
59. Ferenczy A, Talens M, Zoghby M et al: Ultrastructural studies on the morphogenesis of psammoma bodies in ovarian serous neoplasia. Cancer 1977; 39:2451-2459.
60. Triller J, Goldhirsch A, Reinhard J-P: Subcapsular liver metastasis in ovarian cancer: Computed tomography and surgical staging. Eur J Radiol 1985; 5:261-266.
61. Walkey MM, Friedman AC, Sobotra P et al: CT manifestations of peritoneal carcinomatosis. AJR 1988; 150:1035-1041.
61a. DeGaetano AM, Calcagni ML, Rufini V et al: Imaging of peritoneal carcinomatosis with FDG PET-CT: Diagnostic patterns, case examples and pitfalls. Abdom Imaging 2009; 34:391-402.
62. Liebermann-Meffert D, White H: The Greater Omentum: Anatomy, Physiology, Pathology, Surgery, with an Historical Survey. Springer, New York, 1983, pp 1-173.
63. Shimotsuma M, Kawata M, Hagiwara A et al: Milky spots in the human greater omentum: Its macroscopic and histological identification. Acta Anat 1989; 136:211-216.
64. Shimotsuma M, Shields JW, Simpson-Morgan MW et al: Morphophysiological function and role of omental milky spots as omentum-associated lymphoid tissue (OALT) in the peritoneal cavity. Lymphology 1993; 26:90-101.
65. Holm-Nielsen P: Pathogenesis of ascites in peritoneal carcinomatosis. Acta Pathol Microbiol Scand 1953; 33:10-21.
66. Sompayrac SW, Mindelzun RE, Silverman PM et al: The greater omentum. AJR 1997; 168:683-687.
67. Karak PK, Millmond SH, Neumann D et al: Omental infarction: Report of three cases and review of the literature. Abdom Imaging 1998; 23:96-98.
68. Bailey H: Demonstration of Physical Signs in Clinical Surgery, 13th ed. Williams & Wilkins, Baltimore, 1960.
69. Key JD, Shephard DAE, Walters W: Sister Mary Joseph's nodule and its relationship to diagnosis of carcinoma of the umbilicus. Minn Med 1976; 59:561-566.
70. Mayo WJ: Metastasis in cancer. Proc Staff Meet Mayo Clin 1928; 3:327.
71. Shetty MR: Metastatic tumors of the umbilicus: A review 1830-1989. J Surg Oncol 1990; 45:212-215.
72. Krukenberg F: Ueber das Fibrosarcoma ovarii mucocellulare (Carcinomatodes). Arch Gynecol 1896; 50:287-321.
73. Mata JM, Inaraja L, Rams A et al: CT findings in metastatic ovarian tumors from gastrointestinal tract neoplasms (Krukenberg tumors). Gastrointest Radiol 1988; 13:242-246.
74. Ha HK, Baek SY, Kim SH et al: Krukenberg's tumor of the ovary: MR imaging features. AJR 1995; 164:1435-1439.
75. Sugarbaker PH, Averbach AM: Krukenberg syndrome as a natural manifestation of tumor cell entrapment. In Sugarbaker PH (ed) Peritoneal Carcinomatosis: Principles of Management. Kluwer, Boston, 1996, pp 163-191.
76. Goletti O, De Negri F, Pucciarelli M et al: Subcutaneous seeding after percutaneous ethanol injection of liver metastases. Radiology 1992; 183:785-786.
77. Smith E: Complications of needle biopsy. Radiology 1991; 178:253-258.
78. La Fianza A, Di Maggio EM, Preda L et al: Infiltrative subcutaneous metastases from ovarian carcinoma after paracentesis: CT findings. Abdom Imaging

1997; 22:522-523.
79. Kurl S, Farin P, Rytkonen H et al: Intraperitoneal seeding from hepatocellular carcinoma following percutaneous ethanol ablation therapy. Abdom Imaging 1997; 22:261-263.
80. Forstner R, Hricak H, Powell CB et al: Ovarian cancer recurrence: Value of MR imaging. Radiology 1995; 196:715-720.
81. Chou C-K, Liu G-C, Su J-H et al: MRI demonstration of peritoneal implants. Abdom Imaging 1994; 19:95-101.
82. Semelka RC, Ascher SM, Reinhold C: MRI of the Abdomen and Pelvis. Wiley-Liss, New York, 1997.
83. Sauerland EK: Grant's Dissector, 10th ed. Williams & Wilkins, Baltimore, 1991
84. Kelly HA: Appendicitis and Other Diseases of the Vermiform Appendix. Lippincott, Philadelphia, 1909.

第6章 腹膜外腔の臨床解剖学

1. はじめに

　腹部の腹膜外の部分は，解剖学的定義，臨床的評価，放射線学的診断の点で難解な部位と考えられてきた．解剖学的には，明確に定義された筋膜の境界なしに，漠然と腹部の後方半分を占めると考えられてきた．臨床的には，通常腹膜外滲出液は診断困難とされてきた．この領域はベッドサイドでの，聴診，触診，打診といった手段では理解困難である．症状と徴候は，曖昧であり，手遅れになり，非特異的で誤解を招く可能性がある．

　腹膜腔に比べて腹膜外組織は，細菌汚染に対して急性かつ重篤な反応は示さない[1]．既知量の細菌を腹腔内に注入すると，急性腹膜炎や劇的な身体症状を起こす．しかしながら，腹膜外組織に注入された場合には，比較的くすぶり型の感染を起こす．それゆえに腹膜外膿瘍の症状は遷延し，手術や死亡までにしばしば2か月を要するのである[2]．

　重篤な腹膜外感染であっても臨床的に認識するのが困難であるとの報告もある．確かに，多くの報告で，患者の25〜50％で，完全に診断が見落とされていた．早期に診断され，適切に治療されなければ，腹膜外膿瘍は，長期に罹患し，高い死亡率を呈する．

　腹膜外感染は通常続発性で，近接した後腹膜および腹膜腔内臓器の感染，外傷，悪性腫瘍の合併症である．ごく稀に菌血症や化膿性のリンパ節炎の結果として起こることがある．

　腹膜外感染に顕著な症状として，悪寒，発熱，腹痛，側腹痛，悪心，嘔吐，寝汗，体重減少などがある．臨床経過は通常緩徐進行性で，最初の症状は非特異的なためにほとんどの場合正しく診断されない．身体的症状は症状が局在するまでに，数週から数か月を要する．腹膜外神経が圧迫されると，疼痛は，鼠径部，股関節，大腿部や膝に及ぶが，腹部や背部の症状がほとんどないか，あるいは全くないこともある．腫瘤が大きく，肋骨縁より下方に存在する場合には，その時期の50％に側腹部の腫瘤や腫脹を触知することがある[3]．膿瘍上を触診するとほぼすべての患者が圧痛を訴える．その他の臨床徴候として，側彎，腰筋の痙攣，瘻孔が認められる場合もある．大抵は白血球増多を認めるが，腎周囲膿瘍であっても尿検査所見が正常なことがある．

　腹膜外膿瘍の稀な合併症として，遊離した腹腔内への破裂や軟部組織の進行的な離断などがある．前腹壁，背部や側腹部の皮下組織，横隔膜下腔，縦隔，胸腔，腰筋，大腿部，股関節部に進展することがある．瘻孔は腎から腸管の腹膜外部分や気管支に進展することもある．

　腹膜腔外出血は，通常，外傷，動脈瘤の破裂，悪性腫瘍，出血素因，抗凝固療法の過剰などで起こる．

　腹膜外ガスは，多くの場合，炎症性，潰瘍性疾患による二次的な腸管穿孔，鈍的外傷または貫通性外傷，異物，医療的手技，腹膜外臓器からのガス産生性の感染が原因となる．基礎疾患は，慢性，潜在性で臨床的に疑われるのみのこともある．放射線学的にガスが認識されて初めて，腹部の急性経過の存在に注意が向き，確認されることも多い．腹膜外のガスは，組織内でまだらな透過像や筋膜面に沿った線状の陰影として認められる．

　単純撮影では，腰筋の外側縁の不可視化が腹膜外の液体の特徴と考えられている．しかし，この徴候は，正常人の25〜44％に腰筋の境界の不均一な描出がみられるため当てにはならない[4,5]．

Lancet の論説では，この問題を大袈裟に強調している[6]．

> 多くの臨床的評価が腹膜の背後に埋没したままである．あいまいな筋膜境界を有し間葉組織が散在するこの後背地では，直感や診断の第一法則だけでは，臨床医は置いてけぼりを食らう．

このことが，もはや真実ではないと認識することがきわめて重要である．むしろ，Meyers らのX 線解剖学的研究により，3つの明瞭な区画にきれいに区分された筋膜の関係性が明らかにされた[7,12]．それぞれが認識しうる特別な境界と関係性を持っている．Meyers は初めて，後腹膜気体注入撮影を行うことにより，腎周囲腔の内容物を封入している腎筋膜を放射線学的に識別し記述した[13]．その構造は，その後に尿路造影と腎断層撮影[11,12,14-16]で確認され，コンピュータ断層撮影により決定的となった[7,17-19]．流れの経路，様々な場所からの選択的進展経路や特定の腹膜外コンパートメント内の感染やその他の液体の限局化は，主として固定された筋膜面と最小抵抗経路により誘導される．こうした情報によって，腹膜外組織の液体やガスの集積の存在，範囲，限局化を認識することができ，液体の起源の詳細な場所と性質とを正確に特定することができる．

2. 解剖学的検討

臨床的，放射線学的クライテリアを理解するための基礎は，腹膜外の筋膜の面，区画とその関係の解剖を詳細に知ることである．後腹膜腔は前方では後側の壁側腹膜と後方では横筋筋膜と境を接している．そして，下方では骨盤縁から上方では横隔膜まで広がっている．そのなかに含まれる主な臓器と構造物は以下の通りである．

(a) 副腎，腎臓，尿管
(b) 十二指腸の下行脚，水平脚，上行脚，膵臓
(c) 大血管とその分枝
(d) 上行結腸，下行結腸

1 腹膜外の3区画と腎周囲筋膜

詳細な評価が示しているのは，腹膜腔外の領域は，無構造な「疎な間葉」から成り立っているのではなく，境界明瞭な筋膜面ではっきりと境界されているということである（図6-1）．図6-2a は，腎臓の下極レベルで，側腹部の水平横断面の拡大像である．

腹膜腔外領域の区画の中心は，明らかに腎筋膜の前層と後層である．後腎筋膜は，Zuckerkandl[20]（図6-3）により初めて記載され，前腎筋膜は，Gerota[21]（図6-4）によりその後記載されたが，この二層はまとめて Gerota の筋膜として知られるようになった[22]．

腎筋膜は密かつ膠原線維に富んでいる弾性の結合組織の鞘膜で，腎臓と腎周囲脂肪を被っている．この二層は，上行，下行結腸の後方で癒合，単層の外側円錐筋膜を形成し，側腹部で傍結腸溝を形成する腹膜反転と融合し連続する．図6-2b は，これらの重要な筋膜の関係性を CT で描出している．この方法により，Meyers は3つの個々の区画を詳細に定義した．それらの主な筋膜の擦り合わせは図6-2c に図示されている．

1. 前腎傍腔は後壁側腹膜から前腎筋膜へと広がる．外側では外側円錐筋膜によりはっきりと境されている．
2. 腎周囲腔は腎臓と被覆脂肪を含んでいる．目立った解剖学的特徴は，腎周囲脂肪であり，腎臓の下極後方やや外側に最も多い．これは，癒合した腎周囲の膿瘍や血腫の診断に重要であり実践的である．
3. 後腎傍腔は後腎筋膜から横筋筋膜に広がる．それは，薄い層の脂肪からなり，最も特徴的なのは，連続的に腹壁の前腹膜脂肪として外側円錐筋膜につながっていることである．後方の腎周囲脂肪が外側円錐筋膜の側方では外にあって，横筋筋膜の深部にあることを認識することが重要である．これは放射線学的に側腹線条として可視化されている（図6-5, 6）．

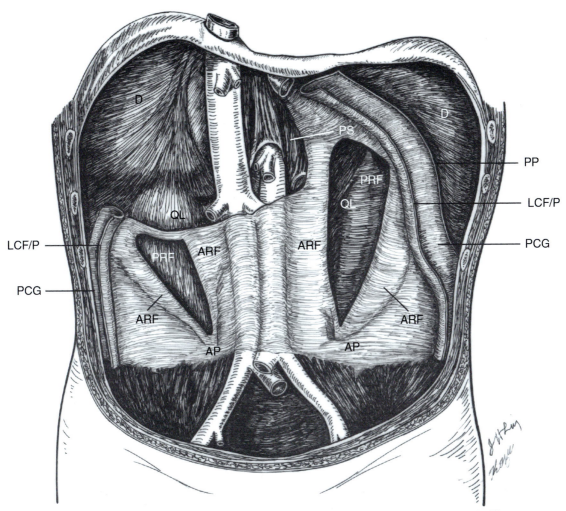

図 6-1 後腹膜の筋膜解剖の概観（Congdon and Edson's concept of the renal cone[25]より転載）
腎臓，膵臓，十二指腸，大腸などの内臓を除去した後の腎筋膜の解剖学的正面像．壁側腹膜は切断除去され左右の結腸傍溝（PCG：paracolic gutters）だけを残している．前腎筋膜は右傍結腸溝から左傍結腸溝まで広がり，両腎，下大静脈，腹部大動脈を覆っている．右側では，前腎筋膜の上縁は，右下方の冠状靱帯を形成する臓側腹膜と癒合する．一方，左側では，左横隔膜筋膜と癒合する左横隔膜まで筋膜が広がっている．後腎筋膜（PRF：posterior renal fasciae）は前腎筋膜の窓越しに見える．腰方形筋と横隔膜筋膜上の後腎筋膜の挿入線は下方から上方へ向かう線として側方に移動していることに注意．ARF＝前腎筋膜，LCF/P＝外側円錐筋膜/結腸を被う腹膜，PP＝壁側腹膜，D＝横隔膜，PS＝腰筋，QL＝腰方形筋，AP＝腎円錐の先端．
(Jae Hoon Lim, MD の厚意により，文献 17 から許可を得て改変)

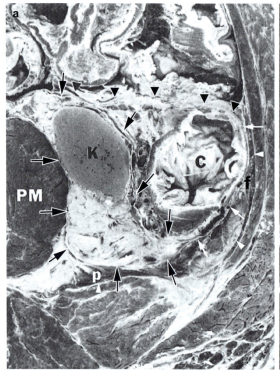
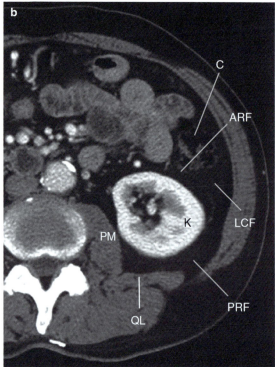
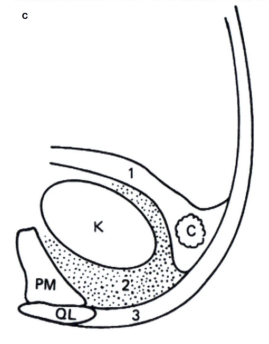

図 6-2 側腹部の腹膜外解剖
(a)横断面．前後の腎筋膜(黒矢印)は，腎臓(K)と腎周囲脂肪を包む．それらの癒合線(白矢頭，訳者追加)から，外側円錐筋膜(白矢印)は，下行結腸(C)の後方から壁側腹膜(黒矢頭)に続いている．後方の傍腎脂肪(p)は，横筋筋膜の深く側腹部の脂肪(f)と連続している．PM＝腰筋．
(b)CTスキャンは前腎筋膜(ARF)，後腎筋膜(PRF)，外側円錐筋膜(LCF)を描出している．それらは，腹膜外脂肪を区分している．腎臓(K)，下行結腸(C)，腰筋(PM)，腰方形筋(QL)との関係に注意．
(c)3つの腹膜外腔：1＝前腎傍腔，2＝腎周囲腔，3＝後腎傍腔．

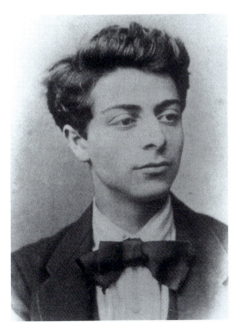

図6-3 Emil Zuckerkandl(1849〜1910), 25歳時
オーストリア人のZuckerkandlは, ウィーンの高名な解剖学教授であるJosef Hyrtlのお気に入りの弟子であった. その後, 彼はGrazとViennaで解剖学教授となった. 彼は, 特に耳鼻科領域で活躍する万能で建設的な解剖学者であった. 彼の多くの著作物のなかで, 特に興味深いのは, 1901年発行のorgan of Zuckerkandlと呼ばれる下腸間膜動脈起始部近傍のクロム親和性組織の集積に関する記述と1883年発行のfascia of Zuckerkandlとも呼ばれる後腎筋膜に関する記述である.
(Michiel Feldberg博士およびInstitut fuer Geschichte der Medizin der Universitaet Wien, Museum Josephinum, Viennaの厚意による)

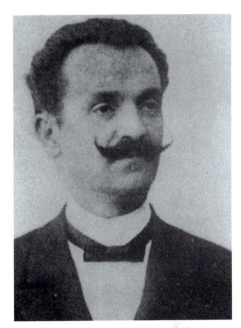

図6-4 Dimitrie Gerota(1867〜1939)
Gerotaは, 医学教育をブカレストで受け, 1895年に腎臓の固定と選択的にGerotaの筋膜とも呼ばれる前腎筋膜の存在に関する古典的論説を出版した. 1898年, 彼は, 書籍 "The Rontgen Rays or the X-rays" を執筆した. 彼は, ルーマニアで学術的な放射線学教育を開始した. しかし, 放射線皮膚炎と切断を要する手の上皮腫のために放射線学をやむをえず放棄した. 1913年以後, 彼は, ブカレストで解剖学の教授とその当時先進的な個人病院であるゲロタ療養所の設立者で院長を努めた.
(Michiel Feldberg博士およびBucharest大学のNicolae Marcu教授の厚意による)

図6-7は, 腹膜外筋膜と3つの腹膜外区画の主たる関係と要素を詳細に図示している.

前腎傍腔は, 上行結腸, 下行結腸, 十二指腸ループや膵臓を含んでいる. 別の言葉で言えば, 腸管の腹膜外部分はこの区画にある. 一方で, この腔は潜在的に正中を越えて連続しているが, 液体は圧迫されても通常は, 正中までにしか到達しない(図6-8). さらに, 臨床的には, 液体やガスの貯留は一般的に発生源の側に限局する. 重要な例外として膵液の漏出がある. それは, おそらく2つの理由による. (a)膵臓そのものが, 正中をまたいでいる. (b)遊離した膵酵素(特にトリプシン)が, 筋膜面を分解し, より自由な播種を起こす. 前腎傍腔は腹側で解剖学的に小腸間膜と横行結腸間膜の根部と連続している[23,24].

腎周囲腔は普通正中を越える連続性はない. 内側では, 後側の筋膜層は腰筋や腰方形筋の筋膜と癒合しており[25], 前腎筋膜は腸間膜根部, 膵臓および十二指腸の後方で, 大血管を覆う密な結合組織と一体化している(図6-9)[26]. もともと, Gerota[21]は, 前腎筋膜の深部にある腎周囲区画の両側の連続性を主張していた. 実際, 腎周囲腔内で圧が著明に高まった場合, 腎門部領域でまず前腎筋膜が道を作り, その後おそらく腹膜に破裂する[27]. 多くの詳細な解剖や注入実験と念入りなCT観察により, 2つの腎周囲腔は多くの症例経過を通じて, 通常は, 現実的または直接的に連絡していることはないことがわかっている[8,9,12,17]. 腎門部レベルでは, CTでMartin[28]の研究を確認できる. すなわち, 前後の同側の筋膜は癒合し,

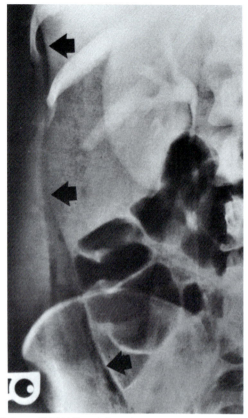

図6-5　腹腔鏡後の空気で強調された側腹線条
腹腔鏡後に，意図的でなく前腹壁に入った空気が腹膜腔外の側腹部に沿ってみられる（矢印）．ここでは，空気は後方の傍腎脂肪の側腹部への進展内で，横筋筋膜深部まである．

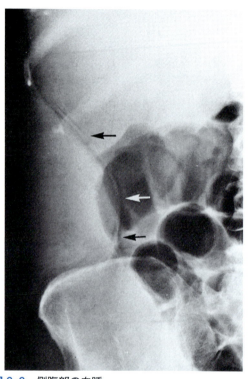

図6-6　側腹部の血腫
血液は目立つ軟部組織の塊として，正常の側腹線条を内側に偏位させて見える（矢印）．この所見は血腫が横筋筋膜より浅く，結果として皮下に位置することを示している．

腎門部の血管と一体化するので，正中を横断する両方の腎周囲腔の連絡を妨げている（図6-10）[17]．しかし，L3からL5のレベルのような低位では，正中線を越える潜在的な連絡があることを示す根拠がある（図6-11〜13）[27,29,30]．最近の臨床的調査が強調して提唱していることだが，病態生理が腎臓に起因する場合，線維性の隔壁および潜在的に連絡している経路の狭窄により，液体の対側への進展が妨げられる[27,31]．確かに，稀に遭遇するそのような正中線での連絡は実際には後腸間膜層内にある．発生学的な筋膜の癒合に基づいて[32-34]前腎傍腔の解剖学的な断面で液体が分断されることについては再認識されている[35,36]．上腸間膜動脈起始のすぐ下方のレベルにおいて，前方では大動脈，下大静脈と左の腎静脈に，後方では腸間膜根部へと液体は進む．これが，正中を横断する後腹膜貯留物の特徴的な位置である．

　前腎筋膜は，右腎と副腎の上部では特に欠落しているため，腎周囲腔の上部は肝無漿膜野に向かい開いている[37-39]．右側では前腎筋膜は壁側腹膜の後部と癒合しており，下方の冠状靱帯をより強固にし，後腎筋膜は横隔膜筋膜と癒合することがLimらによって示された．このようにして，右の腎周囲腔の上部は開いており，腎周囲腔の液体やガスは容易に上方の肝無漿膜野に進展することができる．対側も同様である（図6-14〜17）[38]．こうした解剖学的関係は，大きな臨床的意義がある．無漿膜野に限局した裂傷が被膜まで進展し，肝右葉後区域を巻き込む肝損傷のような特別な状況では，腹腔内よりもむしろ後腹膜出血が起こる（図6-16）[40,41]．したがって，古典的な腹膜所見は欠落することもあり，腹腔洗浄を行っても腹腔

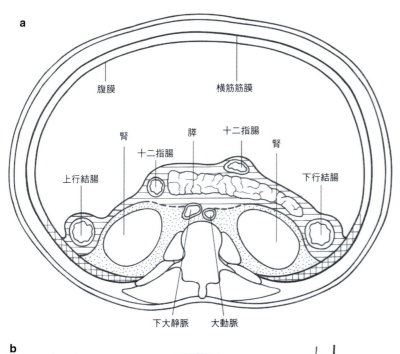

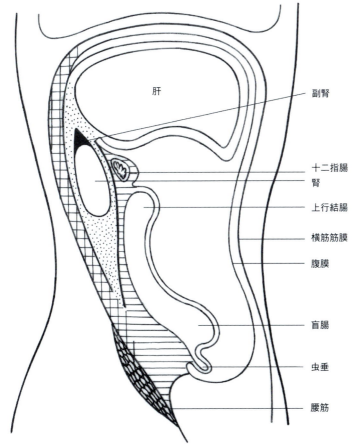

図 6-7 腹膜外の 3 区画
(a, b)縞模様の領域＝前腎傍腔，点描の領域＝腎周囲腔，交叉した線の領域＝後腎傍腔．
〔文献 8 から許可を得て転載〕
（次頁につづく）

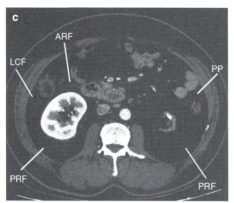
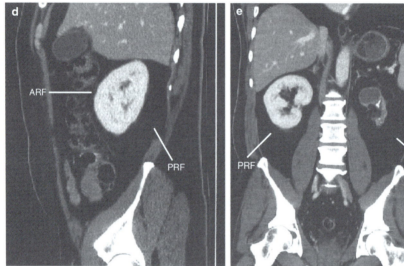

図 6-7　腹膜外の 3 区画（つづき）
（c）軸方向断，（d）矢状断，（e）前頭断の CT スキャンは，前腎筋膜（ARF），後腎筋膜（PRF），外側円錐筋膜（LCF）と腎結石と慢性腎盂腎炎で萎縮した左腎をもつ患者の壁側腹膜（PP）を描出している．

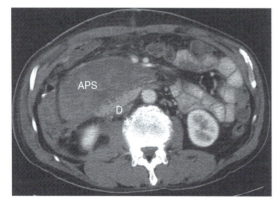

図 6-8　前腎傍腔から正中方向に進展した出血
鈍的な腹部外傷により，多量の血管外漏出が前腎傍腔（APS）において発生し，正中線部の上腸間膜動静脈の後ろで十二指腸（D）の第 3 部の前方へ進展しているが，反対側には進展していない．

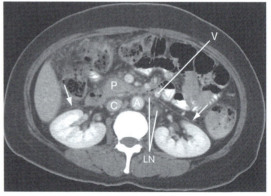

図 6-9　前腎筋膜の正中線での終結
CT 所見．左前腎筋膜（矢印）は，正中付近の組織に癒合していく．それは空腸静脈（V）と関係を保ち，腎茎部を取り巻いている．正中線を越えて連続するという証拠はない．
A＝大動脈，P＝膵臓，C＝下大静脈，LN＝リンパ節．

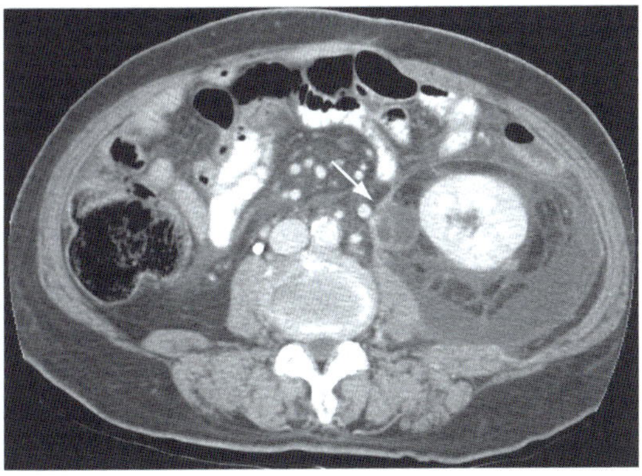

2. 解剖学的検討

図 6-10 腎周囲腔の内側筋膜による閉鎖
左腎周囲の尿瘤患者の CT 所見. 腎茎周囲の内側で強調された腎筋膜面が癒合している（矢印）.

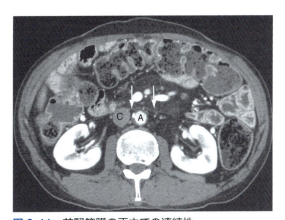

図 6-11 前腎筋膜の正中での連続性
腎門部レベルでは，前腎筋膜は，下大静脈（C）と大動脈（A）の前方で，正中線（矢印）を越えて連続しているのが確認できる．

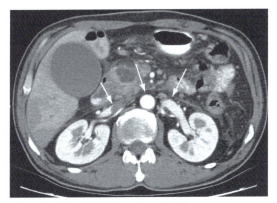

図 6-12 前腎筋膜の正中での連続性
アルコール性膵炎の患者　腎門レベルにおいて，下大静脈と大動脈（矢印）の前方で正中線を越えて連続する前腎筋膜が，反応性の肥厚のため明瞭に識別できる．

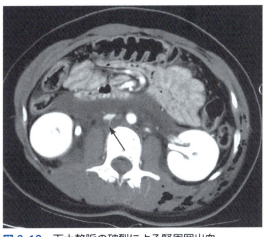

図 6-13 下大静脈の破裂による腎周囲出血
後壁（矢印）からの下大静脈の破裂は，左右の腎周囲の出血となる．このことは，下大静脈と大動脈の周囲で正中線を越えてそれぞれの腎周囲腔が連絡していることを示している．左後腹壁にガスが存在している．

内出血を明らかにできないこともある．アメーバ性肝膿瘍がこの緻密な解剖学的経路に沿って後腹膜に破裂することも報告されている[42]．

後腎傍腔は中央で横筋筋膜が筋筋膜と癒合することにより体の各側面で区分されている．したがって，後腎傍腔は腰筋の辺縁で区切られ，それと平行である．そのスペースは側方では側腹部に下方では骨盤に開いている（図 6-18）．それらは，両側で潜在的に連絡しているが，その経路は横筋筋膜の深層にある前腹壁の腹膜前脂肪に限られる．他の 2 つの腹膜外腔とは異なり，後腎傍腔は臓器を含んでいない．

図 6-19 は臨床像や疾患過程を理解するのに特に関連のあるいくつかの解剖学的特徴を示している．

図 6-7b（⇒ 111 頁）は，特別な診断的重要性を有するさらにいくつかの解剖学的特徴を示した矢状断面である．

1. 前腎筋膜層と後腎筋膜層の癒合線は特有であり，また腹膜外の液体の広がりと限局化に明確に寄与している．両側の腎周囲腔は倒立円

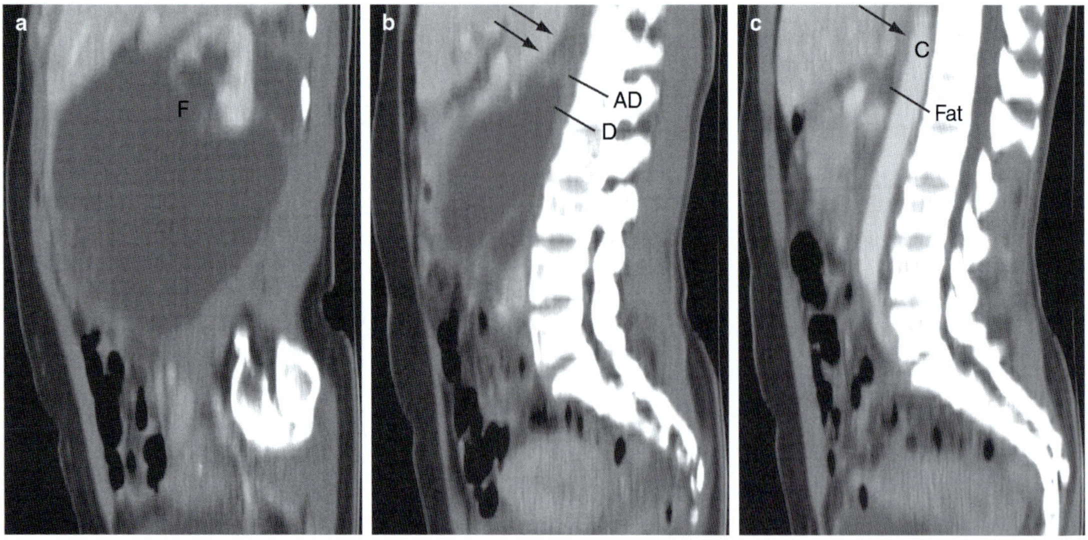

図 6-14 肝無漿膜野への腎周囲出血の進展

(a~c) 右腎の亀裂(F)の患者 矢状断(右側から正中線に向かう)再構成 CT 画像．
肝無漿膜野(矢印)への腎周囲出血の進展を描出．下大静脈(C)の肝部分での前縁は，出血により囲まれている．極少量の腎周囲脂肪(Fat)，右副腎(AD)，右横隔膜脚(D)に注意．
(韓国ソウル Samsung Medical Center の Jae Hoon Lim 博士の厚意による)

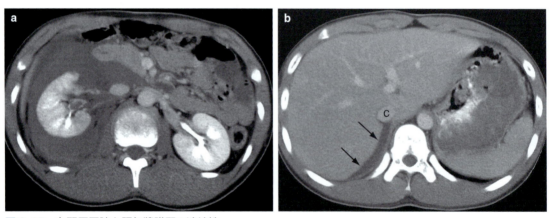

図 6-15 右腎周囲腔と肝無漿膜野の連続性

(a, b) 鈍的腹部外傷による右腎の損傷は，右腎周囲の多量の出血となる．より頭側の位置では，血液は，肝無漿膜野(矢印)の位置に上がり，下大静脈(C)を囲む．
(韓国ソウルの Samsung Medical Center の Jae Hoon Lim 博士の厚意による)

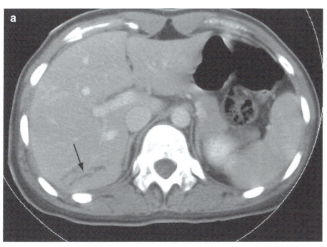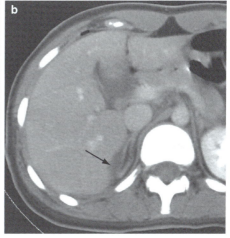

図 6-16 副腎周囲組織と連絡する肝無漿膜野の外傷性裂傷
(a) CT 所見．肝無漿膜野を侵す単純肝裂傷（矢印）が出血を伴っている．モリソン窩や骨盤腔に遊離体液は認めない．
(b) 1 cm 下方のレベルでは，血腫（矢印）は，右副腎外側脚を取り囲んでいる．
（韓国ソウルの Samsung Medical Center の Jae Hoon Lim 博士の厚意による）

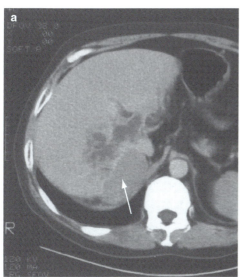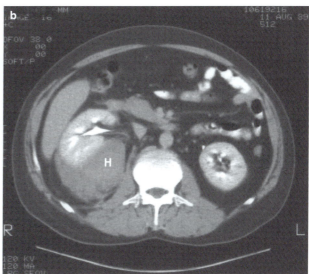

図 6-17 右腎周囲腔への出血を伴う肝無漿膜野の肝細胞がん
(a) CT 所見．肝の剝き出し領域の低吸収性の腫瘤（矢印）と門脈腫瘍塞栓．
(b) 右腎の中央部の CT 所見．右腎皮質後面を囲む腎周囲腔（H）の血腫．
（韓国ソウルの Samsung Medical Center の Jae Hoon Lim 博士の厚意による）

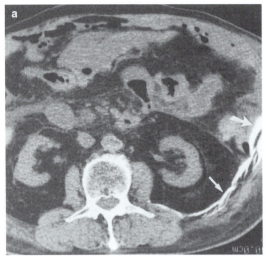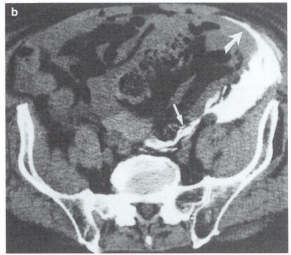

図 6-18 後腎傍腔の前側方への進展とその骨盤腔での腹膜外腔への連絡.
(a)左後腎傍腔(小矢印)への 100 mL の造影剤注入後の腹臥位死体の CT 画像. 側腹部の前腹膜脂肪(大矢印)に沿って前側方への進展を示す.
(b)を左後腎傍腔への 300 mL の造影剤注入後の腹臥位死体の CT 画像. 下腎腔(小矢印)との連絡と前膀胱腔への途上での前側方(大矢印)への進展を示す.
〔文献 30 から許可を得て転載〕

錐に似て，下方に伸びるにつれて狭くなる(このため，腎筋膜の円錐から外側に広がる筋膜の単層は，外側円錐筋膜と呼ばれている). 下方では，それらの層は腸骨筋膜と緩く癒合または一体化している. また，それらの層はまた内側で狭まり尿管周囲結合組織と緩く一体化している. 円錐の先端の開存については，研究者によって意見の食い違いがある. 多層性の癒合を示すとの意見もあり[43]，一方で腸骨筋膜へすぐに連絡をしているとする意見もある[30]. しかしながら，腎臓あるいは腎周囲組織由来の感染あるいはその他の滲出液は腎周囲腔に限局することが一貫して，臨床的に観察されている. 潜在的な排出口が炎症早期に封鎖されることや急性の円錐の拡大には自己閉鎖機序が働くことが推定されている.

2. 前後の腎周囲腔は腸骨稜のレベルでは腎筋膜の円錐の下で潜在的に連絡している.
3. この同じレベルで外側円錐筋膜は明確な境界をもって消失し，前腎傍腔は側腹線条の前腹膜脂肪と外側で連絡している.
4. 上方では後腎傍腔の脂肪は，腹膜外脂肪の薄い横隔膜下層と連続している.

腎門部のレベルでは後腎筋膜は腰筋の中部で終わる. さらに下方では腰方形筋に向かい消失し(図 6-20)，円錐の下端レベルで腰筋の後外側縁と再び癒合する[17, 28, 44, 55].

筋膜層の正常の厚さは 1～2 mm である. CT では通常，後腎筋膜は前腎筋膜よりずっと厚く見える. 局所的に肥厚していたり，厚みが 2～3 mm を超える筋膜は，普通は異常である[19, 45]. 腎筋膜が厚くなるのは，浮腫，充血，線維化や脂肪分解による[46]. 炎症，悪性および外傷性の経過など多くの病態生理が報告されており[45, 47, 48]，また，さらに非特異的なのは，腎臓，腎周囲腔，傍腎区画[7, 8, 11, 19, 49]あるいは腹腔内構造物[50]の疾患ですら関連している可能性があるので，原発の腹膜外部位に局在診断を求めないという点である.

稀に，後方の特に左の腹膜陥凹で腹腔内の液体によって，厚みを増した筋膜の出現が仰臥位の CT で再現されることがある[17, 51, 52]. 深い左傍結腸溝での液体の層形成は，外側円錐筋膜や後腎筋膜の一部分の肥厚と類似する. 液体は上方では脾腎陥凹の下方伸展に，おそらくある程度内側では後膵陥凹の稀な変異内に連続しているので，結果

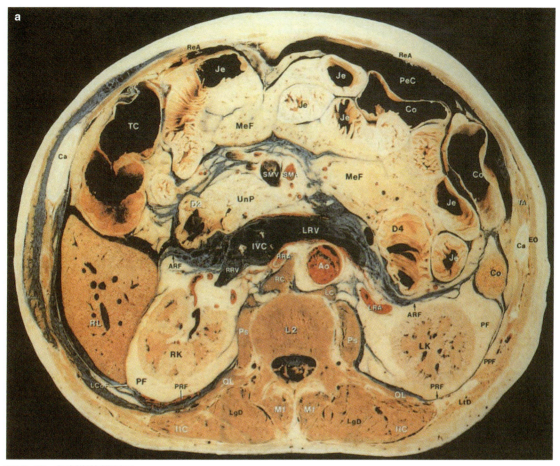

図 6-19 解剖学的横断面
色素浸透により腸間膜や筋膜と同様に腔の結合組織が染色されている．
(a) 膵鉤状突起と腎動脈レベル．
(b) 十二指腸第三部と下腎部の腹部大動脈レベル．これらの染色された断面は，特に際立った特徴を示している．

1. 解剖学的に前腎傍腔は，潜在的に正中を越えて連絡している．
2. このレベルの腎周囲腔は両側の連絡はない．前腎筋膜は正中線で途絶している．
3. 前腎傍腔は，腹側で小腸間膜の根部および同様に横行結腸間膜に解剖学的に連絡している．腎周囲の腎臓や副腎などを含む内容物の病変は，大動脈および下大静脈などの大血管，それに従い小腸間膜と横行結腸間膜に沿って解剖学的に連絡している．腹膜外と腹膜内の構造は，腹膜下腔として連続体を構成している．このことは，「第 3 章 腹部の臨床解剖学」(⇒ 29 頁) で十分に検討される．
4. 腹部大動脈瘤の破裂は，左の腎周囲腔への派生や，後腎傍腔や腰筋方向に解離することが予測される．解剖学的検討は，破裂の点では大動脈の周囲と頭尾方向レベルの両方を含んでいる．その他の因子としては，破裂の鋭さ，強さ，量や既に存在する癒着などを含んでいる．

〔文献 220 から許可を得て転載〕

(次頁につづく)

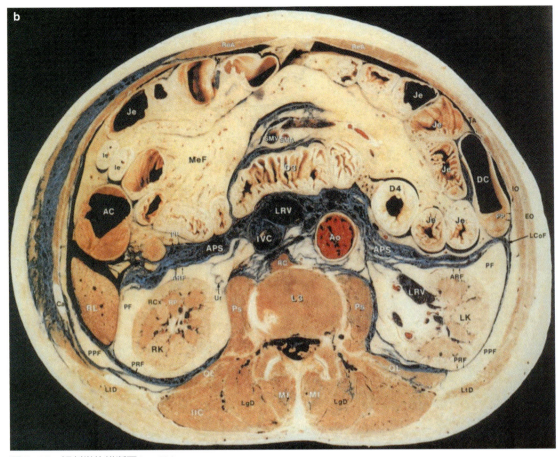

図 6-19 解剖学的横断面（つづき）

AC＝上行結腸
APS＝前腎傍腔
ARF＝前腎筋膜
Ao＝大動脈
Ca＝軟骨
Co＝結腸
D2＝十二指腸第 2 部
D3＝十二指腸第 3 部
D4（訳者訂正）＝十二指腸第 4 部
DC＝下行結腸
EO＝外腹斜筋
IO＝内腹斜筋
IVC＝下大静脈
IE＝回腸
IlC＝腸肋筋
Je＝空腸
Ll-2＝L1-2 椎間板

L2＝L2 椎体
L3＝L3 椎体
LC＝左横隔膜脚
LCoF＝外側円錐筋膜
LK＝左腎
LRA＝左腎動脈
LRV＝左腎静脈
LgD＝背最長筋
LtD＝広背筋
MeF＝腸間膜脂肪
Mf＝多裂筋
PF＝腎周囲脂肪
PP＝壁側腹膜
PPF（訳者訂正）＝後傍腎脂肪
PRF（訳者訂正）＝後腎筋膜
PeC＝腹膜腔
Ps＝腰筋

QL＝腰方形筋
RC＝右横隔膜脚
RCx＝腎皮質
RK＝右腎
RL＝肝右葉
RP＝腎盂
RRA＝右腎動脈
RRV＝右腎静脈
ReA＝腹直筋
Ri＝肋骨
SMV＝上腸間膜静脈
SMA＝上腸間膜動脈
TA＝腹横筋
TC＝横行結腸
UnP＝膵鉤状突起，頭部
Ur＝尿管

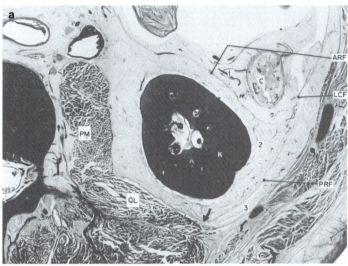
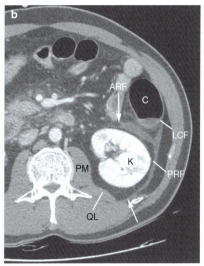

図 6-20　後腎筋膜の内側付着
左腎(K)の中央レベルでの(a)解剖学的横断面と(b)CT 腰方形筋(矢印)への，後腎筋膜の付着を示す．腰方形筋は幅が様々なため，後腎傍腔の内側の範囲は患者ごとに異なる．PM＝腰筋，C＝下行結腸，ARF＝前腎筋膜，LCF＝外側円錐筋膜，PRF＝後腎筋膜．1＝前腎傍腔，2＝腎周囲腔，3＝後腎傍腔．QL＝腰方形筋(訳者追加)．

として前腎筋膜が肥厚してみえる．前腎傍腔自体の関与と鑑別が困難な症例[52]では，さらに 2 つの所見が重要である．(a)腹腔内の液体は，仰臥位または腹臥位の CT スキャンで位置を変えることが期待できる点，(b)下行結腸の腹膜固定にはいくらか偏位があるが[53,54](図 6-21)，下行結腸の腹膜外付着に関与するという事実が前腎傍腔に液体があることを示唆する．

後腎筋膜は解剖研究により腎臓から多様な点で二層に分けられることがわかっている[55]．より薄い前葉は前方で前腎筋膜と連続している．より厚い後葉は外側円錐筋膜となる．図 6-22〜24 の 3 症例においては，これらの層が明瞭に描出されている．二層間の潜在的なスペースは，解剖学的に前腎傍腔と連続している(図 6-25)[55]．腹膜外組織の層状化し，拡張性のある筋膜層は進展経路となる[36]．

腹部の単純 X 線では，外側円錐筋膜は腎臓の外側の薄い線として見えることがある(図 6-26)．右側ではより高頻度にみられ，肝角の下方に突出する．特徴として，少し内側に曲がって下方に伸展する．外側円錐筋膜のレベルでは腎筋膜層の外側で癒合する．このことにより内側で腎周囲脂肪を，外側で側腹線条に伸展する後側傍腎脂肪とを

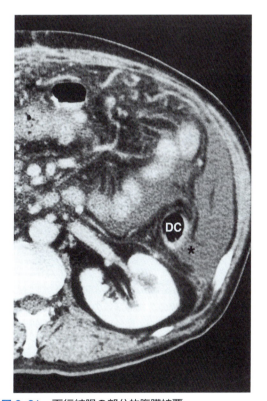

図 6-21　下行結腸の部分的腹膜被覆
CT 所見．この症例の下行結腸(DC)が，下行結腸間膜の後方での不完全な癒合により，部分的に腹膜被覆されていること示す．左傍結腸溝の後方への伸展を可能にしている(*)．

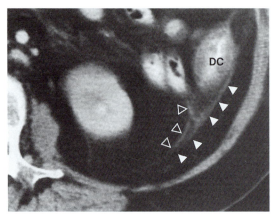

図 6-22 後腎筋膜の 2 枚の薄層の生体内での同定
CT 所見．後腎筋膜の内層と前腎筋膜（黒矢頭）とが結合しており，外層は外側円錐筋膜（白矢頭）と連続していることを示す．この例では，虚血性腸炎のため，下行結腸（DC）は壁肥厚し内腔が狭小化している．

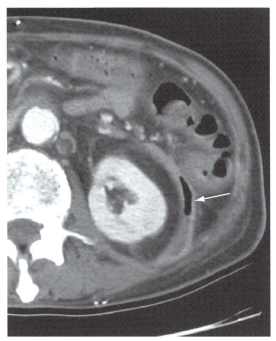

図 6-23 後腎筋膜の二層の生体内での同定
CT 所見．壊死性膵炎の患者．肥厚した前腎筋膜とガス（矢印）が後腎筋膜の二層の間に集積している．

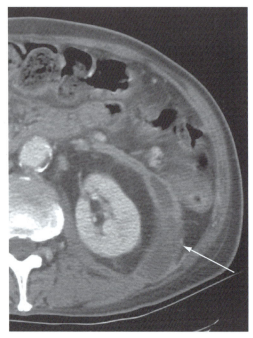

図 6-24 後腎筋膜の 2 枚の薄層の生体内での同定
CT 所見．急性膵炎の患者．肥厚した二層の前腎筋膜および間に液体を含んだ（矢印）二層の後腎筋膜を示す．

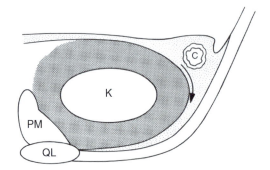

図 6-25 後腎筋膜の 2 葉間の後腎傍腔の解剖学的連続性
K＝腎臓，C＝下行結腸，PM＝腰筋，QL＝腰方形筋．

区分する．かつて，この筋膜線は腹膜翻転そのものと誤認されており，疾患経過の放射線学的な局在化にかなりの混乱をもたらした．境界線を与えるのはまさに腹腔外構造物であるという事実が重要である．

外側円錐筋膜の起始部の変異により，腎後方の結腸（図 6-27）に発生する稀な事象や腹水の進展を説明できる可能性がある[56-58]．腎周囲筋膜と外側円錐筋膜との癒合部位は，左から右，頭側から尾側のみならず，患者ごとに様々であり，腎臓に対する位置も前方から後方まで及ぶ．豊富な腎周囲脂肪は，女性より男性により多いこと，この

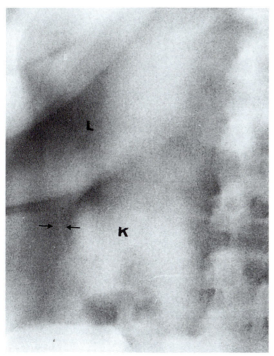

図 6-26　外側円錐筋膜の辺縁(矢印)の単純写真での供覧

これは，肝臓(L)の角の下方と腎臓(K)の外側に薄い濃度として投影されている．これが，腹膜外の脂肪組織と内側では腎周囲脂肪と，外側では後腎傍腔の脂肪とを境界しており，側腹部の脂肪に広がっている．

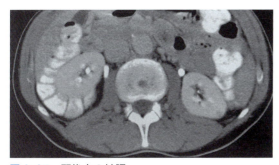

図 6-27　腎後方の結腸

横行結腸と肝彎曲は，右腎の深部で後側方に入り込んでいる．このことは，外側円錐筋膜の可変の起源によると説明されている．
(Mallinckrodt Institute of Radiology. St. Louis の Jay P. Heiken 博士の厚意による)

脂肪組織の欠如のために結腸が腎の外側やさらに後方に位置する一因になること[59]が指摘されている．侵襲的な腎操作をしようとする際，腎後方の結腸があるとの認識が実践活用されている．

Kunin は腎周囲腔を比較的明瞭な区画に分割する架橋結合した結合組織の隔壁の 3 群を指摘した．これらは腎被膜と腎周囲筋膜を結合する線維性の薄板や前後の腎筋膜を結合するものを含んでいる．しかし，肥満患者で最も高頻度にみられるのは，後方の腎架橋隔壁である[60]．これは腎被膜のほんの一部であり，腎の表面に平行に走っている．それは後内側縁と後外側縁の間の範囲にある(図 6-28, 29)．隔壁は垂直方向に大きく広がる．前後の腎筋膜は刺激によって肥厚しいっそう見やすくなるが，それと同様の刺激に反応して肥厚する可能性がある[61,62]．腎静脈の閉塞後[45,63]に起こる腎周囲脂肪内の静脈側副血行や新生物[45]に合併する単純な血流過剰は，肥厚した腎架橋隔壁と鑑別されるべきである．

2 腰筋

異なったレベルでの腹膜外組織の解剖学的断面図により腰筋の放射線学的な解剖が明らかになってきている[8]．腰筋の上部と下部の断面は，腹膜外脂肪の異なる性状によってできるコントラストによって視覚化される．

腎臓レベルでは，腰筋外側の境界を主に縁取るのは腎周囲脂肪である．しかし，腎臓下方では，腎筋膜の円錐の癒合線に次いで後方の傍腎脂肪によって，筋肉のコントラストをなす辺縁ができる．

単純写真で完全に筋肉境界が見えなくなると誤認することがよくあり，注意深く評価することが必要である．正常個体で片側性に見えないこともよくある[4,5]．さらに，腰筋の輪郭は，腰椎[64]のわずかな回転や側彎でさえ消失する場合があり，るいそう患者や体重減少のある患者では腹膜外脂肪は乏しい．

しかしながら，腰筋境界が部分的に見えなくなる徴候は信頼できる．確実に正面で撮影されたフィルムでそのような非対称があれば，直ちに明らかな腹膜外区域への液体貯留の局在を示す．したがって，局所的な腎周囲隆起により上縁が見えなくなる傾向がある．一方で，後腎傍腔の液体貯留により，程度によるが，腰筋の下方部分や全体が見えなくなる．

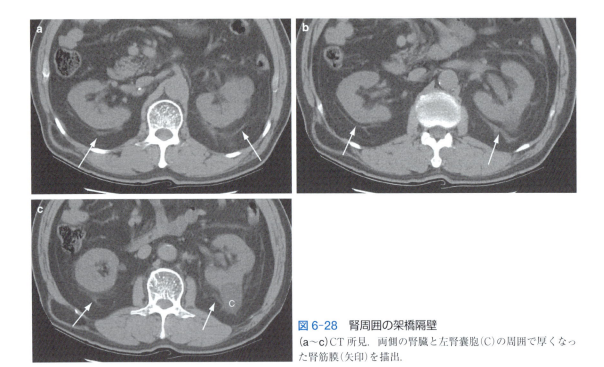

図 6-28 腎周囲の架橋隔壁
(a〜c)CT 所見．両側の腎臓と左腎囊胞(C)の周囲で厚くなった腎筋膜(矢印)を描出．

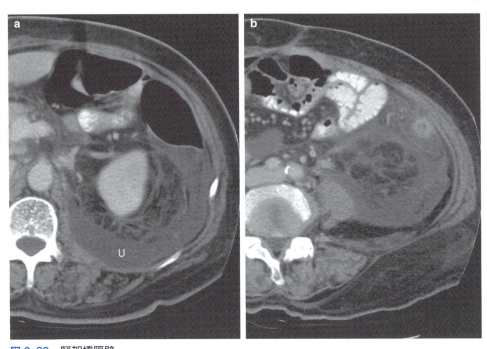

図 6-29 腎架橋隔壁
(a, b)尿囊腫(U)の患者．多数の浮腫状の連絡した架橋隔壁が存在．

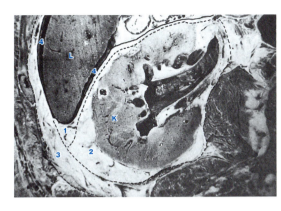

図 6-30 解剖学的横断像では肝角が腹膜外脂肪に埋もれている

腹膜腔内と同様にどの3区画の浸潤でも，肝角は放射線的に見えなくなる．1＝前傍腎脂肪，2＝腎周囲脂肪，3＝後傍腎脂肪，4＝腹膜内腔，K＝腎臓，L＝肝臓．

図 6-31 （a）死後，前腎傍腔に注入

貯留物は一般的に垂直軸を有する．外側は透過性の高い側腹線条が損なわれることなく見える（白矢印）．内側は，腸腰筋をこえ脊椎まで到達する．上方では腎臓の傾斜に沿い，冠状間膜の反転部で肝臓の無漿膜野に到達する（黒矢印）．
〔文献12から許可を得て転載〕
（b）前腎傍腔（APS）内での特徴的な広がりと，腹腔外の液体および/または気体の貯留物の形を示す図
上方では，右側の冠状間膜（CL）の反転部にて，肝臓の無漿膜野にまで続く．P＝腸腰筋の辺縁．比較のために，後傍腎腔（PPS）内の貯留物の形を対側に示す．

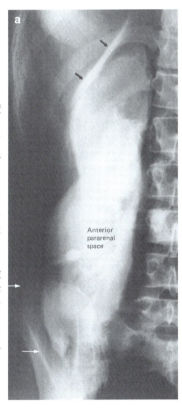
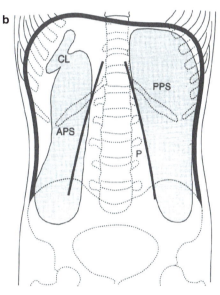

3 肝角と脾角

　肝角と脾角は腹腔内臓器の後方と下方の境界であり，下方にある腹膜外脂肪によってできるコントラストにより正常な輪郭ができる[65]．角の外側部分が後傍腎脂肪の外側への拡張に隣接していることを図6-30は示している．一方，内側部分は前傍腎と腎周囲脂肪と関係している．しかしながら，それらが見えなくなることは非限局性の異常である．腹腔内（肝下面）の液体貯留やどの腹膜外の3区画の浸潤も脂肪床から角を移動させる物質として振る舞う．

3. 前腎傍腔

1 貯留物の分布と局在によるX線解剖

　図6-31で示すように，死体の前腎傍腔の選択的造影により，優先的拡散経路や特徴的局在像を

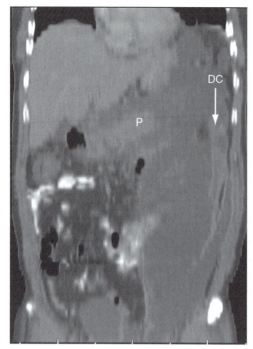

図6-32　前腎傍腔内の液体
急性膵炎の患者の冠状断のCT．液体は左の前腎傍腔で垂直軸に沿って広がり，骨盤腔へと下行する．P＝膵臓，DC＝下行結腸と傍結腸溝．

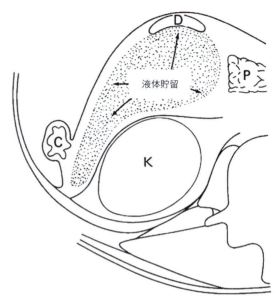

図6-33　臓器の偏位と右前腎傍腔での液体貯留
K＝腎臓，P＝膵臓，D＝十二指腸，C＝大腸．
〔文献12から許可を得て転載〕

同定することができる．優先的な流れは腸骨窩に下降し，その貯留物はいくつかの診断的特徴を示している．

1. 一般的な軸は垂直である．
2. 内側では貯留物が腸腰筋の外側境界と重なり脊椎に到達する．
3. 外側では外側円錐筋膜によって流れが制限されるため，透過性の高い側腹線条が保たれている．
4. 上方では腎臓より前方のスペースで腎辺縁によって境界を定められている．コントラストが際立った腹膜外脂肪の肝床・脾床から置き変わって，肝臓・脾臓の輪郭は消失する．その右側では，貯留物は冠状間膜の反転部を横切り肝無漿膜野へ連絡路が確立する可能性がある．腹腔外感染に続発して肝無漿膜野に膿瘍が形成されることが稀にある．虫垂炎で最もよくみられるが，これは前腎傍腔のこうした解剖学的連続性によって説明される[66]．

図6-32では生体内のこのような所見が確認でき，図6-33ではこれらの関係性を水平面で明らかにしている．

前腎傍腔内の貯留物の放射線学的な局在と特徴の重要な基準を表6-1に述べる．

2 滲出液の源

前腎傍腔は腹腔外感染において最も一般的な部位である．AltemeierとAlexander[3]によってレビューされた腹腔外膿瘍の160例のうち，84例（52.5％）で，その進行が前腎傍腔内にとどまっていた．腸管を原発として起こることが最も多く，特に大腸，腹腔外の虫垂，膵臓，十二指腸とされる．滲出液は悪性腫瘍の穿孔や炎症性疾患，穿通性消化性潰瘍，偶発的または医原性の外傷から起こる[3,67]．腹部大動脈瘤破裂からの出血も稀にこの部位に限局する．この部位へ出血が限局するものとして，脾臓の無漿膜野や肝動脈，脾動脈，いくつかの腹腔外の持続的な出血例が知られている．

表 6-1 腹腔外滲出液の局在による放射線上の基準

放射線学的な特徴	前腎傍腔	腎周囲腔	後腎傍腔
腎周囲脂肪と腎臓の境界	正常	不明瞭化	正常
軟部陰影の軸	垂直	垂直（急性） 下内側（慢性）	下外方（腸腰筋の外縁と平行）
腎臓の偏位	外上方	前内上方	前外上方
腸腰筋の辺縁	正常	上半分が不明瞭化	下半分もしくは全部が不明瞭化
側腹線条	正常	正常	不明瞭化
肝角と脾角	不明瞭化	不明瞭化	正常または不明瞭化
上行結腸または下行結腸の偏位	前外方	外方	前方または内方
十二指腸下行脚と十二指腸空腸移行部の偏位	前方	前方	前方

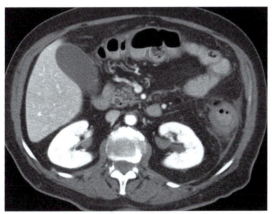

図 6-34 S状結腸の憩室炎により、左の前腎傍腔内で炎症性の脂肪織濃度上昇があり、左の腎筋膜と外側円錐筋膜の肥厚を認める．微小な脂肪織濃度上昇は後傍腎腔に認められる．

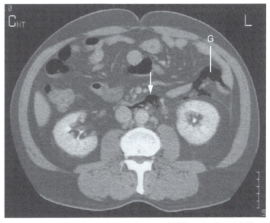

図 6-35 ポリペクトミー中の下行結腸穿孔に続発した左前腎傍腔のガス膿瘍
CT所見．空気の集積(G)が、前腎筋膜と後腹膜の間にある腹膜より深部の大腸周囲に認められる．空気(矢印)が大静脈と大動脈の前の前腎傍腔へ広がっていることに注意．

3 大腸と虫垂の腹腔外への穿孔

上行結腸または下行結腸の穿孔に続発する膿瘍は、特徴的な筋膜の境界によって局在する(図 6-34, 35)[68]．

盲腸後方を上行する虫垂はしばしば腹腔外の構造である[69]．穿孔は膿瘍を形成し、それは、右の前腎傍腔に局在することがある(図 6-36)[18,70]．

前腎傍腔背側の構造や結合組織は比較的硬いため、その内部に多量にたまると前方へ広がる傾向があり、腹腔に向かって膨隆し小腸を圧排する．

子供の前腎傍腔に存在する腹腔外の虫垂炎や虫垂炎関連の膿瘍は、一般的に腎筋膜の錐体から出現した後の右尿管に圧力をかける．これは典型的にはL5もしくは腰仙部の高さで起こり、限局した閉塞や水腎症を起こす．大人では似たような変化が大腸がんや憩室炎の穿孔などによって引き起こされるが、より頻度が高いのは前腎傍腔内に感染の拡大を伴った肉芽腫性の回結腸炎[71]に続発するものである(図 6-37)．実際、この局在からクローン病の尿管合併症を説明できる．

死後の注入により、右前腎傍腔と右冠状間膜の

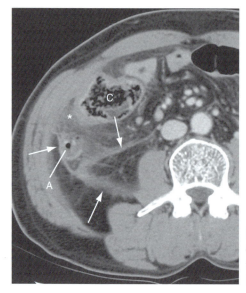

図 6-36　腹腔外の虫垂炎に続発する前腎傍腔の結合織炎
CT 所見．右前腎傍腔(＊)に盲腸背側を上行する虫垂炎に続発した浸潤(A)を認める．外側円錐筋膜と前腎筋膜，後腎筋膜の肥厚を認める（矢印）．上行結腸(C)に腸管壁の肥厚がみられる．

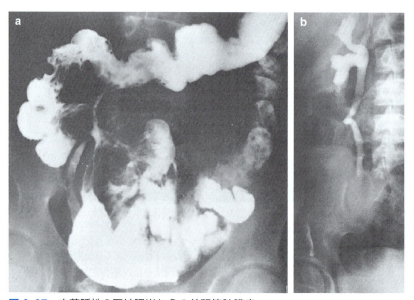

図 6-37　肉芽腫性の回結腸炎からの前腎傍腔膿瘍
(a)バリウム注腸．クローン病に続発する重症の回腸回腸瘻・回腸結腸瘻・結腸結腸瘻を認める．
(b)この前腎傍腔内の関連した膿瘍は L5-S1 の高さで腎筋膜の錐体から尿管が出るところで右の尿管を閉塞している．
〔文献 8 から許可を得て転載〕

反転部にある肝右葉の腹膜で被覆されない無漿膜野への解剖学的連続性が確認される[12]．この経路のため，腸管の腹膜外穿孔により肝臓の無漿膜野までまさに病気が広がりうる[23]．

4 十二指腸の穿孔

十二指腸の穿孔は通常，腹部への鈍的外傷で起こる．そして，昨今では，自動車のシートベルト減速損傷として遭遇する．十二指腸は，その硬い付着や鋭角の彎曲および脊柱に対する圧迫のため

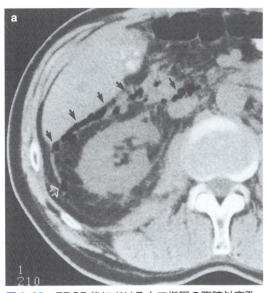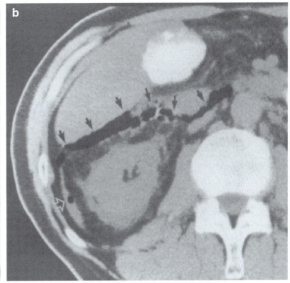

図 6-38　ERCP 後における十二指腸の腹腔外穿孔
(a, b) CT 所見．ガスの小房形成がまさに右前腎傍腔内に存在する（黒矢印）．肥厚した後腎筋膜の 2 つの層の間の潜在的なスペースにわずかなガスが侵入していることに注意（白矢印）．
（ミズーリ州セントルイス市にある Mallinckrodt 放射線医学研究所の Jay P. Heiken 医師の厚意による）

に損傷の矢面に立つ．興味深いことに，その構造は長さがおよそ指十二本分であったため，紀元前 335～280 年にアレクサンドリアに住んでいた Chalcedon の Herophilus によって "dodekadactilon"[72] と名付けられたことに由来する．直接外傷によって大きな問題となる患者は比較的少ない．管外漏出の影響が明らかになる場合のみ，症状が出現し目立つようになる．破裂は通常下行脚と水平脚の接合部で起こる．多発性の穿孔が起こる可能性があり，外傷性膵炎を伴う可能性がある．早期の発見が重要である．というのも外傷後初期の 24 時間以内に手術された患者の死亡率が 5% であるのに対し，早期に診断されなかった十二指腸穿孔では死亡率は 65% に達する[73]．

漏出した胆汁および膵液を伴った腹腔外の空気は右前腎傍腔に限局し，特徴的な分布をとる．管腔外のガスを見つけるには，単純撮影よりも CT のほうがかなり感度が高い（図 6-38）[74-77]．

図 6-39 では他の印象的な所見を図示している．感染が下方へ，すなわち，腎筋膜の錐体の頂点および外側円錐筋膜の限界の下方へ炎症が進行するときのみ，ガスは腹膜前脂肪に直接侵入することができる．側腹部への局所進展ガスの陰影は腹腔外組織で同定されることがある．側面への局所的な進展を伴い，特に腸骨稜の高さおよび頭側に進むことにより，腹腔外の組織によって識別することができる．これは，右の前腎傍腔をガスが広がり落ちる典型的な所見であり，腹腔外の十二指腸穿孔で最もよくみられる．

上部消化管撮影は穿孔部位を明らかにすることができるが，常にではない．

後腹膜十二指腸圧迫破裂で筋膜境界が侵襲を受けると，右腎を包むガスとして現れることがある[78,79]．また，広範囲な後腹膜の蜂巣炎を示す他の所見と関連する．しかしながら，CT でわかることは，滲出液が腎周囲腔へ実際に進入しているわけではなく，腎筋膜の錐体をまわり前腎傍腔から後腎傍腔へと広がっているということである[18,74]．

5 十二指腸後方および十二指腸壁内血腫

鈍的外傷または急速な減速は同様に，固定された十二指腸の下行脚の後方で小血管の破裂を起こす可能性がある．血腫は右前腎傍腔内に存在する[12]．

その存在の確認や正確な局在，広がりは CT で

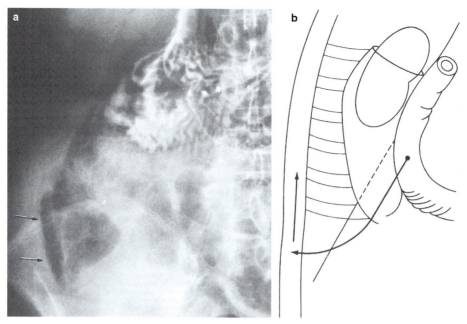

図 6-39 鈍的外傷後の十二指腸下行脚の腹腔外穿孔と前腎傍腔の感染
(a)ガストログラフィン®による上部消化管造影検査．十二指腸からの漏出が認められる．まだらの気体陰影は下方と側方に広がっている．腎筋膜の錐体と側腹円錐筋膜の高さの下方に感染がおよび，次いで側腹脂肪を上行する(矢印)．
(b)側腹脂肪と連絡する側腹円錐筋膜の下方に広がる経路．
〔文献8から許可を得て転載〕

容易に示される．また，CTは血腫の自然吸収の通常経過で記録の経過観察に役立つ．

十二指腸の壁内血腫は鈍的な腹部外傷，抗凝固療法，出血性疾患，動脈瘤破裂，動脈腸管瘻や急性膵炎に関連あるいは続発することがある[80, 81]．

6 膵炎

急性膵炎における筋膜の反応はCT[17)]で詳細に研究されている．前腎筋膜の肥厚が一般的にみられ(図6-40)，また炎症の過程でしばしば，典型的には前腎傍腔を巻き込むように広がる(図6-41)[7, 8, 12, 82-87]．これは通常，膵尾部から左へ広がる．Gerota筋膜およびおそらく外側円錐筋膜の反応性の肥厚は急性膵炎寛解後も残存する(図6-42)．

単純撮影では，左前腎傍腔に滲出液が存在するときに，左腎周囲に放射線透過性のハローが稀に見えることがある．それは巻き込まれなかった腎周囲脂肪周囲の辺縁がはっきりと視覚化されたものである[87, 88]．

右前腎傍腔の単独あるいは優位な侵襲は，典型的には重症経過の膵頭部を巻き込んだ膵炎でみられる(図6-43, 44)．前腎筋膜の両側の侵襲は，進行膵炎あるいは劇症膵炎を反映する(図6-44, 45)．膵臓外の貯留は，腸間膜の経路と同様に片側あるいは両側を介して，後腎筋膜内で容易に広がる可能性がある．

上腹部に生じる疾患のなかで，前腎傍腔内で片側に限定されるという原則の主たる例外が，気腫性または劇症膵炎である．図6-46 はガス産生の感染性膵炎を示しており，両側の区域内で下方に広がっている．ガスの陰影が腸腰筋の上にあるが，正中を横切り直接連続しているという証拠はない．感染は膵臓から両側にそれぞれ分かれて下降しているということがこれにより理解できる．しかし，特に膵酵素が逸脱した症例では，前腎傍腔という解剖学的な面により正中線を横切って直接進展することがある(図6-47)．

前腎傍腔由来の液体貯留が進展しうる潜在的な空間は，後腎筋膜が2つの薄層に分かれることに

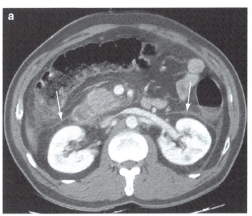
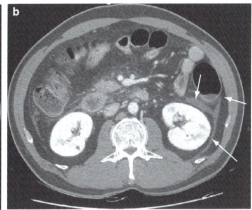

図 6-40 2人の異なる患者における急性膵炎での前腎筋膜の反応
(a) 左右の前腎筋膜の肥厚（矢印）．
(b) 左の前腎筋膜，側腹円錐筋膜，後腎筋膜の強い肥厚（矢印）．

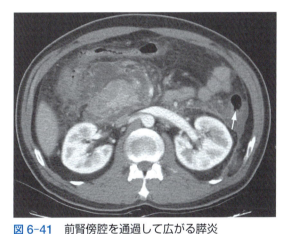

図 6-41 前腎傍腔を通過して広がる膵炎
CT像．左側では膵臓の尾部から前腎傍腔を通過して液体貯留が広がっているのがわかる．下行結腸（矢印）の後方の肝無漿膜野への連続性に注意．そこでは，側方で外側円錐筋膜に境界を接する．後腎筋膜内には液体が介在している．この腎周囲腔と側腹脂肪は侵されない．

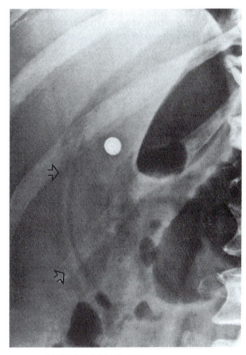

図 6-42 腎筋膜の肥厚（矢印）
これは単純X線上で，腎外側の輪郭から透過性の高い腎周囲脂肪によって分けられた曲線状の軟部組織帯として同定される．この所見は急性膵炎が改善した後も持続した．

よって形成される（図 6-48, 49）．中等症から重症の膵炎では，膵臓からの滲出液あるいは蜂巣炎の腎臓背側への広がりは，この潜在的な空間へ入るのが一般的である（図 6-44, 45）[35, 36, 55]．後腎筋膜は後方にいくにつれて徐々にその幅が狭くなるが，膵炎がこうして後方へ進展していく典型的な所見は，後腎筋膜の幅の拡張である．しかし，垂直方向での分割で明らかであるが，同様にこの面で液体が貯留する際の様々な所見を説明することができる．その理由は，水平面で2つの構造に分かれる元来の多様性があるからである（図 6-50）．

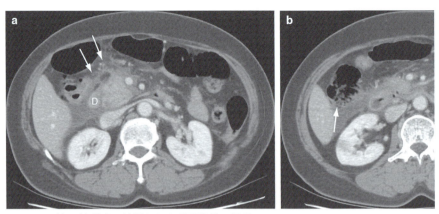

図 6-43　壊死性膵炎に続発した右前腎傍腔の液体
(a) CT 画像．腫大した膵臓が右前腎傍腔の液体に囲まれている．D＝十二指腸．横行結腸間膜に沿った浸潤に注意（矢印）．
(b) 右前腎傍腔内優位に小房形成している液体の進展がある．この過程では上行結腸の無漿膜野の腹膜外脂肪が侵される（矢印）．

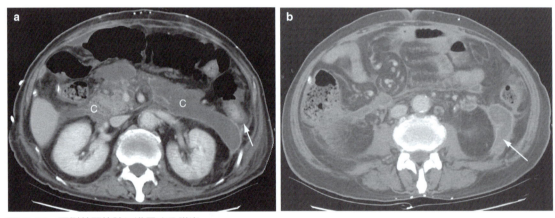

図 6-44　両側前腎傍腔に進展する膵炎
(a, b) 両側前腎傍腔および後腎筋膜の薄層の間 (a, b 矢印) に液体貯留 (C) が広がる．左側では，この過程で下行結腸の無漿膜野の腹膜外脂肪を侵す (a 矢印)．腸間膜脂肪織炎も存在する．

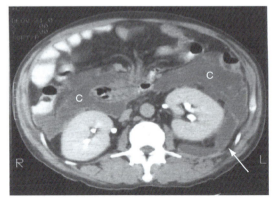

図 6-45　両側前腎傍腔が侵されている膵炎
液体貯留 (C) が明らかに両側性に存在する．両側同時に起こったものか，正中で繋がった結果なのかを確認するのは難しい．その過程は上行結腸および下行結腸の双方に達し，左の後腎筋膜内に入り込んでいる（矢印）．

3. 前腎傍腔　131

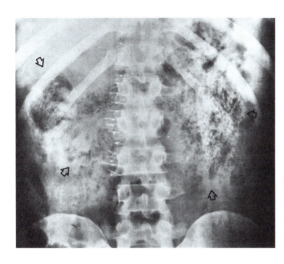

図 6-46　膵臓のガス産生型の感染
斑状の透亮像が膵臓の至るところにびまん性に存在，両側の前腎傍腔内を下降し（矢印），腸腰筋と重なっている．側腹線条は保たれている．
〔文献 9 から許可を得て転載〕

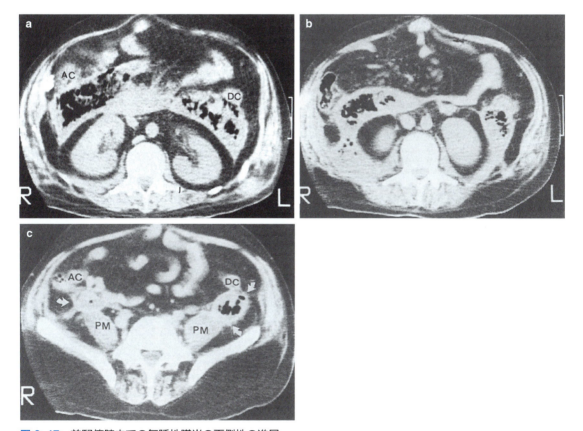

図 6-47　前腎傍腔内での気腫性膵炎の両側性の進展
(a) CT 像．ガス産生を伴う膵臓の炎症が，正中を越えて両側の前腎傍腔に広がっている．AC = 上行結腸，DC = 下行結腸．
(b) より下方の CT 像．炎症は前腎傍腔と後腎傍腔で合流する．
(c) 腸骨稜レベルの CT 像．腎筋膜の錐体頂部を示しており（矢印），そこでは前腎傍腔と後腎傍腔が合わさっている．そこは，ちょうど腸腰筋（PM）の腹側かつ，やや外側，上行結腸（AC）および下行結腸（DC）のすぐ背側である．
（フランス Neuilly の Roger Parienty 医師の厚意による）

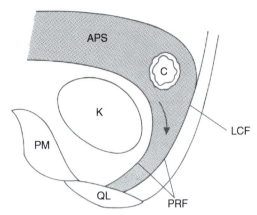

図 6-48 前腎傍腔内の液体は後腎筋膜の2つの薄層の間を後方へ進展することがある

K = 腎臓，C = 下行結腸，PM = 腸腰筋，QL = 腰方形筋，APS = 前腎傍腔，PRF = 後腎筋膜，LCF = 外側円錐筋膜．

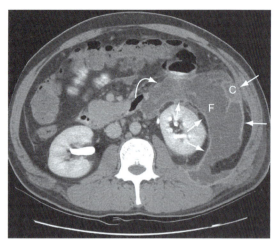

図 6-49 後腎筋膜の二層の間に存在する左前腎傍腔内の膵外滲出液貯留

後部壁側腹膜（左側の曲線矢印）と前腎筋膜の間にある左前腎傍腔内の膵外滲出液貯留（F）は，後腎筋膜の二層の間を進み，腰方形筋に向かって腎臓の背側へ広がる．後腎筋膜の内側層は前腎筋膜（中央の3本の矢印）へとつながり，外側層は外側円錐筋膜へ（右側の2本の矢印）とつながっているのがわかる．腎周囲と後傍腎腔は保たれている．C = 下行結腸．

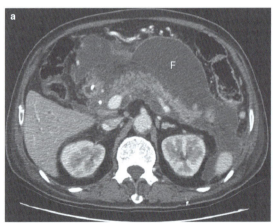

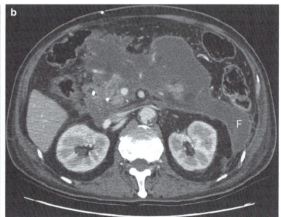

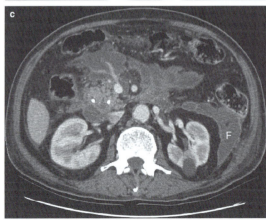

図 6-50 前腎傍腔から後腎筋膜の二層内にまで広がる膵炎

（a～c）3つの高さでのCT画像．膵臓の滲出液貯留（F）が，左前腎傍腔から後腎筋膜の二層間の潜在的な空間に広がっているのがわかる．このような後腎筋膜の剥離は腎上極と関連した部分で最も目立つ．

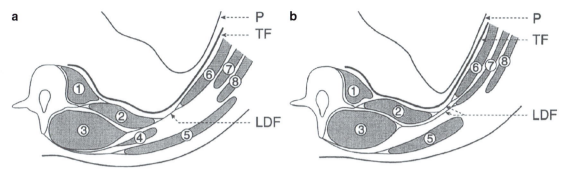

図 6-51 上腰三角(a)と下腰三角(b)
1＝腸腰筋，2＝腰方形筋，3＝仙棘筋，4＝下後鋸筋，5＝広背筋，6＝腹横筋，7＝内腹斜筋，8＝外腹斜筋，P＝腹膜，TF＝横筋筋膜，LDF＝腰背筋膜．

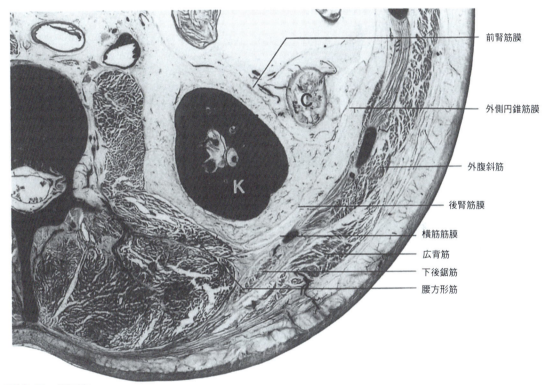

図 6-52 腰三角
上腰三角の基部からみた左側腹部の解剖学的断面図．腰方形筋の外側の側腹壁の解剖学的欠損に注意．K＝腎臓，C＝下行結腸．

後方ではこれらの貯留はいくつかの軸位断像で腰方形筋の外側端に接しているのが一般的である．皮膚所見を伴わず後壁構造まで広がる重症膵炎例はよく CT でみられる[12,35,89,90]．人によっては，解剖学的に脆弱な側壁の一部はより進展しやすい経路となることがある．腰部は，上方は第 12 肋骨，下方は腸骨稜，内側は脊柱起立筋，外側は外腹斜筋の後縁で定義される領域である．す

なわち，第 12 肋骨から腸骨稜まで進展する[91]．この領域で腰部の筋肉組織や腱膜が欠損すると以下の 2 つの場が形成される．第 12 肋骨の下方にあり，比較的大きく途切れることのない Grynfelt-Lesshaft の上腰三角[92,93]と，腸骨稜の頭側にあり，比較的小さい Petit の下腰三角である(図6-51)[94]．図 6-52 では上腰三角と腹腔外の構造および側腹部の筋膜面の関係が明確に示されてい

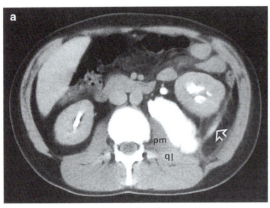
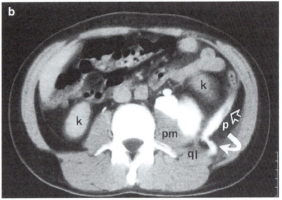

図 6-53　腰三角経路の不透明化

造影 CT. 抽石術後の左腎からの血管外漏出.
(a) 大方の血管外漏出は，大腰筋(pm)と腰方形筋(ql)に隣接し限局する．溢流した造影剤はまた，後腎筋膜の層間面への腎周囲 bridging septum に沿って分け入っている(矢印).
(b) より下方レベルの CT 像．滲出液は腰三角(曲線矢印)を通じて，後傍腎腔(p)と腰方形筋の脂肪体の間の欠損(矢印，訳者追加)を通る．k = 腎臓

(オランダ Utrecht 大学の Michiel Feldberg 医師の厚意による)

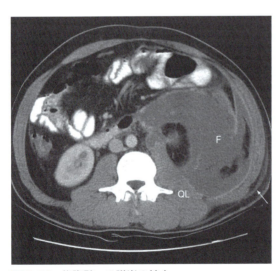

図 6-54　後腹壁への膵炎の拡大

滲出液の貯留(F)は後腎筋膜を通して，腰方形筋(QL)の外側の側腹壁に浸潤し，進展する．左側腹部に沿って肥厚した皮下筋膜が認められる(矢印)．それは，膵臓の炎症が皮下脂肪層へ波及したとためと考えられる.

る．Petit の三角の底部は内腹斜筋と腹横筋によって構成される．これらの三角は解剖学的に脆弱な領域とされ稀に腰ヘルニアを起こす[95-97]．また一方で，これらの構造上の欠損のため，溢出した膵酵素や血性滲出液が側腹部の皮下組織に容易に移動する．このように，腎周囲脂肪の後方にある腎背側の液体が後傍腎腔の内側縁と腰方形筋の直前にある腰方形筋脂肪体の外側縁の間の裂溝を腰三角経路に沿って進む(図 6-53〜56)ことがよくある．出血と感染もこの経路に沿って進む.

Meyers らが示していることだが[90]，こうした経路によって，急性膵炎に関連する典型的な臨床所見である肋骨脊柱角の皮下の変色(Grey Turner 徴候)を解剖学的-放射線学的に説明できる(図 6-57)[98,99]．血管外に滲出液が移動することで生じる重症膵炎では，CT によって側腹部および腎部で時折みられる皮下組織の濃度および特徴的な放射線学的変化とを容易に識別できる[100]．症状出現後 3 日から 1 週間して，側腹部で出血性変化(特徴的には青みがかった濃灰色から黄褐色へ変色)が明らかになることがある[98,99,101,102]．またその頻度は左側に多い．変色は皮下組織での血液の血管外漏出を示唆する．その色は典型的には初めは青みを帯びた黒で，退色して緑色がかり，最後に消える前には黄色調となる点で斑状出血とさら

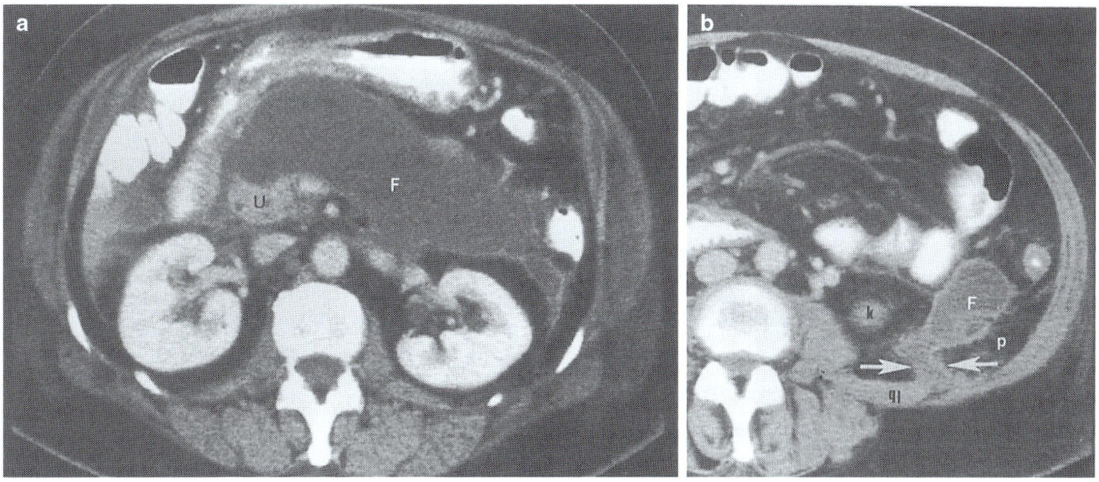

3. 前腎傍腔　135

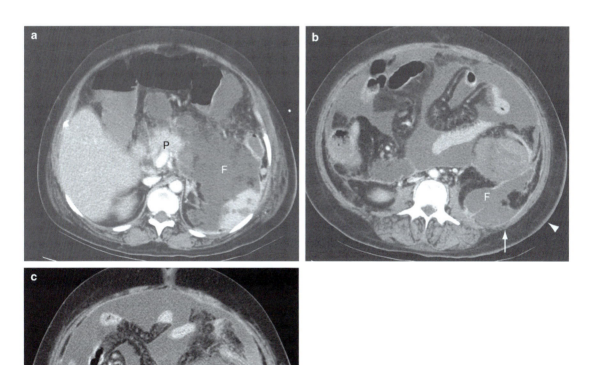

図 6-55　腰三角経路への膵炎の進展
(a) 造影 CT. 多量の滲出液(F)とともに大部分が融解した膵臓. わずかに鉤状突起(U)に膵臓が残存している.
(b) 膵性滲出液(F)は, 後腎周囲脂肪(p)と横筋筋膜に接する腰方形筋(ql)の前方の脂肪の間の腰三角(矢印)を通過し, 後方の筋膜間隙面に沿って分け入る. k = 腎臓.
(CT は New Haven の Yale 大学医学部 James Brink 医師の厚意による)

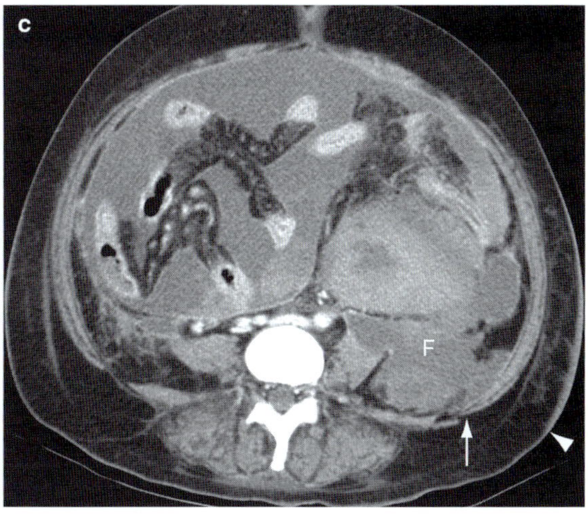

図 6-56　Grey Turner 徴候を伴った腰三角経路への膵炎の進展
(a〜c) 造影 CT. 多量の滲出液(F)を伴い大部分が融解した膵臓. 頭部と体部にわずかに膵臓が残っている(P). 膵性滲出液(F)は, 後腎周囲脂肪と横筋筋膜に接する腰方形筋の前方の脂肪の間の腰三角(矢印)を通過し, 後方の筋膜間隙面に沿って分け入る. 左側腹部に沿った皮下浮腫や肥厚した皮膚が Grey Turner 徴候として出現することに注意(矢頭).

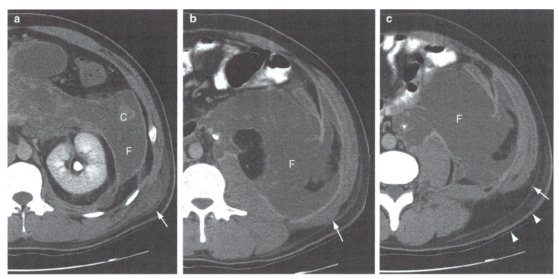

図 6-57　Grey Turner 徴候を伴った後腹壁への膵炎の伸展
(a) 膵尾部と下行結腸(C)のすぐ背側にある後腎筋膜の間に，滲出液の大きな房体(F)を形成している．皮下の脂肪層に滲出液が浸潤していることに注意(矢印)．
(b) より下方の CT 像．滲出液貯留(F)はより後方へ分け入り，後腹壁に達する．おそらく後傍腎腔の介在部分は消失している(矢印)．
(c) さらに下方の CT 像．前腎傍腔と後腎傍腔の滲出液貯留(F)は下方へ広がる．左側腹部に沿ってびまん性に肥厚した皮膚(矢頭)と皮下浮腫(矢印)に注意．その結果皮下は変色し，Grey Turner 徴候を呈する．

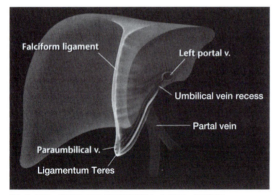

図 6-58　肝円索や鎌状間膜と血管との関係
鎌状間膜の中を閉塞した臍静脈と伴走する傍臍静脈．門脈左枝との関係も示している．
Falciform ligament＝鎌状間膜
Paraumbilical v.＝臍傍静脈
Ligamentum Teres＝肝円索
Partal vein＝門脈
Umbilical vein recess＝臍静脈陥凹
Left portal v.＝門脈左枝
〔文献109から許可を得て転載〕

に類似している[101]．皮下筋膜面の深層の脂肪が主に巻き込まれる[103,104]．Grey Turner 徴候は急性膵炎の患者のおよそ2%に認められる[99,105]．

Grey Turner 徴候は高頻度で臍周囲の変色を伴うことが多い(Cullen 徴候)[99,105,106]．Cullen 徴候は鎌状間膜を横切り，炎症をきたした肝十二指腸間膜から前腹壁まで，遊離した膵酵素の流れに沿って現れる[23,90]．鎌状間膜と肝円索の中にある腹膜下組織[107]は，腹壁の腹膜前脂肪，左門脈周囲腔，肝門，肝十二指腸間膜および肝胃間膜に通じている(図6-58, 59)[108-110]．それゆえに，後腹膜腔の膵十二指腸領域と前腹壁の間に連続した経路が確立されている．その経路は過去の研究で調査された．Podlah の記載によると，犬および人間の死体で，幽門の漿膜下に過酸化水素を注入し発生させた気体は，肝十二指腸間膜や肝門の脂肪，肝円索に拡散し，その後，臍領域にある皮下組織まで拡散した[111]．膵十二指腸領域から肝門への気体の経路は，CTで臨床的に証明することができる(図6-60)．同様に，肝臓内の膵炎[108](図6-61, 62)がみられる．それは，鎌状間膜に限局

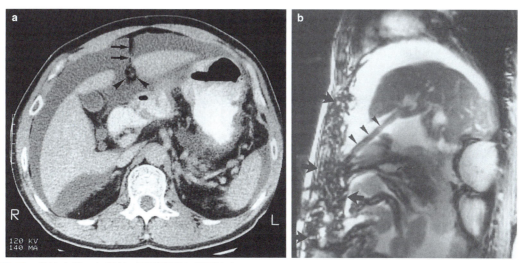

図 6-59 腹水を伴った患者の冠状間膜と静脈管索
(a)脂肪を含んだ鎌状間膜(矢印)が前腹壁から肝円索(矢頭)へと伸びている．鎌状間膜は不均一な厚さである．また，肝円索は小血管を含んでいる．
(b)肝硬変患者での矢状断 MRI．肝円索が全体的に拡張している(矢頭)．鎌状間膜は細すぎて見えないことがある．大網(矢印)は前腹壁下に浮遊している．
〔文献 110 から許可を得て転載〕

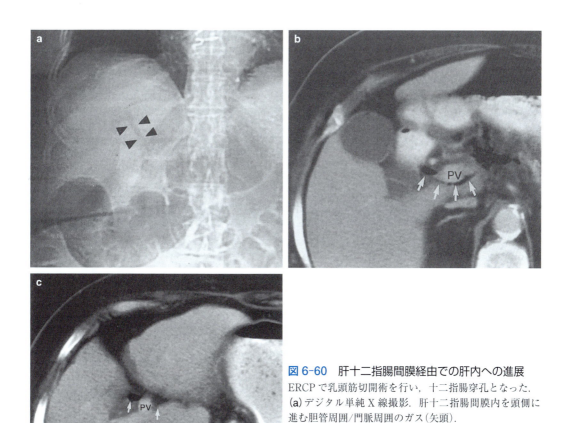

図 6-60 肝十二指腸間膜経由での肝内への進展
ERCP で乳頭筋切開術を行い，十二指腸穿孔となった．
(a)デジタル単純 X 線撮影．肝十二指腸間膜内を頭側に進む胆管周囲/門脈周囲のガス(矢頭)．
(b)CT 像．門脈(PV)より深部のガス(矢印)．尾状葉の前方に認められる．
(c)より上方の CT 像．鎌状間膜付近の上部肝門のガス(矢印，訳者追加)．

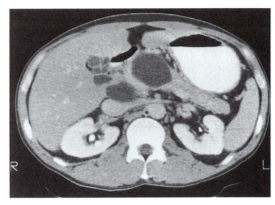

図 6-61　肝十二指腸間膜に沿う膵偽嚢胞の軌跡
多数の膵外小胞の形成は，潜在的な経路から肝十二指腸間膜に沿って進み，肝円索裂溝へ向かう．潜在的な経路は鎌状間膜の辺縁に沿ってさらに広がり，臍領域に届き，Cullen 徴候として現れる．
(New York 市 Weill Cornell Medical 大学の New York Presbyterian 病院の Yong Ho Auh 医師の厚意による)

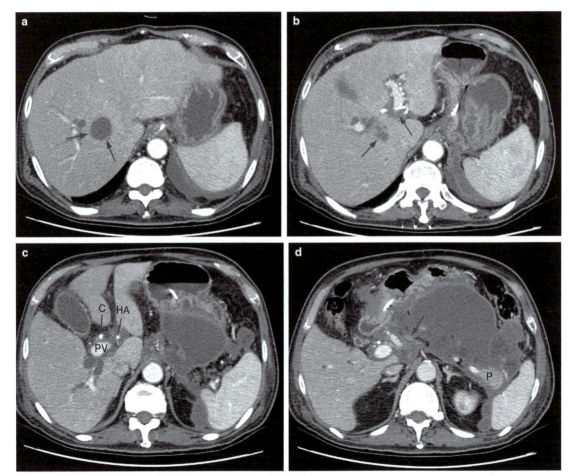

図 6-62　肝十二指腸間膜を経由した膵炎の肝臓への直接進展
(a) 肝臓の中心部 CT 画像．門脈の右枝に沿って進んだ滲出液によってできた円形の嚢胞性病変(矢印)．
(b) 肝臓の左門脈レベルの CT．門脈右枝と左枝に沿って進む滲出液(矢印)．
(c) 肝門部 CT．肝十二指腸間膜に沿って進む液体，すなわち，総肝動脈(HA)，カテーテルが挿入された総肝管(C)，門脈本幹(PV)の周囲のこと．胃の背側の大きな滲出液貯留に注意．
(d) 膵尾部(P)レベルの CT．膵周囲の多量の滲出液貯留．総肝動脈，胆管，門脈を囲む肝十二指腸間膜(矢印)の中の滲出液貯留．2 か月後，膵周囲腔や肝十二指腸間膜の滲出液貯留，門脈右枝周囲にある嚢胞性の滲出液貯留(a)は，膵炎寛解後に消失した．

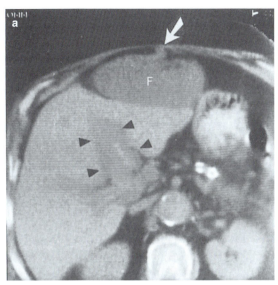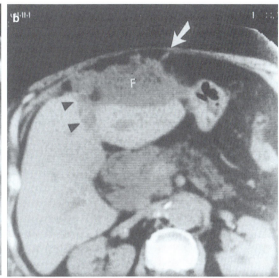

図 6-63　鎌状間膜内の膵性滲出液
この患者では，急性膵炎の発病後に心窩部に触知できる腫瘤を認めた．
(a, b) CT 画像では，肝左葉と腹壁の間に滲出液貯留（F）があり，鎌状間膜内（矢印）にも存在する．肝内部で間膜が炎症性の肥厚（矢頭）をしており，それは，左の門脈周囲腔を通して，肝門と肝十二指腸間膜を繋いでいる．穿刺吸引にて，高い濃度のアミラーゼを含む黒い滲出液が得られた．
〔文献 66 から許可を得て掲載〕

し（図 6-63），臍周囲領域の腹膜前脂肪を巻き込んで（図 6-64）進展する偽嚢胞形成を伴っている[112]．肝動脈に抗がん剤を注入すると，同様の解剖学的な繋がりを通って，腹壁上内側の皮膚の変色が起こりうる．それは，鎌状間膜動脈は左肝動脈もしくは中肝動脈から発生し，薬剤が腹膜前脂肪へと運ばれることがあるからである[113,114]．他のより直接的な経路として可能性があるのは，小腸間膜もしくは大網の炎症性変化にはじまり，肝円索，次いで臍深部の腹膜前脂肪までの進展である．

重症急性膵炎によって遊離した消化酵素は筋膜内を進み，腎周囲腔は侵害せず，前腎傍腔から後傍腎腔へ進展を示すことは興味深い．これは，外側円錐筋膜によるブロックか[7,18]，膵臓から前腎傍腔を下降進展し，次いで後傍腎腔内の腎筋膜円錐の背側を上行するプロセスのいずれかの結果である可能性がある（図 6-65, 66）[8,12]．腎臓と大腸は前方へ押され，腸腰筋と側腹線条は消失する．

膵滲出液の消化効果にもかかわらず，腎筋膜はほとんど破られることはなく，腎周囲脂肪と腎臓は無傷で保たれる．実際，急性膵炎では，腎周囲へ広がりかつ腎臓を巻き込まない膵外滲出液貯留の CT 所見は稀である（図 6-67, 68）[51,115,122]．

Ranson は急性膵炎発症の重症度判定に一般的に使用される検査および臨床基準の組み合わせを定めた．それは，膿瘍形成や出血などの合併症の予測という点で，予後の重要性を持っている[123,124]．様々な研究者たち，特に Balthazar の最近の報告によれば，急性膵炎の経過の早期に CT が転帰の予測因子となる．ほとんどの報告で，CT で発見された膵外の異常の存在と広がりは，Ranson の基準や，のちに起こる合併症の進展と関連していた[125-131]．

7 脾臓の無漿膜野や脾動脈，肝動脈からの出血

脾門では胃脾間膜や脾腎間膜といった脾臓を支持する腸間膜が折り返る（図 6-69）．脾臓の無漿膜野は腹膜に覆われていない領域である．それは，脾腎間膜が膜腹脂肪の表面へ融合していることを表している．無漿膜野は左腎の上前部分との一定の関係を生み出している．その長さはたいてい約 2～3 cm で，幅は約 2 cm である[132]．脾腎間膜が解剖学的な架橋となるために脾臓の無漿膜

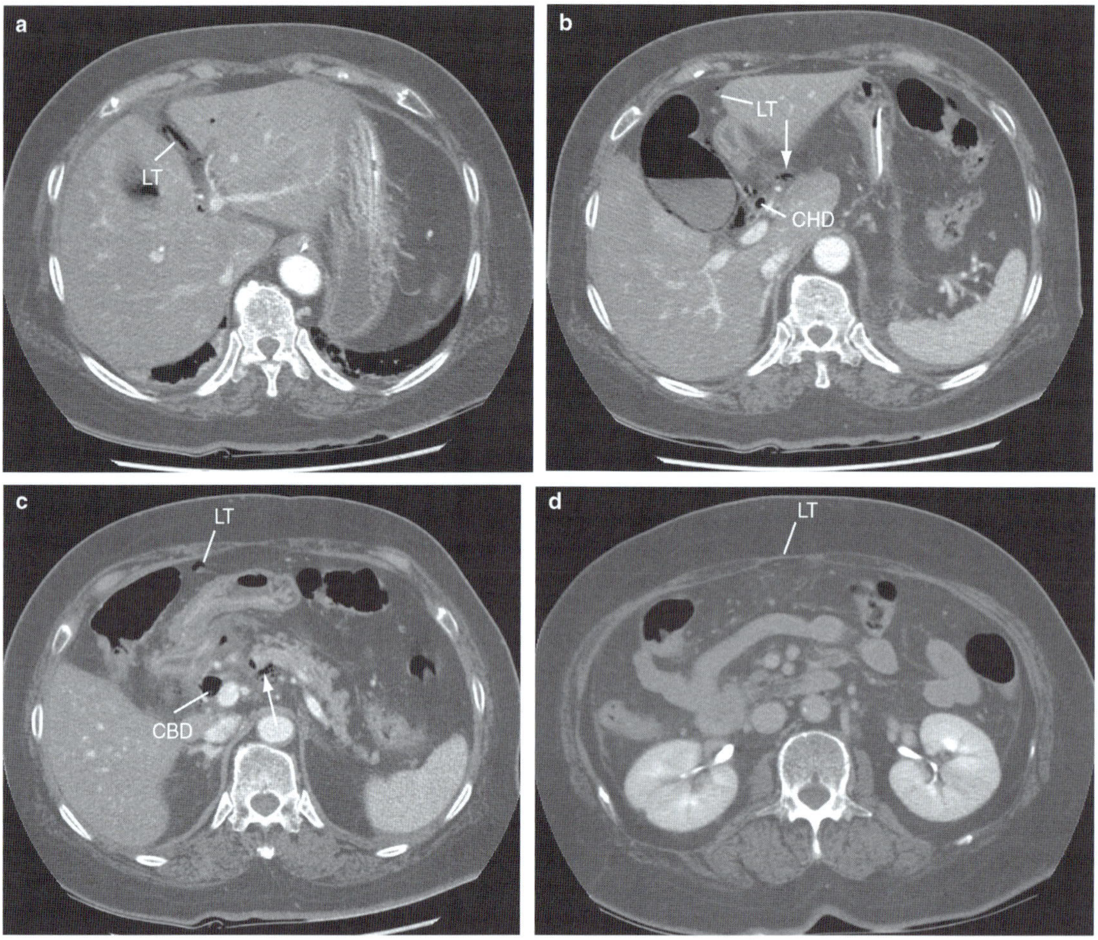

図6-64 肝円索に沿ってガスを形成する膵炎の広がりに続発した Cullen 徴候
(a) 肝臓の中心面でのCT像．肝円索（LT）の周囲にガスが認められる．
(b) 胆嚢レベルのCT像．胆嚢壁や総肝管内（CHD）だけでなく，胆嚢の内腔に大量の空気が認められる．肝十二指腸間膜の中（矢印）や肝円索の周囲（LT）の気泡に注意．
(c) 膵臓レベルのCT像．膵周囲の気泡（矢印）と総胆管内のガス（CBD）と肝円索の周囲のガス（LT）を認める．
(d) 腎臓レベルのCT像．肝円索（LT）の周囲にある微小浸潤が臍に近づいているのを認める．この進展が，臨床的な臍周囲の変色を証明している可能性がある（Cullen 徴候）．

野から左前腎傍腔へと出血が広がる[50,133]．脾臓外傷23例のCTスキャンの総説によると，左前腎傍腔の血腫は3名（13％）に認められた[134]．肝動脈と脾動脈は解剖学的に前腎傍腔内に存在する．これらの血管が外傷や動脈瘤で破裂すると，出血は出血源側の腹膜外腔に広がることがある．

脾動脈からの出血は同様の分布をとる．しかし，関連して高頻度に見られるのは大腸の脾彎曲部の，特にその外側縁に沿った限局的な変化である．これは，この高さでの横隔結腸ヒダ[135]に入り込む出血に続発して起こる．

8 骨盤と腸間膜の連続性

骨盤内の腹膜外腔とともに，腎筋膜錐体下の腹腔外で繋がる前腎傍腔と後腎傍腔の解剖学的連続性についての臨床例によって[30,136,137]，腹膜下腔は連続体であるという動かぬ証拠と，腹腔および骨盤間で双方に広がる可能性が示される[29,12,18,138,139]．大腿部の血管へのカテーテル留置手技の合併症として大腿鞘からの出血があるが，それは膀胱前方の腹腔外領域に直接開く．その後，上方，後方，壁側腹膜の深部へ，結合した

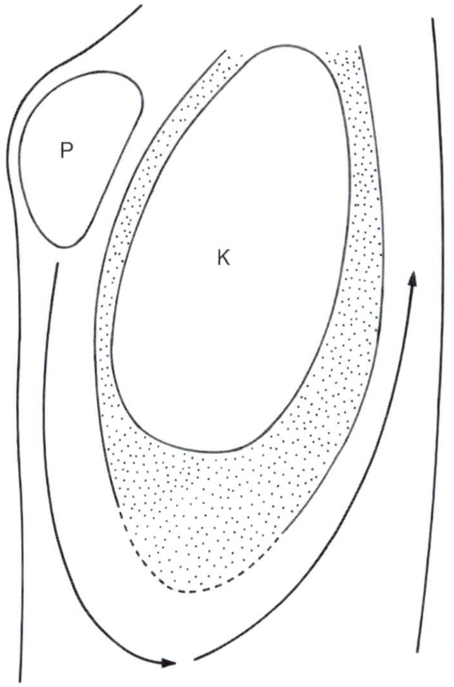

3. 前腎傍腔 141

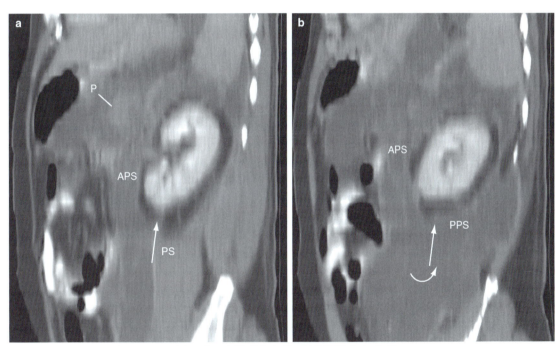

図 6-65 膵臓からの血管外漏出は，前腎傍腔を下り，その後，後傍腎腔へと上昇しながら進展する
矢状断では，膵臓(P)から左前腎傍腔への滲出液貯留と，腎筋膜錐体の周囲や下から後腎周囲領域への繋がりが描出される．
K＝腎（訳者追加）．
〔文献8から許可を得て転載〕

図 6-66 左前腎傍腔内に滲出液貯留を伴う急性膵炎患者の斜位再構成 CT 画像
膵臓(P)から滲出液は広がり，前腎傍腔(APS)を低下し，腎筋膜の錐体の先端を回り（矢印），そして背側を後傍腎腔(PPS)へと昇る（曲線矢印）．PS＝腸腰筋．腎周囲脂肪は一般的に損傷を受けない．

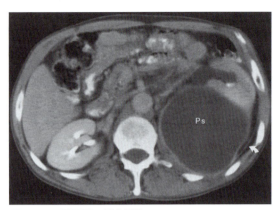

図 6-67　腎周囲の膵偽嚢胞
巨大な膵偽嚢胞(Ps)が腎周囲腔の後方で膨張し，腎臓と置きかわっている．後腎筋膜は明瞭のままである(矢印)．嚢胞由来のの滲出液を吸引し，120倍に希釈したところ，アミラーゼ濃度は 25,870 IU/L であった．

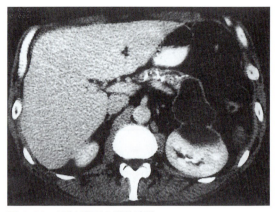

図 6-68　腎被膜下の膵偽嚢胞
CTでは，膵尾部から発生した偽嚢胞が一部裂けた腎被膜を通して被膜下の空間に入っているのがわかる．膵体尾部は縮小し，結石と拡張した膵管を認める．
〔文献122から許可を得て転載〕

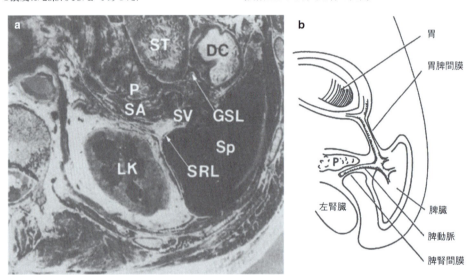

図 6-69　脾臓の腹膜への付着
(a)解剖学的横断図では，胃脾間膜(GSL)，胃脾間膜内を走行する短胃血管と左胃大網血管，脾腎間膜(SRL)，脾腎間膜によって覆われている膵尾部と近位の脾静脈(SV)と脾動脈(SA)を示す．Sp＝脾臓，ST＝胃，P＝膵臓，DC＝下行結腸，LK＝左腎臓．
(b)横断面の描図では，胃脾間膜と脾腎間膜によって脾臓が腹腔内につるされている様子が図示されている．

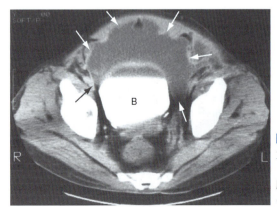

図 6-70　前腎傍腔から骨盤への膵炎の下方進展
重症急性膵炎に続発する両側前腎傍腔への滲出液貯留を伴う患者では，骨盤CT像で，炎症の過程が腹腔外の膀胱前腔へ下降する．膀胱(B)と関連づけると特徴的な「臼歯」の形状(矢印)ようである．

腹部の傍腎腔内へ広がる[140,141]．一方で，図6-70は膵臓が炎症の際，前腎傍腔から骨盤膀胱前腔へ進展することを示している．

4. 前腎傍腔の構造区分

Maarten S. van Leeuwen, M.D., Ph.D.*
Michiel A. M. Feldberg, M.D., Ph.D.*

前腎傍腔は前方を後部壁側腹膜，後方を前腎筋膜，側方を外側円錐筋膜で囲まれている領域で，前腎傍腔とMeyersらが名付けた[12]．この部位に腹膜外臓器である膵臓，十二指腸，上行，下行結腸が存在する．前腎傍腔内に何らかの病変が広がると液体や炎症性変化，ガスを認めることとなるが，腎傍腔内を1つの連続した領域として広がるとは限らない．このことは，胎生期に両側傍結腸腔，中心性膵十二指腸腔の3つの異なる部位から形成されるためとDoddsらは報告している[32]．さらに二次的に原始背側腸間膜が重なって癒合し層状構造となって前部後腹膜腔が形成される．前部後腹膜腔はフランスではfascia d'accolementと言われ，癒合した筋膜によって大腸，膵十二指腸の亜分画，膵十二指腸分画に分割され[142,143]，この癒合した筋膜は液体やガスの貯留によって再解離する．臨床上，液体貯留を生じている部位として認め，膵炎でしばしば生じる．十二指腸疾患，時に大腸やS状結腸の疾患でも認めることがある．

1 癒合筋膜

膵頭部と十二指腸曲の背側にある癒合筋膜は，Treitzの後膵十二指腸筋膜と言われ，Treitzが1853年に報告した[144]．膵体部背側の癒合筋膜はToldtの後膵癒合筋膜と言われ，小網の背側部を固定している[145]．同様に，左右の後部腹膜結腸間膜の背側にある癒合筋膜はToldtの後方結腸筋膜（図6-71）と言われる．これらの癒合筋膜は周囲臓器の状態によって状況が変わり，可動性があることが多い．非常に薄い結合組織（0.1～0.6 mm）の層で，mm単位以下から数 mmの厚さの粗造な層で二層に分離されることがある[143]．

十二指腸曲外側の腹膜に切開を入れ，鈍的に解離させることによって，外科医は容易に十二指腸の位置を動かすができる（Kocher maneuver）．また，上行結腸，下行結腸の背外側のToldtのラインに沿って切開を行うことによって，結腸を動かすことが可能となる．癒合筋膜間に液体やガスを流入させ，癒合筋膜を分離することによって可能となっている．切除標本の横断面にてこれらの粗造な結合組織の確認が可能である（図6-72）．

2 正常画像所見

腹腔内に病変がない状態では，非癒合の間膜をそれぞれ固有の構造物として描出することは困難であり，脂肪組織としてしか描出されない．脂肪内を走行する血管が様々な遊離，癒合腸間膜を認識するための有用な目印となる（図6-73）．右側大腸の尾側への腹膜は上腸間膜動脈（SMA），静脈（SMV）から分岐し，最も遠位の血管である盲腸，回結腸動静脈によって同定される．頭側では上腸間膜動静脈から分岐する右結腸動静脈がこれらの血管と吻合する．肝彎曲部では後腹膜化された右結腸の領域と遊離している横行結腸間膜との連続性は右結腸動静脈と中結腸動静脈で示される．中結腸動脈は上腸間膜動脈近位より分岐し，中結腸静脈は胃結腸静脈幹を介して還流する．左側では中腸由来の遊離横行結腸間膜から後腸由来の後腹膜化した下行結腸への移行は中結腸動静脈と左結腸動静脈との吻合によって分離され，左結腸動静脈は下腸間膜動静脈から分岐する（IMA，IMV）．尾側では下腸間膜血管はS状結腸間膜内を走行するS状結腸動静脈となって広がり，直腸動静脈が走行している後腹膜外直腸間膜と連続する．

右膵十二指腸領域は周囲の臓器によって容易に分離され，この領域に前腸と中腸との移行部があり，前腸由来の腹腔動脈と中腸由来の上腸間膜動脈からの血流が豊富な吻合血管網を形成している．膵体部と尾部が含まれる左側膵領域は脾血管からの血流をうけている．

---

*オランダのUtrecht大学メディカルセンター放射線科

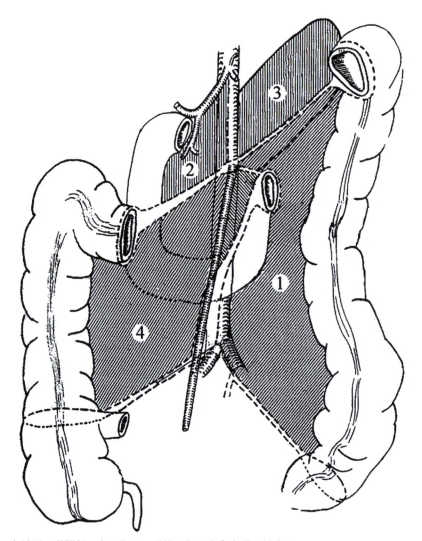

図 6-71 左，右結腸，膵頭部，十二指腸，膵体尾部の癒合腹膜の前方図

右結腸の癒合腹膜(1)は下行結腸間膜を後部原始壁側腹膜に固定する．上端は膵体尾部を覆う後腹膜に至り，上腸間膜動脈基部と横行結腸間膜の左縁との間にラインを結ぶ．内側縁は大動脈前部となる．下縁は仙骨岬角前面の中心線よりわずかに外側から始まり，腸腰筋の内側に沿って下降しＳ状結腸間膜基部上部に達する．

十二指腸曲部の後部膵十二指腸癒合腹膜(2)は十二指腸間膜と膵頭部を右側は後部原始壁側腹膜に，中心線より左側を左結腸間膜の癒合腹膜に固定している．上縁は横行結腸間膜根部より上の総肝動脈，内側縁は大動脈前部，外側縁は横行結腸間膜の根部より下で，上腸間膜動脈から十二指腸空腸角の間の短い部分である．

膵後部癒合腹膜(3)は膵体部と膵尾部の一部が含まれる背側胃間膜を後部原始壁側腹膜に固定させる．

右結腸の癒合腹膜(4)は盲腸と横行結腸間膜の間に認め，上行結腸間膜を後部原始壁側腹膜，十二指腸と膵頭部の尾側が含まれる十二指腸部の癒合腹膜に固定する．

〔文献 221 から許可を得て転載〕

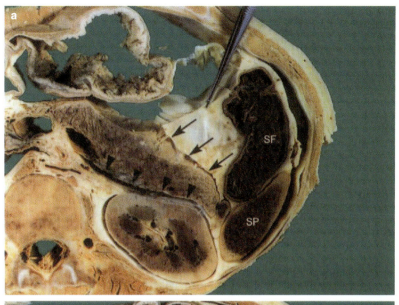

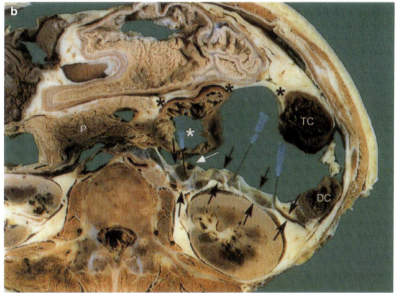

図 6-72 癒合腹膜の解剖的断面

(a) 膵尾部のレベルの横断面（左結腸脂肪を軽く前方に牽引）．脾彎曲部(SF)結腸内側の腸間膜脂肪が横行結腸間膜の内側頭部と左結腸の外側頭部の間に認められる．腸間膜脂肪と膵尾部との間に粗造な疎生結合組織に注意（矢印）．横行結腸間膜の後方，内側の癒合筋膜および retromesenteric plane の頭側進展を示している．外側では Toldt の左筋膜といわれている．膵尾部と腎傍腔の間を結合している粗造な組織は左膵十二指腸部と原始腹膜との癒合腹膜である（矢頭）．SP：脾臓．

(b) 膵頭部(P)と頸部のレベルの横断面（左結腸部を牽引）．左結腸部は左後部腹膜面である粗造な組織より，原始後腹膜との境界が明らかになっている（黒矢印）．傍十二指腸窩で横行結腸間膜（黒＊）は膵頸部前面と，胃の後面，十二指腸空腸角前面（白＊）で付着している．白矢印＝下腸間膜静脈，DC＝下行結腸，TC＝横行結腸．

（次頁につづく）

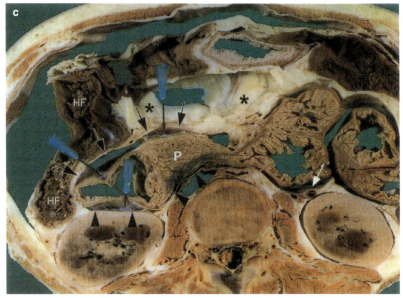

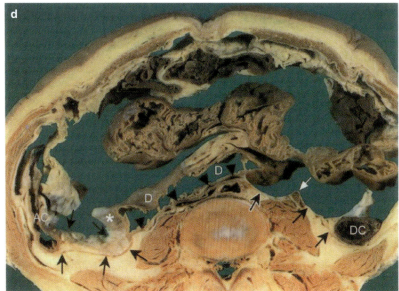

図 6-72 癒合腹膜の解剖的断面（つづき）

(c)膵頭部（P）レベルの横断面．右膵十二指腸部の後方が Treitz の筋膜と言われる後膵十二指腸癒合腹膜（矢頭）の粗造な組織によって，前方は Toldt の右筋膜（矢印）といわれる右後部腹膜面の頭側進展した粗造組織によって境界されている．右腎傍腔前方の右側結腸部と横行結腸間膜の連続性に注意．白矢印＝下腸間膜静脈，HF＝肝彎曲部．

(d)膵頭部下部レベルの横断面で，右，左結腸部が細くなっている部位（黒矢印）．どのように右側結腸部が膵十二指腸部の右側を被覆するか（白＊）．一方でどのように左側結腸部（黒白矢印）の内側伸展が十二指腸水平脚部の左側伸展の後方（D）に位置するかに注意．膵十二指腸筋膜（黒矢頭）は十二指腸の後方，原始後腹膜，大動脈，下大静脈の前方に認める．AC＝上行結腸，DC＝下行結腸．

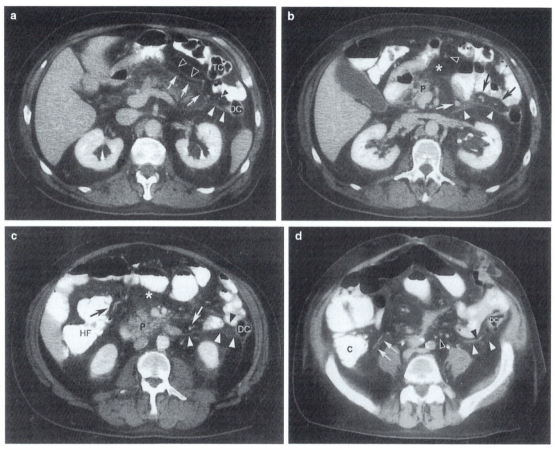

図 6-73 膵炎患者でみられる前腎傍腔の異なる部位の解剖学的所見
(a) 膵尾部のレベル．横行結腸間膜背側の癒合筋膜（矢印）は，左大腸部背側面が頭側に進展した retromesenteric plane（白矢頭）に連続することに注意．脂肪内の血管（白黒矢頭）は横行結腸間膜内の中大腸動静脈と左結腸部の左大腸動静脈と連続していることに注意．DC＝下行結腸，TC＝横行結腸．
(b) 腎血管レベル．左大腸部は左大腸動静脈を外側に（黒矢印），下腸間膜動静脈を内側に含む（白矢頭）．retromesenteric plane が目立つことに注意（白矢頭）．腸結腸動静脈（白黒矢頭）が含まれている横行結腸間膜（＊）は膵頸部（P）の前面と接着している．
(c) 腎下極レベル．右大腸部の上方進展が肝彎曲部（HF）内側の血管（黒矢印）で示されており，血管は中結腸動静脈と右結腸動静脈が連続している．膵頭部（P）は中大腸部と横行結腸間膜（＊）の後部に位置する．下行結腸（DC）内側の左結腸部の左結腸動静脈が認められる（黒矢印）．白矢印＝下腸間膜静脈，白矢頭＝左後部腸間膜面．
(d) 大動脈分岐部．盲腸内側の尾側進展した右大腸部内（C）を右結腸動静脈と回腸結腸動静脈（白矢印）が連続する．左結腸部内にある左結腸動静脈（黒矢印）は頭側進展している S 状結腸間膜内の下腸間膜血管からの分岐枝（白黒矢頭）と連続する．DC＝下行結腸，白矢頭＝左後部腸間膜面の尾側進展部．

3 異常画像所見

　液体やガスの貯留によって，癒合腹膜が胎生時にみられた解剖学的な癒合前の状態に分離する．膵体部から生じた膵性滲出物は尾側に進展し，左大腸周囲腔（下行結腸と左結腸動静脈が前方に走行する癒合腹膜が含まれる部位）から後方の腎周囲腔が分離される（図 6-74, 75）．この膵性滲出液が貯留した分離腔の前後両側の境界は明瞭で，retromesenteric plane（訳注）と言われる．外側へは外側円錐筋膜に沿って進展し，腹膜腔に至る．左前腎傍腔にある膵性滲出液貯留が後方へ広がると後腎筋膜を前方，後方に分離する：前方部は前腎筋膜と連続し，後方部は外側円錐筋膜と連続する（図 6-74）[20]．

　その後，retrorenal plane（訳注）が形成されると，

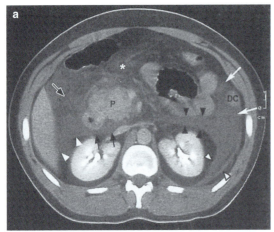
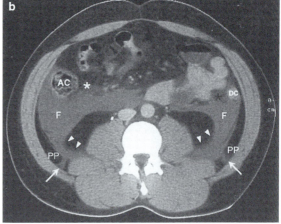
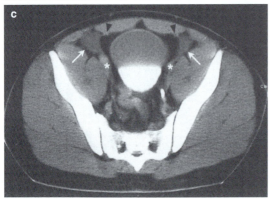

図6-74 膵滲出液の後部腸間膜面と腎後部腔への尾側進展

(a)膵頭部レベル(P)．下行結腸(DC)周囲にある左大腸部内(白矢印)，左後部腸間膜面(黒矢頭)，左腎後部腔(黒白矢頭)，右結腸部(黒白矢印)，右後部腸間膜面(白矢頭)，後部膵十二指腸筋膜(黒矢印)に液体貯留を認める．液体貯留は腹側の横行結腸間膜内にも認める(＊)．

(b)腰部三角経路となる後部腎周囲腔(PP)の後内側縁の境界明瞭な欠損部(矢印)を介する両側腎後部腔(矢頭)の進展．側腹部組織への進展は認めない．右，左後部腸間膜面は大量の液体貯留(F)を認めるが，右(白＊)，左結腸部(黒＊)内，上行結腸(AC)，下行結腸(DC)内側の液体貯留は認めない．

(c)下腹壁血管(矢頭)の外側，外腸骨血管(＊)の腹側の液体貯留(矢印)．

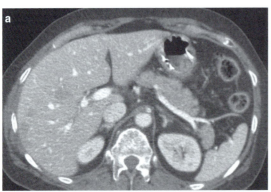
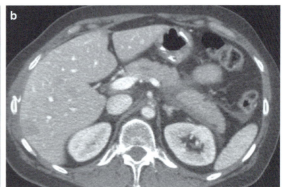
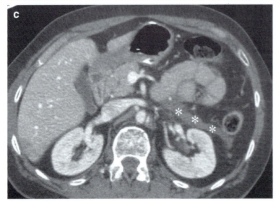

図6-75 腹部鈍的外傷

(a～c)斑状の低吸収領域を肝内に多数認め肝挫傷の可能性があるが，裂創は認めないことに注意．膵体部と膵尾部がいくらか腫大しており(a, b)，膵の後部を尾側方向(c)のretromesenteric plane(＊)に液体貯留が進展している．膵実質の外傷による障害の存在を示している．

4. 前腎傍腔の構造区分　149

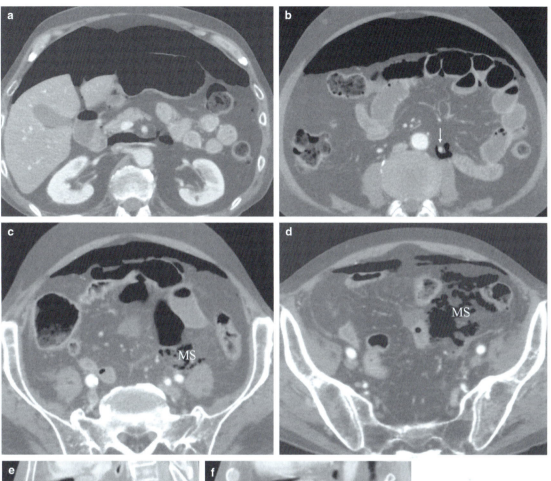

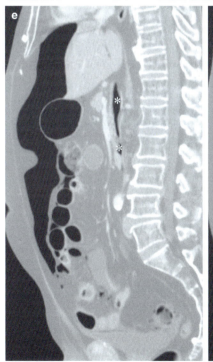

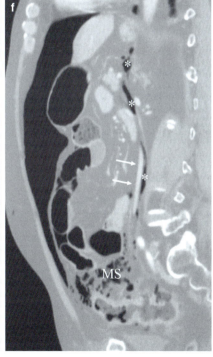

図 6-76
retromesenteric plane の頭側進展

(a〜f)腹腔内とS状結腸間膜，左後部腸間膜面内を頭側進展しているフリーエアー．

(a)膵頭部と腸間膜根部後側の後部腸間膜面内に大量のエアーを認め，尾側にあるIMVの後部にエアーが進展している（白矢印）(b)．尾側に下がると(c, d)，分葉化したエアーをS状結腸間膜（MS）内に認め，フリーエアーや後腹膜内のエアーの原因はS状結腸憩室によることが示唆される．

(e, f)IMVに沿ってエアーを認める（白矢印）．後部腸間膜面（白＊）の頭側進展は膵頭部を含んだ矢状断で最もよくわかる．

頭側方向へ腎周囲脂肪後側に進展する．尾側方向は腰方形筋に沿って内側から外側に進展する．腎後部面の遠位は combined interfascial plane（訳注）と連続し，この筋膜面は前腎筋膜と後腎筋膜，外側円錐筋膜が混合しており，いわゆる下円錐部（infraconal compartment）や外側経路と言われ[146]．尿管，S状結腸間膜の外側から骨盤内に侵入する（図 6-74c）．腎後部滲出物が腰方形筋脂肪と後腎傍脂肪の間を後方進展することによって下腰部経路を形成し[35]，膵炎においては Grey Turner sign と言われる腹部の変色が生じる原因となる（図 6-73b）．

頭側では，retromesenteric plane（訳注）は腎周囲腔上部を取り囲んでおり，さらに胃の無漿膜部に達する．さらに中心線を越えて，膵頭部や十二指腸の後壁を上行する（図 6-76）．尾側方向には骨盤内に広がり，S状結腸間膜起始部の付着部後部に達する．

右側では，膵頭部からの膵滲出物は肝彎曲部結腸と頭側にある腸間膜，上行結腸と尾側にある腸間膜が含まれる右結腸領域を挙上し，膵十二指腸筋膜と分離，前腎筋膜を後方に分離して retromesenteric plane（訳注）を形成する（図 6-74）．左側と同様に，右後部腸間膜面は腎周囲腔に沿って背側に広がり，retrorenal plane（訳注）を形成する（図 6-77）．頭側へは右骨盤内に広がり，後腹膜化されている場合は盲腸後部に広がる．

（訳注）— plane：筋膜は発生学的にいくつかの筋膜が癒合して形成されており層状構造をなす．したがって筋膜自体も内部に潜在的な腔をもち，筋膜間腔（interfascial plane）と呼ばれる．筋膜と筋膜の間の腔を space と，筋膜内の腔を plane と表現しているが，まだその命名についてはコンセンサスがなく，日本語表記も定まっていない．それゆえに本書でもあえて原書のままの表記とした．

5. 腎周囲腔

1 液体貯留の局在と分布における放射線学的解剖

両側の腎周囲腔は腎筋膜の円錐部で境界される（図 6-78〜80）．剖検患者に対して，この部位を選択的に造影すると液体の進展経路や形態の特徴がわかる（図 6-81）．腎周囲腔の容量は驚くほど大きく，拡張すると典型的な輪郭がはっきりする．造影検査で拡張した腎筋膜円錐部の下端は下に凸となり，腸骨稜と重なる所見は診断的に有用である．急性外傷症例の一部では，これを生体モデルとして観察することができる（図 6-82）．腎周囲液体貯留に特徴的な輪郭所見を他の検査だけでなく単純X線でも認識することが可能であり（図 6-83），病変の状態を迅速に診断できる．腎周囲腔内の液体貯留の局在と特徴の概要を表 6-1（⇒ 125 頁）に示す．

1）貯留した液体の原因

腎周囲膿瘍の圧倒的多数は腎感染によって生じる．基礎疾患のほとんどが腎盂腎炎，結核，腎カルブンケルである．腎被膜の穿孔によって腎周囲腔の汚染が生じる．

腎周囲膿瘍は2つの形態に分類される．1つは，急性ガス産生性感染で，びまん性に腎周囲部位に広がる．これは *Escherichia coli, Aerobacter aerogenes* や稀に *Clostridium* による感染で生じ，特に糖尿病がある場合に生じやすい．もう1つは，腎周囲脂肪内に限局する感染が癒合膿瘍として認める場合である．起因菌は通常 *E.coli, Bacillus proteus, streptococcus* である．両側感染は稀であるが，二次性に両側感染する場合がある．小児では癤，創傷感染，上気道疾患などの遠隔部位からの感染が腎周囲脂肪に血行性播種する場合がある[147]．

腎周囲領域への慢性尿漏出は尿路の穿孔によって生じる．尿貯留によって Uriniferous Perirenal pseudocyst（Urinoma，尿性腎周囲偽嚢胞）が形成される．

腎被膜下と腎周囲腔への血腫は外傷や腎腫瘍や結節性動脈周囲炎などの腎や腎血管の病変により二次性に生じる[148]．

2）腎周囲ガス産生性感染

腎周囲腔ガス産生性感染の放射線的所見は特徴的である．急激に拡張した腎筋膜円錐部の特徴的な形態と腎背側にある腎周囲脂肪へガスが進展する傾向があることから診断される．ガスは腎臓周

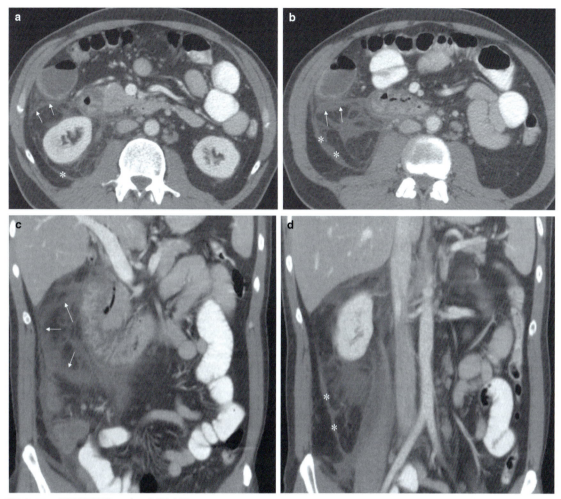

図 6-77　乳頭切開後の十二指腸穿孔
(a) 浮腫状の十二指腸下行脚部の外側にある retromesenteric plane（白矢印）の肥厚に注意．retrorenal plane（＊，訳者追加）．
(b) 腎レベルの尾側で，retromesenteric plane（矢印，訳者追加）は retrorenal plane と連続し（白＊），腎周囲腔内の隔壁の肥厚を認める．
(c) 冠状断にて腎周囲腔前面を十二指腸から retromesenteric plane に沿って外側に液体成分が広がっている（矢印）．
(d) さらに背側では retromesenteric plane から連続して retrorenal plane（＊，訳者追加）に広がっている

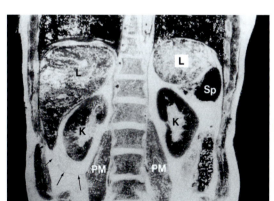

図 6-78　冠状断
腎筋膜円錐部（矢印）は副腎，腎(K)，腎周囲脂肪を覆っている．内側では腸腰筋筋膜と混合している(PM)．腎周囲脂肪は腎下極に豊富である．また肝角で傍腎脂肪，腎周囲脂肪と接している．L＝肝臓，Sp＝脾臓．
（Manuel Viamonte, Jr. 医師の厚意による）

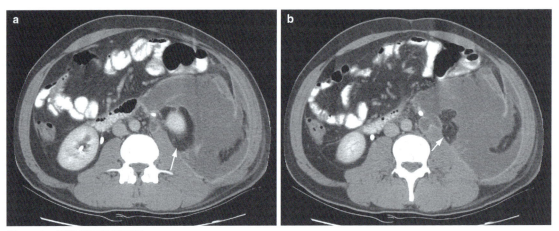

図 6-79　腎筋膜円錐部下縁
(a) 腎周囲腔の円錐部の細くなっている部分(矢印)が左腎下極のレベルで膵滲出液の貯留によって描出されている．
(b) さらに 15 cm 尾側では，少量の脂肪を含む左腎円錐部の下極(矢印)が描出されている．

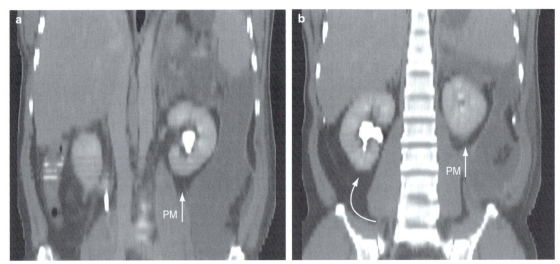

図 6-80　(a, b)CT 冠状断で，急性膵炎で左前後腎傍腔に液体貯留している患者において，腎円錐部下極(矢印)が描出されている
右側の後部腎筋膜下極部は正常で腎周囲腔下部は解放されている(曲線矢印)ことに注意．PM＝腸腰筋．

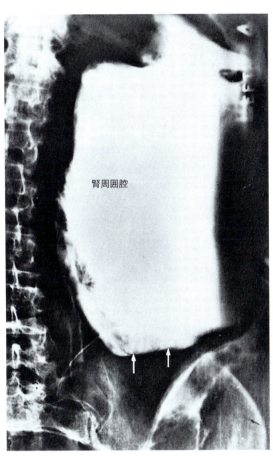

図 6-81　剖検例での腎周囲腔への造影剤注入
造影剤を 450 mL 注入し，腎筋膜円錐部を垂直方向に伸展させ，腸骨稜に重なる円錐部下極の凸状の辺縁を描出（矢印）．この形態は腎周囲腔内に急速に液体貯留が生じた場合に特徴的な所見である．
〔文献 12 から許可を得て転載〕

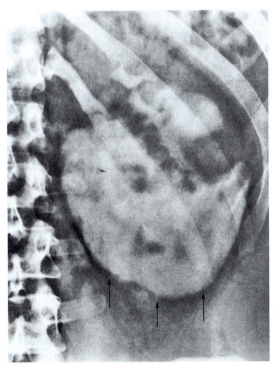

図 6-82　腎周囲腔内の造影
外傷性腎損傷患者での尿路造影時に大量の造影剤が漏出し拡張した腎周囲腔が造影され，下端の下に凸型が示されている（矢印）．

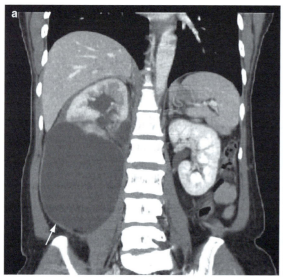
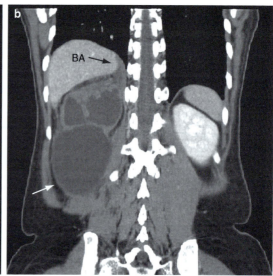

図 6-83　拡張した腎周囲腔
(a, b) CT 冠状断で右腎周囲腔内の大量の液体貯留が描出されている．拡張した円錐部が右腸骨稜のレベルまで伸展し，下に凸の辺縁を呈している．Lim ら[38]が強調しているように，腎周囲腔の基部は上方に伸展し肝臓の無漿膜野 bare area (BA)にまで達している．肥厚した腎筋膜(矢印)と腎周囲腔を下部に認めることに注意．

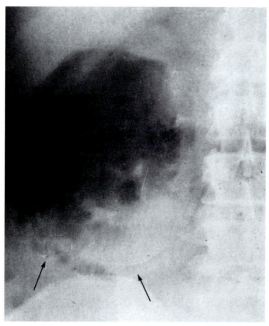

図 6-84　糖尿病患者における右腎周囲ガス産生性感染
腸骨稜のレベルに腎筋膜円錐部(矢印)の拡張に特徴的な下に凸状の辺縁を認める．

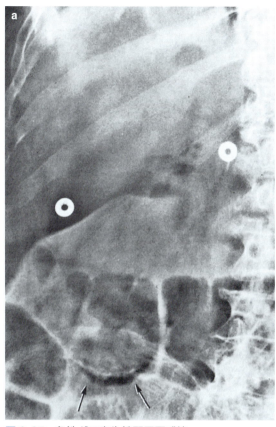 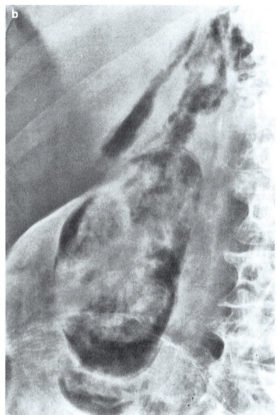

図 6-85　急性ガス産生性腎周囲感染
(a) 右側腹部に境界不明瞭な点状透亮像と，腸骨稜に重なるように半月状のガス貯留像(矢印)を認める．
(b) 翌日には腎周囲腔全体に炎症が進展した．

囲を取り囲んだり，腎周囲脂肪内の斑状透過陰影として認める．腎周囲腔に局在する感染は3つの特徴がある

1. 腎被膜円錐部が滲出液で伸展され，腸骨稜部位に重なるように下に凸となる陰影を形成
2. 脂肪が豊富な腎背側にガスの量が多い
3. 腎被膜の炎症による肥厚を認める

伸展した腎周囲腔による下に凸となる辺縁像は局所所見として非常に有用(図6-84)である．図6-85aでは発熱と腎盂腎炎を認めた糖尿病患者の早期の所見である．24時間後には腎周囲腔のびまん性ガス産生性感染が明らかになっている(図6-85b)．限局的に発生した病変は腎背側に進展する傾向がある(図6-86)．感染が劇症である場合は，腎周囲筋膜が破綻し，ガスが他の部位に流出することがある．図6-87は筋膜の破綻による側腹部の脂肪への炎症の進展を示している．腎周囲腔の除圧によって病変の進展が腸骨稜を越える場合があるが，診断の根拠となる下に凸となる陰影は維持されることが多い．両側性ガス産生感染は稀であるが，この輪郭は依然として診断特徴的である(図6-88)．この場合，敗血性塞栓症や膀胱からの逆行性腎盂腎炎が特に疑われる．

3) 腎周囲膿瘍

最初に腎周囲腔に流入する液体成分は最終的には腎周囲脂肪全体に拡散する．液体成分は腎背外側から腎下極にかけての脂肪の豊富な部位へ流れ込みやすいとMeyersらは報告している(図6-89〜91)[8,12]．滲出物は最も抵抗のない経路に沿って重力方向へ広がる．液体成分が貯留しやすい部位に広がり癒合することによって，腎周囲膿瘍の放射線学的な特徴を呈する，ということを理

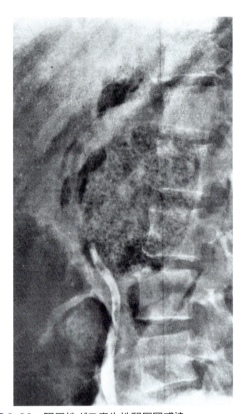

図 6-86　限局性ガス産生性腎周囲感染
感染巣は腎の背側に局在し腎臓を腹側に偏位させている（側面像，逆行性尿管造影）．

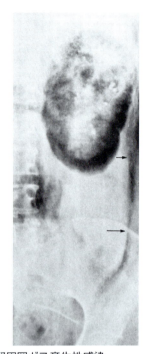

図 6-87　腎周囲ガス産生性感染
側腹部脂肪層に広がり，下方に進展している（矢印）．

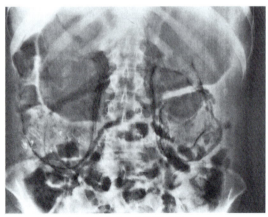

図 6-88　両側腎周囲ガス産生性感染

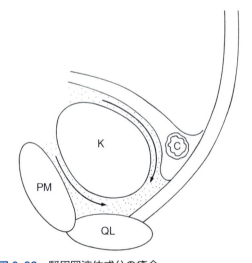

図 6-89　腎周囲液体成分の癒合
典型的には背側，軽度外側方向に液体成分が流れて腎下極で癒合する．k＝腎臓，C＝結腸，PM＝腸腰筋，QL＝腰方形筋．

5. 腎周囲腔　157

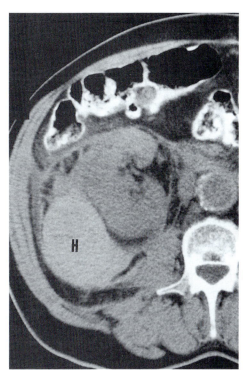

図 6-90　急性腎周囲血腫
単純 CT にて腎臓の外背側に CT 値の高い血腫(H)を認める．腎臓は腹側，内側，上方に偏位している．腎周囲筋膜は肥厚しており，少量の血液が腎隔膜の方向に沿って広がっている．
(Mallinckrodt Institute of Radiology, St. Louis の Jay P. Heiken 医師の厚意による)

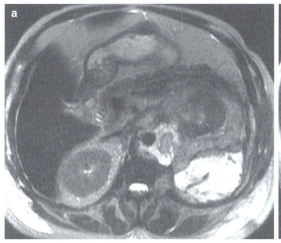
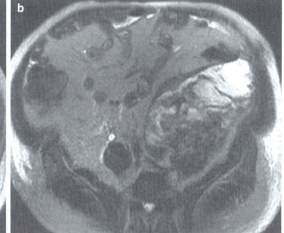

図 6-91　(a, b)大動脈瘤の破裂による巨大な後腹膜血腫
(a) MRI, T2 強調像での水平断
(b) MRI, T2 強調像での冠状断
血腫は主として後腎腔に認め，左腎を前方に偏位させている．腎門部に少量の血腫がある．中心線を越えて右側には進展していない．
(New York 市にある Weill Cornell Medical 大学の New York Presbyterian 病院の Yong Ho Auh 医師の厚意による)

解するのが重要である[8, 12].

実際は，X線所見は一次性と二次性に分けられる．一次性X線所見は以下のとおりである.

1. 陰影の増強や孤立性の腫瘤によって，腎下端の辺縁像が消失する.
2. 腎臓の位置変異と軸回転．腎下極が内側，上方，前方に移動し，腎臓が縦軸方向に回転する．臥位でのX線撮影で病変のある腎臓は拡大され，大きく描出される．側面からの撮影で腎臓は前方に移動している．正常な位置にある腎臓は腰椎より前方に突出しないので，病変が疑われる側を下にして側面撮影するべきである.
3. 腸腰筋上部の辺縁の消失.
4. 腎盂と尿管上部の外部圧迫．腫瘤は外側方向から圧迫することで，近位尿管が腸腰筋を超え，前方，内側に偏位する．圧迫によって上部尿路が拡張することもある.
5. 腎臓の固定．正常な状態の腎臓は立位や呼吸で2～6 cm移動する[149]．腎周囲病変がある場合，ほとんどの場合腎臓は移動しなくなる.
6. 腎周囲腔からの漏出．ほとんどの急性の状態で，尿路と腎周囲部との交通があることによって腎周囲膿瘍が生じていると考えられる．逆行性腎盂造影や瘻孔造影によって漏出所見が描出される.
7. 近傍にある腸管の偏位．腎周囲部への膿の貯留によって近くにある腸管が移動する．右側では十二指腸下行脚は内側前方に，大腸肝彎曲部は尾側に移動する．左側では横行結腸遠位部は頭側か尾側に，十二指腸空腸接合部は内側に偏位する.
8. 血管造影所見．X線写真で病変がはっきりしなかったり，被膜を越えて感染が広がっている場合に有用であり，血管造影によって膿瘍の部位と大きさがはっきりする可能性がある．腎臓から伸びる穿通動脈の数と大きさが増加し，膿瘍辺縁にある蛇行，突出した被膜動脈や骨盤動脈が伸展し，濃染することが特徴的である.
9. 側腹線条の浸潤所見．周囲の組織へ急激で広

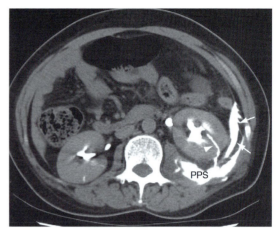

図6-92 腎周囲腔への尿の漏出
造影剤静注2時間後のCT撮影にて後腎傍腔(PPS)と後部腎筋膜の二層の間(矢印)に尿の漏出を認める．瘻孔は左腎盂と後腎傍腔の間に認められること(矢頭)に注意.

範に炎症が進展した場合に認める.

二次性X線所見は以下のとおりである.

1. 側彎症．腎周囲膿瘍患者で認めるのは半数以下.
2. 横隔膜の可動制限と肺底部の変化．腎周囲膿瘍患者85人のうち，14人(16.5％)で肺合併症を認めたとNesbitとDick[150]は報告している．わずかな胸膜炎や胸水，肺炎，腎気管瘻などの様々な所見が生じる．同側の横隔膜の呼吸性変動が，特に背側部で制限または消失する.

腎周囲膿瘍の治療に関しては168頁に記載.

4) 尿性腎周囲偽囊胞 (Urinoma 尿囊腫)

腎周囲液体貯留の特別なタイプとして尿管閉塞や腎裂傷に伴う急性尿漏出がある(図6-92, 93)[151]．慢性尿管閉塞に伴う腎盂への尿逆流によって尿性偽囊胞が生じるとされている[152].

腎や上部尿管周囲の後腹膜外への慢性尿漏出による被膜外への尿貯留は臨床的，放射線学的所見に独立した病態である．この病態に対してはPseudohydronephrosis(偽水腎症), hydrocele renalis(腎水瘤), perirenal cyst(腎周囲囊胞), perinephric cyst(腎周囲囊胞), pararenal pseudocyst(腎傍偽囊胞), urinoma(腎囊腫)など

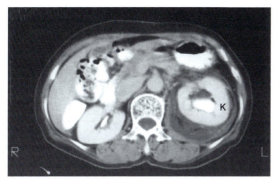

図 6-93　尿性腎周囲偽囊胞の早期所見
軽度の水腎症を認める左腎(K)が腎周囲尿貯留によって前方に偏位している．左卵巣腫瘍による部分的な遠位尿管閉塞によって二次性に腎盂への尿逆流が生じ，尿性腎周囲偽囊胞が発症した．

の様々な名称があり混乱している．残念なことにどの名称も間違っており，非特異的で，正確でもない．病因や形態的な特徴を最も正確に示しているのは uriniferous perirenal pseudocyst（尿性腎周囲偽囊胞）である[10]．

腎周囲腔への慢性尿漏出と無菌性炎症と脂肪の溶解によって，偽囊胞の内容物は腎被膜円錐部に限局し，壁を形成する[10]．

①疫学と病因

慢性尿漏出のほとんどが偶発的または医原性の外傷によって二次的に生じる．早期の報告では自動車事故やフットボールによる外傷，殴打，転倒による腎，尿管損傷が原因とされている．臨床症状出現時には，原因となる外傷を認識されていないか，受傷から時間が経っていることがある．最近では，腎臓や尿管の手術後や診断的膀胱鏡による尿管や腎盂の穿孔後，骨盤手術時の下部尿管損傷によって生じている[10]．幼児や小児では先天的尿管閉塞が基礎疾患となって生じることがある[153]．

病変が形成されるには 3 つの因子が必要となる[154]．

1. 腎実質の経被膜裂傷の場合は裂傷が腎杯や腎盂まで達しているはずである．腎盂や尿管の穿孔だけの場合は十分条件であることが多い．
2. 尿の漏出が生じる前に，損傷が治癒したり，凝血によってふさがれていないことが必要．

腎周囲脂肪への尿漏出によって，急速な脂肪融解が生じ 12 日以内に線維性囊胞を形成する[155]．2,500 mL 以上貯留した偽囊胞が報告されている．内部に脂肪性，線維性，油性のデブリス，変性凝血，尿塩の沈着を認めることもある．

3. 尿管閉塞は必ず認められる．尿管閉塞の原因は以前の病的状態によるものや，尿管内または尿管周囲の凝血塊によるもの，外傷に伴う二次的な線維化によるものがある．組織反応自体が悪循環を形成する尿管閉塞を持続させる因子となる．尿管閉塞が緩徐な瘢痕組織の進展によって生じるため，腫瘤形成は典型的には遅れて生じることが容易に説明される．自然に腎機能が廃絶されたときのみ，液体貯留が停止する．

②臨床徴候と症状

尿性腎周囲偽囊胞の症状は軽度の腹部膨満を伴う側腹部腫瘤触知であり，軽度の症状のことが多い．圧痛を軽度認め，発熱することは稀．尿所見は全く異常がないことが多い．典型的には，原因となる腹部外傷が改善したあとに側腹部に腫瘤が出現する．外傷と症状や腫瘤が出現するまでの期間は 1～4 か月のことが多い[156]．腫瘤が急速に増大することもある[154,157]．Sauls と Nesbit[158]は潜伏期が 2 年であった症例を報告しており，Johnson と Smith は原因と思われる外傷後 37 年後に石灰化を伴う偽囊胞を認める稀な症例を報告している[159]．

③放射線学的所見

腎周囲液体貯留は重力の影響と抵抗の少ない部位に生じるため，尿の漏出は腎被膜円錐部尾側方向に広がる．実際，偽囊胞の典型的な放射線学的所見は腎被膜円錐部の方向，広がりに一致（図 6-94）し，手術所見でも同様の所見を呈する（図 6-95）[160]．緩徐で持続的な腎被膜円錐部への液体貯留が生じることによって，腎周囲腔が拡張し，特徴的な方向の軸が維持される．この現象は診断に値する変化として十分説明できる（図 6-96）[10]．

偽囊胞による軟部組織腫瘤と腎臓や尿管の腫瘍による変化を放射線学的特徴的所見として認められる（図 6-97～99）．加えて，偽囊胞への尿漏出

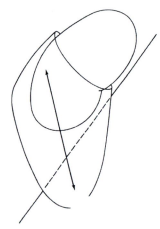

図 6-94 腎筋膜円錐部
二層の腎筋膜が腎と腎周囲脂肪を完全に覆っている。これらは融合して下側方向の軸（腸骨稜レベル方向）と内側方向の軸（腸腰筋の下部に重なる方向）を支えている。
〔文献 8 から許可を得て転載〕

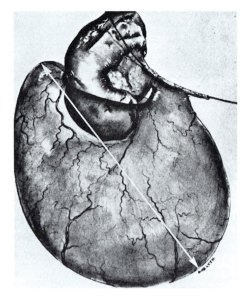

図 6-95 尿性腎周囲偽嚢胞と非機能水腎症腎の手術標本
外傷性腎盂結石切開術 3 か月後に手術が施行された。肥厚した腎筋膜の円錐部に多量の尿貯留を認めているが、下内側方向への特徴的な軸は維持されていることに注意。
〔文献 160 から許可を得て転載〕

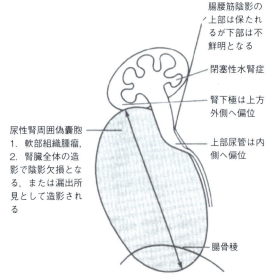

図 6-96 尿性腎周囲偽嚢胞によって二次的に生じる特徴的な画像変化
慢性的に拡張した腎筋膜円錐部の軸と周囲との関連性。
〔文献 10 から許可を得て転載〕

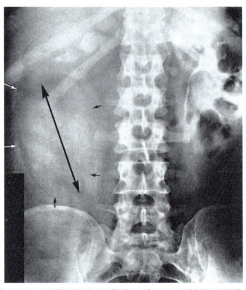

図 6-97 腎盂結石切開術後に生じた尿性腎周囲偽嚢胞
経静脈的腎盂造影にて、大きな楕円形の軟部組織腫瘤（小矢印）によって尿管の閉塞した右腎が上方、外側に偏位しているのがわかる。腫瘤の軸（◀▶、訳者追加）は下内側に向かっているのが特徴的である。造影剤によって強調されている腫瘤は後方に突出しており後部腎周囲脂肪と境界を形成している。近位尿管は拡張しており、内側に偏位している。腎杯は拡張し軽度の水腎症を認める。切開によって 1,500 mL の尿がドレナージされ腎瘻造設、尿管瘻造設によって著明に改善した。
〔文献 10 から許可を得て転載〕

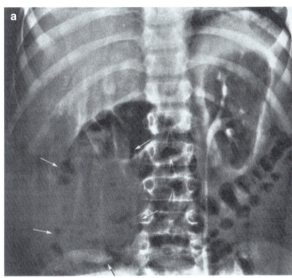
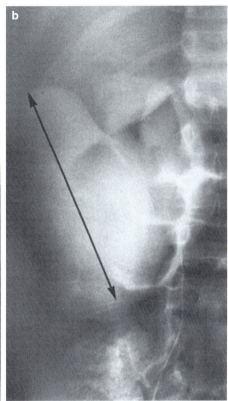

図6-98　腎盂結石切開術後に生じた尿性腎周囲偽囊胞
(a)経静脈的腎盂造影で腎臓の全体が，透亮像の辺縁によって腫瘤として描出されている(矢印)．右尿管は部分閉塞し，上外側に偏位している．
(b)ドレナージ針を介して偽囊胞を造影すると，偽囊胞の軸(◄►)が下内側方向であることがはっきりする．逆行性腎盂造影で近位尿管の閉塞と尿管の偏位を認めている．
〔文献10から許可を得て転載〕

所見によって漏出部位が明らかになり，尿路への大きな交通がわかる．

拡張した腎被膜円錐部に一致した方向への進展が偽囊胞で最も典型的に認められ，診断を疑う所見である．形は楕円形で内下側の方向に進展する．偽囊胞の上部は腎下極との関係を保ちながら，外側に生じ，下部は腸骨稜近傍の腸腰筋に重なるように内側に認める．腹部X線にて偽腫瘍の膨張性圧迫によって腹膜外脂肪(特に後部腎周囲部)偽腫瘍との間にコントラストを生じ，辺縁が描出されることがある．液体貯留が大量になると腎被膜円錐部の伸展が著明となり軸が垂直方向に見えることがある．

偽囊胞自体は軟部組織陰影や陰影欠損として認識が可能である．囊胞の造影によって，形態，大きさ，軸の特徴が正確に描出される．腎臓は通常，上方に移動し，下極は外側に偏位することが特徴的である．腎と腸腰筋上部1/3周囲の脂肪は描出されるが，腸腰筋下部の辺縁は偽囊胞で不明瞭となる．罹患側の腎臓の尿排泄能の低下や消失を経静脈的腎盂造影で認める．水腎症は逆行性腎盂造影の遅延相で証明される．上部尿管は通常内側に偏位し，中心部を乗り越えることもあるが，証明のためには逆行性腎盂造影が必要となる．検査時のカテーテルは尿管上部1/3までしか入らないことはしばしばみられる．

偽囊胞への漏出の所見は排泄性尿路造影や逆行性腎盂造影で認められることがある．偽囊胞の腫瘤影は経静脈的腎盂造影時のネフログラムと同時に造影したり，体位を仰臥位から腹臥位に変換したときに認められることがある．

血管造影では炎症所見や腫瘍で認める過多血管

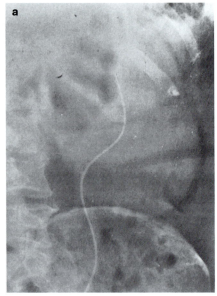
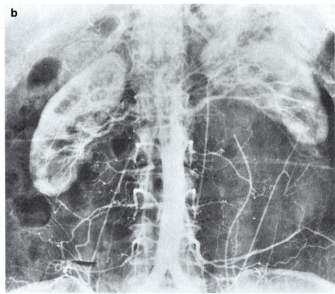
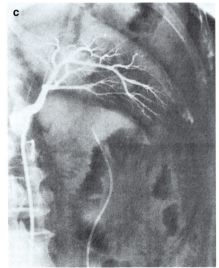

図 6-99　子宮摘出術 5 週間後に生じた尿性腎周囲偽囊胞
(a) 単純 X 線．大きな軟部組織腫瘤が腸骨稜レベルまで進展している．尿管の偏位が尿管カテーテルにより示されている（尿管カテーテルは腎盂尿管移行部を超えることができない）．
(b) 大動脈造影．腫瘤の血管陰影は認めず，左腎下極が上外側に偏位している．
(c) 左腎動脈選択造影にて偽囊胞への尿の漏出が証明される
〔文献 10 から許可を得て転載〕

像は腫瘤には認められず，腎臓の位置や機能の評価に有用である．

　超音波にて腫瘤の囊胞性変化，大きさ，位置，水腎症の有無，閉塞部位の評価が可能である[161]．アイソトープ検査でも特徴的な所見が描出される[161, 162]．

　CT で大きさ，位置，偽囊胞との関連性が明瞭になり，造影剤によって持続して認める漏出も描出される（図 6-100, 101）[163]．

　手術，器具の使用，穿通性外傷によって解剖学的に腹膜腔が障害されている場合は典型的ではない部位に尿性偽囊胞が生じる可能性がある[163]．

④治療

　腎臓に手術ができないくらいの障害が生じる前に，早期に診断し手術的に治療をすることが重要である．外傷後 2～3 週以内に手術をすると最もよい経過をたどる．晩期になると，組織の線維化，尿管の瘢痕化が生じ，欠損を補修したり，閉鎖することが困難になったり，不可能となったりする．修復した損傷尿管までチューブを挿入する腎瘻ドレナージも選択肢となりうる．罹患腎臓の機能が喪失し，対側腎の機能が正常である場合は腎摘出術も適応となる．

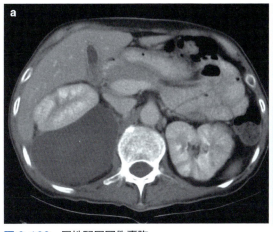
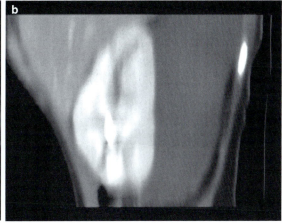

図6-100 尿性腎周囲偽嚢胞
(a) CTにて大きな尿性腎周囲偽嚢胞が右腎周囲腔内に認め，腎は前方に偏位している．
(b) 矢状断にて腎周囲腔円錐内にある大きな尿性腎周囲偽嚢胞によって腎臓が前方に偏位している状態が示されている．

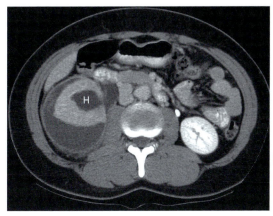

図6-101 尿性腎周囲偽嚢胞
直腸がん患者のCT像にて尿性腎周囲偽嚢胞によって前方に偏位した右水腎症(H)を認める．腎筋膜は肥厚していることに注意．

5) 腎周囲液体貯留と腎被膜下液体貯留との区別

腎周囲腔内や腎被膜下の膿瘍や血腫は互いに同時に生じることがあり，その他の多くの部分で似ている．それぞれの特徴的な出現部位を知ることは診断や最適な治療をするうえで重要である．膿瘍や血腫の特徴的な所見の確立にはこれらの液体貯留が生じる解剖学的理解が基となっている[11]．

①解剖学的考察

腎被膜は腎周囲を腎臓と接触して覆っている硬く，平滑な薄い膜である(図6-102)．主として線維組織からなるが，内層内に平滑筋が含まれている．腎実質と腎被膜との間に脂肪組織は認められない．被膜は容易に剥がすことが可能で，剥がした場合，多くの結合組織の微細な突起と小血管が裂かれる．

被膜動脈は腎被膜と腎筋膜との間にある腎周囲脂肪を通過し，血液を供給している．これらの動脈の"capsular""被膜"という混乱しがちな名称は腎周囲脂肪が"腎の脂肪性被膜""adipose capsule of the kidney"であるという古い考えから派生している．被膜動脈は3つの経路を有する：上層枝，中層枝(回旋枝，穿通枝)，下層枝被膜動脈．動脈アーケードは腎の外側にある腎周囲脂肪内に形成しており，腎動脈枝から腎被膜を穿通している．

②疫学と病因

腎周囲膿瘍はほとんどの例で腎の感染が腎被膜を穿通し腎周囲脂肪を汚染することによって二次

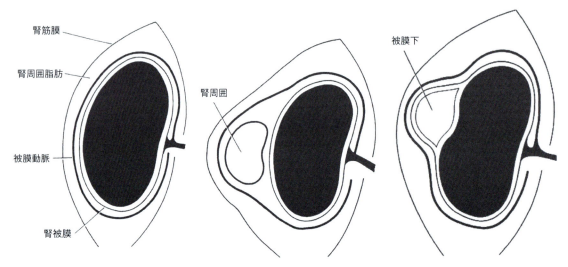

図 6-102 腎周囲構造の正常な関係と腎周囲液体貯留と被膜下液体貯留との鑑別となる所見
腫瘍辺縁での腎被膜と腎周囲筋膜，被膜動脈との関連に特に注意．腎実質の平坦化は被膜下液体貯留の方が多く認める．
〔文献11から許可を得て転載〕

的に生じる．

　腎外血腫は被膜下や腎周囲のどちらかに，一般的には外傷や特発性(非外傷的)によって生じる．1933年にPolkeyとVynalekが特発性血腫について報告している．178人のうち，18.5%が被膜下出血で81.5%が被膜外出血(perirenalかpararenal，またはその両方)であった．出血した腎の部位，血管は92%で同定された．原因となる基礎疾患として頻度が多いのは，腎炎，悪性腫瘍，腎動脈瘤，結核，腎嚢胞，血液疾患である．

　結節性動脈周囲炎や不顕性の驚くほど小さい腎腫瘍による腎外血腫の報告が増加している[164-167]．腎炎と診断していた早期の症例の多くが実際は結節性動脈周囲炎やループスエリテマトーデスであった可能性がある．特発性被膜下血腫と腎周囲血腫の現在の報告では腎細胞がんと腎血管筋脂肪腫が原因の30～60%[164,168]を占めている．残りは血管性，炎症性，嚢胞性，血液疾患などの様々な原因によって生じている[168]．

　稀に腎臓への転移巣(特に絨毛がんなどの血管腫瘍)から腎周囲血腫が生じることがある[169]．

　経皮的腎生検によって約28%で被膜下出血が生じ，軽度の腎周囲血腫は90%以上で認める．これら血腫患者で臨床的に問題になることは非常に稀である[170,171]．被膜下出血は体外衝撃波砕石術後の15%で認める[172]．

　血腫形成の機序の1つは腎皮質梗塞から始まる．血腫は比較的硬い被膜によって被膜下に限局化されるが，腎被膜を即座に破り腎筋膜内まで広がることもある．拡張可能である腎周囲腔内の血腫は出血部位の圧力が上がり止血されるまで拡張し巨大な血腫になることもある．

　腹部大動脈瘤破裂による出血の広がりは解剖学的部位，破裂の部位，出血量によって所見が異なる．腎レベルでの破裂では，大動脈は前腎筋膜の背側にあり，ほとんどの場合は腎周囲腔に直接出血する．CTで石灰化や非石灰化大動脈壁の破綻像が確認され，破裂部位の診断が可能である[173,174]．CTで大動脈壁破裂部位の広がりがはっきり認識できない場合は一般的に実際の破裂部位よりも大きくみえる[175]．CTで濃度の上昇を認める半月状所見を認める場合は急性破裂や切迫破裂のサインである[176,177]．稀に，大動脈瘤が下大静脈に破裂し，高拍出性大動脈静脈瘻を形成することがある[178,179](図6-103)．カラードプラー超音波検査で瘻孔の部位を拡張した下大静脈から検出できる．

③臨床徴候と症状

　被膜下や腎周囲の膿瘍，出血が診断されることは臨床では稀である．症状や徴候はわずかで，非

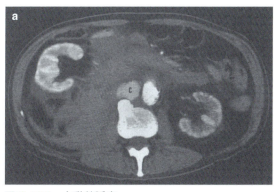 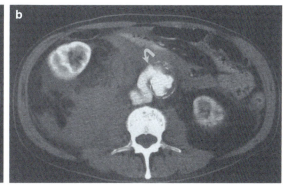

図 6-103 大動静脈瘻
(a) 造影 CT にて大量の腹膜外出血を認め腎臓が右側に大きく偏位している．腹部大動脈の造影と同時に拡張した下大静脈(C)も造成されている．左右の腎臓の造影状態も異なっている．
(b) さらに尾側レベルの画像では石灰化の伴う腹部大動脈瘤が破裂して下大静脈へ流入（矢印）しているのが明らかである．

特異的であることが多く，診断が遅れたり，誤診することがしばしばある．急性出血の場合は嘔気，嘔吐，腹部膨満を伴う痛み，圧痛，硬直が認められることがある．腹腔内出血症状が認められることはあるが，ヘモグロビンやヘマトクリットの低下のみの場合もある．腫瘤は触知されないことがある（特に血腫が腎の後部にある場合）．被膜下出血の場合は被膜が硬いためにあまり大きくなることはないが，腎臓と同じぐらいの大きさの血腫になることが時にある．急速に大量の出血が生じた場合，後腹膜と腹膜内の様々な疾患と類似することがある．血腫が盲腸後壁部に流れ込むと急性虫垂炎が疑われることがある[180]．腹腔内に穿孔することによって汎発性腹膜炎や大量腹膜出血を生じることが稀にある．

亜急性，慢性出血では痛みは目立った症状とはならず，貧血のみか，あっても腫瘤触知が主な所見となる．

大きな被膜下出血[11, 181-183]や稀であるが腎周囲血腫による腎の収縮性効果によって Page kidney となり高血圧が生じることがある[184]．慢性の変化でなければ，除圧や腎摘出術によって高血圧は改善する．

④放射線学的所見

被膜下や腎周囲の出血，囊胞は単純腹部 X 線や経静脈的腎盂造影で指摘され，腎断層撮影や血管造影を行うとはっきりと描出される．CT 撮影が行われるようになって，それらの検査をあまり施行されなくなったが，画像変化の基本は診断にいまだに有用である．腎外にある病変の局在は腎被膜，腎筋膜，腎炎，被膜動脈に生じる特徴的な所見によって診断が可能である[11]（図 6-102）．

1. 腎被膜や腎筋膜の移動の描出．どちらも腎臓の辺縁より外側に移動し，1〜4 mm の厚さのある帯状陰影として認められる．腎筋膜は腎周囲膿瘍や血腫の場合，単純 X 線や尿路造影で描出されることがある（図 6-104）．びまん性の変化が生じているときはかなりの長さの筋膜が描出される．Meyers らは被膜下（筋膜）の偏位の仕方によって，液体貯留が被膜下なのか腎周囲なのかを区別した．腎被膜下液体貯留の場合は被膜下腫瘤辺縁上から急激に変形する．大量の液体貯留であっても，変形する部位の内部は血腫の辺縁と一致する．腎被膜が比較的硬く，弾力性を認めないために生じる変化と考えられる．これに対して，腎周囲液体貯留による腎変形の境界はある程度，距離をもって変形する．最大の変形部位は腎周囲血腫や膿瘍のある部位であり，腎辺縁の上下部から徐々に変形していく（図 6-104）．これは腎周囲脂肪と腎筋膜による影響である．

2. 血腫や膿瘍の描出．被膜下，または腎周囲の液体貯留は，造影された腎実質と挙上した腎被膜や筋膜との間の造影されない腫瘤像として描出される．ほとんどの場合腎下極背側後

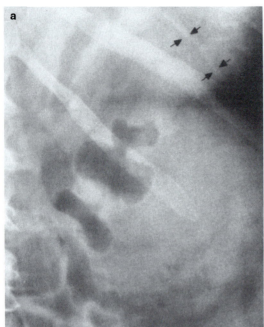
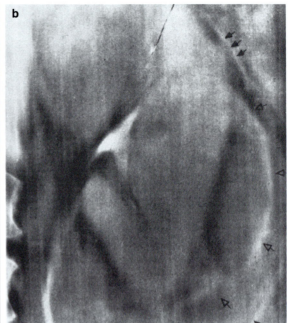
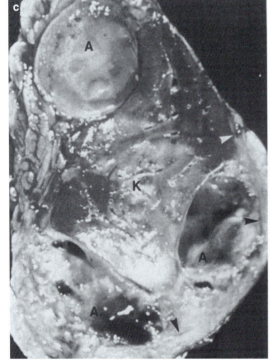

図6-104 多発腎周囲膿瘍
(a) 単純X線で左腎下極に大きな腫瘤陰影が認められる．偏位した腎筋膜は線状の陰影（矢印）として腎上極の外側に認める．
(b) 腎断層撮影にて腎筋膜（黒矢印）を偏位させている腎周囲腫瘤と平坦化している腎臓の辺縁が描出されている．その上方では偏位した腎筋膜が腎臓辺縁に近づいている（上部の黒矢印）．腎周囲腫瘤の肥厚した外側壁自体も認められる（白矢印）．他の描出されていない腫瘤が腎上極を内側に圧排している．
(c) 手術検体．3つの大きな腎周囲膿瘍（A）が腎臓（K）を圧排し，肥厚した腎筋膜（矢頭）を偏位させている．最も偏位が大きい部位は最も大きい膿瘍の部位であるが，腎筋膜の偏位は膿瘍より外側まで生じている．これらの所見は放射線学的にも認められる．
〔文献11の許可を得て転載〕

部に認められる．

3. 腎臓の平坦化と圧迫所見．内圧の上昇した腎周囲液体貯留の場合でも認められるが，典型的には被膜下血腫で認められる．被膜下血腫による内圧の上昇によって，近傍の腎実質の平坦が生じる．

4. 被膜動脈の偏位．被膜下あるいは腎周囲の液体貯留のどちらでも，被膜動脈の外側偏位が生じる．両者における血腫，膿瘍によって被膜動脈の明らかな弓状の偏位と伸展が認められるということが多くの文献で報告されている．血管造影での被膜動脈アーケードの偏位

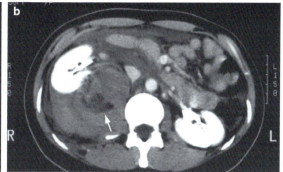

図 6-105　腎血管筋脂肪腫の破裂による腎周囲血腫
(a) 右腎周囲腔内への急性出血が CT で描出されている．
(b) 尾側レベルの画像にて，腎周囲腔内に血液が進展している．低吸収領域の存在（矢印）が血管筋脂肪腫であることを示す．

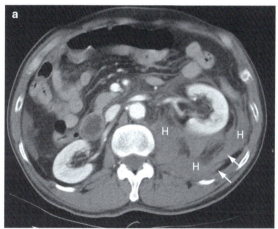
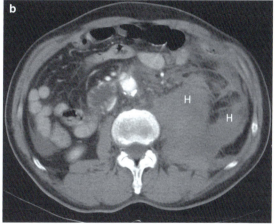

図 6-106　腎架橋隔壁(Bridging renal septa)による腎周囲の血液の区画化
(a, b) アテローム硬化性動脈瘤の破裂によって急性腎周囲血腫(H)が生じ，腎隔壁による区画化によって多数の部位で血液貯留が認められる．左腎は前方に移動している．血液は後腎筋膜の二層間（矢印）にも貯留している．

の所見は両者の鑑別に重要である．腫瘤の辺縁に血管が認められる場合は被膜下液体貯留が疑われ，腎外腫瘤から血管偏位まで距離がある場合は腎周囲液体貯留が疑われる．

腎萎縮がある場合，皮質縁から被膜動脈は離れていることを認識することが鑑別において重要である[185]．加齢によって萎縮した腎臓で生じる腎周囲脂肪の置換によって被膜動脈と萎縮腎自身との距離が拡大する傾向がある．被膜動脈と萎縮腎との距離拡大と，被膜下や腎周囲腫瘤による被膜動脈の偏位との鑑別は容易である．

5. 腎集合管の構造と機能．腎杯，腎盂の変形は腎臓自体の偏位によって生じる．腎周囲膿瘍は腎臓の感染によって腎被膜を穿孔して生じるため，腎杯に慢性炎症性変化が認められる．腎内膿瘍や血腫では集合管の偏位が生じる．罹患腎の造影剤の排泄障害（片側性無尿）は腎周囲あるいは被膜下の血腫によって生じる[186]．

CT によって非侵襲的に素早く，正確に診断が可能であり，被膜下出血や腎周囲出血の鑑別が可能となる[7, 187-189]．CT によって組織の非常にわずかな濃度差の鑑別が可能であるため，液体貯留の部位による特徴的な解剖学的所見を容易に描出することが可能である（図

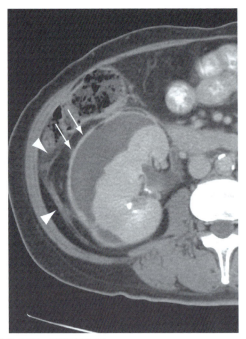

図 6-107　被膜下血腫
肥厚し，造影された腎被膜（矢印）下に内圧の上昇した血液貯留が認められる．腎周囲脂肪と Gerota 筋膜（矢頭）は維持されている．

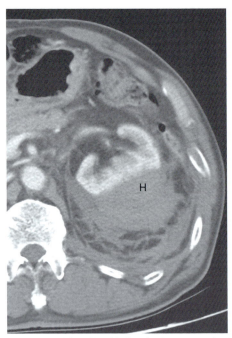

図 6-108　腎外傷に伴う被膜下血腫と腎周囲血腫
被膜下血腫（H）と重力に従って腎周囲腔の背側にたれ込んだ血液貯留を CT で認める．

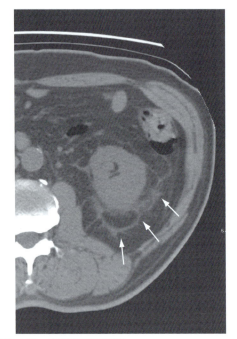

図 6-109　背側腎周囲隔壁
左尿閉に伴う尿漏出による液体が腎周囲隔壁に沿って広がり，背側腎周囲隔壁が CT ではっきりと描出されている（矢印）．この部位への液体貯留は被膜下液体貯留と間違えやすい．

6-105〜108）．

⑤腎架橋隔壁（Bridging renal septa）

　腎周囲液体成分は腎架橋隔壁によって進展が制限される．腎周囲脂肪の内部構造による液体成分の区画化は，後部腎架橋隔壁の部位において被膜下液体貯留とよく似た所見を呈する（図 6-109, 110）[60]．液体成分は腎隔壁内の連続した分岐に沿って進展する（図 6-111）．このことによって急速に液体貯留による圧の上昇を抑える．

⑥治療

　被膜下や腎周囲の液体貯留所見の局在によって最も適当な治療計画が推定される[190,191]．片腎病変であるか，全身性疾患に伴う両腎病変かを考慮する必要がある．ほとんどの腎外性膿瘍は腎の感染から二次的に生じることが多いため，保存療法とするか，あるいは外科的ドレナージや腎摘出術にするかは病変の進展の程度によって決定される．経皮的ドレナージは腎周囲膿瘍の治療手技として現在推奨されている処置である．小さな病変の場合は透視下にカテーテル留置することが推奨される．多房性病変や多数の病変がある場合はド

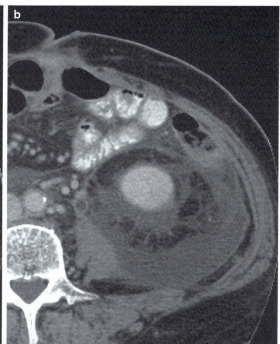

図 6-110　左腎周囲腔内への尿漏出と腎周囲隔壁の肥厚
(a) CT. 後部腎周囲腔への液体貯留と腎周囲隔壁の肥厚が認められる.
(b) 液体貯留は腎被膜の後内側部まで進展し被膜下液体貯留と間違えやすい.

レナージを複数挿入する必要がある場合がある[191]. 経皮的ドレナージでしばしば治癒に至る. 約1/3の腎周囲膿瘍は集合管との交通を認めるため集合管の閉塞が認められる場合は集合管のドレナージを併せて行うほうがよい場合がある. 腎腫瘍や水腎症, 腎動脈瘤, 腎結石, 片側腎結核がある場合の被膜下や腎周囲血腫に対しては, 長期的な予後を考えると腎摘出術を行うほうが問題が生じることはない. これに対し, 腎炎や動脈硬化症, 結節性動脈周囲炎, 血液疾患がある状態で, 救命のために腎摘出術を行った場合は残存腎に対して充分な経過観察が必要である. 血腫があまり大きくなく, 出血部位が明らかであり縫合によって出血のコントロールができそうな場合は腎摘出術より罹患部位の生検が推奨される.

6) 腎周囲リンパ腫

腎周囲腔のリンパ腫は一般的に, 腎実質病変の腎被膜を介した進展か腹膜外病変からの直接進展によって生じる. 腎周囲リンパ腫は様々なCT所見を呈するが, その所見は成長のパターンと腎周囲腔への進展機序などのいくつかの因子に依存する. 所見は多様であり, 軟部組織結節や斑状結節, Gerota筋膜の肥厚, 小さな曲線状の濃度上昇, 腎実質病変や後腹膜疾患から連続する腫瘤などとして認められる (図6-112)[41, 192-195]. 腎実質病変や後腹膜病変のない孤立性腎周囲病変は稀であるが, この場合は腎臓を全体または部分的に取り囲むプラーク状あるいは"外皮"様の所見である傾向がある. これらの外皮様病変は典型的には単純CTで正常な腎実質よりもCT値が高いが, 造影によって正常腎実質よりも低くなる.

7) 腎周囲後腹膜線維症

後腹膜線維症は多くの原因によって生じ, 大動脈や下大静脈, 尿管を取り囲む後腹膜に線維組織の異常増殖が生じる疾患である[196]. 線維化が外側に進展し腎盂や腎周囲の腎周囲腔まで進展することがある. 腎周囲に進展した場合, 結節状腫瘤[195, 197]や腎周囲の線維組織がリング状や斑状腫瘤に見えることがある (図6-113)[41, 198].

8) 腎周囲髄外造血

骨髄線維症で生じる髄外造血は様々な部位で生じ, 胸膜, 肺, 消化管, 乳房, 皮膚, 硬膜, 腎,

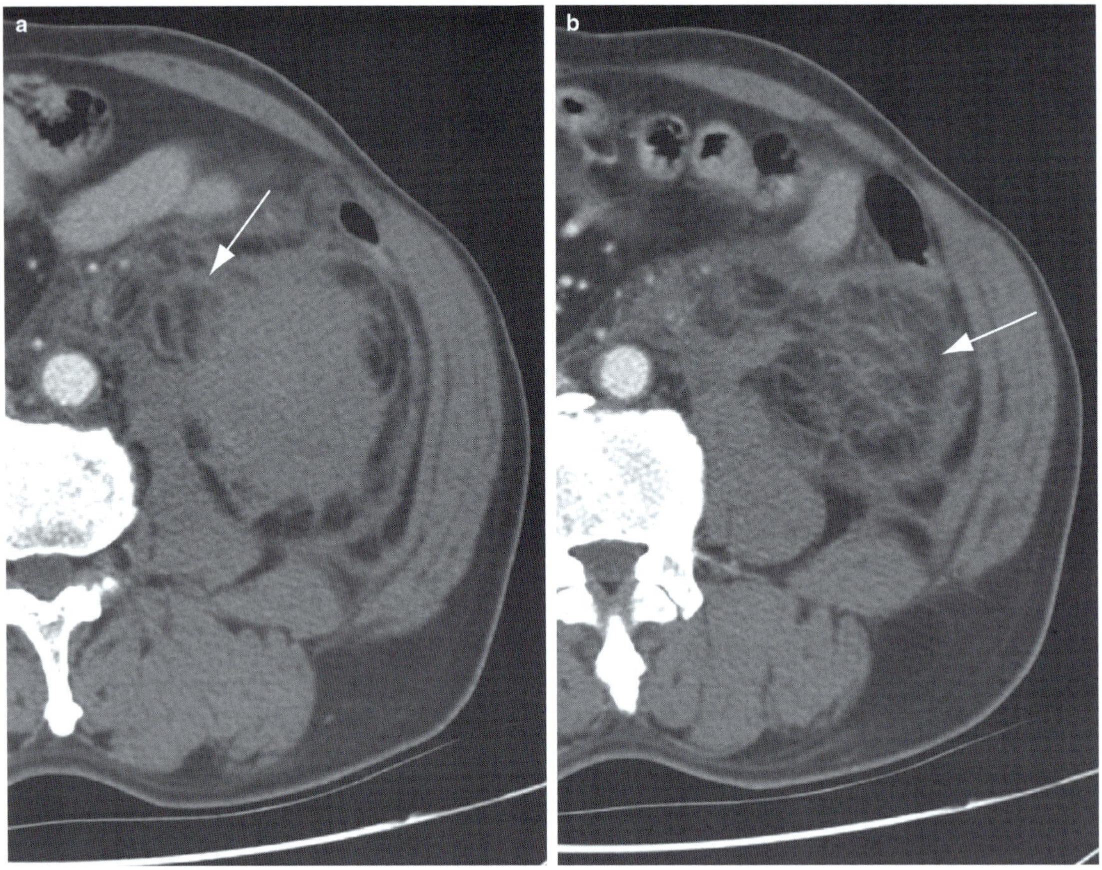

図6-111　腎周囲隔壁に沿って腎筋膜間まで広がっている腎周囲血腫
(a, b)CT．左腎外傷によって腎周囲出血が腎周囲隔壁を介して後部腎筋膜の層の間に広がっている所見（矢印）．

副腎などが関連することがある．病因はよくわかっていない．原因不明の刺激による肝や脾臓での胎児造血機能の回復が関連しているとされる．最近では，髄外造血は多分化能幹細胞の血行性播種が生じ，多くの臓器や組織に浸潤することによって生じている可能性が示唆されている．腎周囲の髄外造血は稀であるが，文献では数例の報告がみられる[199,200]．

9）腎周囲の転移性腫瘍

　腎周囲腔は被膜血管やリンパ管が穿通しているため，多くの悪性腫瘍が転移する可能性のある部位である．腎周囲転移性疾患の最も多い原因として黒色腫，肺がん，乳がん，腎細胞がん，移行上皮がんがある[201]．腎原発病変でない転移性病変の場合は対側腎には病変がないことが一般的である．

6. 後腎傍腔

1 貯留の分布と局在のX線解剖

　死体における後腎傍腔の選択的造影剤注入によって，優先的な進展経路と，特徴的な局在を同定できる．これを図6-114に示す．

　重力，腰椎前彎，およびこの腔が側腹部に開放しているために，自然な拡散は尾側，外側へ向かう．したがって，液体の集積は，腰筋の軸に沿っており，腎下極を，腹側・頭側のみならず，外側へ圧排する傾向があると推測される．腎臓の輪郭と腎周囲脂肪織の陰影は保たれることが多い．これらの特徴は腎周囲腔の液体と後腎傍腔貯留の大きな違いである．実際は腰筋の陰影は液体貯留で消失するが，ガス貯留では強調される．さらに進

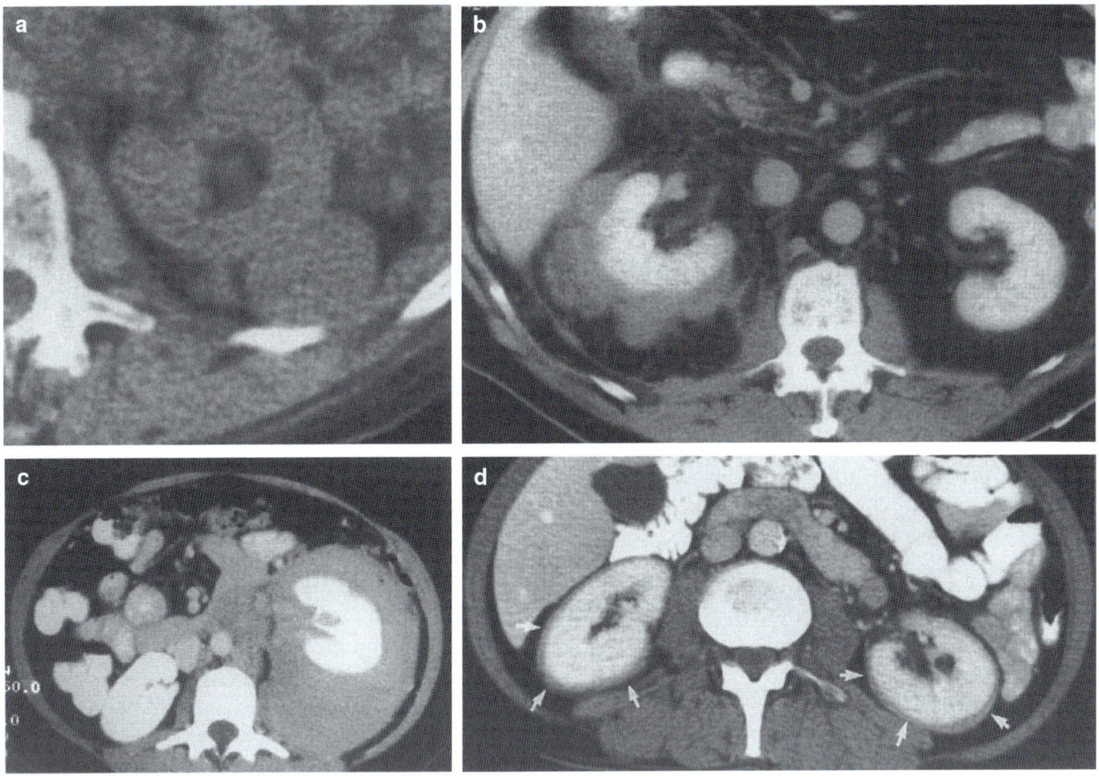

図 6-112　腎周囲リンパ腫
4 症例の所見.
(a) 腎周囲脂肪内の数個の軟部組織腫瘤.
(b) 右腎実質から生じた分葉状に融合した腎周囲腫瘤. Gerota 筋膜と腎隔壁の斑状肥厚に注意.〔文献 194 の許可を得て掲載〕
(c) 後腹膜リンパ節腫大から連続した大きな腎周囲リンパ腫様腫瘤によって腎臓が移動している所見.（インドの New Delhi にある Diwan Chand Aggarwal Imaging Research Centre, SS Doda 医師の厚意による）
(d) 両側性腎周囲 "外皮様" 所見（矢印）. 病変は造影されている腎実質より低吸収である. ホジキン病によって脾摘出後の患者である.（オランダ Utrecht 大学の Michiel Feldberg 医師の厚意による）

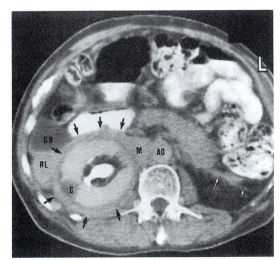

図 6-113　腎周囲後腹膜線維症
右腎の周囲を取り囲む腫瘤（黒矢印）は, 大動脈（AO）近傍の線維性腫瘍（M）が発生起源である. 膵臓の背側で直線化した線維症は対側の左腎筋膜前部（白矢印）まで広がっている. C：腎嚢胞, GB：胆嚢, RL：肝右葉.
（オランダ Utrecht 大学の Michiel Feldberg 医師の厚意による）

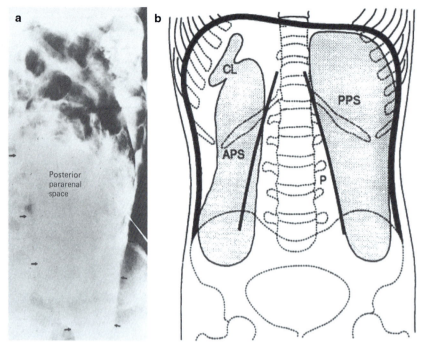

図 6-114 （a）死後の左後腎傍腔への造影剤注入
内側では貯留は腰筋と平行し，その輪郭を消す．外側では側腹部脂肪へ直接進展する．貯留の長軸は尾側，外側へ向く．
〔文献 12 から許可を得て転載〕
（b）後腎傍腔（PPS）内における腹腔外の液体やガス貯留の特徴的な拡散と輪郭
比較対照として，反対側の前腎傍腔（APS）内の貯留の輪郭を図示する．
P＝腰筋辺縁，CL＝肝冠状間膜．

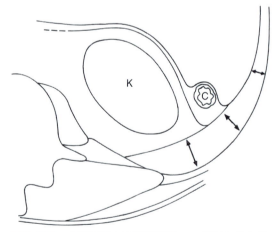

図 6-115 内臓圧排と後腹膜脂肪への進展を伴う後腎傍腔の液体貯留
K＝腎，C＝結腸．
〔文献 12 から許可を得て転載〕

行すると，上行結腸，下行結腸を腹側，中央側へ圧排し，側腹部のラインを侵食あるいは消失させる（図 6-115）．

後腎傍腔の液体貯留の局在と鑑別の重要な基準を表 6-1（⇒ 125 頁）に示す．

2 滲出液の臨床的原因

後腎傍腔は，出血素因や過剰な抗凝固療法などによる原発性腹膜出血がよくみられる部位である．腹部動脈瘤破裂による出血も，典型的にはこの腔に局在する．その他，外傷（刺傷や肋骨骨折を含む）と後腹膜リンパ漏も原因となる．

感染がこの腔のみに限局することは稀である．後腎傍腔には直接の感染源となりうる臓器はない．菌血症によって起こる特殊なケースを除いては，脊椎や第 12 肋骨の骨髄炎，もしくは大動脈グラフトの合併症として感染が進展することがある．

横筋筋膜背側の膿瘍は，厳密に言うと腹膜外で

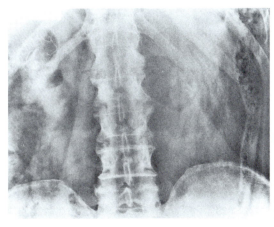

図 6-116　腹部大動脈瘤破裂による後腎傍腔への出血

単純写真．腰筋の辺縁を消失させている境界不明瞭な腫瘤の左側に，線状のX線透過性のラインを呈している．これらの変化は血液が分け入ることによる二次的なもので，重症時に後腎傍脂肪を通過することが多い．

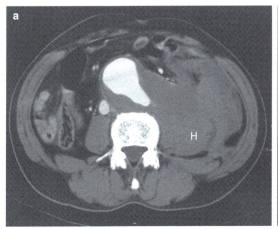 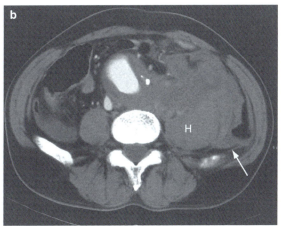

図 6-117　腹部大動脈瘤の漏出による後腎傍腔の出血
(a)経静脈的造影 CT．左腎周囲出血(H)を伴う嚢状瘤．
(b)下位レベルの CT．大動脈周囲の出血が，左腎周囲腔(H)と後腎傍腔(矢印)へ進展している．

はないが，筋膜後腔膿瘍(多くは脊椎や第12肋骨の感染による骨由来で，しばしば結核やアクチノマイコーシスによる)は時に筋膜面を超えて後腎傍腔を侵す．劇症の腎周囲感染ではこうした状況は稀である．

　直腸やS状結腸の穿孔のような，骨盤内での漏出は上行して拡大し，後腎傍腔へ進展する．

1) 出血

　腎外傷あるいは脊椎や背部肋骨の骨折に伴う後腹膜出血は，大部分が後傍腎腔への貯留として同定される．

　出血性素因や過剰な抗凝固療法による腹膜外出血の多くのケースは，後傍腎腔内で正確に同定される．特徴的な所見の組み合わせは容易に評価でき，放射線学的評価は，原疾患を明らかにするうえで決定的になる．

　大動脈瘤破裂からの出血はしばしばこの腔に進展する．単純写真では，ときに後腎傍腔へ局在し，腹膜前の側腹線条[202]や脂肪を透過するラインの変化を示すような多量の腹膜外液体を認める(図6-116)[203]．腹部大動脈瘤破裂からの急性びまん性の後傍腎腔への選択的な漏出はダイナミック造影CTで描出される[204]．CT上，腹部大動脈瘤からの少量の漏出では出血は後腎傍腔の上部へ優先的に入ることがある(図6-117, 118)．動脈瘤は最初に腰筋内へ破裂し，その後，後腎傍腔へ広がることがある[205]．

　血管穿刺処置の合併症としての大腿動脈鞘からの出血[140, 141]は，骨盤腹膜外腔へ流入し，後腎傍腔内の頭側，背側へ進展し，ときに横隔膜レベル

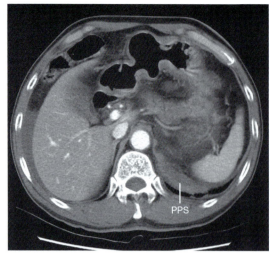

図6-118 腹部大動脈瘤の漏出による後腎傍腔の出血

腎より下位レベルの大動脈からの血管外漏出の部位から，出血が後腎傍腔（PPS）内の左横隔膜へ上行している．

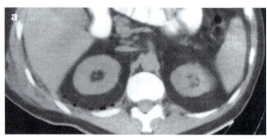
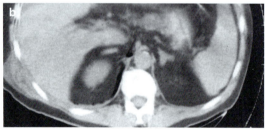

図6-120 盲腸背側の腹腔外に位置する虫垂炎の穿孔

(a, b) ガスが後腎傍腔右側へ上行している．
(New York大学医学部のEmil Balthazar医師の厚意による)

まで達する（図6-119）．

2）膿瘍

脊椎骨髄炎による後腎傍腔の感染は従来に比してかなり減少している．筋膜を越えた感染の進展は，腸管あるいは腎の手術や，重度の腎疾患の合併症でみられる場合が多い．その他の原因としては，結腸穿孔や腹膜外に位置する特殊な虫垂穿孔

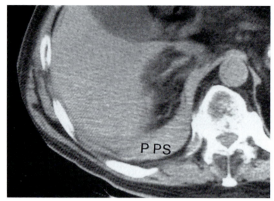

図6-119 大腿カテーテル留置の出血性合併症による後腎傍腔の出血

右側のカテーテル留置後の出血が，後腎傍腔（PPS）内を骨盤内から横隔膜へ上行している．腎周囲の血液の一部は上部のbridging septaに沿っている．

（図6-120），大動脈グラフトに合併した感染がある[18, 206-208]．

7. びまん性腹膜外ガス

Meyersが作り上げたように，特定の腔へのびまん性の腹膜外ガスの放射線的な局在診断は，身体の部位の注意深い研究，死後の造影剤注入，後腹膜の気体注入撮影によって得られた解剖学的知識によって飛躍的に進化した[9]．筋膜の境界，組織面は，その原因によって，腹膜外ガスの進展と局在を決定づける．

仙骨前気体注入撮影では，直腸背側の正中線を穿刺すると，ガスは通常対称性に両側を上行する[13]．腎臓と副腎が明瞭に見えているときは，腹膜外ガスの多くは腎周囲腔の外にある．多くの部分は間違いなく，腸骨窩との下方での連続を通じてこの腔に入るが，実際にはかなり分配されて，肝臓，脾臓，腎上極，横隔膜の内側脚や横隔膜下の腹膜外組織の辺縁に沿って後腎傍腔に存在する（図6-121）．

なお，腎脂肪組織層と横隔膜上部の癒合のために，腎周囲のガスだけでは縦隔気腫や頸部皮下気腫をきたさないが，後傍腎腔のガスではしばしば起こる．

また，腹膜外ガスは1か所にとどまらず，組織

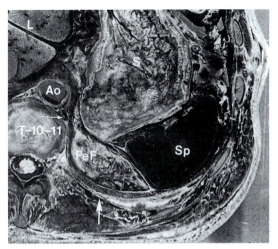

図 6-121 後腎傍脂肪(PeF)
横隔膜の内側脚(小矢印)と下端(大矢印),および脾臓(Sp)の背内側の辺縁とコントラストをなしている.S＝胃,L＝肝臓,Ao＝大動脈.T-10-11＝胸椎10-11椎間板(訳者追加).

を通過してある程度の可動性を維持しているのも明らかである.臨床的には,臥位と立位のX線像で分布が変化することで示される(図6-122, 123).

腹膜外領域全体は,体幹の腹側,外側面でY型を呈していると考えられる.腹側背側面では,骨盤からの連続性は両側へ広がっている.骨盤内あるいは腸骨窩レベルからの病状進行によって生じる腹膜外ガス漏出は,典型的には腎周囲腔には及ばない.むしろ,前・後腎傍腔へ進展するが,これはおそらく腎筋膜錐の下端が速やかに炎症性の癒着で覆われてしまうからだろう.図6-124に腹膜外ガスが3つの腔それぞれに同定される一例を示す.

これらの考察が示しているのは,腹膜外組織面を通じた両側への進展が骨盤領域由来であるということである.一般的には,上腹部で出現した腹膜外のガスは腰仙椎接合部の高さで正中線を越えて反対側へ下降することはない.上腹部の片側へ限局する例外としてはガス産生性膵炎が挙げられる.おそらく消化酵素の影響のために起こると考えられる.左上腹部から発生し,そこに限局する腹膜外ガスは稀であるが,近位下行結腸のがんや憩室あるいは,膵尾部膿瘍の穿孔によって起こることがある.仮に腹膜内外のガスが同時に存在す

とすれば,原因は腹腔外構造物の穿孔が後壁側腹膜を穿破したものと確信をもって推測できる[209].

1 直腸穿孔

直腸は腹膜下,正中に位置するため,その管腔から漏出したガスは腹腔外組織の両側を上行する.穿孔の部位によって,ガスはどちらか一方に優位に貯留することがあるが,両側への進展が明らかである.経験的には,背側の腔に優先的に進展する.そのときガスは,腰筋の辺縁に並行し,腎上部および横隔膜下組織の輪郭を表す(図6-122, 125).

2 S状結腸穿孔

S状結腸は腎筋膜円錐の末端より下方に位置し,解剖学的に前・後傍腎腔の両方に連続している(図6-126).したがってS状結腸穿孔によるガスはこれらの腔の一方あるいは両方にはいる.

Meyersらの研究[210, 211]は,結腸憩室の1/4のみが腹腔内に面しており,最大75%のS状結腸憩室が腹腔外組織と接するとしている.一般的には,S状結腸憩室穿孔と関連した腹膜外ガスは左側を上行する.ガスはまだらなX線透過性を示しつつ腸腰筋上を均一に広がるが(図6-123),しばしば背側の腔への進展が放射線学的所見では優位である.ガスは腹膜前の側腹部脂肪組織に直接侵入するが,左副腎と腎上極,横隔膜内側脚,脾臓後面の内側辺縁,腹腔外の横隔膜下面の輪郭を認めるのが特徴的である(図6-123).これらの位置関係はCTで明瞭に示される(図6-127).

S状結腸穿孔が結腸間膜の間で起こった場合に限り,腹膜外ガスは前腎傍腔内で両側を上行する(図6-128)[9].

3 横隔膜上由来の腹腔外ガス

横隔膜より上で出現するガスは縦隔を下行し,横隔膜裂孔を通過し,後腎傍腔へ直接入ることがある.もしガスが胸壁の構造への侵入口を得れば,腹部の腹膜外組織への進展は特徴的な経路を辿る.胸部の胸内筋膜は,腹部の横筋筋膜と連続している.胸部あるいは頸部由来のガスでさえ,胸内筋膜の奥深く,壁側胸膜の外部まで通過し,

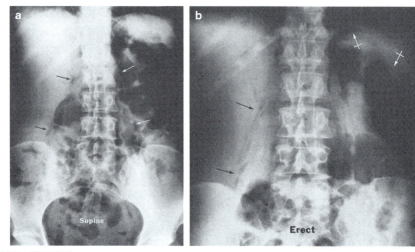

図 6-122　直腸穿孔

臥位，立位単純 X 線像．腰筋の外側辺縁に並行する腹膜外ガスを示す（矢印）．左側での頭側への進展は腎上極，副腎，脾臓内側辺縁，横隔膜内側脚，および隣接した横隔膜下脂肪（十字矢印）の輪郭をなす．これらの所見はガスが後腎傍腔に限局していることを示す．腎上部，および横隔膜下ガス貯留は立位で増加する．Supine = 仰臥位，Erect = 立位（訳者追加）．
〔文献 9 から許可を得て転載〕

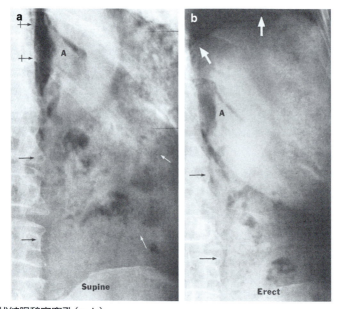

図 6-123　S 状結腸憩室穿孔（a, b）

臥位，立位単純 X 線像．
腹膜外ガス（小矢印）は，前腎傍腔内で，腰筋前面に広がり，脊椎へ向かう．上部では，ガスは後腎傍腔内で，副腎（A）と，脾臓の背内側辺縁，横隔膜内側脚（十字矢印），腹膜外の横隔膜下脂肪領域（白大矢印）の輪郭に沿って進展する．腹膜内遊離気体とは違い，後者では横隔膜最上面に沿わないことに注意．
Supine = 仰臥位，Erect = 立位（訳者追加）．
〔文献 9 から許可を得て転載〕

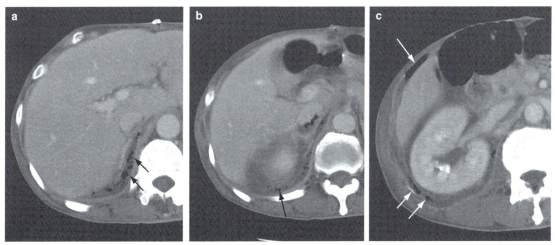

図6-124　上行結腸穿孔による3区画すべてにおける腹膜外ガス
前腎傍腔内のガスは腎周囲腔から肝 bare area，後腎傍腔，腸腰筋から右大腿頸部に進展する．
CTスキャンにより下記を認める．
(a) 肝無漿膜野のガス(矢印)．
(b) 右腎周囲腔の後部(矢印)と下大静脈周囲腔のガス．
(c) 右後腎傍腔(矢印)および腹膜外の前外側腹壁(矢印)に液体およびガス．
(韓国ソウルの Samsung Medical Center，Jae Hoon Lim 医師の厚意による)

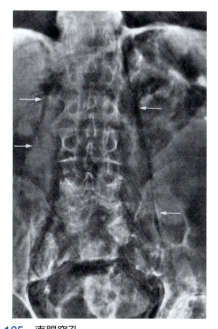

図6-125　直腸穿孔
両側の後腎傍腔のガスが，腰筋の外側辺縁(矢印)，腎上極，隣接する横隔膜下組織の輪郭を明瞭に表している．

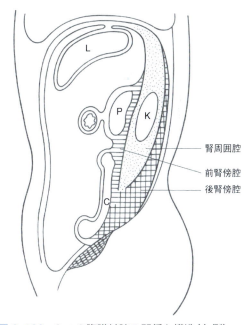

図6-126　3つの腹膜外腔の関係と構造(左側)
S状結腸は前・後腎傍腔と連続している．L＝肝，P＝膵，K＝腎，C＝大腸．
〔文献8から許可を得て転載〕

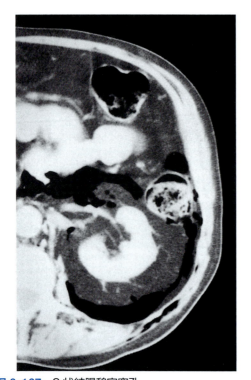

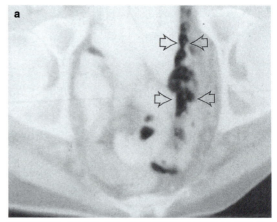

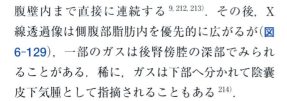
図 6-127　S 状結腸憩室穿孔
CT では左側の前・後腎傍腔にガスを認め，腎筋膜円錐を被包化している．

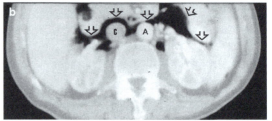
図 6-128　腸間膜への S 状結腸穿孔
骨盤部 CT の wide window setting では，
(a) ガスは S 状結腸間膜間（矢印）と腎臓のレベルに隔離されている．
(b) ガスは前腎傍腔（矢印）の両側に発生し，大動脈（A）と下大静脈（C）の輪郭を表す．
（オランダ Utrecht 大学，Michiel Feldberg 氏の厚意による）

腹壁内まで直接に連続する[9, 212, 213]．その後，X 線透過像は側腹部脂肪内を優先的に広がるが（図 6-129），一部のガスは後腎傍腔の深部でみられることがある．稀に，ガスは下部へ分かれて陰嚢皮下気腫として指摘されることもある[214]．

4 少量の横隔膜下ガスの鑑別疾患

後腎傍腔脂肪内に優位な腹膜外ガスがあれば，隣接する横隔膜下組織面を検索すべきである．時として，腹膜外ガスは，それぞれの横隔膜筋束に沿う輪郭を表すことで識別されるが[215]，この部位での 2 つの特徴が立位単純写真で観察される．立位単純写真は腹膜外ガスと腹腔内気体を少量でも鑑別するのに有用である．

1. 腹腔内遊離気体は常に横隔膜のドームの最上端のカーブに沿っており，下面は平坦である．横隔膜下の腹膜外組織にあるガスはしばしば，横隔膜のカーブの下面，その内側もしくは外側端と並行し，常に三日月型の輪郭を呈する（図 6-122, 123）．

2. 腹腔内横隔膜下の遊離気体の量は吸気で増加，呼気で減少する．これはおそらく吸気時の横隔膜下の強い腹腔内陰圧の影響を反映しているものと推測される．対照的に，腹膜外の横隔膜下ガスは立位正面単純写真で，呼気で増加し，吸気で減少する（図 6-130）．

腹膜外組織は腹腔内圧の呼吸変動に影響を受けないので，腹腔外ガスは横隔膜が下がるとよりびまん性に単純に押しつぶされ，結果としてより薄い三日月型に貯留する．

3 つの腹膜外腔の解剖学的な境界と腹膜外ガスの進展の動態によってはっきりとわかるのはその分布と局在である．腹膜外ガスの推定される原因を同定する放射線学的な基準を表 6-2 にまとめた．

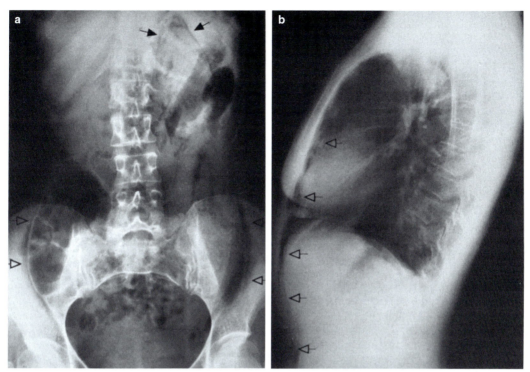

図 6-129　気管切開後の腹膜外ガス
(a) 側腹部脂肪に優先的に拡散している(白矢印). 少量が左腰筋と腎上部(黒矢印)の輪郭をなしている.
(b) 胸部側面写真では, 胸部から腹部にわたって胸内筋膜から横筋筋膜深くを通る経路を認める(矢印).
〔文献9から許可を得て転載〕

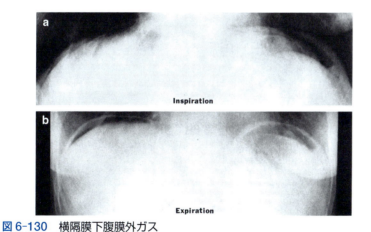

図 6-130　横隔膜下腹膜外ガス
立位単純写真では, 後腎傍腔内に呼気時により多くの横隔膜下腹膜外ガスを認める.
Inspiration＝吸気, Expiration＝呼気(訳者追加).
〔文献9から許可を得て転載〕

表 6-2　腹膜外ガスの進展と局在

腹膜外腔	局在の放射線学的特徴	方向	可能性の高い原因
前腎傍腔	・内側：ガスは腰筋の外側縁を越えて椎体へ向かって進展する	右	十二指腸下行脚穿孔
		左	S状結腸憩室穿孔
	・外側：側腹部への進展は基本的にはないが下方（腎筋膜円錐の下）はありうる	両側	S状結腸の腸間膜側への穿孔 重症膵炎
	・頭側：腎の輪郭は保たれる		
腎周囲腔	・ガス貯留は腸骨稜に沿って下に凸の輪郭を呈する ・腎背側の豊富な脂肪組織にもっとも優位 ・腎の輪郭は強調される ・腎筋膜は炎症性に肥厚し，圧排される	右	腎臓の感染 時に十二指腸下行脚穿孔
		左	腎臓の感染
後腎傍腔	・内側：ガスは腰筋の辺縁までに限局し並行する ・外側：ガスは側腹部組織に広がる ・頭側：ガスは腎上部，横隔膜，肝・脾背側面の輪郭を表す ・横隔膜を越えた進展は縦隔気腫および頸部皮下気腫が起こる	左	S状結腸憩室炎
		両側	直腸穿孔 横隔膜より頭側由来

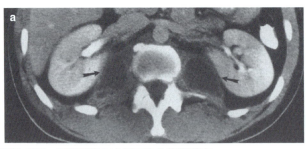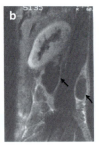

図 6-131　結核感染による二次性腰筋膿瘍
(a) 造影CT．腸腰筋の両側中心に辺縁造影効果を伴う低吸収域病変（矢印）を認める．
(b) 矢状断ガドリニウム造影脂肪抑制MR画像．輪状造影効果を伴う両側の低信号を呈する腰筋膿瘍を認める（矢印）．
〔文献218から許可を得て転載〕

8. 腰筋膿瘍と血腫

　横隔筋膜の深層にある筋膜後方スペース内の原発巣から腹膜外腔に自然に分け入ることは稀である．腸腰筋コンパートメントは腸腰筋膜に覆われた腹腔外の腔である．大腰筋は第12胸椎と腰椎の横突起から起始し尾側へ広がり，第5腰椎から第2仙椎のレベルで腸筋と合わさり腸腰筋となる．腸腰筋は鼠径靱帯の下を通過し，腰筋筋膜を介して大腿骨小転子部に付着する[216,217]．腰筋膿瘍は一般的には腸腰筋コンパートメント内から発生することはなく，近傍の腹腔内構造からの波及によって起こる[216]．ほとんどの腰筋膿瘍は細菌性であり，一般的に脊椎や硬膜外の感染，クローン病や憩室炎，虫垂炎，結腸がんの穿孔などの腸管疾患や腎周囲膿瘍などの直接波及によるものである．原発性の膿瘍が発生することは稀であり，通常特発性である．起因菌は典型的には黄色ブドウ球菌（*Staphylococcus aureus*）やグラム陰性菌の混合感染である．結核性腰筋膿瘍はAIDSの蔓延のために増加しており，しばしばPott's病の存在と関連している．CTおよびMRIでは，液体貯留を伴う筋肉の腫大と輪状の造影効果増強，時にガス像を呈する（図6-131）[216,218,219]．

　臨床的には強力な腰筋筋膜により液体貯留がそ

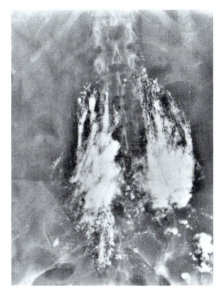

図 6-132　腰筋内への造影剤注入
貯留は強力な腰筋筋膜内に限局している．

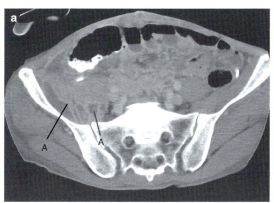 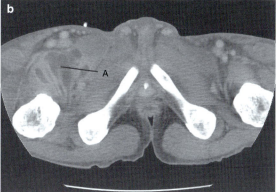

図 6-133　細菌性腸腰筋膿瘍
(a, b)CT．膿の貯留(A)が腸骨筋と大腰筋内にあり，鼠径部を通って右大腿の前内側面へ下行している．

の内部ににとどまることが観察されるが，これは注入実験により実証されている(図 6-132)．実際は，このため，臀部や大腿部への進展する経路となっている(図 6-133)．特発性(動脈硬化性)か，二次的(外傷，出血性素因，抗凝固療法，炎症性疾患，最近の外科手術や生検)によって腰筋内への出血が起こりうる．

■文献

1. Meyer HI: The reaction of retroperitoneal tissue to infection. Ann Surg 1934; 99:246-250.
2. Stevenson EO, Ozeran RS: Retroperitoneal space abscesses. Surg Gynecol Obstet 1969; 128:1202-1208.
3. Altemeier WA, Alexander JW:: Retroperitoneal abscess. Arch Surg 1961; 83:512-524.
4. Elkin M, Cohen G: Diagnostic value of the psoas shadow. Clin Radiol 1962; 13:210-217.
5. Williams SM, Harned RK, Hultman SA et al: The psoas sign: A reevaluation. Radiographics 1985; 5:525-536.
6. Editorial: Periureteric fibrosis. Lancet 1957; 2:780-781.
7. Love L, Meyers MA, Churchill RJ et al: Computed tomography of extraperitoneal spaces. AJR 1981; 136:781-789.
8. Meyers MA: Acute extraperitoneal infection. Semin Roentgenol 1973; 8:445-464.
9. Meyers MA: Radiologic features of the spread and localization of extraperitoneal gas and their relationship to its source: An anatomical approach. Radiology 1974; 111:17-26.

10. Meyers MA: Uriniferous perirenal pseudocyst: New observations. Radiology 1975; 117:539-545.
11. Meyers MA, Whalen JP, Evans JA: Diagnosis of perirenal and subcapsular masses: Anatomic-radiologic correlation. AJR Rad Ther Nucl Med 1974; 121:523-538.
12. Meyers MA, Whalen JP, Peelle K et al: Radiologic features of extraperitoneal effusions: An anatomic approach. Radiology 1972; 104:249-257.
13. Meyers MA: Diseases of the Adrenal Glands: Radiologic Diagnosis with Emphasis on the Use of Presacral Retroperitoneal Pneumography. Charles C Thomas, Springfield, 1963, pp 11-15, 20.
14. Barbaric Z: Renal fascia in urinary tract diseases. Radiology 1976; 118:561-565.
15. Kochkodan EJ, Haggar AM: Visualization of the renal fascia: A normal finding in urography. AJR 1983; 140:1243-1244.
16. Whalen JP, Ziter FMH Jr: Visualization of the renal fascia: A new sign in localization of abdominal masses. Radiology 1967; 80:861-863.
17. Feldberg MAM: Computed Tomography of the Retroperitoneum: An Anatomical and Pathological Atlas with Emphasis on the Fascial Planes. Martinus Nijhoff, Boston, 1983.
18. Meyers MA: Dynamic Radiology of the Abdomen: Normal and Pathologic Anatomy, 2nd ed. Springer, New York, 1982.
19. Parienty RA, Pradel J, Picard JD et al: Visibility and thickening of the renal fascia on computed tomograms. Radiology 1981; 139:119-124.
20. Zuckerkandl E: Beitrage zur Anatomie des Menschlichen Korpers. Ueber den Fixationsapparat der Nieren. Med Jahr 1883; 13:59-67.
21. Gerota D: Beitraege zur Kenntnis des Befestigungsapparates der Niere. Arch Anat Entwicklungsgesch, Leipzig, 1895, pp 265-286.
22. Chesbrough RM, Burkhard TK, Martinez AJ et al: Gerota versus Zuckerkandl: The renal fascia revisited. Radiology 1989; 173:845-846.
23. Meyers MA, Oliphant M, Berne AS et al: The peritoneal ligaments and mesenteries: Pathways of intraabdominal spread of disease. Annual oration. Radiology 1987; 163:3-604.
24. Oliphant M, Berne AS, Meyers MA: Spread of disease via the subperitoneal space: The small bowel mesentery. Abdom Imaging 1993; 18:109-116.
25. Congdon ED, Edson JN: The cone of renal fascia in the adult white male. Anat Rec 1941; 80:289-313.
26. Mitchell GAG: The renal fascia. Br J Surg 1950; 37:257.
27. Somogyi J, Cohen WN, Omar MM et al: Communication of right and left perirenal spaces demonstrated by computed tomography. J Comput Assist Tomogr 1979; 3:270-273.
28. Martin CP: Anatomical notes: A note on the renal fascia. J Anat 1942; 77:101-103.
29. Kneeland JB, Auh YH, Rubenstein WA et al: Perirenal spaces: CT evidence for communication across the midline. Radiology 1987; 164:657-664.
30. Mindell HJ, Mastromatteo JF, Dickey KW et al: Anatomic communications between the three retroperitoneal spaces: Determination by CT-guided injections of contrast material in cadavers. AJR 1995; 164:1173-1178.
31. Raptopoulos V, Touliopoulos P, Lei QF et al: Medial border of the perirenal space: CT and anatomic correlation. Radiology 1997; 205:777-784.
32. Dodds WJ, Darweesh RMA, Lawson TL et al: The retroperitoneal spaces revisited. AJR 1986; 147:1155-1161.
33. Hureau J, Pradel J, Agossou-Voyeme AK et al: Les espaces interpariéto-péritonéaux postérieurs ou espaces rétropéritonéaux: Anatomie tomodensitometrique normale. J Radiol 1991; 72:101-106.
34. Hureau J, Pradel J, Agossou-Voyeme AK et al: Les espaces interpariéto-péritonéaux postérieurs ou espaces rétropéritonéaux: Anatomie tomodensitometrique pathologique. J Radiol 1991; 72:205-227.
35. Molmenti EP, Balfe DM, Kanterman RY et al: Anatomy of the retroperitoneum: Observations of the distribution of pathologic fluid collections. Radiology 1996; 200:95-103.
36. Aizenstein RI, Wilbur AC, O'Neil HK: Interfascial and perinephric pathways in the spread of retroperitoneal disease: Refined concepts based on CT observations. AJR 1997; 168:639-643.
37. Lim JH, Yoon Y, Lee SW et al: Superior aspect of the perirenal space: Anatomy and pathological correlation. Clin Radiol 1988; 39:368-372.
38. Lim JH, Auh YH, Suh SJ et al: Right perirenal space: Computed tomography evidence of communication between the bare area of the liver. Clin Imaging 1990; 14:239-244.
39. Kim KW, Auh YH, Chi HS et al: CT of retroperitoneal extension of hepatoma mimicking adrenal tumor. J Comput Assist Tomography 1993; 17:599-602.
40. Patten RM, Spear RP, Vincent LM et al: Traumatic laceration of the liver limited to the bare area: CT findings in 25 patients. AJR 1993; 160:1019-1022.
41. Bechtold RE, Dyer RB, Zagoria RJ et al: The perirenal space: Relationship of pathologic processes to normal retroperitoneal anatomy. Radio- Graphics 1996; 16:841-854.
42. Tandon N, Karak PK, Mukhopadhyay S et al: Amoebic liver abscess: Rupture into retroperitoneum. Gastrointest Radiol 1991; 16:240-242.
43. Raptopoulos V, Lei QF, Touliopoulos P et al: Why perirenal disease does not extend into the pelvis: The importance of closure of the cone of renal fasciae. AJR 1995; 164:1179-1184.
44. Southam AH: Fixation of the kidney. Q J Med 1923; 16:283-308.
45. Parienty RA, Pradel J: Radiological evaluation of the peri- and pararenal spaces by computed tomography. Crit Rev Diagn Imaging 1983; 20:1-26.

46. Nicholson RL: Abnormalities of the perinephric fascia and fat in pancreatitis. Radiology 1981; 139:125-127.
47. Chintapalli K, Lawson TL, Foley WD et al: Renal fascial thickening in pancreatitis. J Comput Assist Tomogr 1982; 6:983-986.
48. Hadar H, Meiraz D: Thickened renal fascia: A sign of retroperitoneal pathology. J Comput Assist Tomogr 1981; 5:193-198.
49. Jeffrey RB, Federle MP, Crass RA: Computed tomography of pancreatic trauma. Radiology 1983; 147:491-494.
50. Sutton CS, Haaga JR: CT evaluation of limited splenic trauma. J Comput Assist Tomogr 1987; 11:167-169.
51. Feldberg MAM, Hendriks MJ, van Waes P et al: Pancreatic lesions and transfascial perirenal spread: Computed tomographic demonstration. Gastrointest Radiol 1987; 12:121-127.
52. Rubenstein WA, Auh YH, Zirinsky K et al: Posterior peritoneal recesses: Assessment using CT. Radiology 1985; 156:461-468.
53. William PL, Warwick R (eds): Gray's Anatomy, 36th ed. Churchill Livingstone, Edinburgh, 1980.
54. Saunders BP, Phillips RKS, Williams CB: Intraoperative measurement of colonic anatomy and attachments with relevance to colonoscopy. Br J Surg 1995; 82:1491-1493.
55. Raptopoulos V, Kleinman PK, Marks S Jr et al: Renal fascial pathway: Posterior extension of pancreatic effusions within the anterior pararenal space. Radiology 1986; 158:367-374.
56. Hopper KD, Sherman JL, Luethke J et al: The retrorenal colon in the supine and prone patient. Radiology 1987; 162:443-446.
57. Love L, Demos TC, Posniak H: CT of retrorenal fluid collections. AJR 1985; 145:87-91.
58. Sherman JL, Hopper KD, Greene AJ et al: The retrorenal colon on computed tomography: A normal variant. J Comput Assist Tomogr 1985; 9:339-341.
59. Hadar H, Gadoth N: Positional relations of colon and kidney determined by perirenal fat. AJR 1984; 143:773-776.
60. Kunin M: Bridging septa of the perinephric space: Anatomic, pathologic, and diagnostic considerations. Radiology 1986; 158:361-365.
61. Feuerstein IM, Zeman RK, Jatte MH et al: Perirenal cobwebs: The expanding CT differential diagnosis. J Comput Assist Tomogr 1984; 8:1128-1130.
62. McLennan BL, Lee JKT, Peterson RR: Anatomy of the perirenal area. Radiology 1986; 158:555-557.
63. Winfield AC, Gerlock AJJL, Shaff MI: Perirenal cobwebs: A CT sign of renal vein thrombosis. J Comput Assist Tomogr 1981; 5:705-708.
64. Skarby HG: Beitraege zur Diagnostik der Paranephritiden mit besonderer Beruecksichtigung des Roentgenverfahrens. Acta Radiol Suppl 1946; 62:1-165.
65. Whalen JP, Berne AS, Riemenschneider PA: The extraperitoneal perivisceral fat pad. I. Its role in the roentgenological visualization of abdominal organs. Radiology 1969; 92:466-472.
66. Arenas AP, Sanchez LV, Albillos JM et al: Direct dissemination of pathologic abnormal processes through perihepatic ligaments: Identification with CT. RadioGraphics 1994; 14:515-527.
67. McCort J: Anterior pararenal-space infection. Mt Sinai J Med 1984; 51:482-490.
68. Feldberg MAM, Hendriks MJ, van Waes P: Role of CT in diagnosis and management of complications of diverticular disease. Gastrointest Radiol 1985; 10:370-377.
69. Meyers MA, Oliphant M: Ascending retrocecal appendicitis. Radiology 1974; 110:295-299.
70. Feldberg MAM, Hendriks MJ, van Waes P: Computed tomography in complicated acute appendicitis. Gastrointest Radiol 1985; 10:289-295.
71. Ginzburg L, Oppenheimer GD: Urological complications of regional ileitis. J Urol 1948; 59:948-952.
72. Galen C: On the Usefulness of the Parts of the Body. Translated by May MT. Cornell University Press, Ithaca, 1968.
73. Roman E, Silva Y, Lucas C: Management of blunt duodenal injury. Surg Gynecol Obstet 1971; 132:7-14.
74. Glazer GM, Buy JN, Moss AA et al: CT detection of duodenal perforation. AJR 1981; 137:333-336.
75. Rizzo MJ, Federle MP, Griffiths BG: Bowel and mesenteric injury following blunt abdominal trauma: Evaluation with CT. Radiology 1989; 173:143-148.
76. Mirvis SE, Gens DR, Shanmuganathan K: Rupture of the bowel after blunt abdominal trauma: Diagnosis with CT. AJR 1992; 159:1217-1221.
77. Kunin JR, Korobkin M, Ellis JH et al: Duodenal injuries caused by blunt abdominal trauma: Value of CT in differentiating perforation from hematoma. AJR 1993; 160:1221-1223.
78. Sperling L, Rigler LG: Traumatic retroperitoneal rupture of duodenum: Description of valuable roentgen observations in its recognition. Radiology 1937; 29:521-524.
79. Toxopeus MD, Lucas CE, Krabbenhoft KL: Roentgenographic diagnosis in blunt retroperitoneal duodenal rupture. AJR 1972; 115:281-288.
80. Vellacott KD: Intramural haematoma of the duodenum. Br J Surg 1980; 67:36-38.
81. Zeppa M, Forrest JV: Aortoenteric fistula manifested as an intramural duodenal hematoma. AJR 1991; 157:47-48.
82. Dembner AG, Jaffe CC, Simeone J et al: A new computed tomographic sign of pancreatitis. AJR 1979; 133:477-479.
83. Mendez G Jr, Isikoff MB, Hill MC: CT of acute pancreatitis: Interim assessment. AJR 1980; 135:463-469.
84. Meyers MA, Evans JA: Effects of pancreatitis on the small bowel and colon: Spread along mesenteric planes. AJR 1973; 119:151-165.

85. Myerson PJ, Berg GR, Spencer RP et al: Gallium-67 spread to the anterior pararenal space in pancreatitis: Case report. J Nucl Med 1977; 18:893-895.
86. Siegelman SS, Copeland BE, Saba GP et al: CT of fluid collections associated with pancreatitis. AJR 1980; 134:1121-1132.
87. Griffin JF, Sekiya T, Isherwood I: Computed tomography of pararenal fluid collections in acute pancreatitis. Clin Radiol 1984; 35:181-184.
88. Susman N, Hammerman AM, Cohen E: The renal halo sign in pancreatitis. Radiology 1982; 142:323-327.
89. Hashimoto T, Gokan T, Munechika H et al: Pathway to the lumbar triangle from the posterior pararenal space: CT evaluation of the spread of disease (abstr). Radiology 1994; 193:398.
90. Meyers MA, Feldberg MAM, Oliphant M: Grey Turner's sign and Cullen's sign in acute pancreatitis. Gastrointest Radiol 1989; 14:31-37.
91. Geis WP, Hodakowski GT: Lumbar hernia. In Nyhus LM, Condon RE (eds) Hernia, 4th ed. JB Lippincott, Philadelphia, 1995, pp 412-423.
92. Grynfeltt J: Quelques mots sur la hernie lombaire. Montpellier Med 1866; 16:323.
93. Lesshaft P: Lumbalgegren in anatomisch-chirurgischer Himsicht. Anat Physiol Wissensch Med 1870; 264.
94. Petit JL: Traité des maladies chirurgicales, et des opérations qui leur convenient, Vol. 2. T.F. Didot, Paris, 1774, pp 256-258.
95. Lawdahl RB, Moss CN, Van Dyke JA: Inferior lumbar (Petit's) hernia. AJR 1986; 147:744-745.
96. Baker ME, Weinerth JL, Andriani RT et al: Lumbar hernia: Diagnosis by CT. AJR 1987; 148:565-567.
97. Siffring PA, Forrest TS, Frick MP: Hernias of the inferior lumbar space: Diagnosis with US. Radiology 1989; 170:190.
98. Grey Turner G: Local discoloration of the abdominal wall as a sign of acute pancreatitis. Br J Surg 1919; 7:394-395.
99. Dickson AP, Imrie CW: The incidence and prognosis of body wall ecchymosis in acute pancreatitis. Surg Gynecol Obstet 1984; 159:343-347.
100. Ghiatas AA, Nguyen VD, Perusek M: Subcutaneous soft tissue densities: A computed tomography indicator of severe pancreatitis. Gastrointest Radiol 1990; 15:17-21.
101. Fallis LS: Cullen's sign in acute pancreatitis. Ann Surg 1937; 106:54-57.
102. Cox HT: Discoloration of abdominal wall in acute pancreatitis. Br J Surg 1945; 33:182-184.
103. Markman B, Barton FE: Anatomy of the subcutaneous tissue of the trunk and lower extremity. Plast Reconstr 1987; 80:248-254.
104. Johnson D, Dixon AK, Abrahams PH: The abdominal subcutaneous tissue: Computed tomographic, magnetic resonance, and anatomical observations. Clinical Anatomy 1996; 9:19-24.
105. Reid BG, Kune GA: Accuracy in diagnosis of acute pancreatitis. Med J Aust 1978; 1:583-587.
106. Cullen TS: A new sign in ruptured extrauterine pregnancy. Am J Obstet 1918; 7:457.
107. Feldberg MAM, van Leeuwen MS: The properitoneal fat pad associated with the falciform ligament: Imaging of extent and clinical relevance. Surg Radiol Anat 1990; 12:193-202.
108. Oliphant M, Berne AS, Meyers MA: Direct spread of subperitoneal disease into solid organs: Radiologic diagnosis. Abdom Imaging 1995; 20:141-147.
109. Horton KM, Fishman EK: Paraumbilical vein in the cirrhotic patient: Imaging with 3D CT angiography. Abdom Imaging 1998; 23:404-408.
110. Auh YH, Lim JH, Jeong YK et al: Anatomy of the peritoneal cavity and reflections. In Gourtsoyiannis NC, Yamada R, Stevenson GW et al (eds) Abdominal and Gastrointestinal Imaging Medical Virtual Textbook (http://medic-online.net/abdo/).
111. Podlaha J: Zur Frage des subkutanen Emphysems bei perforierten gastroduodenalen Geschwueren. Zentralbl Chir 1926; 53:2793-2841.
112. Scappaticci F, Markowitz SK: Intrahepatic pseudocyst complicating acute pancreatitis: Imaging findings. AJR 1995; 165:873-874.
113. Williams DM, Cho KJ, Ensminger WD et al: Hepatic falciform artery: Anatomy, angiographic appearance and clinical significance. Radiology 1985; 156:339-340.
114. Kim DE, Yoon H-K, Ko GY et al: Hepatic falciform artery: Is prophylactic embolization needed before short-term hepatic arterial chemoinfusion? AJR 1999; 172:1597-1599.
115. Casolo F, Bianco R, Franceschelli N: Perirenal fluid collection complicating chronic pancreatitis: CT demonstration. Gastrointest Radiol 1987; 12:117-120.
116. Weill F, Brun P, Rohmer P et al: Migrations of fluid of pancreatic origin: Ultrasonic and CT study of 28 cases. Ultrasound Med Biol 1983; 9:485-496.
117. Morehouse HT, Thornhill BA, Alterman DD: Right ureteral obstruction associated with pancreatitis. Urol Radiol 1985; 7:150-152.
118. Fishman M, Talner LB: Pancreatitis causing focal caliectasis. AJR 1991; 156:1005-1006.
119. Baker MK, Kopecky KK, Wass JL: Perirenal pancreatic pseudocyst: Diagnostic management. AJR 1983; 140:729-732.
120. Chen H-C, Tsang Y-M, Wu C-H et al: Perirenal fat necrosis secondary to hemorrhagic pancreatitis, mimicking retroperitoneal liposarcoma: CT manifestation. Abdom Imaging 1996; 21:546-548.
121. Rauch RF, Korobkin M, Silverman PM et al: Subcapsular pancreatic pseudocyst of the kidney. J Comput Assist Tomogr 1983; 7:536-538.
122. Blandino A, Scribano E, Aloisi G et al: Subcapsular renal spread of a pancreatic pseudocyst. Abdom Imaging 1996; 21:73-74.
123. Ranson JHC, Pasternak BS: Statistical methods for qualifying the severity of clinical acute pancreatitis. J Surg Res 1977; 22:79-91.

124. Ranson JHC: Etiological and prognostic factors in human acute pancreatitis: A review. Am J Gastroenterol 1982; 77:633-638.
125. Kivisaari L, Somer K, Standertskjold-Nordenstam CG et al: A new method for diagnosis of acute hemorrhagic-necrotizing pancreatitis using contrast-enhanced CT. Gastrointest Radiol 1984; 9:27-30.
126. Schroeder T, Kivisaari L, Somer K et al: Significance of extrapancreatic findings in computed tomography (CT) of acute pancreatitis. Eur J Radiol 1985; 5:273-275.
127. Block S, Maier W, Bittner R et al: Identification of pancreas necrosis in severe acute pancreatitis: Imaging procedures versus clinical staging. Gut 1986; 27:1035-1042.
128. Balthazar EJ, Ranson JHC, Naidich DP et al: Acute pancreatitis: Prognostic value of CT. Radiology 1985; 156:767-772.
129. Balthazar EJ: CT diagnosis and staging of acute pancreatitis. Radiol Clin North Am 1989; 27:19-37.
130. Balthazar EJ, Robinson DL, Megibow AJ et al: Acute pancreatitis: Value of CT in establishing prognosis. Radiology 1990; 174:331-336.
131. Johnson CD, Stephens DH, Sarr MG: CT of acute pancreatitis: Correlation between lack of contrast enhancement and pancreatic necrosis. AJR 1991; 156:93-95.
132. Vibhakar SD, Bellon EM: The bare area of the spleen: A constant CT feature of the ascitic abdomen. AJR 1984; 142:953-955.
133. Sivit CJ, Frazier AA, Eichelberger MR: Prevalence and distribution of extraperitoneal hemorrhage associated with splenic injury in infants and children. AJR 1999; 172:1015-1017.
134. Balachandran S, Leonard MH Jr, Kumar D et al: Patterns of fluid accumulation in splenic trauma: Demonstration by computed tomography. Abdom Imaging 1994; 19:515-520.
135. Meyers MA: Roentgen significance of the phrenicocolic ligament. Radiology 1970; 95:539-545.
136. Beaulieu CF, Mindelzun RE, Dolph J et al: The infraconal compartment: A multidirectional pathway for spread of disease between the extraperitoneal abdomen and pelvis. J Comput Assist Tomgr 1997; 21:223-228.
137. Aikawa H, Tanoue S, Okino Y et al: Pelvic extension of retroperitoneal fluid: Analysis in vivo. AJR 1998; 171:671-677.
138. Oliphant M, Berne AS, Meyers MA: The subperitoneal space of the abdomen and pelvis: Planes of continuity. AJR 1996; 167:1433-1439.
139. Mastromatteo JF, Mindell HJ, Mastromatteo MF et al: Communications of the pelvic extraperitoneal spaces and their relation to the abdominal extraperitoneal spaces: Helical CT cadaver study with pelvic extraperitoneal injections. Radiology 1997; 202:523-530.
140. Trerotola SO, Kuhlman JE, Fishman EK: Bleeding complications of femoral catheterization: CT evaluation. Radiology 1990; 174:37-40.
141. Trerotola SO, Kuhlman JE, Fishman EK: CT and anatomic study of postcatheterization hematomas. Radiographics 1991; 11:247-258.
142. Congdon ED, Blumberg R, Henry W: Fasciae of fusion and elements of the fused mesenteries in the human adult. Am J Anat 1942; 70:251-279.
143. Fredet P: Péritoine Morphogenèse et Morphologie. Fascias d'accolement. Anomalies péritonéales resultant d'un vice ou d'un arrêt de developpement. In de Poirrier P, Charpy A (eds) Traite d'Anatomie Humaine. Masson, Paris, 1900, pp 863-1053.
144. Treitz W: Ueber einen neuen Muskel am Duodenum des Menschen, ueber elastische Sehnen, und einige andere anatomische Verhaeltnisse. Vierteljahrsch f d prakt Heilkunde, Prag 1853; 37:113-144.
145. Toldt C: Bau und Wachsthumveraenderungen der Gekroese des Menschlichen Darmkanales. Denkschr d math naturwissensch Kl d Kaiserl Akad d Wissensch, Wien 1879; 41:1-56.
146. Oliphant M, Berne AS, Meyers MA: Bidirectional spread of disease via the subperitoneal space: The lower abdomen and pelvis. Abdom Imaging 1993; 18:117-125.
147. Vermooten V: The mechanism of perinephric and perinephritic abscesses: A clinical and pathological study. J Urol 1933; 30:181-193.
148. Polkey HJ, Vynalek WJ: Spontaneous nontraumatic perirenal and renal hematomas: Experimental and clinical study. Arch Surg 1933; 26:196-218.
149. Bacon RD: Respiratory pyelography: A study of renal motion in health and disease. AJR 1940; 44:71.
150. Nesbit RM, Dick VS: Pulmonary complications of acute renal and perirenal suppuration. AJR 1940; 44:161-169.
151. Kawashima A, Sandler CM, Corriere JN Jr et al: Ureteropelvic junction injuries secondary to blunt abdominal trauma. Radiology 1997; 205:487-492.
152. Friedenberg RM, Moorehouse H, Gade M: Urinomas secondary to pyelosinus backflow. Urol Radiol 1983; 5:23-29.
153. Morgan CL Jr, Grossman H: Posterior urethral valves as a cause of neonatal uriniferous perirenal pseudocyst (urinoma). Pediatr Radiol 1978; 7:29-32.
154. Crabtree EG: Pararenal pseudohydronephrosis: With report of three cases. Trans Am Assoc Genitourinary Surg 1935; 28:9-40.
155. Razzaboni G: Richerche sperimentali sulla pseudoidronefrosi. Arch Ital Chir 1922; 6:365-372.
156. Hudson HG, Hundley RR: Pararenal pseudocyst. J Urol 1967; 97:439-443.
157. Weintrab HD, Rall KL, Thompson IM et al: Pararenal pseudocysts: Report of three cases. AJR 1964; 92:286-290.
158. Sauls CL, Nesbit RM: Pararenal pseudocysts: A report of four cases. J Urol 1962; 87:288-296.
159. Johnson CM, Smith DR: Calcified perirenal pseudo-

159. hydronephrosis: Hydronephrosis with communicating perirenal cyst with calcification. J Urol 1941; 45:152-164.
160. Pyrah LN, Smiddy FG: Pararenal pseudohydronephrosis: A report of two cases. Br J Urol 1953; 25:239-246.
161. Macpherson RI, Gordon L, Bradford BF: Neonatal urinomas: Imaging considerations. Pediatr Radiol 1984; 14:396-399.
162. Suzuki Y, Sugihara M, Kuribayashi S et al: Uriniferous perirenal pseudocyst detected by 99mTc-dimercaptosuccinic acid renal scan. AJR 1979; 133:306-308.
163. Healey ME, Teng SS, Moss AA: Uriniferous pseudocyst: Computed tomographic findings. Radiology 1984; 153:757-762.
164. Belville JS, Morgentaler A, Loughlin KR et al: Spontaneous perinephric and subcapsular renal hemorrhage: Evaluation with CT, US, and angiography. Radiology 1989; 172:733-738.
165. Mukamel E, Nissenkorn I, Avidor I et al: Spontaneous rupture of renal and ureteral tumors presenting as acute abdominal condition. J Urol 1979; 122:696-698.
166. Watnick M, Spindola-Franco H, Abrams HL: Small hypernephroma with subcapsular hematoma and renal infarction. J Urol 1972; 108:534-536.
167. Sherman JL, Hartman DS, Friedman AC et al: Angiomyolipoma: Computed tomography – pathologic correlation of 17 cases. AJR 1981; 137:1221-1226.
168. Bosniak MA: Spontaneous subcapsular and perirenal hematomas (editorial). Radiology 1989; 172:601-602.
169. Mastrodomenico L, Korobkin M, Silverman PM et al: Perinephric hemorrhage from metastatic carcinoma to the kidney. J Comput Assist Tomogr 1983; 7:727-729.
170. Ralls PW, Barakos JA, Kaptein EM et al: Renal biopsy-related hemorrhage: Frequency and comparison of CT and sonography. J Comput Assist Tomogr 1987; 11:1031-1034.
171. Castoldi MC, Del Moro RM, D'Urbano ML et al: Sonography after renal biopsy: Assessment of its role in 230 consecutive cases. Abdom Imaging 1994; 19:72-77.
172. Rubin JI, Arger PH, Pollack HM et al: Kidney changes after extracorporeal shock wave lithotripsy: CT evaluation. Radiology 1987; 162:21-24.
173. Rosen A, Korobkin M, Silverman PM et al: CT diagnosis of ruptured abdominal aortic aneurysm. AJR 1984; 143:265-268.
174. Siegel CL, Cohan RH: CT of abdominal aortic aneurysms. AJR 1994; 163:17-29.
175. Raptopoulos V, Cumming I, Smith EH: Computed tomography of life-threatening complications of abdominal aortic aneurysm: The disrupted aortic wall. Invest Radiol 1986; 22:372-376.
176. Siegel CL, Cohan RH, Korobkin M et al: Abdominal aortic aneurysm morphology: CT features in patients with ruptured and nonruptured aneurysms. AJR 1994; 163:1123-1129.
177. Mehard WB, Heiken JP, Sicard GA: Highattenuating crescent in abdominal aortic aneurysm wall at CT: A sign of acute or impending rupture. Radiology 1994; 192:359-362.
178. Middleton WD, Smith WD, Foley WD: CT detection of aortocaval fistula. J Comput Assist Tomogr 1987; 11:344-347.
179. Koslin DB, Kenney PJ, Stanley RJ et al: Aortocaval fistula: CT appearance with angiographic correlation. J Comput Tomogr 1987; 11:348-350.
180. Mackenzie AR: Spontaneous subcapsular renal hematoma: Report of case misdiagnosed as acute appendicitis. J Urol 1960; 84:243-245.
181. Engel WJ, Page IH: Hypertension due to renal compression resulting from subcapsular hematoma. J Urol 1955; 73:735-739.
182. Marshall WH Jr, Castellino RA: Hypertension produced by constricting capsular renal lesions ("Page" kidney). Radiology 1971; 101:561-565.
183. Takahashi M, Tamakawa Y, Shibata A et al: Computed tomography of "Page" kidney. J Comput Assist Tomogr 1977; 1:344-348.
184. Page IH: Production of persistent arterial hypertension by cellophane and perinephritis. JAMA 1939; 113:2046-2048.
185. Meyers MA, Friedenberg RM, King MC et al: The significance of the renal capsular arteries. Br J Radiol 1967; 40:949-956.
186. Koehler PR, Talner LB, Friedenberg MJ et al: Association of subcapsular hematomas with non-functioning kidney. Radiology 1973; 101:537-542.
187. Schaner EG, Balow JE, Doppman JL: Computed tomography in the diagnosis of subcapsular and perirenal hematoma. AJR 1977; 129:83-88.
188. Zagoria RJ, Dyer RB, Assimos DG et al: Spontaneous perinephric hemorrhage: Imaging and management. J Urol 1991; 145:468-471.
189. Antonopoulos P, Drossos CH, Triantopoulou CH et al: Complications of renal angiomyolipomas: CT evaluation. Abdom Imaging 1996; 21:357-360.
190. Sacks D, Banner MP, Meranze SG et al: Renal and related retroperitoneal abscesses: Percutaneous drainage. Radiology 1988; 167:447-451.
191. Deyoe LA, Cronan JJ, Lambiase RE et al: Percutaneous drainage of renal and perirenal abscesses: Results in 30 patients. AJR 1990; 155:81-83.
192. Reznek RH, Mootoosamy I, Webb AW et al: CT in renal and perirenal lymphoma: A further look. Clin Radiol 1990; 42:233-238.
193. Villalon FC, Fernandez JE, Garcia TR: The hypoechoic halo: A finding in renal lymphoma. J Clin Ultrasound 1995; 23:379-381.
194. Bailey J, Roubidoux MA, Dunnick NR: Secondary renal neoplasms. Abdom Imaging 1998; 23:266-274.
195. Sheeran SR, Sussman SK: Renal lymphoma: Spectrum of CT findings and potential mimics. AJR 1998;

171:1067-1072.
196. Amis ES Jr: Retroperitoneal fibrosis. AJR 1991; 157:321-329.
197. Rominger MB, Kenney PJ: Perirenal involvement by retroperitoneal fibrosis: The usefulness of MRI to establish diagnosis. Urol Radiol 1992; 13:173-176.
198. Yancey JM, Kaude JV: Diagnosis of perirenal fibrosis by MR imaging. J Comput Assist Tomogr 1988; 12:335-337.
199. Rapezzi D, Racchi O, Ferraris AM et al: Perirenal extramedullary hematopoiesis in agnogenic myeloid metaplasia: MR imaging findings (letter to the editor). AJR 1997; 168:1388-1389.
200. Wright RE: Case report: Pararenal extramedullary haematopoietic tissue – an unusual manifestation of myelofibrosis. Clin Radiol 1991; 44:210-211.
201. Wilbur AC, Turk JN, Capek V: Perirenal metastases from lung cancer: CT diagnosis. J Comput Assist Tomogr 1992; 16:589-591.
202. Loughran CF: A review of the plain abdominal radiography in acute rupture of abdominal aortic aneurysms. Clin Radiol 1986; 37:383-387.
203. Nichols GB, Schilling PJ: Pseudoretroperitoneal gas in rupture of aneurysm of abdominal aorta. AJR 1975; 125:134-137.
204. Jeffrey RB Jr, Cardoza JD, Olcott EW: Detection of active intraabdominal arterial hemorrhage: Value of dynamic contrast-enhanced CT. AJR 1991; 156:725-729.
205. Hopper KD, Sherman JL, Ghaed N: Aortic rupture into retroperitoneum. Letter to the editor. AJR 1985; 145:435-437.
206. Kam J, Patel S, Ward RE: Computed tomography of aortic and aortoiliofemoral grafts. J Comput Assist Tomogr 1982; 6:298-303.
207. Mark A, Moss AA, Lusby R et al: CT evaluation of complications of abdominal aortic surgery. Radiology 1982; 145:409-414.
208. Low RN, Wall SD, Jeffrey RB Jr et al: Aortoenteric fistula and perigraft infection: Evaluation with CT. Radiology 1990; 175:157-162.
209. Calenoff L, Poticha SM: Combined occurrence of retropneumoperitoneum and pneumoperitoneum. AJR 1973; 17:366-372.
210. Meyers MA, Volberg F, Katzen B et al: Haustral anatomy and pathology: A new look. I. Roentgen identification of normal patterns and relationships. Radiology 1973; 108:497-504.
211. Meyers MA, Volberg F, Katzen B et al: Haustral anatomy and pathology: A new look. II. Roentgen interpretation of pathologic alterations. Radiology 1973; 108:505-512.
212. Kleinman PK, Brill PW, Whalen JP: Anterior pathway for transdiaphragmatic extension of pneumomediastinum. AJR 1978; 131:271-275.
213. Balthazar EJ, Moore SL: CT evaluation of infradiaphragmatic air in patients treated with mechanically assisted ventilation: A potential source of error. AJR 1996; 167:731-734.
214. McCourtney JS, Molloy RG, Anderson JR: Endoscopic esophageal perforation presenting as surgical emphysema of the scrotum (letter to the editor). Gastrointest Endosc 1994; 40:121-122.
215. Christensen EE, Landay MJ: Visible muscle of the diaphragm: Sign of extraperitoneal air. AJR 1980; 135:521-523.
216. Feldberg MAM, Koehler PR, van Waes P: Psoas compartment disease studied by computed tomography: Analysis of 50 cases and subject review. Radiology 1983; 148:505-512.
217. Van Dyke JA, Holley HC, Anderson SD: Review of the iliopsoas anatomy and pathology. Radiographics 1987; 7:53-85.
218. Torres GM, Cernigliaro JG, Abbitt PL et al: Iliopsoas compartment: Normal anatomy and pathologic processes. Radiographics 1985; 15:1285-1297.
219. Lenchik L, Dovgan DJ, Kier R: CT of the iliopsoas compartment: Value in differentiating tumor, abscess, and hematoma. AJR 1994; 162:83-86.
220. Han M-C, Kim C-W: Sectional Human Anatomy, 2nd ed. Ilchokak, Seoul, 1989.
221. Grégoire R, Oberlin S: Precis d'anatomie, 10th ed. J.B. Ballière, Paris, 1991.

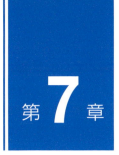

第7章 骨盤部腹膜外腔の区画

Yong Ho Auh, M.D.*
Jae Hoon Lim, M.D., Ph.D.**
Sophia T. Kung, M.D.*

1. 解剖学

　腹部および骨盤部の腹膜外腔は内側に腹膜，外側に横筋筋膜，腹部壁側筋膜，壁側骨盤筋膜からなる壁側筋膜で構成されている[1-8]．腹部腹膜外腔の後部（いわゆる後腹膜腔）は大きな区画で，腎筋膜により3つの腔に分けられている．最内側の腔（前腎傍腔）には消化器官，中間の腔（腎周囲腔）には腎臓，副腎，尿管，そして最外側の腔（後腎傍腔）には疎性結合組織が含まれている[1]．腹部腹膜外腔の前部および外側は疎性結合組織（腹膜前脂肪）を含む小さな単一の区画で，後方では後腎傍腔と連続している．

　骨盤部腹膜外腔の大部分は下方に位置しているが，前方と後方はそれぞれ膀胱と直腸によりわずかに引き伸ばされている．腹部腹膜外腔と比較し骨盤部腹膜外腔にはより多くの層が存在し，また性別により生殖器が異なるため解剖が複雑化している[9,10]（図7-1）．骨盤部腹膜外腔はDenonvilliers筋膜（男性：直腸膀胱中隔，女性：直腸腟中隔）により前方・後方の2区画に分けられる[2,11-15]．前方の区画は前骨盤筋膜と臍膀胱筋膜により，膀胱前腔と膀胱周囲腔に分けられる[2]．同様に後方の区画は直腸周囲筋膜と後骨盤筋膜により直腸周囲腔と仙骨前腔に分けられる（図7-2）[11-16]．

1 膀胱前腔

　臍膀胱筋膜は骨盤部腹膜外腔前区画の構造の中心にある[1,9,10,17]．腹膜の前方かつ横筋筋膜の後方に位置し，臍を頂点とした三角形の構造をしている（図7-3〜4）．上方より順番に尿膜管，臍動脈索，膀胱を取り巻いている．三角形の側縁は内

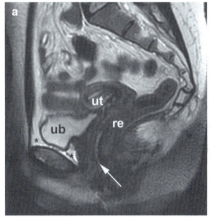

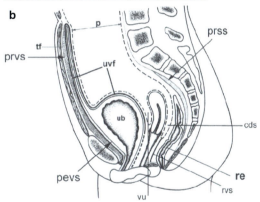

図7-1　女性の骨盤部矢状断（正常）
(a)骨盤部MRI T2強調像（矢状断），(b)同部位に対応した正常の正中上の構造物の模式図（ub＝膀胱，ut＝子宮，re＝直腸）．恥骨後面の膀胱前腔（*）（レチウス腔として知られる），および腟と直腸の間（矢印）の直腸腟中隔（rvs）に脂肪を認める．略語の詳細は（図7-3）を参照．

腸骨動脈の前枝から前方に向かう臍動脈索からなる[1,4,9,17]．これらの側縁（内側臍ヒダ）はCTで薄

---
*Weill Cornell Medical College - New York Presbyterian Hospital, New York City
**Sungkyunkwan University School of Medicine, Samsung Medical Center, Seoul, Korea

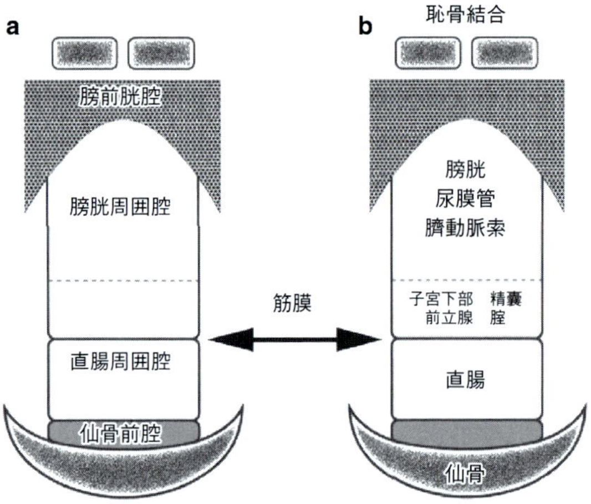

図7-2 骨盤部腹膜外腔の模式図（横断像）
(a) 各腔の名称を示す．
(b) 各区画内の主要構造物を挙げる．骨盤部腹膜外腔はDenonvilliers筋膜（男性：直腸膀胱中隔，女性：直腸腟中隔）により前方・後方の2区画に分割される．前方の区画は前骨盤筋膜と臍膀胱筋膜により，膀胱前腔と膀胱周囲腔に分けられる．同様に後方の区画は直腸周囲腔と後方骨盤筋膜により直腸周囲腔と仙骨前腔に分けられる．

い線状の構造として認識される（図7-4〜7）．つまり，CTのこの断面レベルでみられる直線的な構造は臍動脈索とそれを覆う臍膀胱筋膜そしてそのヒダにより作られた壁側腹膜の凹みからなる[9,10]．遺残した尿膜管は横断像でしばしば正中臍索として認められる．正中臍索による腹膜のわずかな凹みを正中臍ヒダと呼ぶ（図7-4, 7）[9]．

時折，CTで臍-膀胱前筋膜も正中臍ヒダおよび内側臍ヒダの前方に線状の構造として認められることがある．臍-膀胱前筋膜はおそらく内側鼠径窩の内側ヒダを裏打ちする腹膜が付着した構造である．この融合した腹膜層は臍膀胱筋膜の前面で前方内側へ向かい，臍-膀胱前筋膜となる（図7-8）[9]．そのため臍-膀胱前筋膜は，ダグラス窩の癒合した腹膜が腹膜外進展して生じた直腸腟中隔（もしくは直腸膀胱中隔）に類似している．臍-膀胱前筋膜の存在は解剖学の文献でもコンセンサスが得られておらず，またCTでも時々認められるのみであるのは，癒合の程度や，内側鼠径窩腹膜部の前内側進展の程度に個体間の変異があるためかもしれない．

臍膀胱筋膜は膀胱の周りを覆った後（図7-6），臓側骨盤筋膜〔（骨盤臓器（膀胱，子宮頸部，腟，精嚢，前立腺）の外膜層〕と融合する．その後肛門挙筋の上面および横筋筋膜から連続する骨盤側壁を裏打ちする壁側骨盤筋膜の上へ移行する（図7-3）[1,9,17]．臍膀胱筋膜は常にCTで腹膜下の構造として認識できるわけではないが，膀胱前腔に液体が貯留するとその存在が明らかとなる．

臍膀胱筋膜は壁側腹膜の後方へ強固に付着し（図7-7, 8），理論上わずかな腔のみ残存するため，前骨盤筋膜に沿った臍膀胱筋膜により骨盤前方の区画は膀胱前腔と膀胱周囲腔の2つの腔に分けられる[9]．

膀胱前腔は主に臍膀胱筋膜の前方と側方に位置する．この間隙は臍部から始まり，腹壁の前外側および側腹部の腹膜前脂肪と交通する（図7-3）．この腔の前下方の境界は恥骨膀胱靱帯（男性では恥骨前立腺靱帯）である．膀胱前腔の脂肪の大部分は前方，特に恥骨後隙もしくはレチウス腔として知られる恥骨裏に存在する（図7-1）[1,2,4,9,17]．

2 膀胱周囲腔

膀胱周囲腔は，臍膀胱筋膜により境界され，膀胱，尿膜管，そして閉塞した臍動脈を含んだほとんど脂肪を認めない小さな領域である．膀胱周囲腔は膀胱の後方では子宮頸部の腟上部と腟の前面へと連続する．同様に男性では前立腺と精嚢へと連続している（図7-1〜3）[9,17]．

3 直腸周囲腔

骨盤部腹膜外腔の後区画は前区画よりも小さな腔で，男性では直腸膀胱中隔，女性では直腸腟中隔により前区画と境界されている[11,12]．後区画は前方の直腸周囲腔と後方の仙骨前腔より構成される（図7-2）[2,13]．直腸周囲腔は前面を直腸膀胱中隔もしくは直腸腟中隔，後面を後方骨盤筋膜，側面を高密度の結合組織層である直腸周囲筋膜により境界されている（図7-2, 7-8〜11）．女性ではこの直腸周囲筋膜は仙骨子宮靱帯として認められる[4,18,19]．これらの筋膜は健常人のCT横断像では識別困難である（図7-6, 7）．しかし様々な疾患において，その病因が局所性または全身性であるかによらず，直腸周囲筋膜は高密度の環状の構造

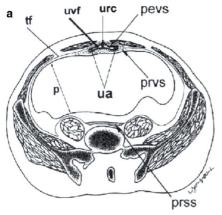
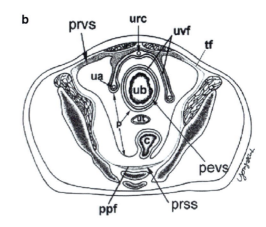
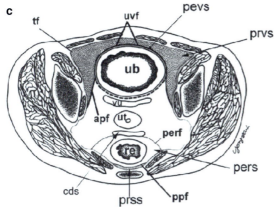
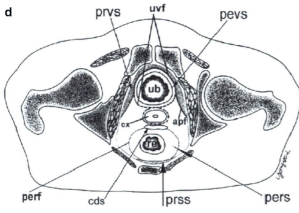
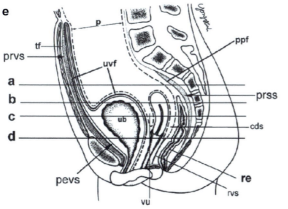

図 7-3
骨盤部矢状断（e）の 4 つのレベルにおける骨盤部腹膜外腔の正常断面像の模式図（a〜d）

apf＝前方骨盤筋膜
c＝S 状結腸
cds＝ダグラス窩
cx＝子宮頸部
p＝腹膜
tf＝横筋筋膜
perf＝直腸周囲筋膜
pers＝直腸周囲腔（訳者追加）
pevs＝膀胱周囲腔
ppf＝後方骨盤筋膜
prss＝仙骨前腔
prvs＝膀胱前腔
re＝直腸
rvs＝直腸腟中隔
ua＝臍動脈索（訳者追加）
ub＝膀胱
urc＝尿膜管
ut＝子宮
uvf＝臍膀胱筋膜
vu＝膀胱子宮窩

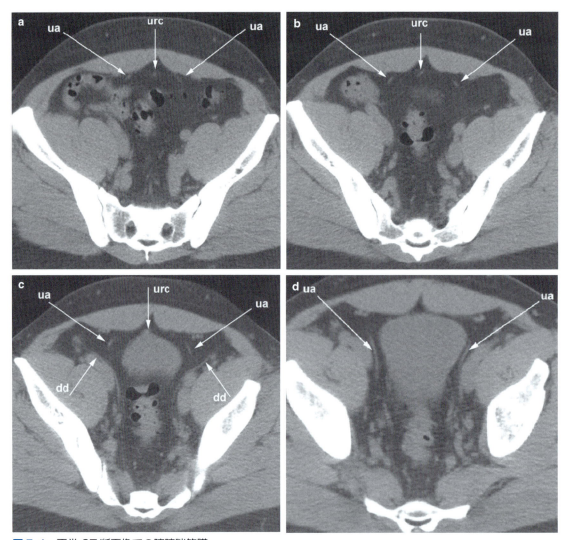

図 7-4　正常 CT 断面像での臍膀胱筋膜
(a～d)臍膀胱筋膜の解剖学的ランドマークを示す．臍から膀胱までの4つのレベルにおける正常骨盤断面像．通常正常筋膜自体は薄すぎて認識されない．臍膀胱筋膜は膀胱の上部で臍を頂点とした三角形の構造をしている．尿膜管は腹部正中の線状の構造物(正中臍索)として認識される(urc)．三角形の側縁を形成する内側臍ヒダは臍動脈索(ua)と膀胱筋膜からなり，CTでは臍から伸びて膀胱周囲を囲み内腸骨動脈の前枝へと向かう細い線として認識される(d)．臍動脈索外側の細い線(c)は精管(dd)で膀胱前腔の前外側を横断し鼠径管へと向かう．

として認識できるようになる．局所の病因としては感染や腫瘍のような直腸由来の疾患が多い(図7-10, 11)[16,20]．また膵炎，後腹膜出血，急性尿管閉塞など，腹部および骨盤部腹膜外腔を含む疾患であればどのようなものでも原因になりうる(図7-6～8, 12)．これらの疾患は腹膜外腔の筋膜面を通じて直腸周囲筋膜に波及しうる．全身性の病因としては敗血症や心不全による全身の浮腫があり，全身の筋膜が肥厚する結果，直腸周囲筋膜も肥厚がみられることがある．

これらの筋膜の存在については外科学および解剖学の文献上現在も統一の見解が得られていない．もし，筋膜面の構成要素や形態に関して一致する見解があるとすれば，それはCTの横断像で明らかにこれらが描出されていることくらいである[13,16,20]．

直腸周囲腔は主に脂肪組織で満たされているが，その他直腸動静脈，内臓神経，リンパ管，そ

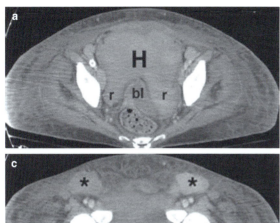

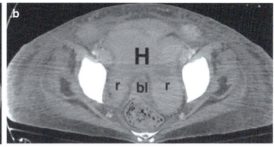

図 7-5　典型的な「臼歯」像を呈する膀胱前腔の巨大血腫
(a, b) 膀胱 (bl) が臼歯 (H) 体部の後方かつ「歯根部」(r) の内側に圧排されている．
(c) 血腫が鼠径管 (*) まで広がっている．

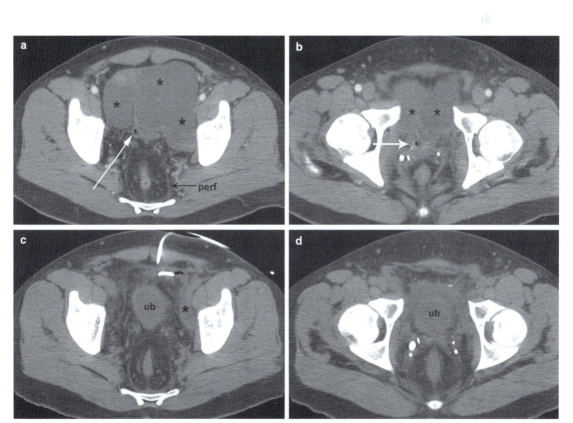

図 7-6　ロボット支援前立腺切除後の患者における，腹水に類似した膀胱前腔への液体貯留
(a) 骨盤前方に貯留した不均一な濃度の液体 (*) は，腹直筋 (rectus muscle) 後面の腹膜前脂肪組織と分離されることから腹水のようにも見える．だがこの液体は，内部に Foley カテーテル (矢印) を含んだ膀胱を後方正中に圧排していることから，骨盤内腹膜外腔に貯留したものであることがわかる．正中には軽度肥厚した直腸周囲筋膜 (perf) を認める．
(b) 下方では，内部に Foley カテーテル (矢印) を含んだ膀胱が同様に後方・正中へと圧排されている．
(c, d) 経皮的ドレナージにより膀胱が骨盤内の前方部分に戻り，形状も正常になっているため，腹膜外腔の液体であったことが証明された．ub＝膀胱 (訳者追加)，＊＝骨盤内腹膜外腔に貯留した液体 (訳者追加)．

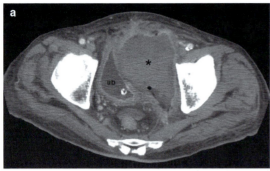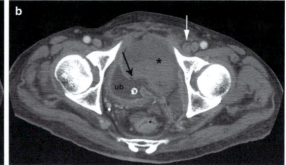

図 7-7 非対称な「臼歯」の形態をとる膀胱前部の液体と血腫

(a) 外傷性膀胱損傷の患者の CT 横断像で，臍膀胱筋膜・前方骨盤筋膜と横筋筋膜・後方骨盤筋膜の間の空間である膀胱前腔に非対称性の血腫(＊)が貯留し，膀胱(ub)を右後方へ圧排している．
(b) さらに尾側の横断面では尿囊腫(urinoma)または血腫(＊，訳者追加)の原因となりうる膀胱壁の局所的な欠損(黒矢印)を認める．骨盤内の液体は左鼠径管まで広がっている(白矢印)．

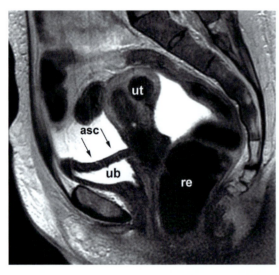

図 7-8 骨盤内腹水

MRI の T2 強調像(矢状断)では骨盤内の腹水(asc)により膀胱(ub)が下方へ圧排されている．一方，骨盤内腹膜外腔に液体が存在する場合には，膀胱は後方へと圧排される．正中には直腸(re)，子宮筋腫を(ut)認める．

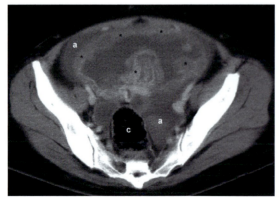

図 7-9 膀胱前腔の液体貯留に類似した腹部骨盤部のがん性腹膜炎

転移性卵巣がん患者の骨盤部 CT の横断像で，骨盤内腹水(a)と腫瘍の腹膜播種像(＊)を認める．膀胱前腔への液体貯留と同様に，腹水により腹膜前脂肪組織が腹直筋後方へ圧排され不明瞭となっている．「臼歯」の形態を呈する点も腹膜外の膀胱前腔への液体貯留と類似している．しかしこの症例では，液体が膀胱周囲よりも S 状結腸(c)の周囲へと広がり，"歯根部"が骨盤内のより上方に位置する点が腹腔内の液体貯留として特徴的である．

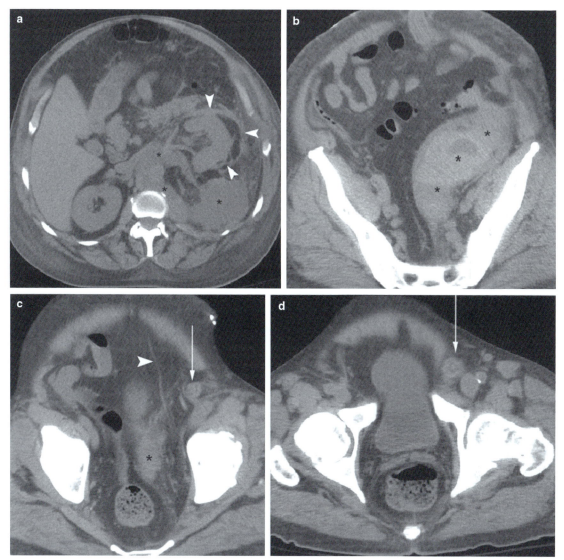

図 7-10 後腎傍腔から骨盤内膀胱前腔、さらに左鼠径管血腫へと血腫が進展した腹部大動脈瘤破裂
(a) 腹部 CT の腹部横断像で、大動脈周囲と左の後腎傍腔まで後腹膜出血（*）が広がり、左腎が前方に偏位している。左腎筋膜の肥厚と腎周囲腔の軟部組織濃度（矢頭）を認める。しかし、液体の右側への広がりはみられないことに注意。
(b) 高濃度の均一な血腫（*）が骨盤内腹膜外腔の脂肪組織内、壁側腹膜の外側、腸腰筋内部、腸骨動静脈まで広がっている。
(c, d) 膀胱前腔へ広がった血腫は片側のみの「臼歯」（*）の歯根の形をとり（矢印）、左鼠径管へと進展している。臍へと続く左の臍動脈〔(c)の矢頭〕として認められる。

して直腸周囲リンパ節も含まれている（図 7-10）。この腔は S 状結腸間膜の腹膜下腔と交通しやすい[2,13]。

4 仙骨前腔

仙骨前腔は仙骨（sacrum）・尾骨（coccyx）の前面に位置し、前面は後方骨盤筋膜、後面は壁側骨盤筋膜により境界される（図 7-2, 3）。仙骨前腔は疎性結合組織を含み、血管・神経・リンパ組織は存在しない。この腔は健常人の CT 横断像では認識されないが、筋膜がより明らかとなるような疾患では描出される（図 7-7, 10, 11）。仙骨前腔は通常仙骨と尾骨の疾患、即ち、骨折（図 7-12）、腫瘍（図 7-14）、感染（図 7-15）、もしくは直腸病

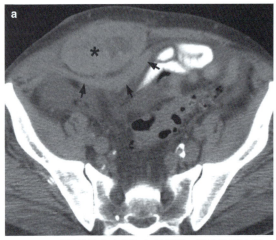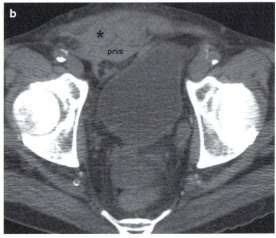

図 7-11　膀胱前腔と交通した特発性の腹直筋鞘血腫
(a) 巨大な右腹直筋鞘血腫 (*) が横筋筋膜の薄い層を通り膀胱前腔 (矢印) へと進展している．
(b) さらに下方の断面では，膀胱前腔に貯留した液体が膀胱を左方へと圧排している．prvs＝膀胱前腔 (訳者追加)．

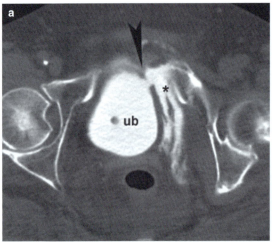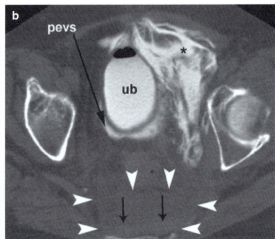

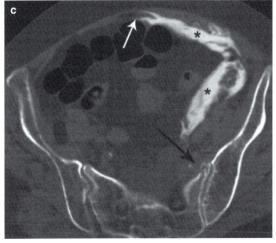

図 7-12　腹膜外への膀胱破裂と仙骨前腔の血腫をきたした骨盤骨折患者の CT 膀胱造影

(a, b) Foley カテーテル経由でヨード造影剤を注入後に撮像した CT の横断面で，膀胱の部分的欠損 (矢頭) と同部位から膀胱前腔 (*) および膀胱周囲腔 (長矢印, pevs) への造影剤漏出を認める．
(b) 仙骨前腔の液体 (矢頭) 内に含まれる血液の CT 値 (矢印) は血液の存在を示唆し，より上方の仙骨骨折〔(c) の黒矢印〕による血腫の所見として合致する．
(c) では同様に，後方は腹膜外腔の脂肪組織，前外側は腹膜前脂肪組織 (*) の中への造影剤漏出を認める．尿膜管および臍動脈索を囲む三角形の膀胱周囲の脂肪組織腔が造影剤により境界されている (白矢印)．

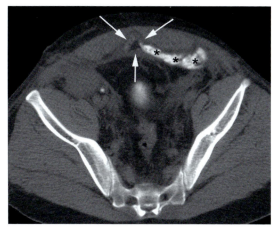

図 7-13 尿瘻患者の膀胱周囲の脂肪組織腔
腎臓移植患者の CT 膀胱造影横断像で膀胱吻合部からの漏出が認められる．尿膜管と臍動脈索を囲む三角形の膀胱周囲の脂肪組織腔（矢印）は保たれていて，膀胱前腔の液体がその輪郭を描いている．膀胱前腔の液体の一部は膀胱から漏出した造影剤（＊）により混濁している．

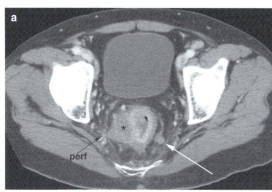
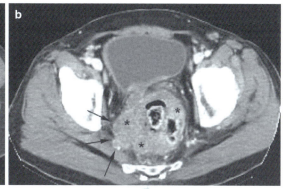

図 7-14 直腸がんの 2 例
(a) 直腸右側の腫瘍（＊）が肥厚した直腸周囲筋膜（黒矢印，perf）まで浸潤している．左の直腸周囲腔（白矢印）に小リンパ節を認める．
(b) 直腸周囲筋膜を穿通した全周性の直腸腫瘍（＊）が骨盤側壁に到達し，右の梨状筋（piriformis muscle）（矢印）と接している．

変の進展と関係している（図 7-10, 11）．膀胱前腔とは対照的に，仙骨前腔は小さく隙間のない限られた空間である（図 7-2, 3）[2, 13-15]．

2. 病的画像の特徴

1 膀胱前腔の液体貯留

　臍膀胱筋膜は前骨盤筋膜に沿って膀胱の前面と側面に位置し，膀胱前腔の液体は前骨盤筋膜に沿った臍膀胱筋膜と横筋筋膜もしくは壁側骨盤筋膜の間に貯留するため，横断像で「臼歯」に似た形態をとる．「臼歯」の「歯冠」部は膀胱の前面に臍膀胱筋膜と腹壁前面の横筋筋膜の間に位置し，膀胱を後方へと圧排する（図 7-9, 16）．「臼歯」の「歯根部」は前骨盤筋膜に沿った臍膀胱筋膜と壁側骨盤筋膜の間を後下方へと進展し，膀胱を内側に圧排，あるいは「歯根部」が非対称となった場合には正中から離れる方向へ圧排する（図 7-5, 12, 13, 17）[9, 10]．「歯根部」の形態は膀胱周囲腔への液体貯留によるとされることがあるが，それは単に膀胱前腔に貯留した液体が後下方へ広がったことによる[2, 21]．大量の腹水が存在すると隔壁形成の有無によらず，膀胱前腔への液体貯留に似た「臼歯」様の形態をとることがある（図 7-18）．しかし，腹腔内の液体の場合には，膀胱は後方内側よりもむしろ下方へと圧排される（図 7-18, 19）．

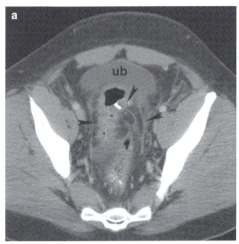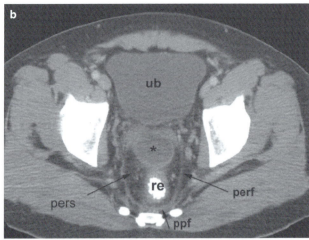

図 7-15 S 状結腸憩室炎に続発した直腸周囲膿瘍
(a) S 状結腸間膜内(矢頭)に炎症性の軟部織濃度を伴う S 状結腸憩室を認める．ub＝膀胱(訳者追加)．
(b) 直腸周囲腔(pers)の膿瘍(＊)．直腸周囲筋膜(perf)と後骨盤筋膜(ppf)が肥厚し明瞭になっていることに注意．ub＝膀胱(訳者追加)，re＝直腸(訳者追加)．

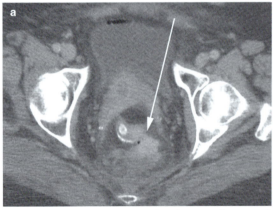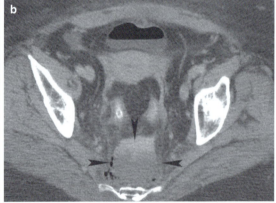

図 7-16 低位前方切除後の縫合不全による直腸周囲膿瘍
(a) 骨盤 CT の横断像で，経口造影剤が吻合部(矢印)より直腸周囲腔へ漏出している．
(b) 経口造影剤の層とガスを含む巨大膿瘍が直腸周囲腔を占め，仙骨前腔(矢頭)まで広がっている．

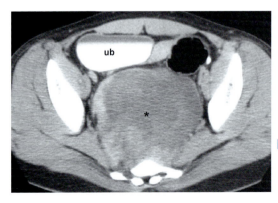

図 7-17 仙骨前腔に生じた巨大で不均一な濃度の神経節細胞腫(＊)が結腸と膀胱(ub)を前方へ圧排し，仙骨前腔の脂肪も見えなくなっている

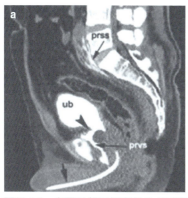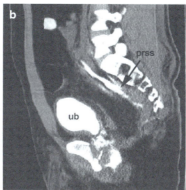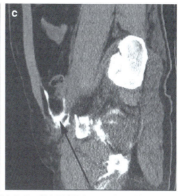

図7-18 多発骨盤骨折患者のCT膀胱造影における，膀胱基部から膀胱前腔および仙骨前腔への造影剤漏出
(a, b)骨盤部CTの正中および傍正中矢状断で，膀胱頸部から膀胱前腔（矢印，prvs）と仙骨前腔（矢印，prss）へのヨード造影剤の漏出（矢頭）を認める．正中矢状断ではFoleyカテーテル〔(a)の下側の短矢印〕が明瞭に描出される．
(c)さらに外側の傍正中矢状断では，造影剤の膀胱前腔（矢印）の上方・外側への流入を認める．

さらに「歯根部」は両側の傍直腸窩もしくは傍S状結腸窩に貯留した液体からなるため，膀胱前腔の液体よりも上方に位置する．加えて，腹膜外腔の膀胱前腔に液体が貯留した場合には腹膜前脂肪が見えなくなるのに対し，腹水の場合には通常腹膜前脂肪が保たれる（図7-5, 9, 16～20）．

尿膜管と臍動脈索を取り囲む臍膀胱筋膜は通常CT・MRIで認識されないが，隣接する膀胱前腔に液体が貯留すると画像上その存在が明らかとなる．膀胱前腔の液体は前腹壁の脂肪三角窩（尿膜管と臍動脈索に沿って膀胱周囲腔が上方に進展した部位）を囲むように貯留するが，脂肪三角窩内には貯留しない[9]．そのため膀胱前腔に液体が貯留すると，尿膜管と臍動脈索に沿って膀胱周囲腔が上方に進展して同定されるようになる（図7-13, 21）．

臍と恥骨結合のおおよそ中間に位置する弓状線の下では，薄い横筋筋膜の層が腹直筋の後面を裏打ちする．これは腹直筋鞘の後葉を主に形成する内斜筋腱膜後葉と腹横筋腱膜が弓状線の下の腹直筋の前面を通ることによる．この高さでは，膀胱前腔の液体は直接的に薄い横筋筋膜を貫き，下腹壁動静脈の穿通枝に沿って腹直筋に接して進展する（図7-13, 16）．さらに液体は腹直筋に沿って進展し腹直筋鞘後葉上部まで達することがある．同様に，腹直筋鞘血腫が同様の経路を辿って膀胱前腔へと至ることがある（図7-20）．実際に両区画にまたがる大量の液体を認める場合には，膀胱前腔と腹直筋鞘のいずれを起源とするかの識別が困難な場合がある．

輸精管の前外側部は内鼠径輪を通って精索になる前に膀胱前腔を通過する．精索の最内層である内精筋膜は，精索に伴う膀胱前腔脂肪および精巣動静脈に伴う後腹膜脂肪からなる．そのため，膀胱前腔の液体は輸精管に沿って鼠径管，そして陰嚢へと流入する（図7-15, 16）[9]．

子宮円索の遠位部も輸精管と同様に，下腹壁動静脈の近位部と並走して内鼠径輪を通る手前で膀胱前腔を通過する[22]．

外腸骨動静脈は鼠径靱帯の下を通過し，前面は下方に伸展した横筋筋膜，後方は腸骨筋膜から形成される大腿鞘に覆われて大腿動静脈となる．大腿鞘は外側部に大腿動静脈を，内側部に大腿管を認める．外腸骨動静脈は腹膜の外側にあり膀胱前腔前外側の連続した区画を走行するため，膀胱前腔の液体は外腸骨動静脈に沿って鼠径靱帯の下を通り大腿管へと広がる（図7-17）[2, 4, 9]．

膀胱前腔は前腹壁の腹膜外脂肪と外側で連続し，順に前腹膜脂肪，後腹膜脂肪と連続している．そのため，膀胱前腔に貯留した液体は壁側腹膜周囲に外側へ進展し，腸腰筋および外腸骨動静脈と接する面まで広がり，その後，腎下後腹膜腔から腎周囲腔へと上方に広がる（図7-5, 12, 13）．腹部腹膜外腔と骨盤部腹膜外腔の両区画にまたがり

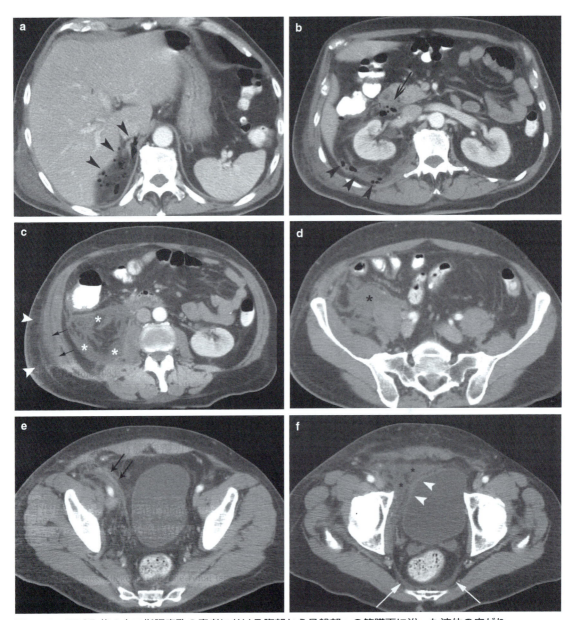

図 7-19 ERCP 後の十二指腸穿孔の患者における腹部から骨盤部への筋膜面に沿った液体の広がり

(a) 肝臓の無漿膜野 (bare area) と右側の横隔膜に接した右の後腹膜上部に, 十二指腸下行部 (矢印) の穿孔部 (b) から広がった, ガスと炎症性の軟部組織濃度 (矢頭) を認める.

(c) 液体とガスは主に腎周囲腔に貯留している (*, 訳者追加). 後腎傍腔には炎症性変化を認めないにもかかわらず, 近接する腹壁の右後外側には炎症性変化が認められ, 筋肉 (矢印), 皮下脂肪, 皮膚の層 (矢頭) にも及んでいる.

(d) 液体が腎下方の腹膜外腔 (*) へ進展し, (e) さらに連続する膀胱前腔へと広がっている (矢印).

(f) 膀胱前腔への液体による炎症性変化により, 膀胱壁の右側面 (矢頭) が明らかに肥厚していることに注意. 膀胱前腔の液体 (*) により膀胱は左方へ圧排されている. 直腸周囲筋膜と後方骨盤筋膜が半月状に肥厚していること (矢印) に注意.

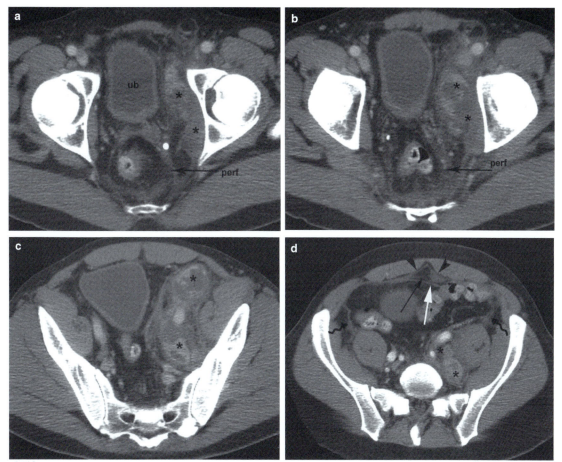

図 7-20　前立腺がんの骨盤内リンパ節転移とリンパ還流障害による二次性の浮腫性変化
(a, b) 骨盤 CT の横断像で，左の閉鎖リンパ節および外腸骨リンパ節の均一に造影された多発リンパ節転移と，隣接する直腸周囲筋膜の肥厚（矢印，perf）を認める．
(c) 左外腸骨領域のリンパ節壊死（*）が上方へ進展し，(d) 横筋筋膜（矢頭），臍-膀胱前筋膜（細い黒矢印）のびまん性の肥厚と，臍膀胱筋膜と壁側腹膜の融合（白矢印）を認める．同様に腹膜外腔にも浮腫性変化を認める（波矢印）．

大量に液体が貯留している場合には，膀胱前腔と後腹膜のいずれを起源とするかの識別が困難なことがある（図 7-5, 12）[5-10]．

2 膀胱周囲の液体貯留

膀胱前腔に液体がないにもかかわらず，膀胱周囲腔のみに液体が貯留することは滅多にない．膀胱周囲腔は臍膀胱筋膜に囲まれた比較的狭い腔であるため，貯留しうる液体の量はわずかである．これはこの薄い膀胱筋膜が可動性に欠けるからというわけではない．というのも，生体内で膀胱前腔から膀胱周囲腔へ造影剤が広がることはよくあることで，また逆に造影剤が膀胱周囲腔から膀胱前腔へと広がり，膀胱周囲の脂肪を部分的もしくは完全に認識できなくなることはさらによくみられる現象だからである（図 7-13）．しかし，膀胱前腔の半ばまで液体が貯留しても，尿膜管と臍動脈索を膀胱上部で囲む，三角形の膀胱周囲脂肪腔が保たれていることも度々ある．

臨床上，これらの液体は膀胱壁の肥厚や膀胱周囲の腫瘍浸潤と誤認されることがある．さらに，膀胱周囲腔の後方に貯留した液体はダグラス窩の腹水と誤認されることもある[9,10]．

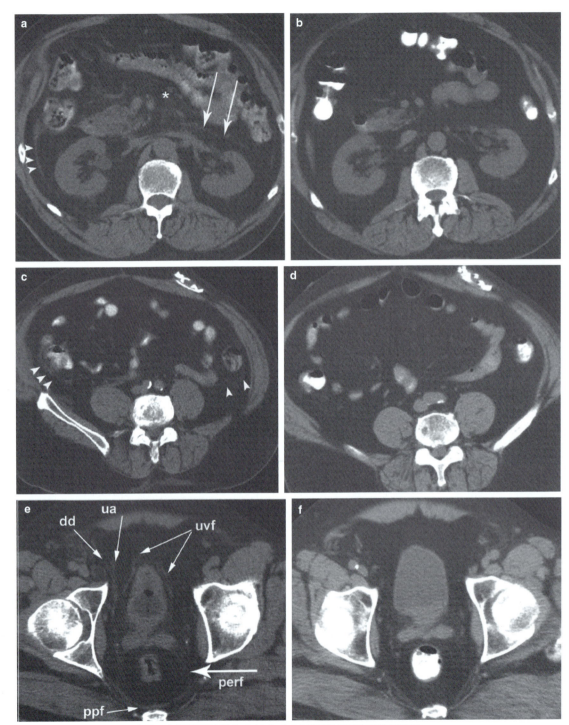

図 7-21 膵炎による，遠隔の直腸周囲筋膜を含むすべての腹膜外筋膜の軽度肥厚
同レベルでの膵炎の罹患中(a, d, e)および改善後(b, d, f)の画像.
(a)膵鈎部レベルでのCT横断像で，膵体部後方に軽度の炎症性の軟部織濃度(＊)を認める．隣接する左前腎筋膜(矢印)と右後腎筋膜(矢頭)の肥厚も明らかとなっている．
(c)さらに尾側では，炎症性変化が後方に広がり，両側の腎下方の腹膜外筋膜(矢頭)が肥厚している．
(e)骨盤部では，健常人では認められないはずの直腸周囲筋膜(perf)と後方骨盤筋膜(ppf)が軽度に肥厚した像がみられる．同様に，健常人でみられることは少ない臍膀胱筋膜(uvf)も膀胱にすぐ並んで認められる．同じく右の臍動脈索(ua)と精管(dd)も認められる．
(b, d, f)膵炎の改善後の経過観察目的のCTでは筋膜の肥厚が改善している．

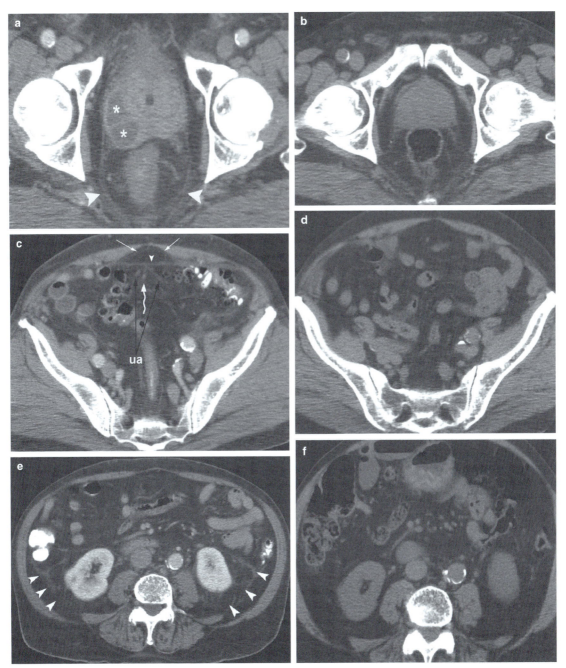

図 7-22 前立腺膿瘍による,遠隔の直腸筋膜を含むすべての腹膜外筋膜の軽度肥厚

同レベルでの前立腺膿瘍の罹患中(a, c, e)および改善後(b, d, f)の画像.
(a)骨盤部 CT の横断像で,前立腺右側の膿瘍(*)と直腸周囲筋膜の肥厚(矢頭)を認める.
(c)仙骨のより上方のレベルの断面では,多数の肥厚した筋膜を認める.横筋筋膜(白矢印)が腹直筋の後面に細い線として認められる.正中にわずかに肥厚した尿膜管(波矢印)を認め,その両側に臍動脈索(ua,黒矢印)を認める.これらの構造物の前面の細い線(白矢頭)は臍-膀胱前筋膜である.
(e)遠隔の腎区画まで炎症性変化が広がり,両側の腎筋膜の肥厚と腎周囲腔の軟部織濃度(矢頭)を認める.
(b, d, f)膿瘍改善後の経過観察目的の CT では筋膜の肥厚が改善している.

3 直腸周囲の疾患

　膀胱周囲でみられる異常所見が特発性血腫や外傷性血腫，その他の液体貯留から生じるのとは対照的に，直腸周囲腔の異常所見は直腸疾患を起源とすることが多い（図 7-10, 11, 14）．直腸周囲の筋膜と腔を同定することは，罹患部位を絞り込み病気の進行過程を見極めて進行度を判断するうえで重要であり，臨床における管理と治療法に影響を及ぼす．

　直腸周囲の筋膜と腔を同定することは，特に直腸がんのステージングとマネジメントにおいて有用である．直腸周囲腔は主に脂肪組織で満たされているため，直腸がんが直腸壁を越えて浸潤した場合に容易に認識される．直腸周囲筋膜まで浸潤した腫瘍は切除不能であることが多く，筋膜を越え骨盤壁に浸潤している場合には治癒が見込めない．しかし，壁肥厚の所見単独では反応性の炎症性変化で，必ずしも腫瘍の浸潤を示してはいない可能性もある．直腸周囲のリンパ節も同様に問題となることがある．つまり，リンパ節腫大はしばしばリンパ節転移よりも反応性変化による場合がある．このように偽陽性となることがあるため，CT の横断像による直腸がんのステージングでは感度が高いが特異度は低い[16]．

　直腸周囲膿瘍と蜂窩織炎はクローン病や同性愛の男性の炎症性直腸炎と関与がみられる．これらの症例では，肛門挙筋の解剖学的検討がより重要であり，治療方針にも影響を及ぼしうる．

　肛門挙筋上の膿瘍と，一般的な肛門挙筋下の膿瘍では臨床的意味も外科的アプローチの方法も大きく異なる．直腸周囲筋膜と直腸周囲腔は肛門挙筋の上方に位置するため，直腸周囲に限局した膿瘍は肛門挙筋周囲で容易に同定できる[20]．S 状結腸間膜の腹膜下腔は直腸周囲腔と直接連続するため，S 状結腸憩室炎を起源とした膿瘍が下方へ進展しても直腸周囲膿瘍となりうる（図 7-11）．

4 仙骨前腔の疾患

　仙骨および尾骨の骨折後，仙骨前腔に血腫を認めることがある（図 7-13）．仙骨前腔は仰臥位の時，骨盤部腹膜外腔の中で最も重力に依存した部位となるため，血腫を含め骨盤内腹膜外腔へ広がる液体は全て筋膜面に沿って仙骨前腔へ流入しうる（図 7-12, 22）．一次性および二次性の仙骨・尾骨腫瘍も仙骨前腔に認めることがある（図 7-15）．

5 筋膜間面経由の進展

　ある腔に貯留した液体が個々の筋膜間面による境界を越えてその他の腔に流入することは，非論理的ではあるが臨床上珍しいことではない．例えば骨盤では，膀胱前腔の液体が後方の直腸周囲腔もしくは仙骨前腔へ広がることがある（図 7-8, 12, 22）．後腹膜では，前腎傍腔の液体は腎周囲腔や後腎傍腔と交通しうる（図 7-12）．

　これらの非論理的・逆説的な現象を説明する複数の仮説がたてられている．第一の仮説として，筋膜構造には個々人における解剖学的多様性があり，例えば筋膜面全体が完全に無傷ではないことや穴が空いている可能性がある．第二の仮説として，外傷，膵炎での消化，急性化膿性感染での破壊などにより，これらの筋膜面が直接的に破壊もしくは断裂される可能性がある．急性の急速な液体の貯留は筋膜を直接的に損傷し筋膜面を破壊しうる．最後の仮説として，これらの筋膜間面が液体を貯めることにより病気の播種を防ぐ障壁として機能する一方で，皮肉にも，実際には筋膜間面が液体の早い伝導路となり，病巣から離れた場所への移動を助長している可能性がある[5-8]．例えば，膵炎ではしばしば直腸周囲の筋膜の肥厚を認め（図 7-6），前立腺膿瘍では離れた腎筋膜の肥厚を認めることがある（図 7-7）．

■文献

1. Tobin CE, Benjamin JA, Wells JC: Continuity of the fasciae lining the abdomen, pelvis, and spermatic cord. Surg Gynecol Obstet 1946; 83:575-596.
2. Pernkopf E: Atlas of Topographical and Applied Human Anatomy, Vol. 2. Saunders, Philadelphia, 1964, pp 312-314.
3. Eycleshymer AC, Shoaker DM: A Cross-Section Anatomy. Appleton-Century-Crofts, Norwalk, 1970, p 93.
4. Williams PL: Gray's Anatomy, 38th ed. Churchill Livingston, New York, 1995, pp 829-831.
5. Meyers MA: Radiological features of the spread and localization of extraperitoneal gas and their relation-

ship to its source. Radiology 1974; 111:17-26.
 6. Oliphant M, Berne AS, Meyers MA: Bidirectional spread of disease via the subperitoneal space: The lower abdomen and left pelvis. Abdom Imaging 1993; 18:115-125.
 7. Hashimoto M, Okane K, Hirano H et al: Pictorial review: Subperitoneal spaces of the broad ligament and sigmoid mesocolon- Imaging findings. Clin Radiol 1990; 53:875-881.
 8. Aikawa H, Tanoue S, Okino Y et al: Pelvic extension of retroperitoneal fluid: Analysis in vivo. AJR 1998; 171:671-677.
 9. Auh YH, Rubenstein WA, Schneider M et al: Extraperitoneal paravesical spaces: CT delineation with US correlation. Radiology 1986; 159:319-328.
10. Korobkin M, Silverman PM, Quint LE et al: CT of the extraperitoneal space: Normal anatomy and fluid collections. AJR 1992; 159:933-941.
11. Leffler KS, Thompson JR, Cundiff GW et al: Attachment of the rectovaginal septum to the pelvic sidewall. Am J Obstet Gynecol 2001; 185:41-43.
12. Sato K, Sato T: The vascular and neuronal composition of the lateral ligament of the rectum and the rectosacral fascia. Surg Radiol Anat 1991; 13:17-22.
13. Fritsch H: Developmental changes in the retrorectal region of the human fetus. Anat Embryol 1988; 177:513-522.
14. Fritsch H: Development and organization of the pelvic connective tissue in the human fetus. Ann Anat 1993; 175:513-539.
15. Fritsch H, Kühnel W: Development and distribution of adipose tissue in the pelvis. Early Hum Dev 1992; 28:79-88.
16. Grabbe E, Lierse W, Winkler R: Perirectal fascia: morphology and use in staging of rectal carcinoma. Radiology 1983; 149:241-246.
17. Hammond G, Yglesias L, Davis JE: The urachus, its anatomy and associated fasciae. Anat Rec 1941; 80:271-287.
18. De Caro R, Aragona F, Herms A et al: Morphometric analysis of the fibroadipose tissue of the female pelvis. J Urol 1998; 160:707-713.
19. Fröhlich B, Hötzinger H, Fritsch H: Tomographical anatomy of the pelvis, pelvic floor and related structures. Clin Anat 1997; 10:223-230.
20. Guillaumin E, Jeffrey RB Jr, Shea WJ et al: Perirectal inflammatory disease: CT Findings. Radiology 1986; 161:153-157.
21. Mastromatteo JF, Mindell HJ, Mastromatteo MF et al: Communications of the pelvic extraperitoneal spaces and their relation to the abdominal extraperitoneal spaces: Helical CT Cadaver study with pelvic extraperitoneal injections. Radiology 1997; 202:523-530.
22. Yamashita Y, Torashima M, Harada M et al: Postpartum extraperitoneal pelvic hematoma: Imaging findings. AJR 1993; 16:805-808.

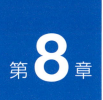

第8章 肝臓疾患の進展様式

1. はじめに

　肝疾患の他臓器もしくは他領域への広がり方を理解するためには，肝臓の胎生期における発達および肝臓を上腹部に固定する靱帯について知ることが重要となる．この章では解剖学的なランドマークを用いて肝靱帯の発生および解剖を記述し解剖学的観点に基づいた病変の広がりを明らかにしたいと思う．

2. 肝臓の発生学と解剖学

1 肝臓と胆管の発達について

　肝臓および胆管は3つの主な組織から分化する．すなわち前腸から分化する内胚葉憩室，横中隔から分化する中胚葉，そして卵黄嚢静脈および臍静脈から分化する血管成分である[1,2]．肝臓は十二指腸を形成する原始前腸より膨出した憩室から形成される．この憩室の頭側で肝細胞腫瘤を形成し，横中隔と横隔膜を形成する中胚葉領域へ移動する．肝細胞腫瘤がこの中胚葉領域を刺激することで，グリソン鞘として知られる門脈周囲や肝被膜の結合組織を形成する．この憩室（肝芽）の尾側は，胆管，胆嚢管，胆嚢となる．

　肝臓の発生は心臓の形成とも密接に関連している．腸管の静脈となる卵黄嚢静脈と，胎盤からの臍静脈が肝細胞腫瘤を通過し静脈幹を形成するにつれ，肝静脈血管叢を形成し最終的には類洞を形成することとなる．

　肝臓の発生は前腸を前壁腹壁に固定する腹側間膜内で行われる．これは肝細胞が発達し横縦隔に肝細胞が移動するまで続く．肝臓は無漿膜野において横隔膜と直接結合する．横隔膜と前腹壁に結合する臓側間膜はそれぞれ肝冠状間膜，肝鎌状間膜，三角間膜を形成する．腹側間膜の肝臓と前腸の間の部分は肝胃間膜となり，肝胃間膜の自由端（総胆管を含んだ右端）は肝十二指腸間膜となる．

2 腹腔靱帯

　肝臓は前腸と前腹壁を固定する腹側間膜内および横縦隔内で発達するがゆえに，肝臓のほぼすべてが腹側間膜から発生する腹膜によって取り囲まれる[2]．肝臓と横隔膜，前腹壁，胃との腹膜の折り返しから肝臓周囲の間膜群が形成される[2-4]．肝臓は横隔膜の表面に沿って，冠状間膜および三角間膜によって横隔膜の片側に付着している．右冠状間膜は前上層と後下層の二層に分かれている．前上層は右横隔膜のドームを越えて真ん中から右側に伸展し，右横隔膜の後方から伸展し右三角靱帯を形成する後下層と癒合する．同様に左冠状間膜も前上層と後下層が左横隔膜に沿って進展，癒合し左三角靱帯を形成して肝臓を左横隔膜に固定する．この前上層と後下層の冠状間膜間の肝臓が腹膜に覆われず露出した部分は肝臓と横隔膜が密に癒着しており，無漿膜野と呼ばれる．

　肝臓の前面では肝臓は肝鎌状間膜によって前腹壁に固定される．肝鎌状間膜の頭側は左右肝冠状間膜前上層の癒合によって形成される．肝鎌状間膜は尾側に進展し，尾側自由縁は肝円索となる．肝円索内に肝左葉の臍裂を介して臍静脈から左門脈に繋がる左臍静脈の遺残が走行する．

　胃肝間膜は肝臓下縁と内側から胃の小彎側へとつながる間膜である[3,4]．胃を覆う2枚の腹膜によって形成され，小彎側から肝臓左葉のS2，S3をS1と隔てる水平裂へ繋がっていく．この間膜

表8-1 腸間膜の解剖学的なランドマーク

靱帯	臓器との関連	ランドマーク
冠状靱帯	横隔膜	認められない
三角靱帯	横隔膜	認められない
鎌状靱帯	腹壁前面	鎌状靱帯内の静脈．この静脈は傍心臓横隔静脈，内乳腺静脈，深部上心窩部静脈およびS3/4肝葉もしくは門脈枝の間を交通する静脈である．
臍靱帯	鎌状靱帯の自由縁での腹前面	(多くの場合)遺残臍静脈．左門脈と臍および前腹壁を交通している．
胃肝靱帯	静脈靱帯からの裂隙から胃小彎まで	左肝動脈，および異常胃静脈および右胃動静脈
肝十二指腸靱帯	肝門部から十二指腸にかけての胃肝靱帯の自由縁	門脈，肝動脈，胆管

は小網とも呼ばれ，網嚢の前面境界をなす．尾側では，胃肝間膜の右自由縁は肝十二指腸間膜となり十二指腸球部に付着し，肝門部(水平裂)に挿入され肝動脈，門脈および胆管が含まれている．肝十二指腸間膜はウィンスロー孔の前縁を形成し，小網とその他の腹膜腔がここで交通している．

3 肝臓に付着する間膜の解剖学的ランドマーク

画像検査においては，肝臓へ付着する間膜は同定困難である．

間膜の一部分においては間膜に沿って走る血管や周囲の脂肪組織，胆管やリンパ節がその手がかりとなることがある．腹水や，腸管外の気体，腹腔内に造影剤があることによって間膜が強調される．表8-1にこれら間膜の解剖学的ランドマークを列挙した．

3. 肝臓外への疾患の進展様式

1 腹膜内進展

肝内病変が腹腔内に侵入，進展する様式として以下の3つの機序がある．穿孔穿通や鈍的外傷，肝被膜と肝周囲腹膜を介した腫瘍や炎症の浸潤性進展・肝内における間質液と，リンパ液の生理的な交換である．肝臓の穿通性または鈍的外傷によって肝臓周囲の腹膜下血腫，胆汁性偽嚢胞，腹腔内出血，胆汁性腹水が起こりうる．腹腔内出血は自由に腹腔内に広がり肝実質を圧迫することはないが，肝周囲および肝被膜下出血では限局化する傾向があるため肝実質を圧迫する可能性がある．

腹腔内に転移することがよく知られている肝悪性腫瘍として肝細胞がん(図8-1, 2)と胆嚢がん(図8-3)がある．肝細胞がんの腹腔内破裂によって腹腔内出血し，腹膜播種が3〜15%で生じる[5,6]．腹腔内出血の所見を伴う突然の腹痛は，アジア・アフリカ地域における肝細胞がんを有する男性によく認められる症状である．胆嚢壁は薄く，胆嚢の大部分が薄い腹膜に覆われているにすぎず，いったん胆嚢がんが漿膜を越えて腹膜を穿通すると容易に腹腔内に進展してしまう．かくして胆嚢がんは腹腔内転移をよく起こす．

肝臓は肝小葉内および肝表面でリンパ液排出系が発達している．Budd-Chiari症候群，心膜炎，うっ血性心不全，悪性腫瘍によるリンパ流出障害などの閉塞肝静脈流出障害が生じる状態では胸管へのリンパ流の増加と肝リンパ系(特に肝表面)から腹腔内へのリンパの漏出が生じる可能性がある[7]．

腹水や肝疾患によって生じた液体貯留は，腹腔内へ自由に分布するか右横隔膜下傍肝臓腔，左肝臓と胃の間にある胃肝陥凹，左横隔膜下腔，小網，後肝臓下腔(モリソン窩)，傍結腸溝，そして骨盤などの肝周囲の腹腔陥凹に限局する．播種による

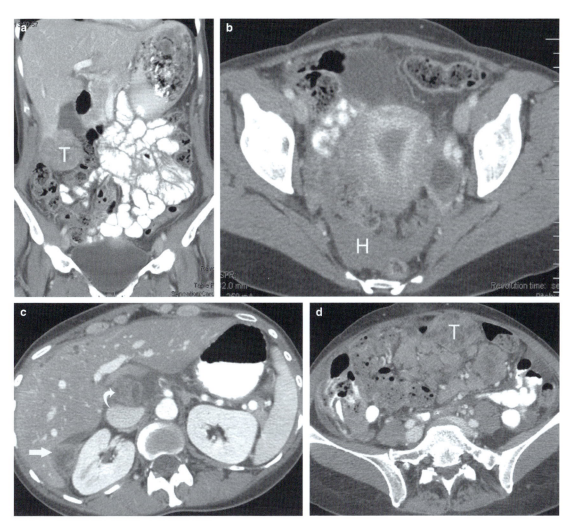

図 8-1　肝細胞がん破裂による腹膜播種
(a) 突然の腹痛を生じた若い女性の CT．冠状断の CT にて右肝臓に有茎性の腫瘤(T)を認める．
(b) 骨盤腔内に腹腔内出血(H)を認める．外科的検索の結果，肝細胞がんの破裂と判明した．
(c) 術後 3 か月の CT．モリソン窩(矢印)およびウィンスロー孔の近く(曲線矢印)に腹腔内転移および少量の腹水を認める．
(d) 下部腹腔の CT では巨大な大網転移(T)を認める．

結節も同様の形式で，臓器表面の腹膜，間膜，臓器周囲の腔に分布する(図 8-1)．

2 腹膜下進展

肝臓は無漿膜野を除くほとんどが腹膜に覆われ間膜によって腹腔内に固定されているため，疾患は，腹膜下腔に沿って肝臓のある部位から他の肝周囲の部位へ進展したり，肝周囲の間膜に沿って肝臓から腹膜前壁，胃，十二指腸，腹膜外腔に進展することが可能である．播種はリンパ節，リンパ管や動脈周囲，神経周囲浸潤を介したり，また門脈や肝静脈を介する静脈内進展や胆管内の胆管内進展によって連続的に広がる．

1) 腹膜下連続進展

病変が肝表面の近くに発生し，腹膜を破らずに腹膜下に沿って他部位に進展する場合に，この進展様式で進展する．肝膿瘍や胆嚢周囲膿瘍，針生検，PTCD，ERCP などの医原性障害によって二次的に生じた血腫や胆汁漏，外傷に伴う鈍的，穿通性傷害によってこの進展様式で広がることが多

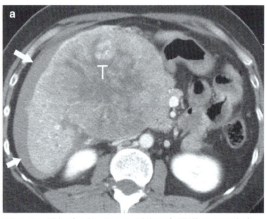
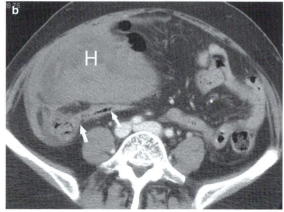

図 8-2　肝細胞がんによる腫瘤と右肝臓周囲の出血
(a) 中部腹部レベルの CT．右肝臓に突出した巨大な肝腫瘤（T）と傍肝臓領域に明らかな血腫を認める（矢印）．
(b) 巨大な血腫（H）が肝臓下腔を伸展し肝彎曲が圧排されている（矢印）．

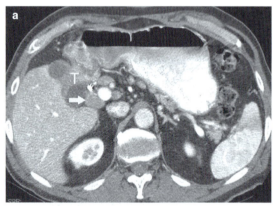
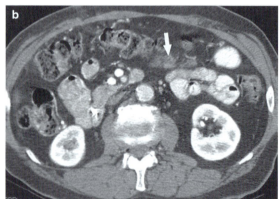

図 8-3　腹腔内転移を伴った胆嚢がん
(a) 胆嚢レベルの CT で胆嚢体部の腫瘤を認める（T）．門脈周囲に腫大したリンパ節を認める（矢印）．
(b) 大網と横行結腸に多数の腹腔内転移（矢印）が認められる．

い（図 8-4）．

　肝細胞がんの破裂では，腹腔内出血と共に腹膜下肝臓周囲血腫を形成する（図 8-2, 5）．

　悪性リンパ腫，節外白血病，肝門部胆管がん，胆嚢がんなどの稀な場合を除いて，悪性肝腫瘍がこの進展様式で転移することは稀である（図 8-6）．悪性リンパ腫（特にびまん性大細胞性 B 細胞型リンパ腫，節外白血病）は肝表面や肝周囲間膜に沿って進展し，肝門部胆管がん，胆嚢がんは肝十二指腸靱帯，胃肝靱帯，左肝門裂，臍靱帯内を連続的に進展する．様々な原発巣からの転移性肝腫瘍はこの様式で進展するが，非常に稀であり，通常は進行した例で認められ，肝生検やラジオ波焼灼療法などの手技に関連して生じることがある（図 8-7, 8）．

2）リンパ管進展とリンパ節転移

　原発および二次性肝臓腫瘍が肝外へ広がる場合，リンパ節転移による進展がおそらく最も一般的な経路である．いくつかの経路があり，肝表面と深部経路，横隔膜上部，下部経路がある．

①肝臓におけるリンパ液排出経路

　傍類洞間質組織にある Disse 腔から生じるリンパ管は，傍肝小葉の結合組織に広範なネットワークを形成する．肝表面近傍の小葉からのリンパ管はグリソン鞘下表層リンパネットワークに排出され[7,8]，肝実質深部小葉からのリンパ管は肝静脈

3. 肝臓外への疾患の進展様式　211

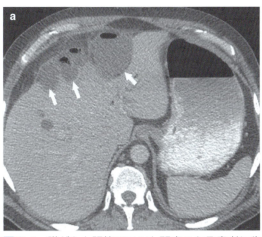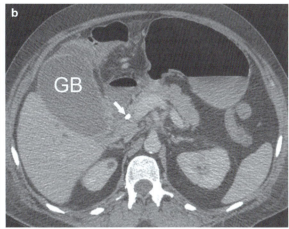

図 8-4 膵がんと胆管ステント閉塞のある患者に生じた胆囊膿瘍で，左肝臓の S4 領域の表面に沿って胆囊周囲膿瘍がある

(a) CT でいくつかの膿瘍(矢印)が S4 表面の前面に存在している．尾側断面像でこれらの膿瘍は胆囊窩と連続している．
(b) 胆囊窩のレベルで，著明に伸展した胆囊(GB)を認め，胆管にステント(矢印)を認める．

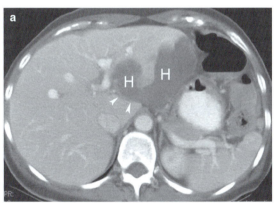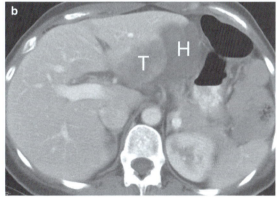

図 8-5 1 週間前に急性出血症状と徴候を認めた患者の肝 S2 領域に転移した悪性黒色腫からの腹膜下出血の腸間膜進展．この患者は 1 週間前に急性出血の症状と徴候を有していた

(a) 門脈左枝レベルの CT．S2 の臓側に沿って亜急性の血腫を認める(H)．血腫が胃肝靱帯(矢印)に沿って肝静脈索列の中へ向かっている様子に注意．
(b) S2 後部表面に腫瘍(T)を認める．胃肝陥凹にそって血腫(H)が広がっている．

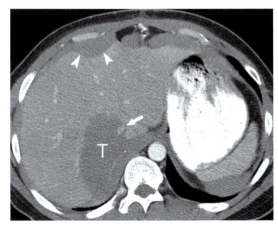

図 8-6 大細胞性 B 細胞型リンパ腫患者の肝腹膜下表面に沿って広がるリンパ腫進展

下大静脈周囲の腫瘍(T)が肝無漿膜野に進展している．下大静脈(矢印)と肝左葉前表面に沿って進展する腫瘍浸潤(矢頭)に注意．

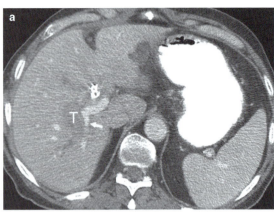 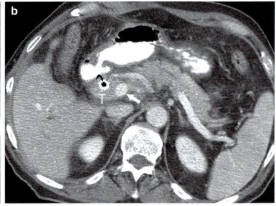

図 8-7 節外形質細胞腫が胆管に沿って肝十二指腸靱帯内を進展している
(a) 腫瘍 (T) が傍門脈領域および右の門脈枝に沿って進展している (矢印).
(b) 下位における CT では門脈に沿って腫瘍 (T) が進展している (白矢印). 胆管内に Wallstent (黒矢印) が挿入されている.

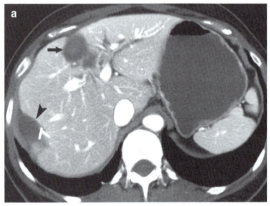 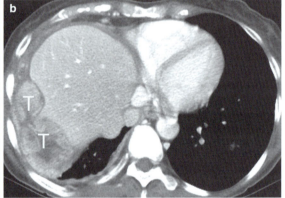

図 8-8 右肝臓 RFA 後の再発平滑筋肉腫
(a) S4 (矢印) および S7 (矢頭) における焼灼療法後変化.
(b) 2 年後, 右肝表面に沿って腫瘍 (T) が再発している.

や門脈周囲腔に沿って認められる深部リンパネットワークに排出される. 肝内のリンパ液排出系は多くの肝周囲腹膜周囲間膜内のリンパ管に流れ込んでいる.

門脈周囲に走行する深部リンパ節ネットワークは肝門部のリンパである肝リンパ節へ注ぎ, 肝十二指腸間膜内のリンパ節に達する (図 8-9)[3,7-12]. 肝十二指腸間膜内リンパ節は肝動脈鎖と後部傍門脈鎖の 2 方向に分かれる. 肝動脈鎖は総肝動脈に沿って進み, 腹腔動脈のリンパ節に達し, 乳び槽, 胸管へと注がれる. 後部傍門脈鎖は肝十二指腸間膜内の門脈後面に位置している. リンパは膵後部リンパ節と大動静脈リンパ節に流

れ, その後, 乳び槽および胸管へと注ぐ. 肝静脈に沿っている深部リンパネットワークは下大静脈周囲のリンパ節に排出され, 横隔膜裂孔を介して横隔膜を通過する. これらのリンパ節群は下大静脈リンパ節や傍横隔膜節, 傍食道リンパ節として知られている.

表層リンパネットワークは広範に広がり, グリソン鞘下に位置する. 表層リンパネットワークは以下の 3 つのルートに大別される. (1) 肝十二指腸間膜および胃肝間膜を通る経路, (2) 横隔膜を通る経路, (3) 肝鎌状間膜を通る経路である (図 8-10).

リンパ節転移が最も分布する部位は, 表層リン

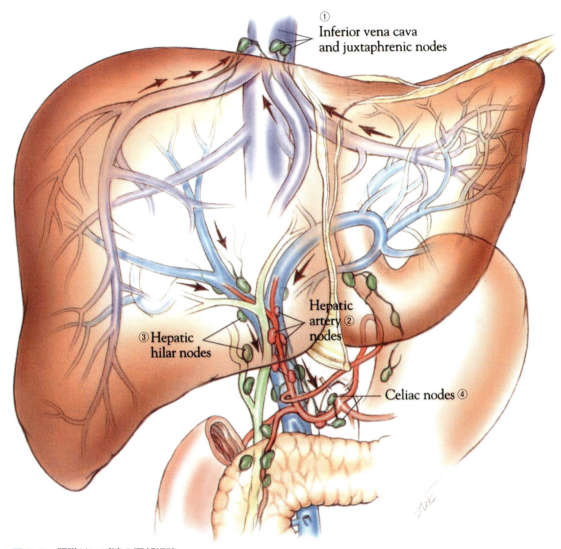

図8-9 肝臓リンパ流の深部経路
肝静脈側のリンパ節は下大静脈のリンパ節および横隔神経に沿って存在する傍横隔リンパ節へ注ぐ．門脈側のリンパ流は肝門部リンパ節および肝十二指腸靱帯中のリンパ節へと注ぐ．その後，腹腔リンパ節へ注ぎ，最終的に乳び槽へと注ぐ．
①下大静脈リンパ節および傍横隔膜リンパ節，②肝動脈リンパ節，③肝門部リンパ節，④腹腔動脈リンパ節．

パ叢および深部リンパ叢の両方から肝十二指腸間膜および胃肝間膜に沿う部位である(図8-11〜13)．肝臓臓側面のリンパ管のいくつかの集合管は，肝門部へのリンパ節に流入し，肝十二指腸間膜および胃肝間膜内のリンパ管と合流する．後者は傍心リンパ節および左胃リンパ節へ流入する．肝臓の大部分は直接的には無漿膜野において，間接的には冠状靱帯や三角靱帯を介して横隔膜と接しているため，横隔神経叢はリンパドレナージのもう1つの重要な経路である．しかしながら，この経路でのリンパ節転移はしばしば見過ごされる．4つの主要なリンパ節が同定可能である．(1)下横隔膜リンパ節(図8-11)，(2)前横隔膜リンパ節，(3)中横隔膜リンパ節および大静脈リンパ節および傍横隔膜リンパ節(図8-14)，(4)後横隔膜リンパ節および胸骨内リンパ節である．

・下横隔膜下リンパ節は，横隔膜下の肝臓の後面表面から，冠状靱帯および三角靱帯を介してリンパを流出させる．このリンパ流の解剖学的ラ

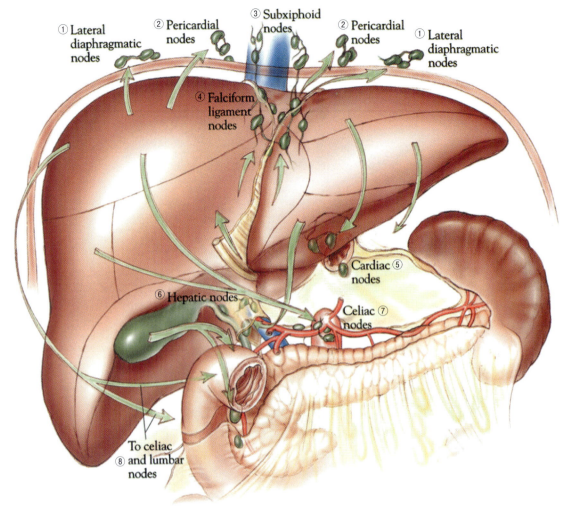

図 8-10　肝臓のリンパ流の表層経路
前横隔膜リンパ節が 2 つの成分からなっていることに注意．すなわち外側前リンパ節群と中間前リンパ節群であり，中間前リンパ節群は傍心臓リンパ節および剣状突起の裏側にある剣状突起下リンパ節を含んでいる．肝鎌状間膜のリンパ節は，表層および深層の心窩部リンパ節に沿って存在する前腹壁リンパ節へ注ぐ．心窩部および剣状突起下リンパ節は内乳腺リンパ節へと注ぐ．
①外側横隔膜リンパ節，②心膜リンパ節，③剣状突起下リンパ節，④肝鎌状間膜リンパ節，⑤心臓リンパ節，⑥肝リンパ節，⑦腹腔内リンパ節，⑧腹腔動脈リンパ節および腰部リンパ節へ

ンドマークは腹腔動脈から下横隔膜下リンパ節に向かって横隔膜脚前方内側に走行している右および左横隔膜下静脈である．右下横隔膜下リンパ節は腹腔動脈右側の大動脈と下大静脈の間に位置し，左下横隔膜下リンパ節は腹腔動脈の左側に位置し，左副腎の先端近傍の左下横隔静脈が左腎静脈に合流する頭側部位に位置する（**図 8-15**）．これらのリンパ節はしばしば腹腔動脈リンパ節や上傍大動脈リンパ節と呼ばれる．

・前，中，後横隔膜リンパ節は横隔膜の頭側に存在する．前横隔膜リンパ節は外側および内側群に分かれる．外側群は肝臓前面に位置し，内側群は心臓と剣状突起の間に位置している．傍心臓，前心臓，剣状突起下リンパ節とそれぞれ呼ばれることがある．これらの一連のリンパ節は内乳腺リンパ節へと注ぎ，縦隔内リンパ節へと上行する．

・中横隔膜リンパ節は横隔膜上の下大静脈周囲に位置する．下大静脈の右側に位置するリンパ節は横隔神経にも近接しており，傍横隔リンパ節

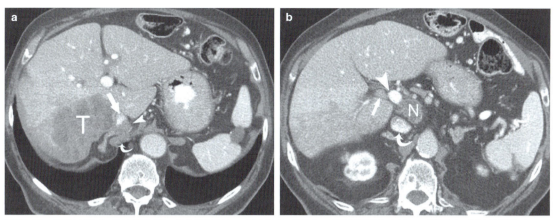

図 8-11 直腸がんからの肝転移．肝門部のリンパ節および肝十二指腸間膜内のリンパ節および右下横隔リンパ節への転移を伴っている
(a) 上腹部 CT では S7 領域への肝転移を認め (T)，下大静脈 (矢印) と右横隔膜脚 (曲線矢印) の間に肥大した下横隔リンパ節 (矢頭) を認める．右下横隔動脈に沿っている．
(b) 肝十二指腸間膜内において，肥大した肝門部のリンパ節 (矢印) と肥大した転移性リンパ節 (N) を門脈 (矢頭) および下大静脈 (曲線矢印) の間に認められる．

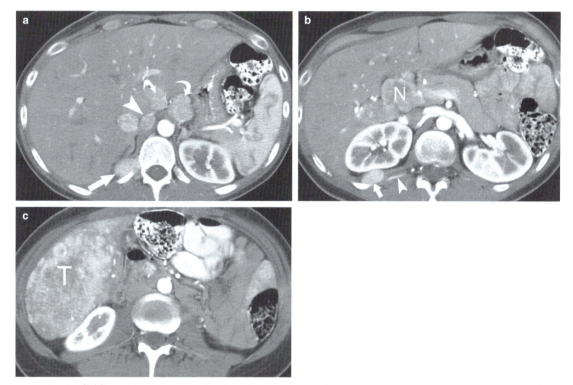

図 8-12 S6 領域における fibrolamellar hepatocellular carcinoma が胃，傍門脈，右横隔神経および後リンパ節へ転移している
(a) 第 12 肋間に沿って，高吸収領域が存在する (矢印)．右横隔膜および後横隔膜リンパ節へと向かっている．右横隔膜脚と下大静脈の間に，高吸収領域 (矢頭) として下横隔リンパ節が存在している．腹腔動脈の両側にはリンパ節 (曲線矢印) も認められる．
(b) 肝十二指腸間膜内で肥大した傍門脈リンパ節 (N) を認める．右後横隔膜リンパ節 (矢印) も同様である．リンパ節に沿って右肋間動脈 (矢頭) が走行していることに注意．
(c) S6 領域に原発腫瘍 (T) を認める．

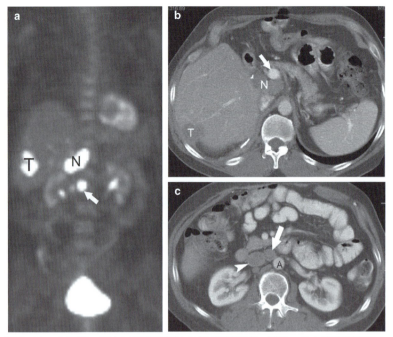

図 8-13 右肝臓，肝十二指腸間膜内の後傍門脈リンパ節，および後腹膜の大動脈リンパ節への再発性直腸がんの転移病変
(a) PET-CT の冠状断画像．右肝臓の再発性腫瘍 (T) および傍門脈リンパ節内へのリンパ節転移 (N)，大動脈リンパ節 (矢印) にグルコースの取り込みが認められる．
(b) 門脈 (矢印) の背側に転移性結節 (N) および肝臓に転移性腫瘍 (T) を認める．
(c) 腎中極レベルの大動脈 (A) と下大静脈 (矢頭) の間に転移性リンパ節 (矢印) を認める．

と呼ばれる．このリンパ節への転移によって横隔神経麻痺が生じ，右横隔膜の挙上が起こる (図 8-14)．下大静脈左側のリンパ節は食道近傍の後縦隔に存在し，傍食道リンパ節と呼ばれる (図 8-15)．このリンパ流は心膜横隔静脈に沿って，胸管に注がれて胸腔内を上行する．
・後横隔神経リンパ節は肝臓の後面の表面から流出する．肋骨後面を走行する肋間静脈に沿ってリンパは流れ，胸管へと注ぎ，下行大動脈に沿って走行する (図 8-12)．この経路は他のリンパ経路より少ない．

肝腫瘍からリンパ節転移に至る稀な経路として，肝鎌状間膜を介して剣状突起下にある深部浅腹壁動脈沿いにある深部浅腹壁リンパ節へと向かう経路であり (図 8-16)，内乳腺経路に沿って胸郭内を上行する．
ほとんどの原発性ないし二次性悪性腫瘍でこれらの経路を介してリンパ節に転移する可能性がある．fibrolamellar hepatocarcellular carcinoma (FLC) や肝内，肝門部胆管がん，直腸がん肝臓転移は他のがんよりもリンパ節転移をきたしやすい．

腫瘍の種類と部位，リンパ流出路の部位，治療の影響を画像診断を行ううえで考慮することが必要である．さらに，リンパ節の転移経路の理解は，再発病変の進展形式を予測することに役に立つ．

3) 動脈周囲および神経周囲進展

この腫瘍の進展形式は主に肝門部胆管がん，胆囊がん，および悪性リンパ腫に認められる．胆囊がんおよび肝門部胆管がんの神経周囲浸潤は 23〜81％ と報告されている[13-15]．これら腫瘍の神経周囲浸潤の臨床的意義に関しては議論が別れるところであり，術後断端陰性であれば，術後の 5 年生存率やその他に影響はなかったという報告もある．局所的動脈周囲，神経周囲進展は，肝外

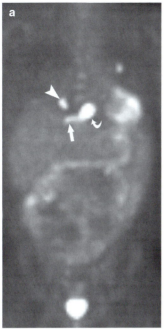
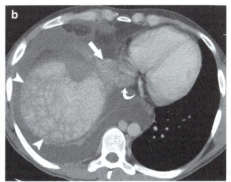

図 8-14 RFA および肝切除術によって治療された転移性大腸がんが肝静脈および大静脈から右房内へ進展し腫瘍塞栓を形成している．傍横隔膜リンパ節への転移も認める

(a)冠状断の PET 画像では肝静脈および右房（曲線矢印）から IVC（矢印）および肝静脈にグルコースの取り込みを認める．IVC 外側で傍横隔リンパ節（矢頭）でもグルコースの取り込みが認められることに注意.
(b)右房に入る IVC（曲線矢印）外側に腫瘍（矢印）が認められ，右胸郭内に胸水が認められ右横隔膜が挙上している．肝静脈閉塞による右肝のうっ血パターン（矢頭）と IVC 閉塞による奇静脈の拡張に注意.

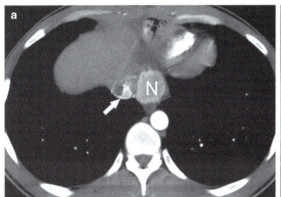
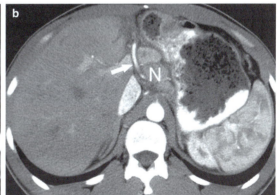
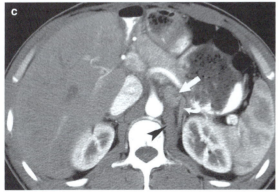

図 8-15 HCC による左肝切除後．左胃リンパ節，左下横隔リンパ節および下大静脈もしくは傍食道リンパ節の転移

(a)胸郭下部レベルの CT．IVC（矢印）内側の後縦隔に腫大リンパ節（N）が高吸収領域として描出されている．
(b)左胃動脈（矢印）に沿って肥大したリンパ節（N）を認める．
(c)腎臓の上極レベルの CT．副腎（曲線矢印）および左横隔膜脚（矢頭）の間に肥大した下横隔リンパ節（矢印）を認める．左腎静脈の直上に存在している.

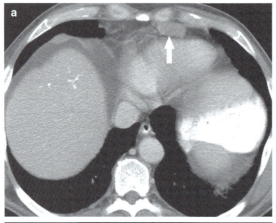
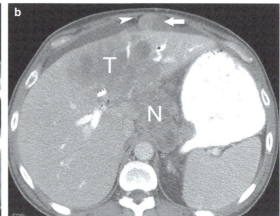
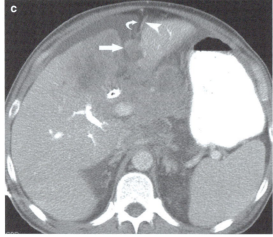

図 8-16 肝内胆管がんの CT. 鎌状間膜に沿って前腹壁の深部上心窩リンパ節および内乳腺鎖へ向かう胸骨下リンパ節へリンパ節転移が広がっていく様子がわかる

(a)下部胸郭のレベルの CT. 心臓の前面に肥大したリンパ節(矢印)を認める. このリンパ節は前心臓ないし下剣状突起リンパ節と呼ばれ, 前横隔リンパ節群の内側の部分を占める.
(b)S4 に巨大な腫瘍(T)が浸潤しており, 腹腔動脈直上に巨大なリンパ節(N)を伴っている. 深部浅腹壁静脈(矢頭)に近接して腹壁内に肥大したリンパ節(矢印)に注意. この深部上心窩リンパ節は前左肝臓からのリンパを受け取るが, 肝鎌状間膜内の静脈にそっている.
(c)下部領域での CT. 肝鎌状間膜(曲線矢印)内のリンパ節(矢印)が腹水によって強調されている. 間膜内の静脈(矢頭)に注意.

や主要血管への浸潤がない限り治療決定に大きな影響を与えることはない. 完全切除を行えるように手術計画時に進展範囲を確定させることは重要である.

肝臓の神経は, 腹腔神経叢および肝臓神経叢から分岐する. 多くの神経線維が, 肝十二指腸間膜を介して肝臓に入る肝動脈, 門脈, 胆管と並走している[3]. 横隔神経や肋間神経から分岐する神経線維も冠状間膜を介して, もしくは無漿膜野に直接に肝表面に分配される. 胆管および肝動脈周囲には神経線維が豊富であるため, 胆管および胆嚢の悪性腫瘍は容易に肝十二指腸間膜内の神経や動脈に浸潤し(図 8-17), 腹腔動脈右側に位置する腹腔神経叢に進展する(図 8-18).

4) 静脈内進展

肝臓の悪性腫瘍のほとんどは肝静脈に浸潤するが, 静脈内進展は稀である. 門脈の狭細化や肝静脈の浸潤と癒着を伴う門脈三組(portal triad)への腫瘍浸潤をしばしば静脈浸潤とされる. この意味で, 静脈浸潤は他の領域への進展よりも限局化する傾向にある. われわれは静脈内進展を腫瘍の静脈内, 門脈内発育による腫瘍塞栓と定義した

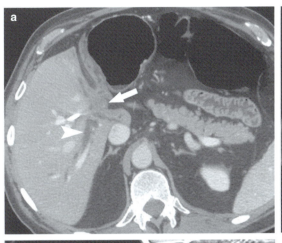
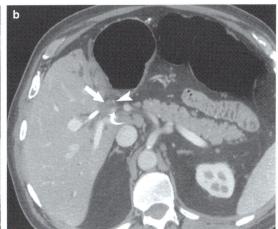
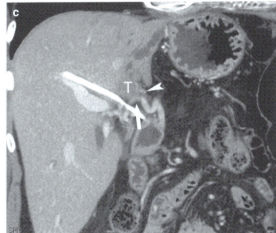

図 8-17 左右肝動脈に浸潤し左肝内胆管を巻き込んだ肝門部胆管がん
(a) 左肝門部の腫瘍（矢印）が S7 の胆管を閉塞している（矢頭）.
(b) より下部の領域では，腫瘍（矢印）が左肝動脈（矢頭）および右肝動脈（曲線矢印）に沿って浸潤している.
(c) 冠状断の CT．左肝動脈（矢頭）および右肝動脈（矢印）に腫瘍（T）が浸潤している．S8 領域の胆管にステントが挿入されている．

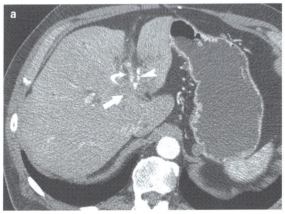
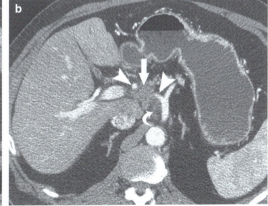

図 8-18 動脈浸潤および腹腔動脈を巻き込んだ肝門部胆管がん
(a) 左肝内胆管，左門脈（曲線矢印）および左肝動脈（矢頭）を巻き込んだ浸潤性の腫瘍（矢印）を左肝門裂に認める．
(b) さらに下部の領域では腹腔動脈の右側で，総肝動脈（矢頭）に浸潤し，腹腔神経節（曲線矢印）を巻き込んでいる浸潤性の腫瘍（矢印）が描出されている．

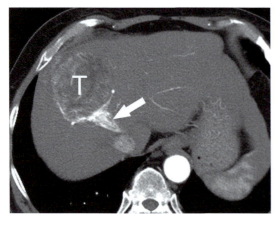

図 8-19 　中肝静脈(矢印)におけるHCC(T)の腫瘍塞栓
静脈内において腫瘍塞栓が血流によって早期濃染していることに注意．

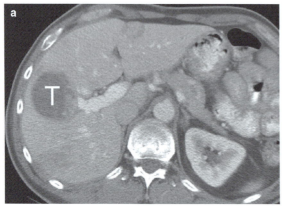 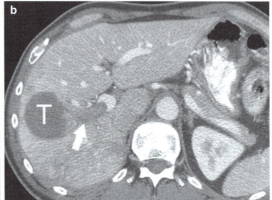

図 8-20 　右門脈内の腫瘍塞栓を呈した転移性平滑筋肉腫
(a) S8 領域に転移性腫瘍(T)を認める．
(b) 3か月後右門脈内に腫瘍塞栓(矢印)を認める．

(図 8-19, 20)．静脈内腫瘍塞栓は肝細胞がんの最も多い進展様式であることが知られており，肝切除検体の 30～40％に認められた[16-19]．静脈内腫瘍塞栓は門脈を介し肝臓の他の領域へ進展し，肝静脈を介して右房や肺へ進展する．切除標本における顕微鏡的腫瘍塞栓や肝播種がある場合，予後は不良である．術前の画像検査で区域静脈や葉静脈に腫瘍塞栓が認められた場合は肝切除術や肝移植は勧められない．

5）胆管内進展

胆管への腫瘍の胆管内進展は肝十二指腸間膜の腹膜下腔へのもう 1 つの進展経路である．腫瘍の胆管内発育は静脈内腫瘍塞栓よりも頻度が少なく，肝細胞がんでは 2～12％[20]，肝内胆管がんでは 10％[21,22]，直腸がんの肝転移では 10％と報告されている[23-26]．同様の進展形式は，乳がんの転移，転移性平滑筋肉腫および胆管囊胞腺腫でも認められる．ほとんどの場合，肝実質内に存在する腫瘍が胆管内に浸潤し，胆管内で乳頭状に増殖していき，区域胆管，左右肝内胆管，そして総胆管へと進展していく(図 8-21, 22)．稀な例では，総胆管の膵内区域成分へと腫瘍が進展することもある．(図 8-21)．

予後不良な静脈内腫瘍塞栓と比べると，胆管内進展は予後良好である．原発巣に加えて，胆管内進展を完全切除し得た場合は長期予後が期待できる．多くの場合，胆管壁や肝実質に腫瘍は癒着や浸潤していない．完全切除のためには，胆管への腫瘍進展の広がりを術前に認識することが重要である．さらには，術後再発の同定のために，この進展形式を認識しておくことが重要である．

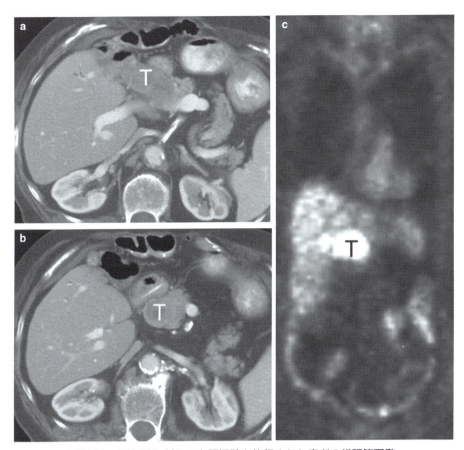

図 8-21 大腸がんの肝転移に対して左肝切除を施行された患者の総胆管再発
(a) 門脈レベルの CT. 肝十二指腸間膜内の総胆管にそって巨大な腫瘍(T)が存在している.
(b) 腫瘍(T)が膵内胆管へと浸潤している様子がわかる.
(c) FDG-PET の冠状断では腫瘍(T)への集積亢進を認める.

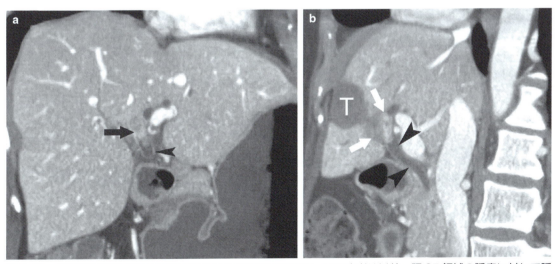

図 8-22 転移性平滑筋肉腫の胆管内における腫瘍進展を示す．この患者は以前，肝 S7 領域の腫瘍に対して腫瘍焼灼療法を施行していたが，閉塞性黄疸をきたした
(a) 冠状断の CT では，総胆管(矢頭)内において乳頭状の腫瘍(矢印)が描出されている.
(b) 矢状断の CT では，S4 の前面付近で低吸収域として描出されている焼灼領域(T)がある．治療領域の背側表面で腫瘍が再発し(矢印)，総胆管内に進展している(矢頭).

■ 文献

1. Borley NR: Development of the peritoneal cavity, gastrointestinal tract and its adnexae. In Stranding S(ed) Gray's Anatomy, the Anatomical Basis of Clinical Practice, 40th ed. Churchill Livingstone Elsevier, London, 2008, pp 1203-1223.
2. Netter FH: Normal anatomy of the liver, biliary tract and pancreas. In Oppenheimer E(ed) The Ciba Collection of Medical Illustrations, Vol. 3: Digestive System: Liver, Biliary Tract and Pancreas. Ciba, Summit, 1979, pp 2-31.
3. Borley NR, Prasad R, Toogood G: Liver. In Stranding S(ed) Gray's Anatomy, the Anatomical Basis of Clinical Practice, 40th ed. Churchill Livingstone Elsevier, London, 2008, pp 1163-1175.
4. Balfe DM, Mauro MA, Koehler RE et al: Gastrohepatic ligament: Normal and pathologic CT anatomy. Radiology 1984; 150:485-490.
5. Lai ECH, Lau WY: Spontaneous rupture of hepatocellular carcinoma, a systematic review. Arch Surg 2006; 141:191-198.
6. Lubner M, Menias C, Rucker C et al: Blood in the belly: CT findings of hemoperitoneum. Radiographics 2007; 27:109-125.
7. Okuda K: Anatomy of the liver. In Okuda K, Mitchell DG, Itai Y, Ariyama J(eds) Hepatobiliary Diseases, Pathophysiology and Imaging. Blackwell Science, London, 2001, pp 52-53.
8. Rouvier H, Tobias MJ: Lymphatic system of the abdomen and pelvis. In Rouvier H(ed) Anatomy of the Human Lymphatic System. Edwards Brothers, Ann Arbor, 1938, pp 158-237.
9. Lee Y-T M, Geer DA: Primary liver cancer: Pattern of metastasis. J Surg Oncol 1987; 36:26-31.
10. Watanabe J, Nakashima O, Kojiro M: Clinicopathologic study of lymph node metastasis of hepatocellular carcinoma: A retrospective study of 660 consecutive autopsy cases. Jpn J Clin Oncol 1994; 24:37-41.
11. Tanaka T, Nakamura H, Choi S et al: CT diagnosis of abdominal lymph node metastases in hepatocellular carcinoma. Eur J Radiol 1985; 5:175-177.
12. Araki T, Hihara T, Karikomi M et al: Hepatocellular carcinoma: Metastatic abdominal lymph nodes identified by computed tomography. Gastrointest Radiol 1988; 13:247-252.
13. Yamaguchi R, Nagino M, Oda K, Kamiya J, Uesaka K, Nimura Y: Perineural invasion has a negative impact on survival of patients with gallbladder carcinoma. Br J Surg 2002; 89:1130-1136.
14. Kondo S, Nimura Y, Kamiya J et al: Mode of tumor spread and surgical strategy in gallbladder carcinoma. Langenbeck's Arch Surg 2002; 387:222-228.
15. Bhuiya MR, Nimura Y, Kamiya J et al: Clinicopathologic studies on perineural invasion of bile duct carcinoma. Ann Surg 1992; 215:344-349.
16. Koike Y, Nakagawa K, Shiratori Y et al: Factors affecting the prognosis of patients with hepatocellular carcinoma invading the portal-vein – a retrospective analysis using 952 consecutive HCC patients. Hepatogastroenterology 2003; 50:2035-2039.
17. Minagawa M, Ikai I, Matsuyama Y, Yamaoka Y, Makuuchi M: Staging of hepatocellular carcinoma. Assessment of the Japanese TNM and AJCC/UICC TNM systems in a cohort of 13,772 patients in Japan. Ann Surg 2007; 245:909-922.
18. Ikai I, Hatano E, Hasegawa S et al: Prognostic index for patients with hepatocellular carcinoma combined with tumor thrombosis in the major portal vein. J Am Coll Surg 2006; 202:431-438.
19. Poon RTP, Fan ST, Lo CM, Liu CL, Wong J: Difference in tumor invasiveness in cirrhotic patients with hepatocellular carcinoma fulfilling the Milan criteria treated by resection and transplantation. Ann Surg 2007; 245:51-58.
20. Esaki M, Shimada K, Sano T, Sakamoto Y, Kosuge T, Ojima H: Surgical results for hepatocellular carcinoma with bile duct invasion: A clinicopathologic comparison between macroscopic and microscopic tumor thrombus. J Surg Oncol 2005; 90:226-232.
21. Lee JW, Han JK, Kim TK et al: CT features of intraductal intrahepatic cholangiocarcinoma. AJR 2000; 175:721-725.
22. Tajima Y, Kuroki T, Fukuda K, Tsuneoka N, Furui J, Kanematsu T: An intraductal papillary component in associated with prolonged survival after hepatic resection for intrahepatic cholangiocarcinoma. Br J Surg 2004; 91:99-104.
23. Okano K, Yamamoto J, Moriya Y et al: Macroscopic intrabiliary growth of liver metastases from colorectal cancer. Surgery 1999; 126:829-834.
24. Okano K, Yamamoto J, Okabayashi T et al: CT imaging of intrabiliary growth of colorectal liver metastases: A comparison of pathologic findings of resected specimens. Br J Radiol 2002; 75:497-501.
25. Takamatsu S, Teramoto K, Kawamura T et al: Liver metastasis from rectal cancer with prominent intrabile duct growth. Pathol Int 2004; 54:440-445.
26. Uehara K, Hasegawa H, Ogiso S et al: Intrabiliary polypoid growth of liver metastasis from colonic adenocarcinoma with minimal invasion of the liver parenchyma. J Gastroenterol 2004; 39:72-75.

第9章 下部食道・胃疾患の進展様式

1. はじめに

　胃の発生学的発達は，横行結腸間膜の上部にある背側胃間膜と腹側胃間膜に関係している．胃由来の疾患は，一般に背側と腹側の胃間膜に関係している臓器，間膜，組織に広がり，横行結腸間膜上部の腹膜腔に広がっていく[1-4]．この章は，疾患の進展経路に寄与する下部食道と胃周辺の間膜，臓器，腹膜についての解剖学的ランドマークを明らかにする．

2. 下部食道・胃の発生学と解剖学

　下部食道は，横隔膜の食道裂孔を通過する．胃囊を形成する前の横隔膜下にある食道の短い下端部は，噴門開口部である．噴門開口部は，胃と同様の縦ヒダを形成する上皮が連なっている．この部分は，横隔膜の壁側腹膜に繋がる臓側腹膜により覆われており，下横隔膜食道間膜として知られている[5]．横隔膜の胸腔側は，胸膜下内胸筋膜の進展によって高濃度で豊富なエラスチンで構成される上横隔食道間膜が形成され，下部食道の筋層と粘膜下層と結合する．

　左胃動静脈，リンパ管，迷走神経と腹腔神経叢からの食道枝は，これらの間膜の下を走行している．

　胃は前方を腹側胃間膜，後方を背側胃間膜が腹膜外に付着している胃管から発達する．胃管が反時計回りの回転によって脾臓と膵臓の体尾部を含む後胃間膜で形成する臓器が腹部の左側に回転し，肝臓，胆管，胆囊を含む腹側胃間膜にある臓器が腹部の右側に回転する．さらに，膵臓と胃の間の背側胃間膜が過剰発達することによって大網，網囊，横行結腸間膜を形成する．この発達の詳細は第2章(⇒15頁)に記述されている．

1 胃の腹膜間膜

　腹膜間膜は，腹膜腔で胃を吊るす支えとなる構造として機能する．腹膜間膜は，血管，リンパ管，リンパ節，神経，脂肪を覆う二層の腹膜内層によって形成されている．

1）胃脾間膜と脾腎間膜

　胃脾間膜と脾腎間膜は，背側胃間膜に由来し，連続的な構造体と考えることができる．脾腎間膜は，脾動静脈と膵尾部を覆っている腹膜外膜から始まり，脾門部と結合する．胃脾間膜は，脾門から胃底部の後外側壁と胃の大彎まで広がる．胃脾間膜は，網囊の外側境界を形成する．胃脾間膜のランドマークとなる血管は，胃底部の短胃動，静脈および脾門の脾動静脈から分岐し胃体に沿う左胃大網動静脈である．

　加えて，胃底部後壁は，胃体後部の脾動脈の中間部分からの分岐である後胃動脈から血液の供給を受けており，胃横隔膜間膜を形成する網囊の後側腹膜層背側を走行している[5]．

2）胃結腸間膜と大網

　結腸上大網(supracolic omentum)としても知られる胃結腸間膜は，胃大彎から横行結腸前面に付着しており，前掛けのように前方に広がり，腹腔内で結腸と小腸を覆う大網となる．胃結腸間膜は，腹部左側で胃脾間膜と連続し，腹部右側で幽門背側と膵頭部腹側にある後腹壁と結合するように横行結腸間膜と癒合している．

　大網は，胃の大彎から下方に垂れ下がっている．大網は2枚のシートからなり，それぞれの

表 9-1　下部食道・胃周囲の腹腔内間膜・ヒダとそのランドマーク

間膜・ヒダ	臓器との関係	ランドマーク
横隔食道靱帯	横隔膜と食道	左胃動静脈の食道枝
胃肝間膜・肝十二指腸間膜（小網）	胃小彎と肝門部	左胃と右胃動静脈
胃膵ヒダ	網嚢後壁（膵臓の上部）	左胃動脈の腹膜下に存在する部分（胃体上部小彎に向かう枝を分枝する手前）
胃横隔ヒダ	網嚢後壁（脾動脈の中部）	後胃動静脈，脾動静脈の分枝
胃脾間膜	胃穹隆部と体上部の大彎から脾門部	短胃動静脈，左胃大網動静脈
胃結腸間膜（Supracolic omentum）	胃体部大彎から横行結腸	左胃大網動静脈の胃周囲分枝（右胃大網動静脈と交差連絡あり）
大網	横行結腸から小腸前面にエプロンのように広がる	大網動静脈，胃大網動静脈の分枝

シートが内部の結合組織，脂肪，血管を覆う二層の腹膜から構成されている．2枚のシートはそれぞれが折り重なり，互いに癒着している．

・前方のシートは胃の前壁と後壁を覆っている臓側腹膜から発達し様々な長さで腹膜腔内に広がり，シート自身が折り重なり後方のシートとして上行している．
・後方のシートは，横行結腸と横行結腸間膜の前を通り，膵頭体部の前方と腸間膜起始部の上部で後腹壁に付着している．後方のシートの前層は小網後壁の壁側腹膜と連続しており，一方，後層は横行結腸間膜と融合している．

胃結腸間膜のランドマークとなる血管は，胃の大彎に沿う左右胃大網血管である．左胃大網血管は，脾動静脈末梢から分枝し，胃結腸間膜と連続する胃脾間膜にある脾門から胃の大彎に沿って走行し，右胃大網動静脈と吻合する．右胃大網動脈は膵頭部腹側にある胃十二指腸動脈の分枝であり，胃結腸間膜と横行結腸間膜の癒合部の前方を走行し，胃大彎に沿って胃結腸間膜内に連続する．右胃大網静脈は中結腸横脈と結合し胃結腸静脈幹を形成し，膵頭部腹側にある上腸間膜静脈に流出する．ほとんどの場合，右胃大網動脈起始部の内側にある．胃大網血管の大網枝は，大網のランドマークとなる血管である．

3）胃肝間膜と肝十二指腸間膜

胃肝間膜は，肝臓下表面から胃の小彎と噴門を吊るしており，肝臓尾状葉前方にある静脈管索裂の深部まで入り込んでいる．胃肝間膜は網嚢と左葉外側区域後方の肝周囲腔とを分割し，網嚢の前方境界を形成している[6]．胃肝間膜の自由縁は，肝十二指腸間膜となる．

胃肝間膜のランドマークとなる血管は，左胃動静脈と右胃動静脈であり，胃小彎に沿って吻合アーケードを形成している．腹腔動脈より分岐する左胃動脈と脾静脈門脈合流部にドレナージされる左胃（冠状）静脈は胃小彎に沿って胃肝間膜内に分岐する前，腹膜下にある胃膵間膜の頭尾両方向に走行していることに注意すべきである．胃肝間膜内では，左胃動脈は上行食道枝と下行胃枝に分かれる．後者は，小彎上部を供給している．

肝十二指腸間膜は，胃肝間膜の自由縁であり，十二指腸から肝動脈，総胆管，門脈を支える肝門に広がっている．通常，右胃静脈は肝十二指腸間膜内で門脈にドレナージされる．

表 9-1 は，胃と下部食道に付着する間膜内の脈管を要約している．これらの脈管は，胃周辺の間膜に位置している．動脈は，胃壁に貫通する分枝を出し，胃壁の静脈は胃周辺の静脈に流れ込んでいる．神経とリンパ管はこれらの脈管に同行している．

2 胃周辺の腹膜陥凹

腹膜間膜は，胃肝間膜陥凹，右左横隔膜下腔，網嚢を含む横行結腸間膜の上にある腹膜陥凹も形成している．胃肝間膜陥凹は，左葉と胃の小彎，前壁との間にある腹膜陥凹である．胃肝間膜は胃肝間膜陥凹の後方境界となる．左横隔膜下腔は，脾陥凹と連続しており，胃底の大彎に沿って位置している．胃脾間膜は，左横隔膜下腔と脾臓周囲腔の後方境界を形成している．

網嚢は，胃の後方に位置する．胃肝間膜と胃脾間膜は，網嚢の前方境界を形成し，胃結腸間膜と連続する．一方，横行結腸間膜は尾側境界を形成している．膵体尾部を覆っている後方腹膜層は網嚢の後方境界を形成している．網嚢右側は尾状葉の乳頭突起周囲の胃肝間膜背側に広がり，網嚢上陥凹として知られている．

3. 下部食道・胃疾患の進展様式

この章は，他の疾患も同様の進展になるという認識の下，胃と下部食道がんの進展についての議論に焦点を合わせる．

食道と胃のがんの進展様式を理解するためには，類型，分類，病原を考慮することが重要である[7-10]．最もよく使われる胃腺がんの分類は，腫瘍の組織学的，成長パターンに基づいているLauren分類である．Lauren分類は，胃がんを腸型とびまん型の2つの型に分けて定義している．

・腸型胃がんは胃内環境やヘリコバクター・ピロリ感染によって障害された胃粘膜から発生する．障害を受けた胃粘膜は腸型の粘膜（腸上皮化生）に置き換えられ，これが異形成や浸潤がんを引き起こしている可能性がある．腫瘍細胞は認識可能な腺構造を形成し，高分化型から中分化型，低分化型がんとして細胞分化を遂げる．腫瘍は腸管内腔側に発育し，結節状あるいは腫瘤状となり，粘膜下層へ浸潤し，膨張性に胃壁内で発育する．

・びまん型胃がんは粘膜内の一細胞の変異から発生するものであり，腸上皮化生を背景として発生するものではない．腫瘍は結合力のない腫瘍細胞として増大し，これらは胃壁の間質内へ浸潤し，腺構造はほとんどまたはまったくとらない．これらはしばしば胃壁を貫通し，形成性胃組織炎（linitis plastica）として知られている．粘膜表層は保ったままの線維形成性炎症性変化（desmoplastic inflammatory changes）をきたす．この結合性を欠いた腫瘍細胞は，細胞接着蛋白であるEカドヘリンをコードする遺伝子の変異によってできると信じられている．

中部および上部食道がんの組織型は扁平上皮がんが多い一方，下部食道と食道胃接合部がんの一般的な組織型は腺がんである[9]．Siewertらは，下部食道および食道胃接合部の腺がんを，その解剖学的位置に基づいて3タイプに分類した[7,8]．

・Type1：腫瘍は食道粘膜と胃噴門部の境界線より上部である下部食道から発生．
・Type2：腫瘍は横隔膜より下部の食道から発生-通常は胃の上皮と同様の縦走するヒダを形成する上皮が覆っている．
・Type3：腫瘍は胃底部から発生したものである．

これらの分類において，Type1腫瘍の大部分（97％）は食道上皮の腸上皮化生あるいはBarrett's食道を背景として発生する一方，Type3腫瘍の多く（73％）はびまん型の胃がんから発生しており予後が悪い[11]．この分類は病因，予後，がんの型を決定するうえで有用である一方，この部位に発生するがんの多くは境界線を越えて発育する．

1 腹膜内進展

胃表面の漿膜は，間膜が付着している小彎と大彎を除くと薄い臓側腹膜で覆われているのみであるため，胃潰瘍穿孔による胃内容物および腫瘍破裂による血腫は，容易に胃周囲の腹膜陥凹（潜在的には腹部全体）へ流出しうる（図9-1〜3）．しかし，膿瘍や血腫などは，胃肝陥凹，横隔膜下，脾

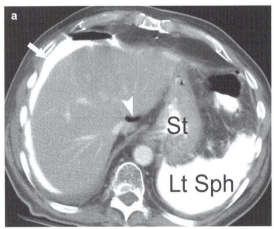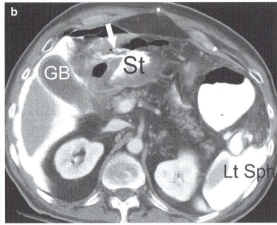

図 9-1 胃潰瘍穿孔に伴う腹腔内への造影剤漏出
(a)上腹部のCTでは造影剤と空気が胃(St)から右横隔膜下(矢印)，左横隔膜下(Lt Sph)，網嚢上窩(矢頭)に漏出している．
(b)CTにおいて，肝臓，胆嚢(GB)，脾周囲の左横隔膜下(Lt Sph)を取り囲む造影剤とともに，胃前庭部(St)の穿孔が確認できる(矢印)．

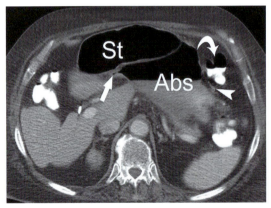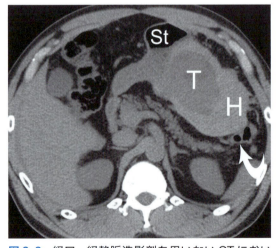

図 9-2 胃前庭部後壁(St)から網嚢への穿孔(矢印)
左横行結腸(曲線矢印)と結腸間膜〔左結腸血管分枝(矢頭)により固定される〕により含気膿瘍(Abs)が限局していることに注意．

図 9-3 経口，経静脈造影剤を用いないCTにおいて胃後壁にあるGIST(T)の破裂が描出される
網嚢内に併発した血腫(H)が左横行結腸(曲線矢印)を尾側，後側へ移動させている．St=胃．

周囲陥凹，網嚢などの上腹部に限局する場合が多い(図 9-2, 3)．

胃がんの腹膜転移は一般的である．米国においては，胃がん患者の65%は胃壁の筋層あるいは漿膜を越える進行がんである[10]．このような進行がんにおいては，診断時の腹膜播種のリスクが15〜50%と推定されており，治癒を目指した手術

後の腹膜再発の頻度は60%に上るとされている[12]．

腫瘍細胞が腹腔内に流出すると，あらゆる部位へ播種，沈着する可能性がある．播種をきたしやすい部位は，細胞の生物学的環境，腹水の存在，腹膜間質の環境などを含むいくつかの要素に依存している．腹水が存在する場合，腫瘍は重力に

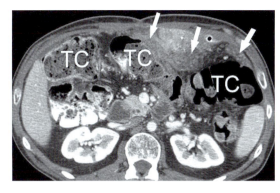

図9-4 胃がんに対する部分切除後に生じた大網転移
胃結腸間膜と大網への転移(矢印)が横行結腸(TC)の前方に位置している.

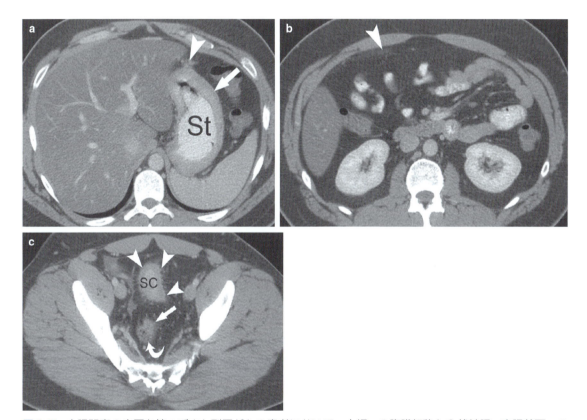

図9-5 大腸閉塞の病歴を持つびまん型胃がんの患者において,大網への腹膜転移とS状結腸,直腸前面への漿膜転移が認められる.
(a) 胃体部(St)レベルのCTにおいて,びまん性壁肥厚と造影効果(矢印)が胃壁外へ進展する結節(矢頭)とともに描出されている.
(b) 大網に小さな転移巣(矢頭)を認める.
(c) 骨盤部レベルのCTにおいて,S状結腸(SC)のびまん性壁肥厚(矢頭)と直腸(曲線矢印)前面の転移巣(矢印)を認める.手術検体による組織学的検査で腫瘍がS状結腸の腸管壁(粘膜面を含まない)に浸潤していることが確認された.

よって骨盤底など腹腔内の下部や,リンパ管小孔の豊富な横隔膜下面などの腹水が吸収される部位に進展しやすくなる.腫瘍細胞は小腸の漿膜面など絶えず動きのある部位には沈着しにくい.大網と回盲弁の腸間膜付着側は,中皮下結合組織にリンパ管小孔とリンパ球凝集を豊富に含むため,腹膜転移の好発部位となっている(図9-4, 5).さらに,手術部位に再発巣が生じやすく,胃がんが卵巣にKrukenberg腫瘍として最も転移しやすいのは,手術によって形成された腹膜切開面や出血

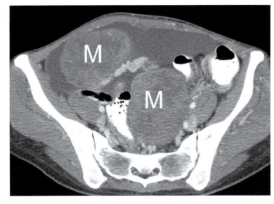

図9-6 びまん型胃がん，がん性腹膜炎の患者に認めた卵巣転移(M)

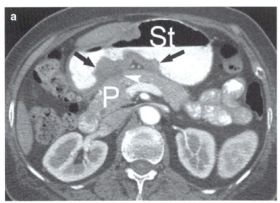 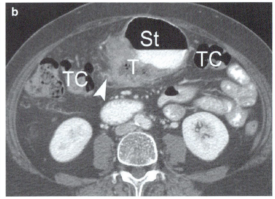

図9-7 腸型胃がんに認めた膵臓と横行結腸への直接浸潤
(a)胃前庭部(St)後壁の腫瘍(矢印)は膵臓(P)へ直接浸潤している．矢頭は直接浸潤している領域を示している．
(b)さらに下のレベルにおいて，腫瘍(T)が中結腸動脈(矢頭)で定義される横行結腸間膜に浸潤している．横行結腸への瘻孔(描出はされていない)による腫瘍内の点状のガスに注意．St＝胃，TC＝横行結腸．

体(訳注)によって形成された卵巣の表面に腫瘍が曝露し，取り込まれるという機序によって説明される(図9-6)．

(訳注)出血体(corpus hemorrhagicum)：卵胞の排卵直後に形成される一時的な構造．出血体はその後黄体となる．

2 胃がんの直接浸潤と腹膜下(腸間膜)進展

腸型の胃がん(intestinal type)は膨張性に発育し，膵臓，結腸，胃周囲間膜(大網など)といった隣接臓器に直接浸潤することがある．例えば，胃穹隆部後壁が原発の腫瘍は脾臓，膵尾部，横行結腸に浸潤しうる．胃体部と胃前庭部が原発の腫瘍は横行結腸間膜，横行結腸，膵頭部に浸潤しうる(図9-7)．時に，腫瘍が周囲隣接臓器に浸潤し，融合した腫瘤が，原発巣を特定困難にさせることもある．

びまん型の胃がん(diffuse type)は胃壁内を広がり，胃壁外へ腫瘍細胞がさや状になり，胃周囲間膜に沿って近接臓器へ進展する．例えば，胃脾間膜を経由して脾臓へ(図9-8)，胃結腸間膜を経由して横行結腸へ(図9-9, 10)，そして胃肝間膜を経由して肝臓へ進展する(図9-8)．びまん型の胃がんに加え，胃印環細胞がん，乳がん(小葉がん)の転移，悪性リンパ腫も同様の進展様式をとる．このような腫瘍の進展をきたす理由の1つとして，Eカドヘリン(細胞接着蛋白)の欠如が想定されている[10]．大腸への浸潤は漿膜表面のみへ影響をきたし，大腸壁への浸潤は粘膜に至らないことがある．この場合は下部内視鏡検査では浸潤

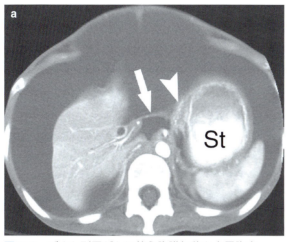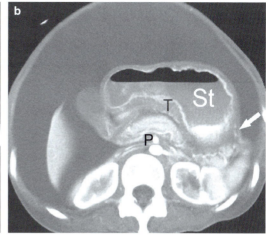

図9-8 びまん型胃がんに伴う腹膜転移と大量腹水
(a) 胃体部レベル(St)のCTにおいて、左胃動脈(脈管)におよぶ壁外へのびまん性浸潤(矢頭)が描出されている。大量腹水により胃肝間膜の肥厚(矢印)がみられる。胃肝間膜の背後にある腹水は網嚢内に存在する。
(b) さらに下のレベルにおいて、網嚢と膵臓(P)前面に及ぶ胃前庭部(St)壁外への腫瘍浸潤(T)を認める。腫瘍浸潤は胃脾間膜(矢印)へも及んでいる。

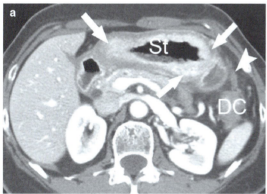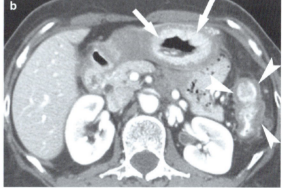

図9-9 びまん型胃がんの鞘状直接浸潤が胃結腸間膜から横行結腸左側、下行結腸の漿膜へ及ぶ
(a) びまん性壁肥厚と造影効果(矢印)が胃前庭部(St)に認められる。腫瘍は胃結腸間膜から下行結腸(DC)に向けて鞘状に進展する(矢頭)。
(b) さらに下のレベルにおいても同様の胃壁のびまん性肥厚と造影効果がみられ、腫瘍浸潤による下行結腸のびまん性壁肥厚(矢頭)を認める。

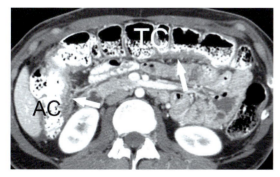

図9-10 びまん型胃がん(描出されていない)が上行結腸(AC)と横行結腸(TC)の漿膜へ浸潤している(矢印)

を認識できない可能性がある．

さらに進行胃がんは胃壁を越えて，リンパ節転移や胃周囲動脈，神経への進展，あるいは胃周囲静脈への腫瘍塞栓をきたしうる．多変量解析において，進行胃がんの5年生存率に影響を与える因子は，腫瘍のサイズ，限局性か浸潤性か，漿膜浸潤，リンパ節転移，肝転移，そして腹膜転移であった．これらのなかで，漿膜浸潤，リンパ節転移，肝転移はそれぞれ予後に関する独立因子であった[13,14]．

3 腹膜下リンパ進展とリンパ節転移の経路

胃がんのリンパ節転移は一般的であり，腫瘍浸潤の進行度が上がるとともに頻度も上昇する[10,13,14]．リンパ節転移の頻度は腫瘍が粘膜内に限局している場合で3～5％，粘膜下層までに限局している場合で16～25％，漿膜以深に達した場合で80～90％である[10]．リンパ節転移は多変量解析において1つの独立した予後因子であるが，腫瘍の原発巣と限局したリンパ節転移巣を完全切除した場合は治癒の可能性がある．

リンパ節転移の広がり（予後予測として使用されてきた手術標本による組織学的進行度）は，転移リンパ節の個数（TMN分類のN-staging）とリンパ節の解剖学的配置（日本胃がん取扱い規約のD-category）に基づいて評価される[10,15-18]．リンパ節転移の検出において画像検査は進行がんでは有用でありうるが，早期がんでは正確性が落ちる．

TMN分類第5版においてリンパ節転移の程度は，最低15個の外科的摘除されたリンパ節のなかでの転移個数に基づいて定義されている[16]．

- N0：所属リンパ節転移なし
- N1：所属リンパ節転移が1～6個
- N2：所属リンパ節転移が7～15個
- N3：所属リンパ節転移が15個以上

日本胃がん取扱い規約（JCGC：Japanese Classification for Gastric carcinoma）ではリンパ節を3つのグループに分類している．

- Group 1：胃周囲のリンパ節であり，左噴門部，右噴門部，大彎部，小彎部，幽門上部，幽門下部を含む．これらのリンパ節を切除する際にはD1-categoryと定義する．
- Group 2：胃周囲から離れた部位のリンパ節である．これらには左胃動脈，総肝動脈，脾動脈，脾門部，固有肝動脈，腹腔動脈のリンパ節が含まれる．Group 1とGroup 2のリンパ節を切除する際にはD2-categoryと定義する．
- Group 3：肝十二指腸間膜，膵臓後部，腸間膜根部，傍食道部，横隔膜のリンパ節を指す．これら3つのグループと傍大動脈のリンパ節を切除する際にD3-categoryと定義する．

胃のリンパ排出経路は内的なシステムと外的なシステムから成り立っている．内的なシステムとしては胃壁内（粘膜下層と漿膜下層）のネットワーク，外的なシステムとしては胃外のリンパ管から成っており，概して胃周囲の様々な間膜の中を走る動脈の流れに沿っている．これらのリンパ管は対応する間膜の中のリンパ節と，腹腔動脈や上腸間膜動脈の根部にある中心集合リンパ節に向かって注ぎ込む（図9-11）．本章で述べたJCGC分類のリンパ節グループは解剖学的配置に基づいている．

1）傍食道，傍噴門部リンパ節

下部食道と胃噴門部のリンパは，食道周囲で横隔膜上部の傍食道リンパ節と横隔膜下部の傍噴門部リンパ節に流れ込む（図9-12, 13）．これらはさらに上方へ広がると，食道に沿って縦隔リンパ節，胸管に沿って左右鎖骨上リンパ節に至り（図9-13），下方へ広がると，左胃動脈食道枝に沿って左胃リンパ節と腹腔動脈リンパ節に至る（図9-12, 13）．

2）胃肝間膜内リンパ節転移

胃の小彎と食道胃接合部から発生した腫瘍（左胃動脈からの供給を受ける範囲）は一般的に胃肝間膜内へリンパ節転移が生じる．第一のリンパ節グループ（Group 1）は小彎に沿って左胃動脈と右胃動脈が吻合する経路上のリンパ節から構成される（図9-13～15）．Group 2のリンパ節は胃膵ヒダ内の左胃動静脈に沿ったリンパ節であり，腹腔

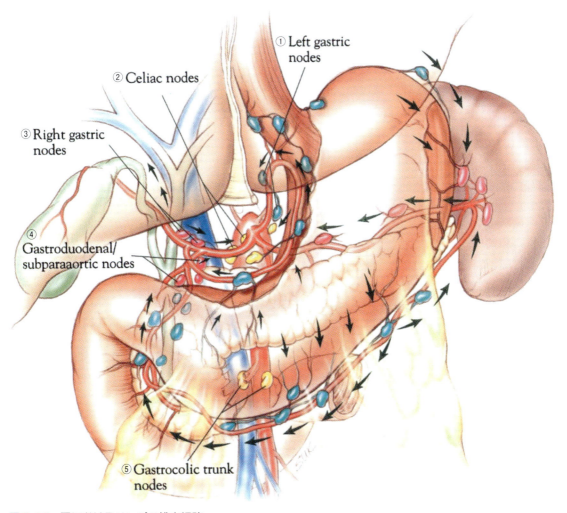

図 9-11　胃におけるリンパの排出経路
①左胃リンパ節，②腹腔リンパ節，③右胃リンパ節，④胃十二指腸/傍大動脈下リンパ節，⑤胃結腸リンパ本幹．

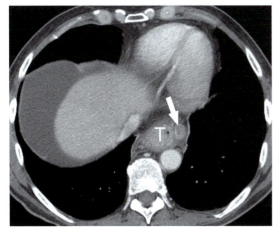

図 9-12　下部食道の転移性腺がんに伴う食道周囲，左胃，門脈周囲リンパ節転移
下部食道レベルのCTにおいて，下部食道腫瘍(T)に伴う，傍食道リンパ節転移(矢印)が横隔膜上に描出されている．腹水も認める．

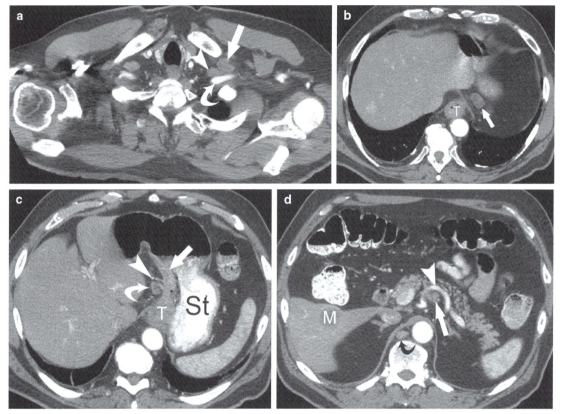
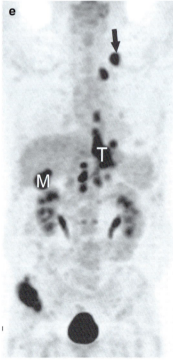

図9-13 食道胃接合部がんに伴う横隔膜上下の多発リンパ節転移と肝転移

(a) 下位頸部レベルのCTにおいて，左鎖骨上リンパ節転移（矢印）が斜角筋（矢頭）と左鎖骨下動脈（曲線矢印）の前部に認められる．
(b) 原発腫瘍（T）とともに，横隔膜下の左傍噴門部リンパ節転移（矢印）を認める．
(c) 腫瘍（T）は胃穹窿部（St）の小彎側（矢印）に沿って進展している．右傍噴門部リンパ節転移（曲線矢印）が左胃動脈の胃周囲枝（矢頭）に沿って認められる．
(d) 転移は膵臓後部の脾動脈（矢頭）に続くリンパ節（矢印），右横隔膜脚後部のリンパ節（曲線矢印）にも認められる．肝臓への転移（M）もみられる．
(e) PETでは，食道胃接合部の原発腫瘍（T）と，縦隔リンパ節，左鎖骨上リンパ節（矢印），肝臓（M）への転移が描出されている．

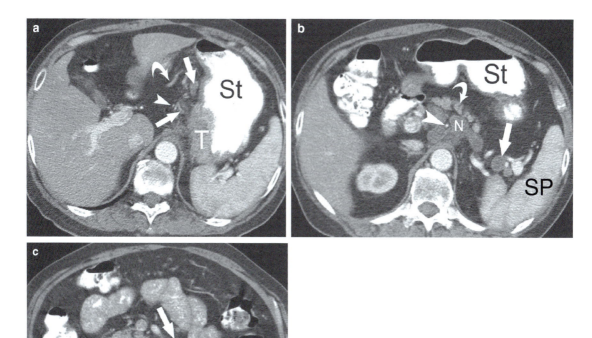

図9-14 胃穹窿部腺がんに伴う，胃周囲リンパ節(1群)，脾門部リンパ節(2群)，腹腔動脈リンパ節(2群)，左横隔膜下リンパ節(3群)への転移

(a)胃穹窿部(St)レベルのCTにおいて，胃穹窿部後壁の腫瘍(T)があり，小彎側に沿って左胃動脈の胃周囲枝(矢頭)のリンパ節転移(矢印)がみられる．小彎側に沿って右胃動脈へ吻合する血管(曲線矢印)に注意．
(b)脾(SP)門部レベルのリンパ節転移(矢印)が膵臓(曲線矢印)背部の左胃動脈(矢頭)周囲リンパ節転移(N)とともに確認できる．
(c)さらに下のレベルのCTにおいて，リンパ節転移(矢印)が左下横隔静脈(矢頭)に隣接した左下横隔リンパ節に認められる．

動脈リンパ節に向かって注ぎ込む(図9-14)．

　胃小彎側の前庭部から発生した腫瘍(右胃動脈の分布する範囲)は胃周囲リンパ節と幽門上リンパ節(幽門付近)へ転移を生じる(Group 1)．そしてそれらは右胃動脈の起始部，あるいは右胃静脈が門脈に合流する領域である総肝動脈リンパ節(Group 2)に流れる．さらにこれらのリンパ節から肝動脈沿いに進んで腹腔動脈の方向へ流れる(Group 2)．小彎に沿った胃肝間膜内のリンパ管吻合が，この領域から発生した腫瘍の交互排泄経路を形成する．

3) 胃脾間膜内リンパ節転移

　胃底部後壁と大彎の腫瘍は胃脾間膜の上部にある胃周囲リンパ節(Group 1)へ進展し，その後，短胃動脈の枝に沿って脾門部リンパ節(Group 2)に進展する(図9-14, 15)．胃体部大彎の腫瘍も，胃周囲リンパ節(Group 1)に進展した後に，左胃大網動脈沿いに脾門部リンパ節(Group 2)へ進展する．脾門部からは，脾動脈に沿って腹腔動脈リンパ節(Group 2)に進展する場合がある．さらに，胃底部と胃体上部後壁の腫瘍は後胃動脈に沿って脾動脈のリンパ節(上膵リンパ節あるいは脾腎間膜内リンパ節として知られる)に流れ，その後，

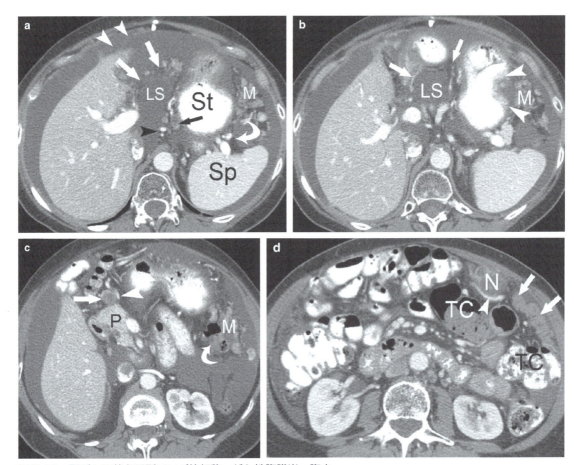

図 9-15　胃がんに伴う局所リンパ節転移，がん性腹膜炎，腹水
(a) 胃体上部(St)レベルのCTにおいて，多数の腹膜転移と腹水を認める．肝鎌状間膜(白矢頭)，胃肝間膜(白矢印)，大網(M)胃結腸間部位への転移の所見が，腹水によって際立っている．脾臓(Sp)周囲の腹水によって胃脾間膜(曲線矢印)も同定される．転移は左胃動脈の胃周囲枝(黒矢頭)に沿った胃周囲リンパ節(黒矢印)にも認める．網嚢(LS)内の腹水に注意．
(b) 胃体下部レベルのCTにおいて，びまん型腫瘍(矢印)が大彎沿いに現れる．転移(M)が胃結腸間膜(大網の上結腸部)に認められる．網嚢(LS)前部に当たる胃肝間膜の腹膜下層内を胃小彎のラインに沿って吻合静脈(矢印)が走っていることに注意．
(c) 胃前庭部レベルのCTにおいて，膵頭部(P)前面の右胃大網動脈根部(矢頭)付近にリンパ節転移(矢印)が描出されている．横行結腸左側(曲線矢印)前面の大網にも転移(M)が存在する．
(d) リンパ節転移(N)は胃大彎付近の左胃大網動脈(矢頭)沿いにも認められる．大網転移(矢印)も存在する．TC＝横行結腸(訳者追加)．

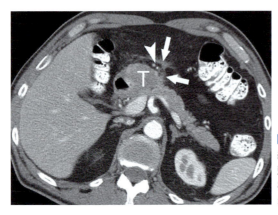

図 9-16　胃前庭部がんに伴う神経周囲浸潤
線状の軟部組織浸潤(矢印)が腫瘍(T)から胃周囲血管(矢頭)に沿った胃周囲組織へ向かって伸びている．組織学的検査により胃壁外への神経周囲浸潤が明らかとなった．これは前迷走神経幹幽門枝の分布範囲である．

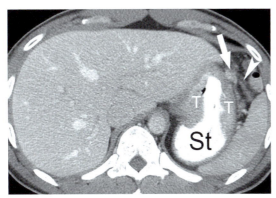

図9-17 胃体部(St)のびまん型胃がん(T)に伴う左胃大網静脈胃周囲枝内の腫瘍塞栓(矢印)
胃脾間膜内への腫瘍浸潤(矢頭)も認める.

腹腔動脈のリンパ節へ至る(図9-14).

4) 胃結腸間膜内リンパ節転移

胃前庭部大彎を含む原発腫瘍(右胃大網動脈の分布範囲)は、胃大彎部に沿って走行する右胃大網動脈に付随する胃周囲リンパ節(Group 1)に進展する.その後,胃結腸リンパ本幹(Group 2),右胃大網リンパ節,胃十二指腸動脈に沿ったリンパ節(幽門上,幽門下リンパ節)へ流れる.そしてその後に,腹腔動脈や上腸間膜動脈の根部へ進展する場合がある.

5) 下横隔リンパ節経路

食道胃接合部または胃噴門部を含むがんは胃壁を貫いて横隔膜へ浸潤することがある.横隔膜の腹膜表面側のリンパの流れは,左横隔膜脚に沿って走行する下横隔動静脈周囲のリンパ節を経由し,腹腔動脈あるいは左腎静脈(Group3)へ至る(図9-14).

4 動脈,神経周囲浸潤

胃は交感神経線維と副交感神経線維による神経支配を受けている[10].交感神経線維は第5〜12胸椎から始まり,腹腔神経叢を形成し,大内臓神経,小内臓神経として胃に分布する.これらは通常腹腔動脈の分枝に沿って胃壁内に入る.副交感神経線維は前後迷走神経から始まる.前迷走神経は食道神経叢の左迷走神経枝から形成され,横隔膜下の下部食道前面に沿って下行し,一般的には前胃枝と肝枝・幽門枝に分かれる.前胃枝は小彎沿いの胃肝間膜内に存在し,左胃動脈と並走して胃穹窿部および胃体部の前壁に至る.肝枝・幽門枝は胃肝間膜内を走行し胃前庭部と肝臓へ線維を供給する.

後迷走神経は下部食道の中央から後壁に沿って走行し,後胃枝を形成して,胃穹窿部後壁と腹腔神経叢に線維を供給する.

胃の神経線維は胃の動脈と並走しているため,病変進展が動脈に沿って生じたのか神経に沿って生じたのかを区別することはできない.胃低分化腺がんにおいては神経周囲の腫瘍浸潤は一般的であり(60%に上る),しばしば血管浸潤やリンパ管浸潤も関連する[19,20].胃がんの神経浸潤は予後因子として単変量解析では証明されたが,多変量解析においては予後に関する独立因子とならなかった[19].画像検査において腫瘍が胃壁を貫いていることは証明できたとしても,これが神経周囲浸潤をきたしているかどうか明示するのは困難である(図9-16).

5 経静脈進展

神経周囲の浸潤と同様,胃周囲静脈への血管浸潤と血管内腫瘍塞栓は,予後因子として単変量解析では証明されたが,多変量解析においては予後に関する独立因子とならなかった[21].経静脈進展は一般的に進行がんで起こる.画像検査においては,腫瘍の結節や腫瘍の道が胃周囲動脈沿いの原発巣から胃の主要な排出静脈(右静脈,左胃静脈,胃大網静脈)に向かって伸びているときに静脈浸潤の診断を考慮すべきである(図9-17).これらの静脈は胃周囲の間膜内に存在する.

■文献

1. Borley NR: Peritoneum and peritoneal cavity. In Stranding S(ed) Gray's Anatomy, the Anatomical Basis of Clinical Practice, 40th ed. Churchill Livingstone, Elsevier, London, 2008, pp 1099-1110.
2. Coakley FV, Hricak H: Imaging of peritoneal and mesenteric disease: Key concepts for the clinical radiologists. Clin Radiol 1999; 54:563-574.
3. Meyers MA, Oliphant M, Berne AS: The peritoneal ligaments and mesenteries: Pathways of intraabdominal spread of disease. Radiology 1987; 163:593-604.
4. Charnsangavej C: Anatomy of the liver, bile duct and pancreas. In Gazelle GS, Saini S, Mueller PR

4. (eds) Hepatobiliary and Pancreatic Radiology: Imaging and Intervention. Thieme Medical Publishers, Inc, New York, 1997, pp 1-23.
5. Borley NR, Brown JL: Abdominal oesophagus and stomach. In Stranding S(ed) Gray's Anatomy, the Anatomical Basis of Clinical Practice, 40th ed. Churchill Livingstone, Elsevier, London, 2008, pp 1111-1123.
6. Balfe DM, Mauro MA, Koehler RE et al: Gastrohepatic ligament: Normal and pathologic CT anatomy. Radiology 1984; 150:485-490.
7. Siewert JR, Feith M, Werner M, Stein HJ: Adenocarcinoma at the esophagogastric junction: Results of surgical therapy based on anatomical/topographic classification in 1,002 consecutive patients. Ann Surg 2000; 232:353-361.
8. DeMeester SR: Adenocarcinoma of the esophagus and cardia: A review of the disease and its treatment. Ann Surg Oncol. 2006; 13:12-30.
9. Khushalani NI: Cancer of the esophagus and stomach. Mayo Clin Proc 2008; 83:712-722.
10. Dicken BJ, Bigam DL, Cass C, Mackey JR, Joy AA, Hamilton SM:: Gastric adenocarcinoma. Review and considerations for future directions. Ann Surg 2005; 241:27-39.
11. Siewert JR, Feith M, Stein HJ: Biologic and clinical variations of adenocarcinoma at the esophago-gastric junction: Relevance of a topographic-anatomic subclassification. J Surg Oncol 2005; 90:139-146.
12. Bozzetti F, Yu W, Baratti D, Kasamura S, Deraco M: Locoregional treatment of peritoneal carcinomatosis from gastric cancer. J Surg Oncol 2008; 98:273-276.
13. Shiraishi N, Sato K, Yasuda K, Inomata M, Kitano S: Multivariate prognostic study on large gastric cancer. J Surg Oncol 2007; 96:14-18.
14. Hyung WJ, Lee JH, Choi SH, Min JS, Noh SH: Prognostic impact of lymphatic and/or blood vessel invasion in patients with node-negative advanced gastric cancer. Ann Surg Oncol 2002; 9:562-567.
15. Japanese Gastric Cancer Association: Japanese Classification of Gastric Carcinoma, 2nd English ed. Gastric Cancer 1998; 1:10-24.
16. Sobin LH, Wittekind C: TNM Classification of Malignant Tumors, 5th ed. Wiley, New York, 1997.
17. Karpeh MS, Leon L, Klimstra D et al: Lymph node staging in gastric cancer: Is location more important than number? An analysis of 1,038 patients. Ann Surg 2000; 232:362-371.
18. Aurelio P, D'Angelo F, Rossi S et al: Classification of lymph node metastases from gastric cancer: Comparison between N-site and N-number systems. Our experience and review of the literature. Am Surg 2007; 73:359-366.
19. Lagarde SM, ten Kate FJW, Reitsma JB, Busch ORC, van Lanschot JJB: Prognostic factors in adenocarcinoma of the esophagus or gastroesophageal junction. J Clin Oncol 2006; 24:4347-4355.
20. Duraker N, Sisman S, Günay C: The significance of perineural invasion as a prognostic factor in patients with gastric carcinoma. Surg Today 2003; 33:95-100.
21. Scartozzi M, Galizia E, Verdecchia L et al: Lymphatic, blood vessel and perineural invasion identifies early-stage high-risk radically resected gastric cancer patients. Br J Cancer 2006; 95:445-449.

第10章 膵臓疾患の進展様式

1. はじめに

　膵臓は，二次的にできた腹膜外臓器と考えられている．胎生期において，膵体尾部は背側十二指腸間膜内で腹腔内につり下げられており，膵頭部は腹側十二指腸間膜内の中に存在する．前腸の回転，背側胃間膜の突出，中腸の脱出の後に，腸間膜が脱出した中腸と接触し膵臓腹側に横行結腸間膜が形成され，横行結腸間膜が背側胃間膜の後葉と融合する．その結果，膵臓は腹膜外に固定される．この発育過程により，膵臓は横行結腸間膜の上の臓器，横行結腸間膜より下の小腸や大腸，腹膜外臓器と連結することが可能となっている．この章では膵臓と膵臓に付着する間膜の発生学的な解剖と膵疾患が播種する可能性のある経路について概説する．

2. 膵臓の発生学と解剖学

1 膵臓の発生

　膵臓は十二指腸となる前腸から生じる2つの内胚葉憩室から発生する[1-3]．腹側憩室は肝憩室と胆管憩室に関連している．腹側憩室は前腸に接している肝憩室近位部より分岐し，腹側十二指腸間膜に位置する．2つの憩室の大きいほうは前腸から肝憩室の頭側に突出する．この憩室は背側十二指腸間膜内に分枝し，背側胃間膜に進展する．これらの憩室は膵管内へ進展する．膵腺房細胞や内分泌細胞も膵管構成要素から発生する．

　前腸の回転と胃や十二指腸の形成とともに，腹側膵芽と胆管は反時計方向に回転し，背側十二指腸間膜の位置で背側膵芽と融合する．腹側膵芽は膵足側部と頭部の鉤状突起になり，背側膵芽は膵臓の頭部，体部，尾部を形成する．背側膵芽からの膵管と腹側膵芽の膵管が融合し，Wirsung管の主膵管となり胆管とともに乳頭に排液される．背側膵導管の膵頭部，膵体部および尾部の排液は維持され，副乳頭へ排出される．この区域はSantoriniの副膵管として知られている．

　前腸の回転が進むにつれて背側十二指腸間膜および胃間膜が壁側腹膜と癒合し，網嚢後壁となる．胃と膵臓の背側胃間膜の突起部は大網を形成する．この進展部位の背側葉は中腸の腸間膜と癒合する．この中腸は横行結腸に発育し，膵臓の上にかかる横行結腸間膜を形成する．

　膵臓は膵尾部の最も遠位部分を除いて後腹膜に埋め込まれるが，背側胃間膜内に存在し続けており脾腎間膜を形成する．尾部の一部は胃脾靱帯となる背側胃間膜の中に存在する．脾動脈および脾静脈はこの間膜内を走行し脾臓に至る．

2 膵臓および膵，腸間膜，結腸間膜周囲の腹膜間膜の解剖学

　膵臓は腹膜外前腎傍腔内で長軸を横方向に横走している[2-4]．膵頭部は十二指腸C-loopの下行脚内に存在し，外側面は十二指腸の漿膜に面している．膵頭部後面は下大静脈と腹膜外脂肪(時に小さな後部膵周囲リンパ節)によって区画されている．膵体部と尾部は腹膜外を脾門部に向けて左側に横走している．

　膵頭部は肝臓および胃の小彎と肝十二指腸間膜と胃肝間膜(腹側胃間膜の一部)を介して連結され，膵尾部は脾腎間膜と胃脾間膜(背側胃間膜の一部)を介して脾臓および胃の大彎と連結されている[2-6]．

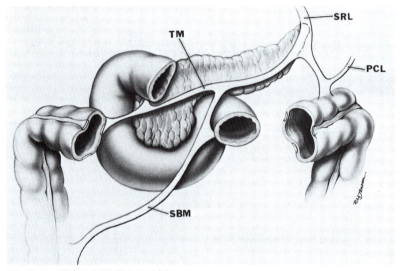

図10-1　膵臓と腸間膜との関係
前方からの描出では横行結腸間膜(TM)と小腸間膜(SBM)，脾腎靱帯(SRL)，横隔膜結腸間膜(PCL)への繋がりを示している．
〔文献24から許可を得て転載〕

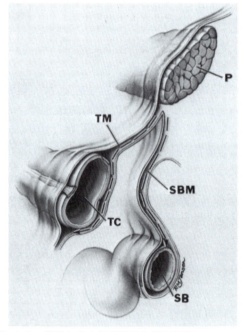

図10-2　膵臓からの解剖学的な進展経路
側方からの描出．矢印で示す線は膵臓(P)から横行結腸(TC)および小腸(SB)への間膜の広がりを示す．TM＝横行結腸間膜，SBM＝小腸結腸間膜．
〔文献24から許可を得て転載〕

膵臓前面において，網囊の後壁を形成する後部腹膜と上行，下行結腸間膜を覆っている後腹膜が腹腔内で横行結腸をつり下げている横行結腸間膜を形成する．横行結腸間膜基部は十二指腸の下行脚および膵頭部，体尾部の足側表面を横走する．

小腸間膜は上行結腸および下行結腸を覆う後部腹膜によって形成される．腸間膜の根部は十二指腸空腸接合部の右側より始まる．十二指腸空腸接合部は空腸が腹膜外から横行結腸間膜根部の尾側より出現する部位である．小腸間膜根部は十二指腸の水平部と腹部大動脈，下大静脈，右尿管を横切り，右腸骨窩に向けて斜めに走行する．

膵臓と腸間膜との関係(図10-1)および膵臓からの解剖学的進展経路(図10-2)を参照．

3 膵臓周囲の腹膜ヒダと間膜の解剖学的ランドマーク

膵臓周囲の腹膜ヒダと間膜は付着する臓器に血流を供給するために大動脈からの動脈と腹部循環の静脈の経路となる．そのため，特定の血管構造の正確な同定は膵臓周囲の主要な腹膜ヒダと間膜の位置と経路の理解が基礎となる．表10-1は膵臓周囲の腹膜ヒダと間膜血管ランドマークについて示す．

表 10-1 膵臓を取り巻く腹膜ヒダと靱帯と主な血管

腹膜間膜, ヒダ	臓器との関連	ランドマーク
肝脾間膜	十二指腸から右肝門部裂溝	肝動脈, 門脈, 胆管
胃肝間膜	胃の小彎から肝門部まで	右胃動脈と右胃静脈
胃肝ヒダ	膵体部の上, 小網嚢の後壁	左胃動脈
脾腎間膜	腹膜外から左腎前面から脾門部まで	脾動静脈
横行結腸間膜	膵島部から膵体尾部の足方向面に至る横行結腸	中結腸動静脈, 胃結腸幹, 脾静脈ないし下腸間膜静脈に向かう左結腸静脈
小腸間膜根部	十二指腸空腸接合部から右腸骨窩	上腸間膜動静脈, 回結腸動静脈

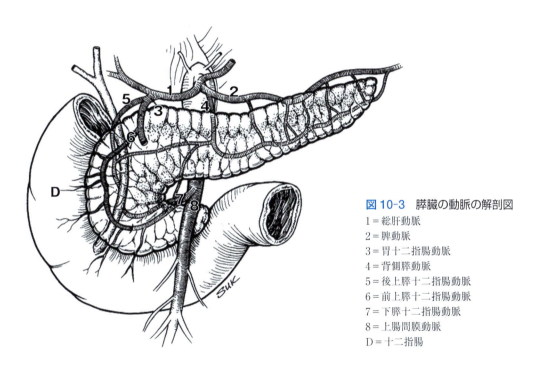

図 10-3 膵臓の動脈の解剖図
1＝総肝動脈
2＝脾動脈
3＝胃十二指腸動脈
4＝背側膵動脈
5＝後上膵十二指腸動脈
6＝前上膵十二指腸動脈
7＝下膵十二指腸動脈
8＝上腸間膜動脈
D＝十二指腸

4 血管の解剖

　膵臓は腹腔動脈および上腸間膜動脈（SMA）からの多くの分枝より血液の供給を受けている（図10-3）．膵頭部は3つの大きな動脈より分岐した膵頭部周囲の血管網から血液を供給される[2-4]．

・胃十二指腸動脈は総肝動脈（CHA）より幽門と膵頭部頭側部との間にある後幽門腔を下行する．胃十二指腸動脈は近位部にて後方に後上膵十二指腸動脈（PSPDA）を分岐し，膵頭部後部外側面を総胆管に沿って走行する．胃十二指腸動脈は継続して膵頭部の前面を頭尾側方向に走行後，胃結腸間膜内を前方に分岐し，胃大網動脈となって幽門部大彎側を走行する．もう1つの分枝は膵臓前面に近接して頭尾側方向に前上膵十二指腸動脈（ASPDA）として走行する．後・前上膵十二指腸動脈は膵頭部周囲に下膵十二指腸動脈（IPDA）および背側膵動脈分枝と共に吻合ネットワークを形成する．

・IPDAは空腸動脈の起始部もしくはSMAから直接分岐する．IPDAは通常SMAの後壁から分岐する．IPDAは鉤状突起に小さな分枝を出し，膵後部において後上膵十二指腸動脈と繋がり，膵前面では前上膵十二指腸動脈と繋がっている．

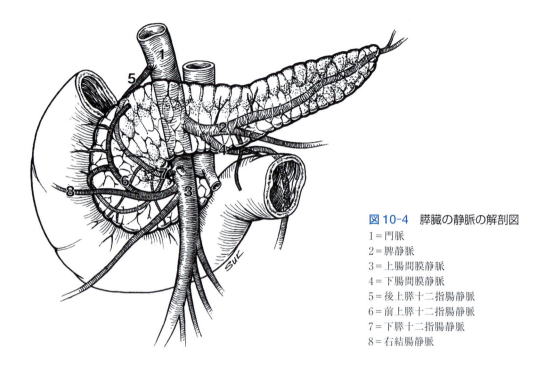

図10-4 膵臓の静脈の解剖図
1＝門脈
2＝脾静脈
3＝上腸間膜静脈
4＝下腸間膜静脈
5＝後上膵十二指腸静脈
6＝前上膵十二指腸静脈
7＝下膵十二指腸静脈
8＝右結腸静脈

・背側膵動脈は腹腔動脈の尾側または後面，もしくは総肝動脈や脾動脈の近位部1～2cmの部位から発生する．背側膵動脈は膵体部近位部背側を走行することより同定可能である．通常，膵頭部頭側，門脈の右側，内側に分枝を出し，膵頭部に沿って内側を走行し膵頭部の膵周囲アーケードと吻合を形成する．膵体尾部は背側膵動脈と脾動脈からの多くの分枝から血液を供給される．背側膵動脈は膵体部および尾部に沿って走行し，脾動脈の小分枝と吻合する．

動脈と同様に膵頭部の静脈も膵頭部を取り巻くようにネットワークを形成している(図10-4)．これらの血管の解剖は比較的一定であるが，静脈の走行は動脈とは異なる．上腸間膜静脈，脾静脈は合流し門脈となり，その関係は膵臓の手術において最も重要な点である．膵頭部尾側部での上腸間膜静脈は膵鉤突起部と頭部と密接に関係した2つの重要な枝を受けており，それは近位空腸静脈と胃結腸静脈幹である．近位空腸静脈は空腸近位部からの血流を受けており，しばしば上腸間膜静脈後部に流入する．空腸静脈が上腸間膜静脈に流入する前に下膵十二指腸静脈(IPDV)からの血流が合流する．胃大網静脈，中結腸静脈と右結腸静脈からなる胃結腸静脈幹は胃結腸間膜内を走行し，上腸間膜静脈に前方から流入する．後上膵十二指腸静脈(PSPDV)は胆管に沿って走行し，多くの場合上腸間膜静脈と脾静脈の合流の2cm以内の部位で，門脈本管の尾側面に流入する．前上膵十二指腸静脈(ASPDV)は細い静脈で膵頭部の前表面にそって水平に走行した後，胃結腸静脈幹に合流し，前面より上腸間膜静脈へ流入する．

上腸間膜静脈と脾静脈の合流部で，下腸間膜静脈もこの領域で合流し，60～70％は脾静脈に30～40％は上腸間膜静脈に合流する．そして門脈は膵頭部の背面を上行し，肝十二指腸間膜内に入る．この区域の上腸間膜静脈と門脈は膵臓と密接に接している．

膵臓の体部および尾部の静脈の流れは様々であり，膵体尾部に沿った脾静脈の多くの小さな分枝より構成されている．

3. 膵臓からの疾患の進展様式

1 腹腔内進展

膵臓は腹膜外臓器であるが，網囊後壁の腹膜と

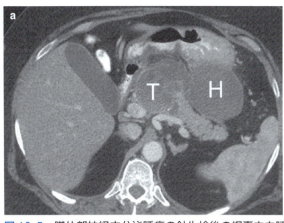
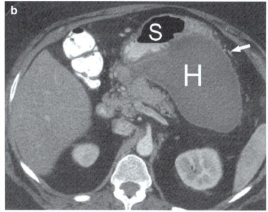

図 10-5　膵体部神経内分泌腫瘍の針生検後の網嚢内血腫
(a) CT は膵体尾部の腫瘍 (T) と網嚢の血腫 (H) を示す．
(b) 血腫 (H) は胃 (S) を前方に圧排している．横行結腸間膜の血管 (矢印) が側方および尾側に圧排されていることに注意．

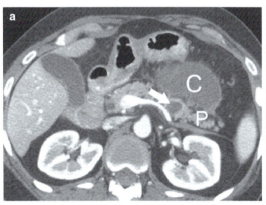
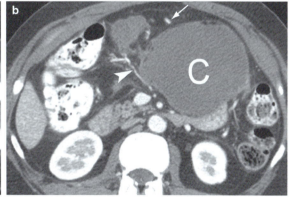

図 10-6　膵体部の膵炎による網嚢内偽嚢胞
(a) CT は膵尾部 (P) レベルの嚢胞状腫瘤 (矢印) と，それに繋がる膵尾部前方の嚢胞状病変 (C) を示している．
(b) 大きな偽嚢胞 (C) は網嚢内にあり中結腸動脈 (矢頭) を尾側に圧排している．網嚢 (矢印) の前方境界である胃結腸大網内の胃大網動脈は前方へ圧排されていることに注意．

上行，下行結腸間膜後部の腹膜層に覆われている．

炎症や悪性新生物，医原性や外傷性の障害などの膵臓の疾患はこれらの腹膜を穿通し，腹腔内に播種する．

膵体尾部の炎症による偽嚢胞と外傷による血腫はしばしば網嚢の中に形成され (図 10-5, 6)，膵頭部の偽嚢胞や血腫は肝下陥凹や横行結腸間膜下の腹膜陥凹に形成される．進行膵がんにおいては腹膜転移や肝転移はしばしば認められる．膵体尾部原発のがんでは症状に乏しいことから進行した状態で発見し，膵頭部がんに比べ腹膜腔，とりわけ横行結腸間膜や大網へ播種する可能性が高い (図 10-7)．

2 腹膜下進展

1) 連続性腹膜下進展

この進展様式は急性膵炎でしばしば認められる．膵消化酵素の漏出によって腹膜間膜，腸間膜，結腸間膜[7, 8, 24]，腹膜下腔を離開させ，炎症性，浮腫性変化，脂質の鹸化，脂肪壊死，偽嚢胞の形成をきたす (図 10-8〜13)．

感染や出血により膿瘍形成や血腫が生じる可能性がある．

こうした炎症は膵周囲のすべての間膜，腹膜外腔に広がり，膵臓から離れた臓器にまで炎症が波

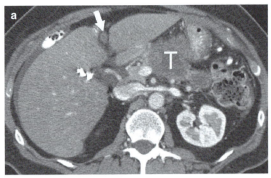
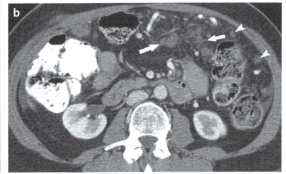

図10-7　腹膜播種を伴う膵体尾部がん
(a)膵体尾部の原発巣(T)を示す．鎌状靱帯の小さな腹膜転移巣(矢印)に注意．
(b)多発性の腹膜転移が横行結腸間膜(矢印)と大網(矢頭)に広がっている．

及したり，瘻孔形成したりする．
　さらに医原性もしくは外傷性の出血や消化酵素の漏出，十二指腸穿孔による気体の漏出も同様の進展様式で広がる．
　例えば，膵生検後の瘻孔からの膵酵素漏出は空腸間膜に広がり，偽嚢胞を形成することがある．
　十二指腸穿孔の内容物は右傍結腸溝と右鼠径部に広がり，膿瘍を形成する(図10-12)．膵管がんは通常隣接する腹膜間膜に浸潤する．膵管がんは，膵臓から離れた部位にまで進展することのある膵炎と違って局所浸潤する傾向がある．膵がんの連続性進展は神経周囲，動脈周囲浸潤とも関連する．この所見に関してはこの章の後半で記載する．

2) リンパ行性進展とリンパ節転移

　リンパの流れは膵体尾部と頭部で異なる．膵頭部と十二指腸のリンパ経路は同じであり，膵頭部周囲の動脈に沿って流れている[2,9-11]．大きく3つの経路に分かれており，胃十二指腸，下膵十二指腸，背側膵の経路である．

・膵頭部の周囲では横行結腸間膜根部上下部の膵と十二指腸の間，膵頭部の前面と後面に多くのリンパ節を認める．上，下膵十二指腸リンパ節などの多くの名前が使われるが，通常膵周囲リンパ節と言われる．
・胃十二指腸経路には前膵十二指腸リンパ節と後膵十二指腸リンパ節からのリンパ流を集めており，前膵十二指腸リンパ節は膵前面のリンパ液が流入し，後膵十二指腸リンパ節では後膵十二指腸静脈に沿って胆管周囲を流れ，後門脈周囲リンパ節に至る．
・下膵十二指腸経路において，上腸間膜動脈に繋がる下膵十二指腸動脈に沿って前および後膵十二指腸リンパ節からリンパが流入する(図10-14)．時々，リンパは近位空腸間膜リンパ節に流入する(図10-15)．
・背側膵経路は一般的ではない．膵頭部内側縁に沿ってリンパを排出し背側膵動脈枝に沿って上腸間膜動脈や腹腔リンパ節に流出させる．

　体尾部のリンパ流は背側膵動脈，脾動静脈に沿って，腹腔動脈周囲リンパ節へと流れる．
　膵臓がんと十二指腸がんのリンパ節転移は頻度が多く，転移がある場合は予後が不良である[11-13]．術前の画像診断でリンパ節転移をリンパ節の大きさで判断するのは不正確である．診断の正確性に欠くことから，膵周囲リンパ節と胃十二指腸動脈，下膵十二指腸動脈に沿ったリンパ節は放射線照射野に含まれ，膵十二指腸切除においても常に郭清される．しかし，CTにて低吸収域であったり，辺縁が不整であるなどの異常なリンパ節削除が通常のドレナージ領域外にあったり，ルーチンに行う放射線照射野や郭清領域からはずれる場合(例えば空腸間膜の基部や横行結腸間膜の基部に異常なリンパ節がある場合)は再発病変となりうるので注意が必要である．

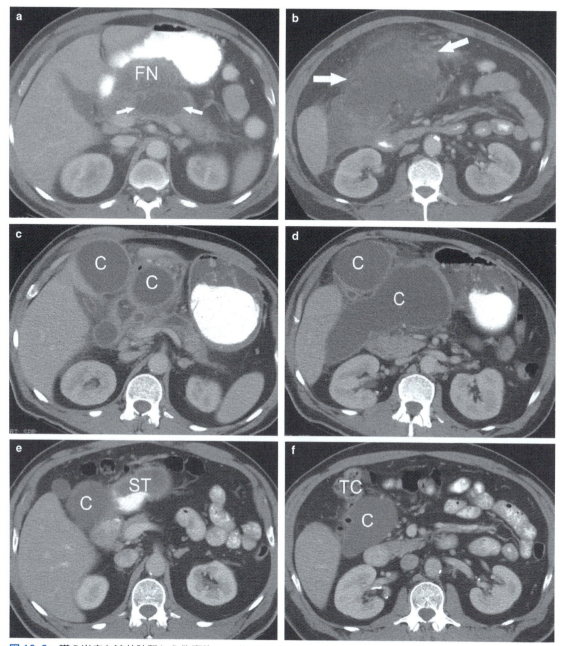

図10-8 膵の炎症と液体貯留から偽囊胞への進展

(a) 急性膵炎において胃肝間膜や胃小彎に及ぶ炎症性液体貯留と脂肪壊死(FN)を伴う膵体部から頸部の膵壊死(矢印)の所見が明らかである.
(b) 炎症の組織(矢印)は前腎傍腔から横行結腸間膜に広がっている.
(c, d) 4週間後に胃肝間膜と横行結腸間膜内に厚い被膜を有した胃周囲偽囊胞(C)が形成された.
(e, f) 7か月後においても偽囊胞(C)は胃(ST)と横行結腸(TC)に接する形で存在している.

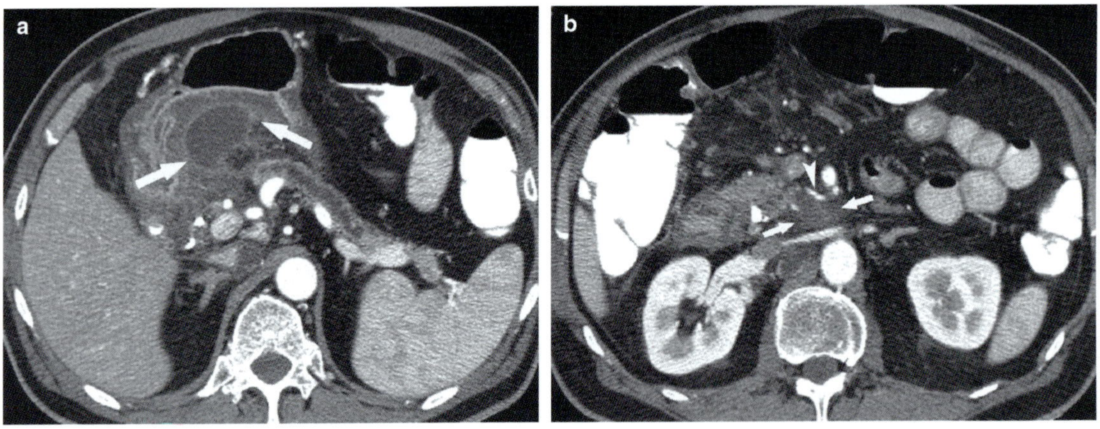

図 10-9 胆管ステント挿入後の膵炎，胃肝間膜の付着している胃小彎に沿って炎症性液体貯留があり，上腸間膜動脈（SMA）の背側の下膵十二指腸動脈（IPDA）に沿って広がっている

(a) 胃前庭部レベルの CT．炎症による組織と貯留液（矢印）が左右胃動脈の吻合する小彎に沿って広がっている．
(b) 炎症による組織（矢印）は IPDA（矢頭）に沿って存在する．

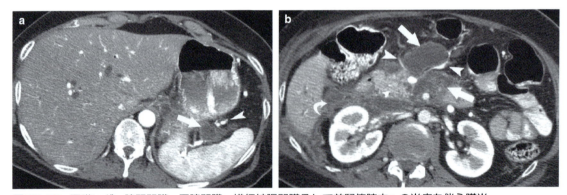

図 10-10 胃膵ヒダ，脾腎間膜，胃脾間膜，横行結腸間膜そして前腎傍腔内への炎症を伴う膵炎

(a) 脾門部と胃大彎の間に膵臓の炎症組織（脂肪壊死）（矢印）があり，胃脾間膜の左胃大網動脈（矢頭）に沿っている．
(b) 膵臓の炎症組織（矢印）は，中結腸動脈（矢頭）に沿った横行結腸間膜と前腎傍腔（曲線矢印）にある．

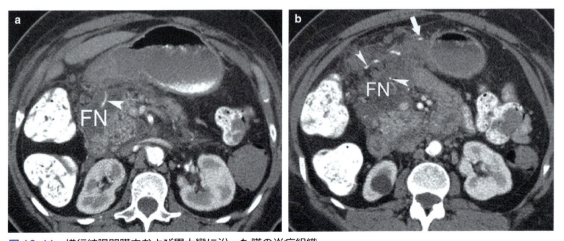

図 10-11 横行結腸間膜内および胃大彎に沿った膵の炎症組織

(a) 炎症性の脂肪壊死（FN）が胃大網動脈（矢頭）に沿って存在する．
(b) 脂肪壊死（FN）は中結腸動脈（矢印）と右胃大網動脈（矢頭）に沿って広がっている．

3. 膵臓からの疾患の進展様式　245

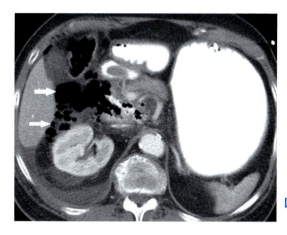

図10-12　十二指腸穿孔．ガス（矢印）と十二指腸内容物が右前腎傍腔にある

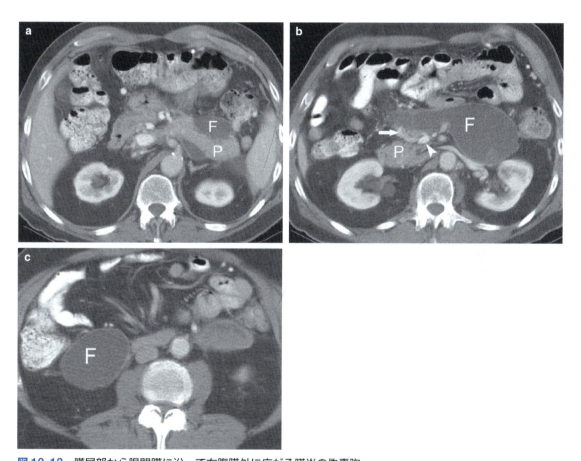

図10-13　膵尾部から腸間膜に沿って右腹膜外に広がる膵炎の偽囊胞
(a) 膵尾部（P）に平行する膵周囲の液体貯留（F）．
(b) 液体貯留（F）は横行結腸に沿って，膵頭部（P）まで及んでいる．中結腸静脈（矢印）が上腸間膜静脈（矢頭）に合流していることに注意．
(c) 液体貯留（F）は上行結腸間膜および腸間膜の基部まで及んでいる．

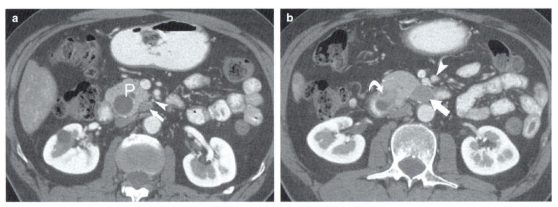

図10-14 下膵十二指腸経路を介しリンパ節転移を伴う十二指腸膨大部のがん
(a) CT は拡張した総胆管を示している．下膵十二指腸動脈(IPDA)(矢頭)に隣接する膵頭部(P)の内側の小さなリンパ節(矢印)に注意．
(b) 腫瘍(曲線矢印)は SMA(矢頭)の背部の腫大したリンパ節(矢印)により総胆管の遠位側を閉塞している．

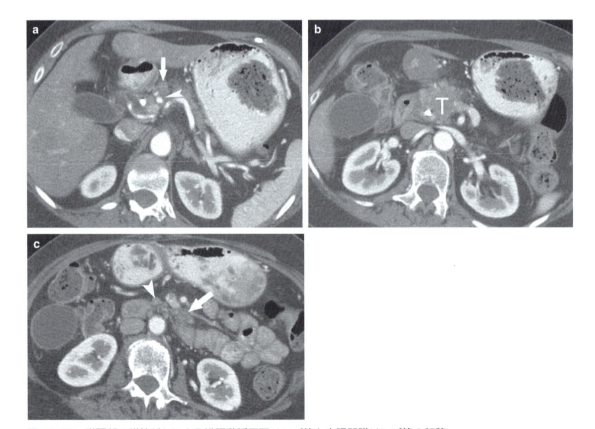

図10-15 膵頭部の膵管がんによる総肝動脈周囲リンパ節と空腸間膜リンパ節の転移
(a) 低濃度のリンパ節(矢印)が総肝動脈(矢頭)の前面にみられる．
(b) CT は膵頭部の低吸収の腫瘍(T)を示している．
(c) 小さなリンパ節(矢頭)の集簇が下膵十二指腸動脈(IPDA)に沿って認められる．空腸間膜の腫大リンパ節(矢印)に注意．

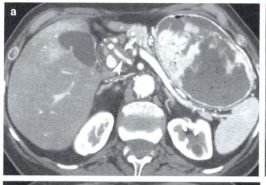
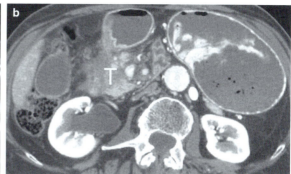
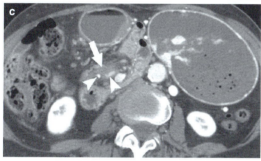

図10-16 総肝動脈と回結腸動脈に沿って動脈周囲および神経周囲に浸潤した膵管がん
(a) CT は総肝動脈 CHA(矢頭)に沿った低濃度の浸潤(矢印)を示している.
(b) 原発巣(T)は膵頭部にある
(c) より下方レベルでは低濃度の腫瘍(矢印)が小腸間膜根部内の回結腸動脈(矢頭)に沿って浸潤している.

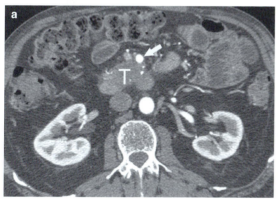
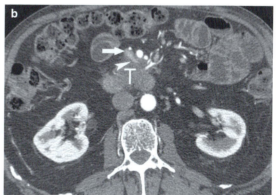

図10-17 上腸間膜動脈に浸潤し,空腸間膜まで浸潤が及んだ膵管腺がん
(a) 低濃度腫瘍(T)が膵鉤状突起に認められる.SMA(矢印)周囲への浸潤に注意.
(b) 腫瘍(T)は上腸間膜静脈(矢印)に合流する空腸静脈(矢頭)に沿って空腸間膜まで浸潤している.

3) 血管周囲と神経周囲進展

膵管がんにおいて血管周囲と神経周囲の浸潤はしばしばみられる(図10-16〜19).

膵臓内神経周囲浸潤は浸潤性膵管がんの重要な組織所見であり,膵外神経周囲浸潤は 70％程度と報告されている[14-17].われわれは神経線維とそれに随伴する血管はそれぞれ区別できないことから,同一に考えている.

膵頭部の神経支配は前肝,後肝,上腸間膜神経叢の3つの主要な神経叢から構成されている[18].

・前肝神経叢は総肝動脈,胃十二指腸動脈に沿って,膵頭部前面まで神経線維を配している(図10-16).
・後肝神経叢は胆管に沿って膵頭部内側および後面に神経線維を配している.
・上腸間膜動脈神経叢は下膵十二指腸動脈に沿って走行し,膵鉤部まで神経線維を配している(図10-17).

膵体尾部の神経支配は腹腔神経叢から脾動脈と

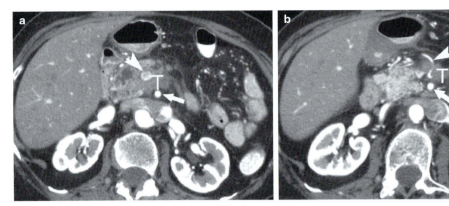

図10-18　横行結腸間膜根部に浸潤した膵管がん
(a) 腫瘍(T)は膵頭部からSMA(矢印)とSMV(矢頭)の間に浸潤している.
(b) 低濃度の腫瘍(T)は横行結腸間膜根部(矢印)に浸潤している. そこでは中結腸動脈(矢頭)が上腸間膜動脈より分岐している.

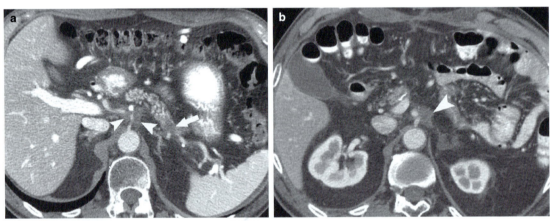

図10-19　腹腔動脈神経叢に浸潤した膵尾部膵管がん
(a) CTは腹腔動脈神経叢の両側に浸潤(矢頭)を伴う膵尾部の低濃度域の腫瘍(矢印)示している.
(b) 膵尾部切除後の腹腔動脈神経叢(矢頭)の再発を認める.

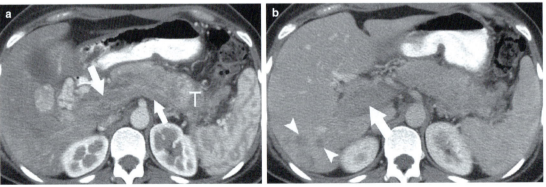

図10-20　脾静脈と門脈に腫瘍塞栓を伴う膵内分泌腫瘍
(a) 脾静脈に腫瘍塞栓(矢印)を伴う原発腫瘍(T).
(b) 静脈相において腫瘍塞栓(矢印)が門脈内に指摘できる. 多発性の肝転移(矢頭)に注意.

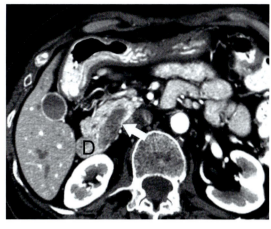

図10-21 主膵管内に腫瘍塞栓(矢印)を認め、膨大部まで広がる膵管内乳頭粘液性腫瘍
D＝十二指腸．

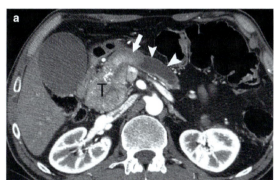
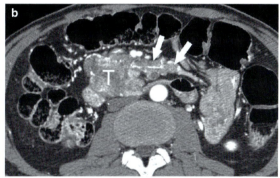
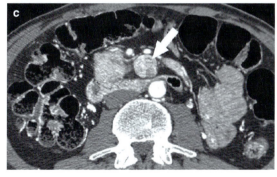

図10-22 主膵管内への発育を伴い、空腸静脈まで腫瘍塞栓が広がり、空腸間膜にリンパ節転移を認める非機能性の膵島細胞がん
(a)原発巣(T)は膵頭部に際立った発育を伴い(矢印)主膵管の閉塞をきたしている(矢頭)．
(b)空腸静脈の腫瘍塞栓(矢印)．
(c)空腸間膜のリンパ節転移巣(矢印)．

背側膵動脈に沿って分布している(図10-18)[18]．

膵周囲動脈に沿って膵臓周囲の神経ネットワークがあるため、膵腺管がんの腫瘍進展は膵周囲間膜、結腸間膜、腸間膜内を局所的に浸潤する(図10-16, 18)．これら構造への浸潤は根治的な切除の限界要素となり、切除後に再発部位となる．

4)静脈内進展

膵腺管がんにおいて静脈内腫瘍塞栓は稀であるが、進行非機能膵内分泌腫瘍ではしばしばみられる(図10-20)[19-21]．膵体尾部病変では原発巣が脾静脈内に発育し、門脈内まで進展する．一方、膵頭部腫瘍では上腸間膜静脈、空腸静脈、門脈内に発育する．

5)膵管内進展

膵管内乳頭粘液性腫瘍(IPMN)を除いて、膵腫瘍による膵管内進展は稀である．IPMNは膵管内に粘液を産生し主膵管や分枝の拡張を呈したり、結節を伴う囊胞を形成する．稀であるが、IPMNと膵内分泌腫瘍[22,23]の増大は膵管内の腫瘍塞栓をきたす(図10-21, 22)．

■文献

1. Borley NR: Development of the peritoneal cavity, gastrointestinal tract and its adnexae. In Stranding S(ed) Gray's Anatomy, the Anatomical Basis of Clinical Practice, 40th ed. Churchill Livingstone Elsevier, London, 2008, pp 1203-1223.
2. Netter FH: Normal anatomy of the liver, biliary tract and pancreas. In Oppenheimer E(ed) The Ciba Collection of Medical Illustrations, Vol. 3: Digestive System: Liver, Biliary Tract and Pancreas. Ciba, Summit, 1979, pp 2-31.
3. Charnsangavej C: Anatomy of the liver, bile duct and pancreas. In Gazelle GS, Saini S, Mueller PR (eds) Hepatobiliary and Pancreatic Radiology: Imaging and Intervention. Thieme Medical Publishers, Inc, New York, 1997, pp 1-23.
4. Borley NR, Khan N, Moore LA: Liver. In Stranding S(ed) Gray's Anatomy, the Anatomical Basis of Clinical Practice, 40th ed. Churchill Livingstone Elsevier, London, 2008, pp 1183-1190.
5. Meyers MA, Oliphant M, Berne AS et al: The peritoneal ligaments and mesenteries: Pathways of intraabdominal spread of disease. Annual oration. Radiology 1987; 163:593-604.
6. Oliphant M, Berne AS, Meyers MA: The subperitoneal space of the abdomen and pelvis: Planes of continuity. AJR 1996; 167:1433-1439.
7. Van Minnen LP, Besselink MG, Bosscha K, Van Leeuwen MS, Schipper ME, Gooszen HG: Colonic involvement in acute pancreatitis. A retrospective study of 16 patients. Dig Surg 2004; 21:33-38, discussion 39-40.
8. Oliphant M, Berne AS, Meyers MA: Spread of disease via the subperitoneal space: The small bowel mesentery. Abdom Imaging 1993; 18:109-116.
9. Kitagawa H, Ohta T, Makino I et al: Carcinomas of the ventral and dorsal pancreas exhibit different patterns of lymphatic spread. Front Biosci 2008; 13:2728-2735.
10. Morganti AG, Cellini N, Mattiucci GC et al: Lymphatic drainage and CTV in pancreatic carcinoma. Rays 2003; 28:311-315.
11. Michalski CW, Kleeff J, Wente MN, Diener MK, Büchler MW, Friess H: Systematic review and meta-analysis of standard and extended lymphadenectomy in pancreaticoduodenectomy for pancreatic cancer. Br J Surg 2007; 94:265-273.
12. Pawlik TM, Gleisner AL, Cameron JL et al: Prognostin relevance of lymph node ratio following pancreaticoduodenectomy for pancreatic cancer. Surgery 2007; 141:610-618.
13. Katz MH, Hwang R, Fleming JB, Evans DB: Tumor-node metastasis staging of pancreatic adenocarcinoma. CA Cancer J Clin 2008; 58:111-125.
14. Kayahara M, Nakagawara H, Kitagawa H, Ohta T: The nature of neural invasion by pancreatic cancer. Pancreas 2007; 35:218-223.
15. Takahashi T, Ishikura H, Motohara T, Okushiba S, Dohke M, Katoh H: Perineural invasion of ductal adenocarcinoma of the pancreas. J Surg Oncol. 1997; 65:164-170.
16. van Roest MH, Gouw AS, Peeters PM et al: Results of pancreaticoduodenectomy in patients with periampullary adenocarcinoma: Perineural growth more important prognostic factor than tumor localization. Ann Surg 2008; 248:97-103.
17. Mitsunaga S, Hasebe T, Kinoshita T et al: Detailed histologic analysis of nerve plexus invasion in invasive ductal carcinoma of the pancreas and its prognostic impact. Am J Surg Pathol 2007; 31:1636-1644.
18. Yi SQ, Miwa K, Ohta T et al: Innervation of the pancreas from the perspective of perineural invasion of pancreatic cancer. Pancreas 2003; 27:225-229.
19. Buetow PC, Parrino TV, Buck JL et al: Islet cell tumors of the pancreas: Pathologic-imaging correlation among size, necrosis and cysts, calcification, malignant behavior, and functional status. AJR 1995; 165:1175-1179.
20. Buetow PC, Miller DL, Parrino TV, Buck JL: Islet cell tumors of the pancreas: Clinical, radiologic, and pathologic correlation in diagnosis and localization. RadioGraphics 1997; 17:453-472.
21. Horton KM, Hruban RH, Yeo C, Fishman EK: Multi-detector row CT of pancreatic islet cell tumors. Radiographics 2006; 26:453-464.
22. Akatsu T, Wakabayashi G, Aiura K et al: Intraductal growth of a nonfunctioning endocrine tumor of the pancreas. J Gastroenterol 2004; 39:584-588.
23. Kitami CE, Shimizu T, Sato O, Kurosaki I et al: Malignant islet cell tumor projecting into the main pancreatic duct. J Hepatobiliary Pancreat Surg 2000; 7:529-533.
24. Meyers MA, Evans JA: Effects of pancreatitis on the small bowel and colon: Spread along mesenteric planes. AJR 1973; 119:151-165.

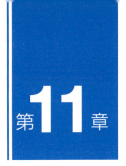

第11章 小腸疾患の進展様式

1. はじめに

　小腸は十二指腸，空腸，回腸から構成される．この章では，空腸，回腸から虫垂にかけての疾患の進展様式を解説する．

2. 小腸の発生学と解剖学

　中腸は，十二指腸の第三部と第四部，小腸，大腸（盲腸から横行結腸口側1/3まで）に分化する．初期の発生段階において，中腸は幅広い卵黄腸管を通して卵黄嚢に繋がっている．腹腔が構成されたのちに，次に挙げる重要な3つのプロセスが発生する[1,2]．

- 腹腔内への中腸の伸長と移動：中腸と卵黄嚢は卵黄管という細い管で繋がっていて，中腸は腹腔内で伸長し移動する．腹膜層は，延長した腸管に大動脈から血管を供給するために腸間膜を形成する．
- 中腸の回転：伸長と移動が進むと，腸管の腹膜付着部（卵黄管）から腸管全体が，反時計回りに回転する．よって腹腔内で，上部中腸（肛門側十二指腸から口側回腸）は左側に，中部から下部中腸（肛門側回腸から横行結腸口側1/3）は右側に固定され折り畳まれる．
- 小腸間膜の形成：伸長した中腸は腹腔内で折り畳まれる．その間，中腸の腹膜付着部は後腹膜壁に付着し腸と同じ長さにはならない．結果，襞状の腸間膜の形になる．

　卵黄管（卵黄嚢と中腸を連絡する管）の中腸側は，遠位回腸から生じる憩室として遺残することがある．これをメッケル憩室という．もしくは，回腸から臍にかけて線維帯として遺残することもある．

　十二指腸の第二部と第三部は「第二の」腹膜腔外臓器と考えられる．それらは横行結腸間膜根を形成する後腹膜層によって覆われている．十二指腸の第四分画は十二指腸空腸曲と空腸になって開口部に現れる．空腸は，腹腔内の左側で，左側横行結腸間膜の下方かつ左腎臓の上方で固定される．空腸は，回腸より壁が厚く，輪状襞（valvulae conniventes）という厚い粘膜襞をもつ[3]．

　回腸は，薄い壁を持ち，右下腹部を占めることが多い．輪状襞は回腸末端にかけてより平らになる．しかし，粘膜下層のリンパ節は回腸末端にかけてより豊富になる．これをパイエル板という．

　小腸間膜は，腹腔内で空腸と回腸をつり下げる2枚の腹膜層からなる．腸間膜根部（長さ約15 cm）は，上行結腸間膜と上行結腸を覆う後腹膜層，下行結腸間膜と下行結腸を覆う後腹膜層とからなる．この後腹膜層は横行結腸間膜の後腹膜層にも続いている．腸間膜根部は，横行結腸間膜根のすぐ下方で，腹部大動脈の左側の十二指腸空腸曲から始まる．右仙腸関節に向かって斜めに，十二指腸第三部の前方，大動脈と下大静脈，右尿管，そして右腸腰筋を横切る．

　空腸間膜を構成する2枚の膜の間に動脈と静脈，リンパ管，神経が走る．通常，空腸への動脈は上腸間膜動脈（SMA）の左枝から分岐する5〜10本の枝からなる[3]．静脈は動脈に併走し70％で共通幹を作り，膵頭部鉤状突起の左側でSMA後方の上腸間膜静脈（SMV）に流入する．残りの30％は，SMVの前方からSMVに流入するか，2本の静脈として存在する．

表 11-1　小腸および虫垂の間膜のランドマークとなる血管について

腸間膜	臓器との関連	ランドマーク
空腸間膜	腸間膜根から空腸に向かう	上腸間膜動静脈左側の 5〜10 本の空腸動静脈の枝
回腸間膜	腸間膜根から回腸に向かう	腹部の低位右側の 3〜5 本の回腸動静脈の枝
腸間膜根	腸間膜根の前方から十二指腸第三分画，下大静脈，右尿管，生殖腺の血管に向かう	回結腸動静脈
虫垂間膜	腹部低位右側の腸間膜根から虫垂に向かう	回結腸動静脈からの虫垂動静脈

通常，SMA から分岐した回腸動脈は 3〜5 本に枝分かれする[3]．さらに，それらは回腸壁に入る前に腸間膜内でさらに幾重にも枝分かれする．回結腸動脈は SMA の分枝で，SMA の右側から始まり，腸間膜根部の傍を通り，回腸末端，盲腸，虫垂に分布する．多数の回腸静脈の枝は回腸動脈に併走し，回腸末端静脈は回腸末端動脈に併走し SMV に流入する．

3. 小腸間膜のランドマーク

表 11-1 では小腸と虫垂の腸間膜の血管のランドマークを挙げている．十二指腸空腸曲と左十二指腸傍陥凹（十二指腸第四部が腹膜外から現れる部位）は，以下の解剖学的ランドマークを追うと，画像診断によって同定することができる．

・下腸間膜静脈は，十二指腸の左側と上縁の境界を成し，上十二指腸襞として同定できる．この静脈は，下行結腸を覆う後腹膜層の内側縁に覆われている．そして，左腎静脈の前方に位置し，脾静脈か SMV あるいはこれらの血管の接合部に流入する．この血管はまた，横行結腸間膜根のランドマークにもなり，十二指腸空腸曲の頭側に位置する．
・上腸間膜動脈（SMA）と上腸間膜静脈（SMV）は，腸間膜根に始まり，十二指腸空腸曲の右側の境界をなす．
・いくつかの空腸動脈の近位部の枝は，空腸間膜の静脈を伴い，前縁をなす．

空腸は腹部の左側に位置し，その粘膜襞は回腸よりも目立つ．通常，第一空腸動脈は SMA の左側から出る最初の枝である．下膵十二指腸動脈は，同時の分岐あるいは分枝として，膵臓の鉤状突起右側を走行する．

回腸動脈は，回腸に向かって尾側へ流れる SMA の複数の枝である．回腸は典型的には空腸に比べて細径で粘膜襞が少ない．

回結腸動静脈は，腸間膜根と上行結腸を覆う後腹膜層の内側縁を走行する．それらは，SMA と SMV の右側の分枝で，十二指腸第三部の前方，右生殖腺動脈と尿管の前方を走行する．

虫垂は，遠位回腸の近くの回腸動脈の分枝から動脈供給を受けている．この血管は虫垂間膜の中を走行し，稀に画像診断で同定される．

4. 小腸・虫垂疾患の進展様式

小腸と虫垂は臓側腹膜のみに包まれているため，一般的に小腸と虫垂の疾患は，腹膜腔と腹膜の内側，あるいは直接隣接臓器に広がる．豊富なリンパ系集合体は，小腸（特に回腸末端のパイエル板）と小腸に隣接した腸間膜内側の中皮下層で，病変拡大の経路として機能する．

解剖学と病理学的特徴に基づいた小腸とその腸間膜に関わる病気の進展の仕方について，前章を用いたシェーマをふまえ，腹腔内，直接浸潤，リ

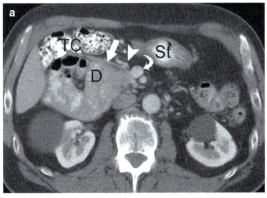
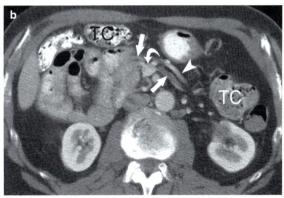

図 11-1 Ladd's band による小腸の回転異常
(a)膵頭部の高さの CT で，腹部右側に十二指腸空腸屈曲を示す．Ladd's band（矢印）は，横行結腸（TC）から十二指腸（D）と膵頭部の前方に向かって同定される．中結腸静脈（矢頭）が上腸間膜静脈（SMV）（曲線矢印）へ流入することに注意．St＝胃．
(b)下位の CT では，Ladd's band（矢印）が後腹膜壁の左側に向かう大動脈の前方を横断していることが分かる．左中結腸静脈（矢頭）が SMV（曲線矢印）へ流入することに注意．TC＝横行結腸．

ンパ系路，動脈周囲，神経周囲，経静脈的な浸潤を考えると，より理解が深まるであろう．

1 小腸の回転異常，腸間膜の捻転，腸閉塞

ここでは先天性回転異常と解剖学的多様性によって二次的に起こる疾患について述べる．これらは病気の広がりについての話ではないが，腸間膜の発生学の重要性を示す．

発生初期の中腸回転異常は小腸と大腸の位置異常として現れることがある．十二指腸空腸曲の位置には，いくつかのバリエーションがある．十二指腸空腸曲は右側で腹膜外に出ることがある．十二指腸の第二部は，膵頭部と大動脈の間を交叉せずに，腹腔内に向かって方向を変え，空腸は腹腔内の右側で回転し固定する．横行結腸および上行結腸の位置にも多様性がある．これらのすべてまたは一部が左腹腔内に位置する場合がある（図11-1，2）．横行結腸及び上行結腸が通常の位置にある場合，Ladd's band として知られる線維帯は，横行結腸右側と大動脈より左側の腹腔後壁との間で，腹膜に付着する（図11-1）．これによって，十二指腸の前方を横断し第二部の閉塞を引き起こす可能性がある．

回転異常症では，小腸や上行結腸の腸間膜根が正常に固定されていない場合に，腸間膜（図11-3）とそれに付随する小腸と盲腸が捻転しやすくなる．腸間膜の捻転は，静脈閉塞をきたす間歇的腸閉塞，腸管虚血，腸係蹄閉塞（closed-loop intestinal obstruction）に至るまで，臨床症状や臨床的異常所見をきたさないことがある．

これらの状態の画像所見として，以下のものが挙げられる．

- 腸間膜の回旋パターン（Whirling pattern）[4-6]（図 11-3）
- 狭窄部位より遠位の静脈拡張と腸間膜静脈の狭窄
- 小腸拡張
- 腸間膜の浮腫と重症例における小腸壁肥厚

小腸と盲腸の捻転は，手術により腸間膜根を授動した後や，腸間膜や結腸間膜での外科的欠損が影響して，線維帯やその欠損部によって小腸ループが捕えられ通過障害を起こすことにより生じる（図 11-4）．

しばしば，腸管虚血の原因となり，腸間膜捻転より外科的介入を必要とする可能性が高くなる．

2 小腸・虫垂の炎症性疾患

広義の炎症性疾患は，細菌，寄生虫，マイコバクテリウム，真菌，およびウイルスによる感染症[7,8]，好中球減少性腸炎[8]，そしてクローン病

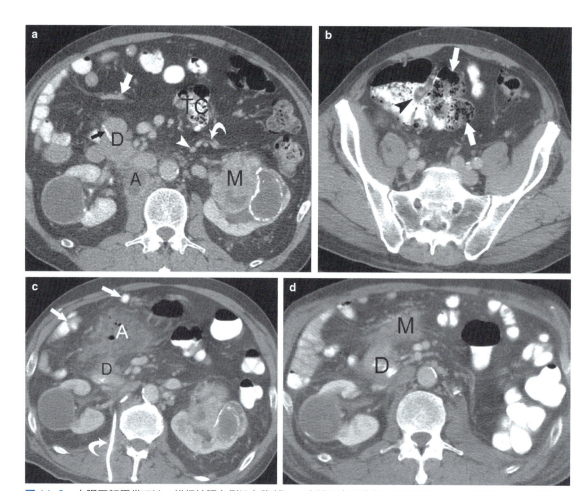

図11-2 中腸回転異常では，横行結腸右側は左腹部に，盲腸は右下腹部に位置する．この患者は，左腎がんを患い，異物による右腹膜外と空腸間膜への十二指腸穿孔を合併している

(a)腎臓の高さのCTでは左腎がん（M，訳者追加）を認める．右横行結腸（TC）は左腎の前方にある．左中結腸静脈（曲線矢印）は下腸間膜静脈（矢頭）に流入する．異物（黒矢印）が十二指腸壁（D）を貫いていることに注意．膿瘍（A）は下大静脈の後ろに広がっている．空腸とその腸間膜静脈（白矢印）は十二指腸の前方にある．
(b)回盲弁（矢頭）と盲腸（矢印）は，骨盤内右側の通常の位置にある．
(c)膿瘍ドレナージ（曲線矢印）の10日後，十二指腸（D）の前方で空腸間膜の中に炎症性腫瘤（A）が形成された．矢印は空腸を示す．
(d)左の腎摘除の1か月後，空腸間膜の炎症性腫瘤（M）は縮小した．D＝十二指腸．

や潰瘍性腸炎[9]のような非感染性炎症性腸疾患を含み，小腸および虫垂に影響を及ぼす．

虫垂炎は通常，虫垂結石や腫瘍による虫垂の閉塞によって引き起こされる．

炎症の経過によっては，腹腔内膿瘍（図11-5, 6）や線維性炎症性腫瘤（図11-2），腸間膜に接した瘻孔を形成することで，小腸の穿孔という結果に至ることがある．

炎症は，腸間膜や腹膜腔に沿って広がるか，一部の腸間膜区域内（図11-7）で腹膜下リンパ節に達する．

結核は，通常回腸末端に腹部の初期病変が現れる[7]．そして壁側腹膜，臓側腹膜と大網に肉芽腫性結節やプラークを形成することにより，腹腔内に広がる．その後，病変はリンパ節に肉芽腫を形成し腸間膜下の空間に広がる（図11-7）．

クローン病は，腸管壁に肉芽腫形成を伴う全層性炎症を特徴とする病因不明の炎症性腸疾患である[7,9]．報告によると，約50％の患者で遠位回腸，約30％の患者で結腸に病変を有する[9]．特徴的な病理学所見および画像所見は，腸管壁肥厚と遠位回腸の非連続性病変（skip lesion）である．これ

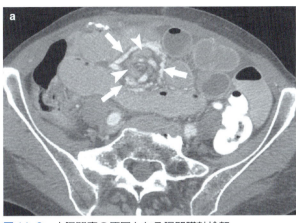
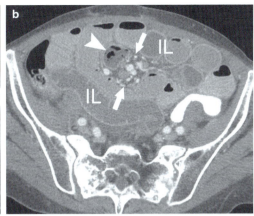

図11-3 小腸閉塞の原因となる腸間膜軸捻転
(a)CTでは，特徴的な腸間膜の「回転している」状態(Whirling pattern)がわかる．腸間膜の血管(矢印)は，腸間膜の軸の周囲を回転する．拡張していない小腸(矢頭)は，捻じれた腸間膜の中に閉じ込められている．
(b)下位レベルのCTでは，捻じれた腸間膜(矢印)の周囲で拡張した回腸(IL)がわかる．閉塞機転は，拡張した小腸の遠位端(矢頭)である．

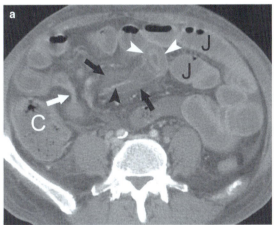
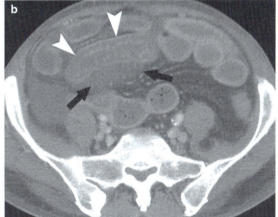

図11-4 小腸と腸間膜の虚血を伴う回腸の腸係蹄閉塞(closed-loop intestinal obstruction)
(a)腸骨稜の高さのCTでは，拡張した空腸(J)が現れる．腸間膜の虚血は，腸管壁の肥厚(白矢頭)として現れる．そして，血管(黒矢頭)に沿った浮腫状の腸間膜(黒矢印)は，腸間膜の障害による出血性虚血性変化を表す(白矢印)．C＝盲腸(訳者追加)．
(b)下位レベルのCTでは，閉塞腸管の壁肥厚(白矢頭)とその腸間膜(黒矢印)が現れる．

は，閉塞の原因となる狭窄を引き起こす可能性がある．患者の約13％において，炎症は腸間膜内に広がり，肉芽腫やS状結腸や膀胱などの隣接する臓器(図11-8)への穿孔あるいは瘻孔を形成する[7,9]．

3 小腸・虫垂の新生物

小腸の三大悪性腫瘍は，リンパ腫，腺がん，カルチノイド腫瘍である．

消化管リンパ腫の約20〜30％が小腸リンパ腫であり[10]，小腸病変は多臓器にわたる病変の一部であることが多く，小腸原発で小腸病変のみのリンパ腫は稀である．腫瘍の主な種類は，B細胞型非Hodgikinリンパ腫，T細胞型非Hodgikinリンパ腫，Burkittリンパ腫，MALTリンパ腫である[10,11]．リンパ腫は，小腸のどの部位からも発生しうるが，B細胞非Hodgikinリンパ腫は典型的には回腸末端にみられる．小腸リンパ腫の出

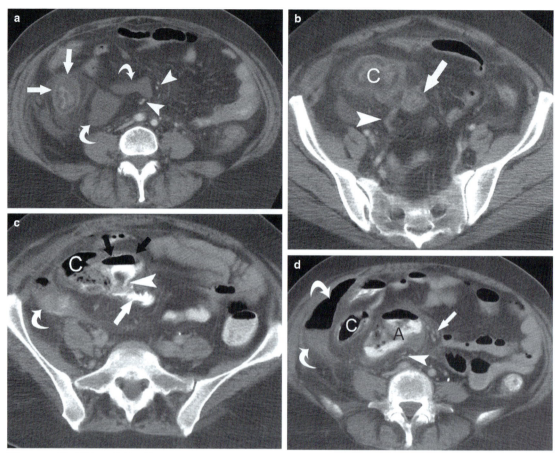

図 11-5　腸間膜根と右結腸傍腔の上の腹膜腔への穿孔性好中球減少性腸炎

(a) 回腸間膜(矢頭)に腹水(曲線矢印)を伴う，好中球減少性腸炎は上行結腸のびまん性壁肥厚を呈する．

(b) 盲腸(C)の高さでは，虫垂(矢頭)が正常であるのに対し，回腸末端(矢印)は肥厚している．

(c) 2週後，回腸末端(白矢印)の穿孔(白矢頭)を合併し，管腔外〔盲腸(C)内側の腹膜腔〕へ造影剤が漏出(黒矢印)し，右傍結腸腔に沿って広がっている(曲線矢印)．

(d) 高位のCTでは，上行結腸(C)内側の腹膜陥凹と回腸腸間膜(矢印)が偏移し，腸間膜根(矢頭)の前方に，膿瘍(A)を認める．膿瘍(曲線矢印)は右結腸傍腔にも認める．

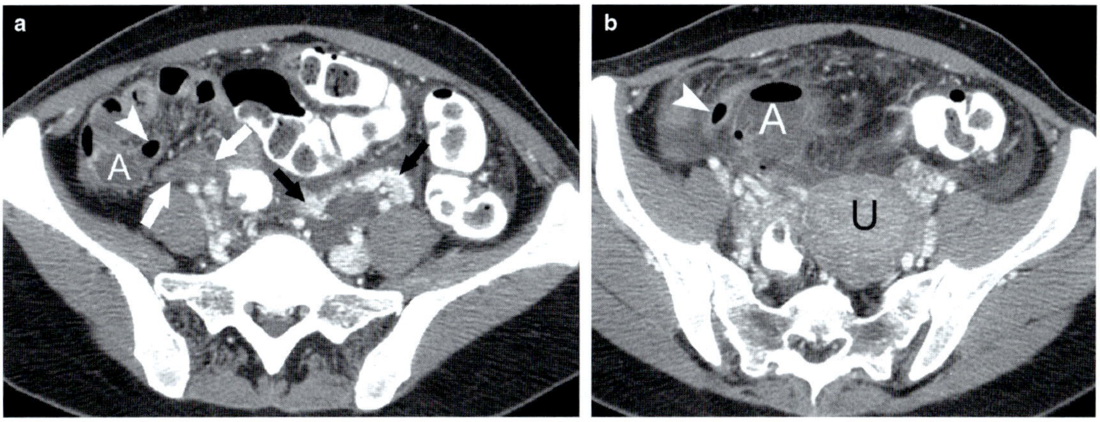

図11-6 膀胱と盲腸後陥凹の上に膿瘍を形成した穿孔性虫垂リンパ腫

(a) 腸骨窩の高さのCTでは，回腸末端(矢頭)の後方で，びまん性の虫垂壁肥厚(白矢印)が現れる．盲腸後方の腹膜陥凹において小さな膿瘍(A)を認めることに注意．黒矢印は，卵巣周囲で拡張した左性腺静脈を示す．
(b) 下位のCTでは，回腸末端が偏位し(矢頭)，虫垂の先端の下に膿瘍(A)を認める．U＝子宮．

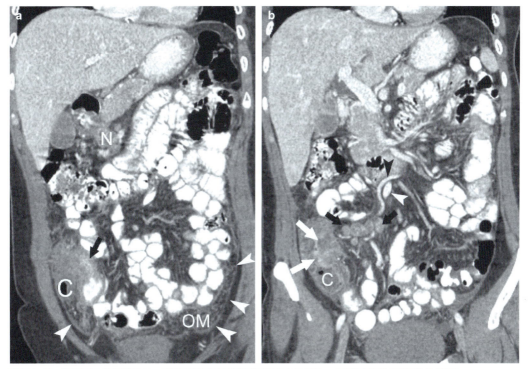

図11-7 腹膜炎と腸間膜リンパ節腫脹(腸間膜根に沿う)を伴う，回腸末端と回盲弁の結核

(a) CT冠状断では，盲腸(C)内側の粘膜造影効果を伴う回腸末端の腫瘤(黒矢印)として，回腸末端炎を認める．びまん性小リンパ節が，大網(OM)と下腹部の肥厚した壁側腹膜(矢頭)に沿ってある．腫大したリンパ節(N)は，胃結腸周囲で認める．
(b) 腸間膜根の高さのCT冠状断では，盲腸(C)上方の回盲弁に腫瘤(白矢印)が現れる．腫大したリンパ節(黒矢印)が，回結腸動脈(黒矢頭)と静脈(白矢頭)に沿って並ぶ．

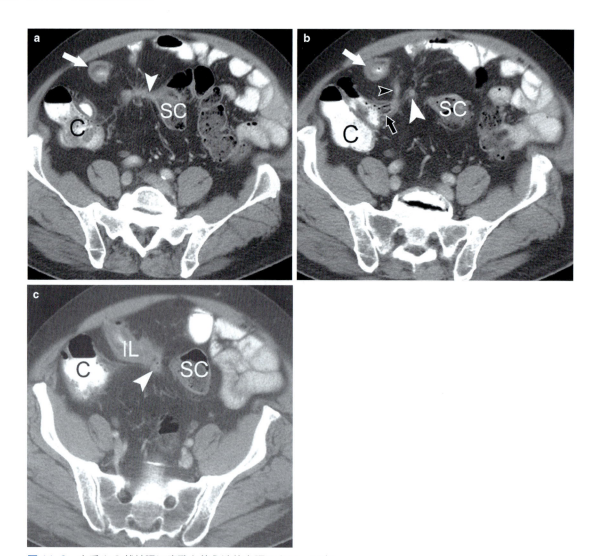

図 11-8 虫垂や S 状結腸に瘻孔を伴う遠位小腸のクローン病
(a) 回盲弁の高さの CT で，盲腸(C)の内側の遠位回腸の腸間膜の中に線維性腫瘤を認める(矢印)．瘻孔(矢頭)を形成し，S 状結腸(SC)の壁を引き込んでいる．
(b) 下位の CT では，遠位回腸の壁肥厚を認める(白矢印)．虫垂(黒矢印)は，回腸に交通する瘻孔(黒矢頭)を伴う腫瘤へ引き込まれる．白矢頭は，遠位回腸と S 状結腸(SC)の間の瘻孔を示す．C＝盲腸．
(c) この CT では，(a)と(b)で示した S 状結腸(SC)に交通する瘻孔(矢頭)を伴う遠位回腸(IL)の病変を示す．

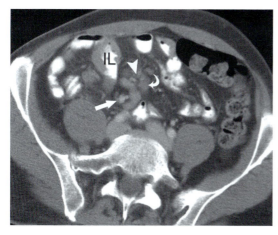

図 11-9　回腸(IL)のリンパ腫
腸間膜根の回結腸動静脈(矢印)と回腸間膜の回腸動静脈(矢頭)に沿ったリンパ節腫大(曲線矢印)を伴う潰瘍性腫瘤として現れている.

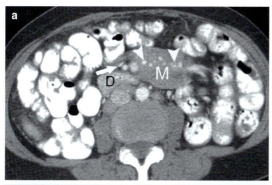
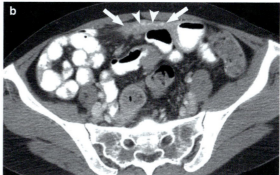
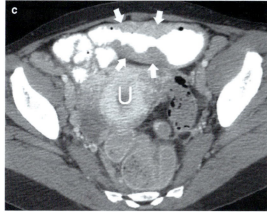

図 11-10　血管に沿って腸間膜進展する遠位空腸リンパ腫の浸潤パターン
(a)空腸間膜の血管(矢頭)に沿って,浸潤性腫瘤(M)を認める.D=十二指腸,矢印=小腸間膜根.
(b)骨盤内に向かって下降する空腸の血管(矢頭)に沿って,浸潤性リンパ腫様腫瘤(矢印)が同定される.
(c)腫瘤(矢印)は,子宮(U)前方,膀胱上方の遠位空腸に存在する

現は,以下のような所見を伴う.

- 腸間膜内で増大したリンパ節による巨大腫瘤(図11-9)
- 腸間膜内で増大したリンパ節
- 腸間膜に広がる小腸の浸潤性腫瘤(図11-10)
- 腸間膜浸潤(図11-11)
- 粘膜の結節形成

巨大な腫瘤は,潰瘍形成,腸間膜や周囲の腹膜陥凹への穿孔の原因になることがある(図11-12).リンパ腫による腸間膜や腹膜に沿ったびまん性浸潤は稀であるが,B細胞型非Hodgikinリンパ腫およびBurkittリンパ腫でみられることが

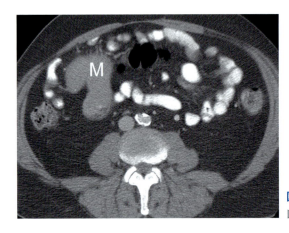

図 11-11　非 Hodgkin リンパ腫
回腸間膜内で浸潤性腫瘤(M)を呈する．

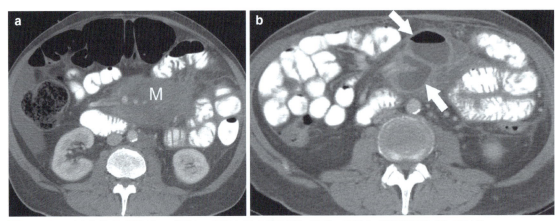

図 11-12　びまん性 B 細胞リンパ腫は，空腸とその腸間膜に及び，瘻孔から膿瘍を形成している
(a)腫瘤(M)は，空腸間膜の中にある．
(b)3 か月後，回腸の瘻孔は腸間膜内に及び，膿瘍を形成している(矢印)．

ある．

1) 小腸の腺がん

　小腸の腺がんは，消化管腫瘍のうちわずか約 1〜2％と稀である[12-16]．約 50〜60％が十二指腸に，約 20〜30％が空腸，約 10〜15％が回腸に発生する[13,14]．空腸と回腸においては，75％がTNM 分類の Stage III と IV と進行した段階で腫瘍が発見される[13]．

　報告では，約 35％で遠隔転移する．その内訳は，肝臓に 60％と腹腔内へ 35％である[13]．腹膜転移は，一般的に大網と骨盤に起こるが，腹腔内のどの腹膜表面にも発生しうる(図 11-13, 14)．

　腫瘍の約 20％は周辺臓器に直接浸潤して広がり，35〜40％は腹膜下に進展して所属リンパ節に広がる(図 11-13〜15)[13]．所属リンパ節転移の経路は，膵頭部に近い上腸間膜動脈根部と腹膜外に向かう病変部の血管に沿う．

2) カルチノイド腫瘍

　小腸のカルチノイド腫瘍は，粘膜および粘膜下の層でクロム親和性(enterochromaffin : EC)細胞から生じる高分化型内分泌腫瘍である[17-19]．小腸カルチノイドは最も一般的で，すべての消化管カルチノイドの約 42％を占め，2/3 以上が回腸に由来する．回腸における EC 細胞はセロトニンを産生するが，これは明らかに腫瘍の病理学的特徴およびそれに関連する臨床症状に寄与している．

　高分化型腫瘍であるにもかかわらず，小腸カルチノイド腫瘍は悪性腫瘍のように進行する．そして一般に，腸間膜リンパ節と肝臓に転移性腫瘍をもたらす[8]．原発腫瘍は，小さな壁内結節(大部

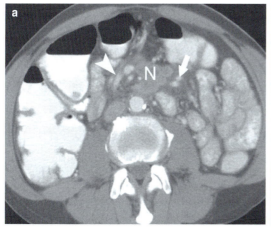
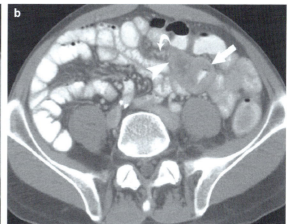
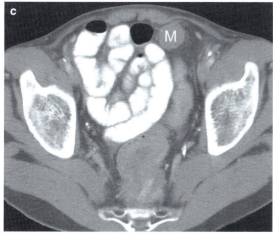

図11-13 リンパ節転移と大網播種を伴う空腸の腫瘤として描出される空腸腺がん
(a)CTでは，空腸間膜内で空腸の血管(矢印)に沿って腫大したリンパ節(N)の塊を認める．回結腸動静脈が腸間膜根(矢頭)の近傍にあることに注意．
(b)さらに下位のCTでは，腸間膜の血管(曲線矢印)に沿って腸管壁外に浸潤する(矢頭)空腸腫瘤(矢印)を認める．
(c)大網播種(M)は骨盤内にも認める．

分は3cm未満)を形成し，漿膜を巻き込み，隣接した腸間膜の中へ腹膜下に浸潤する(図11-16)[17-18]．セロトニンの局所放出は，高度な壁と腸間膜の線維形成をもたらし，その結果，小腸の縮れとなる．さらに，腸間膜動静脈の内腔の狭窄や閉塞を招き，隣接する小腸の虚血を引き起こすこともある(図11-17)．

これらの病理学的特徴のため，画像所見が，線維性腸間膜腫瘤や小腸間膜の血管の閉塞(図11-17)とリンパ節腫脹(図11-16〜18)による二次性変化に影響を受けることがある．小腸の原発腫瘍は，特に腫瘍が小さく消化管造影が不十分なときに，容易に見逃される．原発腫瘍は，経口造影剤としての水の投与と，造影剤静注下の小腸多相スキャンによって，同定しやすくなる．造影剤静注による原発腫瘍とその隣接腸間膜への進展の造影効果強調像は，小腸壁と水を満した腸管内腔の造影効果が弱いこととの対比によって，より鮮明となる(図11-1〜18)[18, 19]．

これに加えて，カルチノイドは神経に沿った腸間膜内や静脈内に広がることがある(図11-18)．腹膜内への進展では大網と骨盤に最も高頻度で浸潤する．

3) 虫垂腫瘍

小腸と同様に，カルチノイド腫瘍，非カルチノイド性上皮性腫瘍，およびリンパ腫は，虫垂の最も一般的な腫瘍である[20, 21]．カルチノイド腫瘍は上皮性腫瘍の約85%を占め，最も一般的である．しかし，回腸のカルチノイド腫瘍とは異なり，それらは頻繁に虫垂炎による虫垂切除後の病理学的検体の偶発的所見として見つかる[18]．大半は虫垂先端に限局し，壁や虫垂間膜に浸潤しない．

非カルチノイド性腫瘍は虫垂の上皮性腫瘍の約12%を占めている．それらは，2種類に大別され

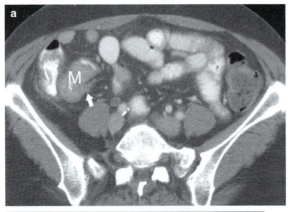
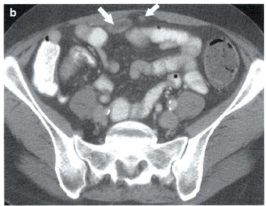
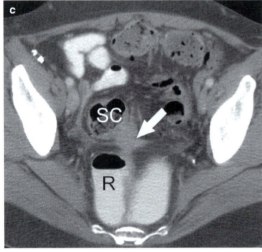

図11-14 大網と骨盤底に腹膜播種する遠位回腸の腺がん
(a) CTでは，壁外浸潤（矢印）した遠位回腸の腫瘤（M）が同定される．
(b) さらに下位のCTでは，大網播種（矢印）が同定される．
(c) 腹膜播種（矢印）はダグラス窩に存在し，直腸前壁（R）とS状結腸壁（SC）を巻き込んでいる．

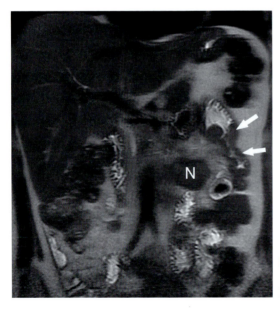

図11-15 リンパ節転移（N）を伴う空腸腺がん（矢印）
MRI（T2強調像）冠状断．

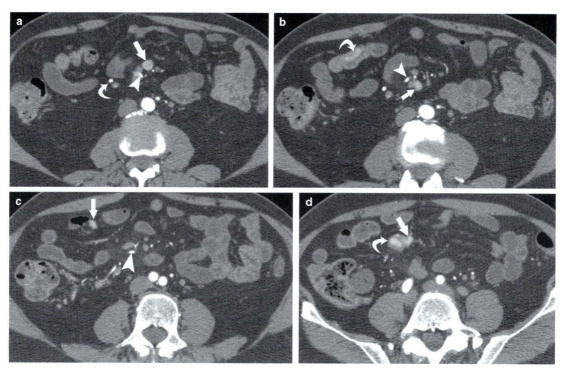

図 11-16 腸間膜リンパ節転移を伴う多発回腸カルチノイド腫瘍
(a) 造影 CT の動脈相では，回腸動脈（矢頭）近傍の腸間膜リンパ節（矢印）が造影される．曲線矢印は腸間膜根の回結腸動脈を示す．矢頭＝回結腸動脈（訳者追加）．
(b) さらに下位では，腸間膜内の回腸動脈（矢頭）を遠位に向かって追うと，原発腫瘍（曲線矢印）が回腸壁の一部に同定される．別のリンパ節（矢印）が，動脈に隣接して認められる．矢頭＝回結腸動脈（訳者追加）．
(c) 小さな結節（矢印）が回腸壁外に進展している．
(d) さらに下位の CT では，回腸の別部位に，腸管外への進展（矢印）として腫瘍結節（曲線矢印）が現れる．腸管外の結節は局所のセロトニン遊離による線維形成反応による場合があり，これは腫瘍増殖によるものと区別がつかない．

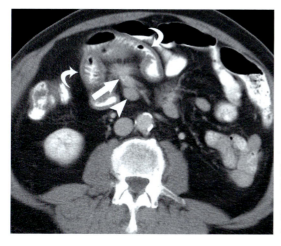

図 11-17 遠位回腸の低異型カルチノイド腫瘍
線維性腸間膜腫瘍（矢印），リンパ節転移（矢頭），静脈閉塞によるびまん性壁肥厚（曲線矢印）として現れる．
線維形成反応が腸間膜腫瘍から放射状に広がっていることに注意．

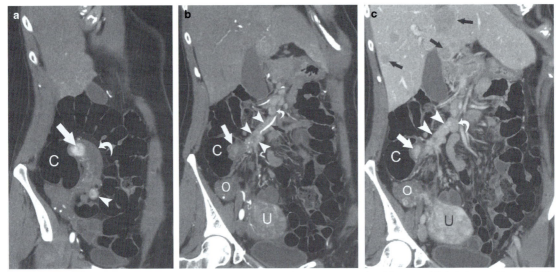

図11-18 回腸末端の低異型カルチノイド腫瘍が，造影効果のある回盲弁腫瘍として描出されている．これは回結腸静脈の腫瘍塞栓や，十二指腸第三分画近くの膵頭部の高さにかけて回結腸動静脈周囲のリンパ節転移を来し，肝転移も伴っている

(a) 造影CT（動脈相）の斜位冠状断再構成画像では，造影効果のある回盲弁腫瘍（矢印）が現れ，回腸末端（曲線矢印）に隣接したリンパ節（矢頭）を伴う．肥厚した腸壁に造影効果を認めないことに注意．C＝盲腸．
(b) 回結腸動静脈が描出される断面では，腫瘍結節（白矢印）が腫瘍塞栓を伴い，回結腸動脈（黒矢印）に併走する回結腸静脈（矢頭）を拡張させることがわかる．十二指腸の第三分画の前方に位置するリンパ節腫大（曲線矢印）に注意．C＝盲腸，O＝右卵巣，U＝子宮．
(c) 造影静脈相回結腸動脈が描出される面では，多発肝転移（黒矢印），回盲弁の原発腫瘍（白矢印），回結腸静脈塞栓（矢頭），回結腸静脈周囲のリンパ節（曲線矢印）を認める．C＝盲腸，O＝右卵巣，U＝子宮．なお，この症例は，回腸末端の低異型カルチノイドからの広範な腫瘍塞栓，リンパ節転移，腹膜浸潤が手術で確認された．

る．「腹膜偽粘液腫」として知られる細胞外にムチンを産生し粘液状の腹水を作るもの，および細胞外にムチンを産生しないものである．いくつかの研究グループ[22-24]で，病理学的および臨床的特徴に基づいて，以下のムチン産生腫瘍の分類方法を示している．

- 播種性腹膜粘液腫(disseminated peritoneal mucinosis：DPAM)[22]，低異型度虫垂粘液性腫瘍(low-grade appendiceal mucinous neoplasms：LAMN)[24]：このグループの特徴は，組織学的にはほとんど特徴のない低分化型腺腫様の粘液産生性上皮で，線維化を伴う細胞外ムチンを豊富に産生することである．さらには，粘液が虫垂内に留まるもの（粘液嚢胞），または粘液が虫垂外に及ぶものに，分類することができる．
- 腹膜粘液がん腫(peritoneal mucinous carcinomatosis：PMCA)[22]，粘液腺がん(mucinous adenocarcinomas：MACA)[24]．このグループは，粘液がんとしての細胞異型を有する腺管形成する．粘液産生性上皮や印環細胞のことを示している．
- 中間型あるいは不一致型のPMCA[22]，不一致型のMCMA：DPAMまたはMCMAの主たる特徴を持つ腹膜病変を持つが，病巣の一部に侵襲性高分化型粘液腺がんを含む．

虫垂のムチン産生腫瘍は，虫垂内に粘液嚢胞を形成するか，腹膜内に広がる[25]．これは，しばしば被包化された粘液性腹水として腹腔内に認められる（図11-19）．粘液性腹水の固形成分から隣接臓器や組織へ浸潤する所見は，腫瘍が不安定であることを示唆する．リンパ節転移の頻度は低い．

虫垂腺がんの他のグループは，盲腸と上行結腸

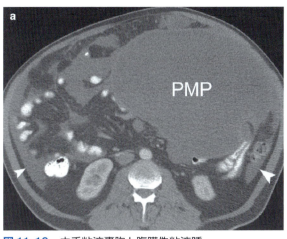
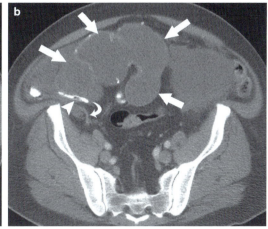

図11-19 虫垂粘液嚢胞と腹膜偽粘液腫
(a)左腹部の大きな被包化された粘液腫瘤(PMP)と傍結腸溝にある粘液性腹水(矢頭)
(b)骨盤部のCTで、虫垂に大きな部分的に石灰化を伴う粘液嚢胞(矢印)がある。虫垂(矢頭)にバリウムが充満していることと、虫垂間膜の中に血管(曲線矢印)があることに注意。この症例は、悪性の可能性が低い虫垂粘液腫瘍であることが手術で確認された。

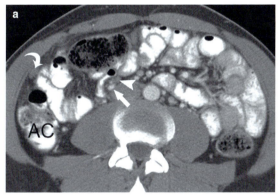
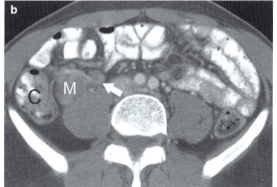

図11-20 腸間膜根に沿ったリンパ節転移を伴う虫垂の低分化腺がんと原発不明がんと診断された患者の大網転移
(a)中腹部のCTでは、上行結腸(AC)の前方に大網転移(曲線矢印)が現れる。リンパ節転移(矢頭)は、回結腸動静脈(矢印)に沿って存在する。
(b)盲腸(C)の高さのCTでは、回結腸動静脈と隣接したリンパ節転移(矢印)の後方において、虫垂の先端に腫瘤(M)を認める。この症例は、虫垂の腺がんであることが手術で確認された。

の腺がんと類似した臨床的および病理的特徴を持つ。これらは、高分化、中分化、低分化型腺がんなどの細胞異型を示し、印環細胞が存在することもある。通常、腹膜内へ進展すると、大網や骨盤底で固形腫瘍や結節を形成する(図11-20)。原発腫瘍またはその転移結節の直接浸潤が、膀胱、卵巣、尿管と回腸末端のような腹膜外臓器や組織に生じることがある。時々、この部位の巨大腫瘍は、虫垂、盲腸、末端回腸のいずれから発生しているのか識別するのが難しい場合がある。

リンパ節転移、神経周囲浸潤と静脈浸潤は、腸間膜根に沿って、回結腸動静脈からSMAと傍大動脈の根元に向かっていく。

5. まとめ

小腸と虫垂の病気は、一般的には腹腔内に進展

する．また，リンパ節転移，動脈周囲浸潤，神経周囲浸潤，そして静脈内腫瘍塞栓の経路として，腸間膜面へ腹膜下腔を進展する．瘻孔形成の有無にかかわらず，周辺臓器と組織への直接浸潤を頻繁に生じる．

■ 文献

1. Collins P, Borley NR: Development of the peritoneal cavity, gastrointestinal tract and its adnexae. In Standring S(ed) Gray's Anatomy - The Anatomical Basis of Clinical Practice, 40th ed. Churchill Livingstone Elsevier, London, 2008, pp 1203-1223.
2. Cochard LR: The gastrointestinal system and abdominal wall. In Cochard LR(ed) Netter's Atlas of Human Embryology. Icon Learning System LLC, Teterboro, 2002, pp 131-156.
3. Borley NR: Small intestine. In Standring S(ed) Gray's Anatomy - The Anatomical Basis of Clinical Practice, 40th ed. Churchill Livingstone Elsevier, London, 2008, pp 1125-1135.
4. Loh YH, Dunn GD: Computed tomography features of small bowel volvulus. Australas Radiol 2000; 44:464-467.
5. Gollub MJ, Yoon S, Smith LMcG, Moskowitz CS: Does the CT whirl sign really predict small bowel volvulus? Experience in an oncologic population. J Comput Assist Tomogr 2006; 30:25-32.
6. Takemura M, Iwamoto K, Goshi S, Osugi H, Hiroaki K: Primary volvulus of the small intestine in an adult, and review of 15 other cases from the Japanese literature. J Gastroenterol 2000; 35:52-55.
7. Hoeffel C, Crema MD, Belkacem A et al: Multidetector row CT: Spectrum of disease involving the ileocecal area. Radiographics 2006; 26:1373-1390.
8. Kirkpatrick ID, Greenberg HM: Gastrointestinal complications in the neutropenic patients: Characterization and differentiation with abdominal CT. Radiology 2003; 226:668-674.
9. Baumgart DC, Sandborn WJ: Inflammatory bowel disease: Clinical aspects and established and evolving therapies. Lancet 2007; 369:1641-1657.
10. Ghai S, Pattison J, Ghai S, O'Malley ME, Khalili K, Stephens M: Primary gastrointestinal lymphoma: Spectrum of imaging findings with pathologic correlation. Radiographics 2007; 27: 1371-1388.
11. Levine MS, Rubesin SE, Pantongrag-Brown L, Buck JL, Herlinger H: Non-Hodgkin's lymphoma of the gastrointestinal tract: Radiographic findings. AJR 1997; 168:165-172.
12. Howe JR, Karnell LH, Menck HR, Scott-Conner C: Adenocarcinoma of the small bowel: Review of the National Cancer Data Base, 1985-1995. Cancer 1999; 86:2693-2706.
13. Dabaja BS, Suki D, Pro B, Bonnen M, Ajani J: Adenocarcinoma of the small bowel: Presentation, prognostic factors, and outcome of 217 patients. Cancer 2005; 101:518-526.
14. Ugurlu M, Asoglu O, Potter DD, Barnes SA, Harmsen WS, Donahue JH: Adenocarcinoma of the jejunum and ileum: A 25-year experience. J Gastrointest Surg 2005; 9:1182-1188.
15. Verma D, Stroehlein JR: Adenocarcinoma of the small bowel: A 60-yr perspective derived from M. D. Anderson Cancer Center tumor registry. Am J Gastroenterol 2006; 101:1647-1654.
16. Hatzaras I, Palesty JA, Abir F, Sullivan P, Kozol RA, Dudrick SJ, Longo WE: Small-bowel tumors: Epidemiologic and clinical characteristics of 1260 cases from the Connecticut tumor registry. Arch Surg 2007; 142:229-235.
17. Modlin IM, Lye KD, Kidd M:A: A 5-decade analysis of 13,715 carcinoid tumors. Cancer 2003; 97:934-959.
18. Levy AD, Sobin LH: Gastrointestinal carcinoids: Imaging features with clinicopathologic comparison. RadioGraphics 2007; 27:237-257.
19. Chang S, Choi D, Lee SJ et al: Neuroendocrine neoplasms of the gastrointestinal tract: Classification, pathologic basis and imaging features. RadioGraphics 2007; 27:1667-1679.
20. Lambert LA, Mansfield PF: Surgical management of noncarcinoid epithelial neoplasms of the appendix and the pseudomyxoma peritonei syndrome. In Pollock RE, Curley SA, Ross MI, Perrier ND(eds) Advanced Therapy in Surgical Oncology. BC Decker Inc, Hamilton, 2008, pp 256-265.
21. Pickhardt PJ, Levy AD, Rohrmann CA Jr, Kende AI: Primary neoplasms of the appendix: Spectrum of disease with pathologic correlation. RadioGraphics 2003; 23:645-662.
22. Ronnett BM, Zahn CM, Kurman RJ et al: Disseminated peritoneal adenomucinosis and peritoneal mucinous carcinomatosis. A clinicopathologic analysis of 109 cases with emphasis on distinguishing pathologic features, site of origin, prognosis, and relationship to "pseudomyxoma peritonei". Am J Surg Pathol 1995; 19:1390-1408.
23. Carr NJ, McCarthy WF, Sobin LH: Epithelial noncarcinoid tumors and tumor-like lesions of the appendix A clinicopathologic study of 184 patients with a multivariate analysis of prognostic factors. Cancer 1995; 75:757-768.
24. Misdraji J, Yantiss RK, Graeme-Cook FM et al: Appendiceal neoplasms: A clinicopathologic analysis of 107 cases. Am J Surg Pathol 2003; 27:1089-1103.
25. Dachman AH, Lichtenstein JE, Friedman AC: Mucocele of the appendix and pseudomyxoma peritonei. AJR 1985; 144:923-929.

第12章 大腸疾患の進展様式

1. 結腸・直腸・肛門管の発生学と解剖学

　結腸および直腸は，中腸の尾側脚，後腸より発生する．前章で記載した通り，中腸の移動，伸張，反時計回転により，空腸は腹部の左側に，回腸および上行結腸は右側に位置するようになる．卵黄腸管より遠位にある腸管の膨出部から，盲腸および虫垂突起が形成される．中腸の尾側脚の腸間膜は，後腹壁の壁側腹膜と癒合し，中腸尾側脚を腹膜外へ固定させ「第2の」後腹膜臓器とする[1,2]．

　中腸の最も尾側の部分は，横行結腸の肝彎曲から横行結腸中部となり，後腸の最も頭側の部分は脾彎曲となる．上行結腸が腹膜外へと固定されたのと異なり，横行結腸は腸間膜が付着することにより腹腔内に吊るされている．

　後腸は，横行結腸脾彎曲，下行結腸，直腸，肛門管へと発達する．上行結腸と同様に，下行結腸は後腹壁の壁側腹膜に裏打ちされる形で左側の腹膜外へ固定される．

　妊娠初期の終わりに，原始後腸の尾部末端と尿膜は，排泄腔と呼ばれる腔を形成する．排泄腔の上部にある間葉組織は増殖し，排泄腔を尿道と肛門管に分ける中隔となり，肛門膜と癒合し，尿直腸中隔を形成する[2]．

1 解剖学的考察

　大腸は，盲腸，上行結腸，横行結腸，下行結腸，S状結腸，直腸からなる．

- 上行結腸，下行結腸，直腸は腹膜外臓器である．上行結腸，下行結腸は一層の後腹膜で覆われており，直腸は骨盤底の壁側腹膜下の腹膜外傍直腸脂肪に取り囲まれているからである[3]．
- 横行結腸とS状結腸は，腹腔内で二層の腹膜よりなる結腸間膜によりつり下がっている．また，盲腸は右腸骨窩内で遠位回腸の腸間膜に付着している．肝彎曲は短い線維組織で後腹膜と十二指腸に付着している[3]．

　盲腸，上行結腸，大部分の横行結腸に対する動脈血の供給は，SMA（上腸間膜動脈，superior mesenteric artery）に拠る．一方，下行結腸，S状結腸，直腸上部は，IMA（下腸間膜動脈，inferior mesenteric artery）に，下部直腸は内腸骨動脈に拠る．同様に，盲腸，上行結腸，横行結腸の静脈血はSMV（上腸間膜静脈，superior mesenteric vein）に流入する．下行結腸，S状結腸，直腸の静脈血はIMV（下腸間膜静脈，inferior mesenteric vein）に流入する．一般的に，結腸の各々の部分への供血路となる動脈と排出路となる静脈は，結腸間膜内で互いに併走し，辺縁動静脈が結腸壁に貫通する直細動脈の分岐を出す前に結腸壁の結腸間膜面に沿ってアーケードを形成している．これらの腸管壁の腸間膜付着部側に沿って走る腸間膜内の血管や辺縁血管は，腸間膜の局在の解剖学的指標となる[4]．

1）盲腸，上行結腸とその腸間膜

　上行結腸の腸間膜縁に沿って，辺縁血管が走行する．この辺縁血管は頭尾部方向に走行するので，水平断画像では，結腸を栄養する直細動脈を分枝して上行結腸内腔に向かう血管の「点」として認められる[4]．これらの血管は1.25～5 mmのスライス幅によるCT画像でより明確となるであろう．中央から辺縁血管にかけて，回結腸動静脈は右腸骨窩へ向かって腸間膜根に沿って走行す

る．回結腸動静脈の遠位部は，回腸遠位部の腸間膜および虫垂間膜で分枝し，上行結腸の辺縁血管へと連なる．回結腸動静脈と辺縁血管は，後壁側腹膜に覆われる．

回結腸動静脈は腸間膜根と関係して走行しているためその走行路は固定されており，回腸や空腸を栄養しているSMAやSMVなどの枝と異なり，腹腔内を移動しない．十二指腸第三部と交叉後，回結腸動静脈は右尿管，性腺動静脈の前を走行し，盲腸の方へと連なる．上行結腸の辺縁血管と回結腸動静脈の間の面が，上行結腸間膜の面である．

2）横行結腸と横行結腸間膜

横行結腸は，二層の後腹膜により形成される横行結腸間膜により，腹腔内につり下げられている．横行結腸間膜は，十二指腸第二部，膵頭部を越えて，膵体尾部の下縁に沿って走行する．横行結腸間膜内に，SMA近位部の前面より起始することが最も多い中結腸動脈の分枝，およびSMVまたはIMVに流入する中結腸静脈の分枝が存在する．

横行結腸の腸間膜付着部側を走行する辺縁血管は水平に走行するため，上行結腸や下行結腸の辺縁血管が点として認識されるのと異なり，より長い線分としてとらえられる．血管の位置は，横行結腸の位置により変化する．もし横行結腸中央部の多くがそうであるように，横行結腸が臍方向へつり下がるのであれば，辺縁血管は横行結腸の頭側にみられるであろう．しかし，脾彎曲近くの遠位部が一般的にそうであるが，横行結腸が横隔膜方向へつり下がっているないし浮かんでいる場合には，辺縁血管は横行結腸の尾側に存在する．

横行結腸間膜は，辺縁血管から中結腸静脈がSMVへ流入するまでたどることにより，腸間膜根部まで追うことができる．解剖学的典型例では，右側および左側横行結腸からの辺縁血管は，中結腸静脈となり，右胃大網静脈に合流し，胃結腸静脈幹を形成して，膵頭部前面でSMVへ流入する．しかし，横行結腸間膜内の中結腸静脈からいくつかの独立した分岐がSMVまたはIMVへ流入する，解剖学的なバリエーションも多く存在する．しかしこれらの血管もすべて，横行結腸間膜根部が付着する膵頭体部の方向へ走行する．

3）下行結腸と下行結腸間膜

下行結腸と腸間膜の面は，上行結腸と腸間膜の面と似ている．下腸間膜動静脈は，前腎傍腔内の大動脈のやや左前方を走行し，左尿管および性腺動静脈，左腎静脈の前方にとらえられる．IMVは脾静脈，SMVと脾静脈の合流点，あるいはSMVに直接流入する．SMV，脾静脈に合流する前は，IMVは左十二指腸窩にある左上十二指腸ヒダとして認められる．この場所は十二指腸が腹腔外から腹腔内に入るところである．IMVと下行結腸の辺縁血管の間の面が，下行結腸間膜の面として描出される．

4）S状結腸とS状結腸間膜

S状結腸は腹腔内につり下がる腸間膜を持つ．S状結腸間膜は，二層の腹膜からなり，第3仙骨に付着し，左外腸骨動静脈の方向へ頭側に伸び，下行結腸から広がる腹膜に合流する．この二層のS状結腸間膜は，IMA起始部の腹部大動脈の前面へ向けて上行する．S状結腸間膜の長さと波打つような形状は，S状結腸の長さにより変化する．

S状結腸間膜の解剖学的指標は，上直腸動静脈，辺縁血管，S状結腸動静脈，IMA，IMVである．上直腸動静脈は，下腸間膜動静脈に合流するように上行する，直腸両側に存在する血管叢である．IMVは，左総腸骨動静脈，左尿管，左性腺静脈の前面に存在する．辺縁静脈は，辺縁静脈とIMVとをつなぐS状結腸静脈の多くの分枝として結腸の腸間膜付着側に沿ってアーケードを形成している．しかし，S状結腸の長さの解剖学的個人差のため，辺縁血管とS状結腸動静脈の位置は一定ではない．一方，IMA，IMVの解剖は，一定である．IMAはほとんどすべて腹部大動脈のL3レベルの前面から起こり，左方へ走行し，左傍十二指腸窩に向けてIMVに沿って上行する左結腸動脈の上行枝を出す．IMAの他の分枝には，S状結腸動脈と，上直腸動脈が含まれる．

5）直腸と直腸間膜

直腸はS状結腸の続きで，肛門直腸移行部で終わる．直腸の近位1/3は，外側・前面で腹膜窩を形成している腹膜に裏打ちされている．一方，

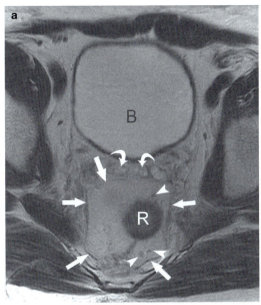
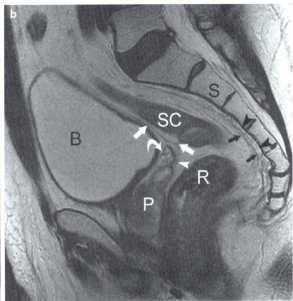

図 12-1　直腸と直腸間膜の MRI 解剖
(a)直腸上部 T2 強調 MR 水平断．直腸固有筋膜の低信号層（矢印）を認める．精囊（曲線矢印）は Denonvilliers 筋膜の前方に位置する．直腸（R）を取り囲む直腸間膜脂肪，血管，リンパ節（矢頭）は直腸固有筋膜に囲まれている．B＝膀胱．
(b)体幹中央付近の矢状断．壁側腹膜層（白矢印）が膀胱（B）を覆い，精囊（白曲線矢印）の上方を通り，ダグラス窩として知られる腹膜窩を形成しているのがわかる．Denonvilliers 筋膜（白矢頭）は，精囊，前立腺（P）と直腸（R）の間に位置している．仙骨（S）・尾骨の前方で，直腸固有筋膜の後面（黒矢印）と仙骨前筋膜（黒矢頭）とが直腸後隙で隔てられている．SC ＝S 状結腸．

中・遠位 1/3 は完全に腹膜外である[3,5,6]．S 状結腸を覆う臓側腹膜は，下方に連なり，直腸を取り囲み，直腸固有筋膜となる．

・直腸固有筋膜の後面は，仙骨・尾骨の前面に存在する直腸後隙によって仙骨前筋膜と隔てられている．仙骨前筋膜は緻密な線維組織で，骨や中仙骨動脈などの血管を覆っている．中仙骨動脈は，仙骨前筋膜の解剖学的指標となりうる．直腸後隙は，太い血管のないゆるい疎性結合組織を含み，解剖学的に，潜在的に血液のない部分である．
・直腸固有筋膜の前面は，直腸前面にあるダグラス窩として知られる腹膜窩から，男性では精囊・前立腺の後部，女性では子宮頸部・腟の後部に連なっている．この直腸固有筋膜の前面の線維は，Denonvilliers 筋膜，あるいは直腸腟中隔筋膜と呼ばれる．
・直腸固有筋膜の側面は直腸を取り囲み，骨盤側の内壁，筋，下腹壁動静脈・神経・リンパ節の分枝との間を隔てている．直腸中部で，下腹壁動静脈の分枝である中直腸動静脈，下腹壁神経の分枝が，直腸間膜の前外側から「外側直腸靱帯」を通して入り込む[6,7]．

直腸と，上直腸動静脈，下腸間膜神経叢からの神経，血管に沿うリンパ節からなる直腸間膜の内容物は繋がっている．Brown らによって示されたとおり，これらの筋膜，血管，リンパ節は直腸固有筋膜によって高分解能 MRI（図 12-1）の薄断面で容易に描出される[7]．

6)肛門管

肛門管は，下部直腸と肛門括約筋を取り囲む筋肉からなる．内・外肛門括約筋，および肛門管壁内の筋肉は，MRI の冠状断・矢状断で，特に直腸内コイルを用いると認識できる．肛門管は上直腸動脈の終末部，内陰部動脈の分枝である下直腸動脈より動脈血の供給を受ける．リンパ液は主に，上直腸動静脈に沿って大伏在静脈大腿静脈接合部のリンパ節へ向かう．

表 12-1　上行，横行，下行，S 状結腸間膜，および直腸間膜の血管解剖のランドマーク

靭帯	臓器との関連	ランドマーク
上行結腸間膜	後腹膜層が腸間膜根部から上行結腸を覆う	・上行結腸・盲腸に沿う辺縁血管，回結腸動静脈 ・右結腸動静脈
横行結腸間膜	横行結腸間膜根部は十二指腸第 2 部から膵頭部前面を水平に横切り，膵体尾部の尾側に沿って横行結腸に至る	・横行結腸に沿う辺縁動静脈 ・肝彎曲・横行結腸・左側横行結腸の中結腸動静脈の分枝 ・胃結腸静脈幹 ・左結腸動静脈の上行枝
下行結腸間膜	後腹膜層が下行結腸から左上十二指腸ヒダを覆う	・下行結腸に沿う辺縁動静脈 ・左結腸静脈 ・下腸間膜静脈
S 状結腸間膜	腹部大動脈前面の S 状結腸間膜根部から S 状結腸まで	・S 状結腸の辺縁動静脈 ・IMA・IMV の S 状結腸動静脈の分枝
直腸間膜	直腸固有筋膜は後方で仙骨尾骨，前方で前立腺と精囊，外側で下腹壁動静脈の分枝を覆う	・直腸固有筋膜内の上直腸動静脈の分枝

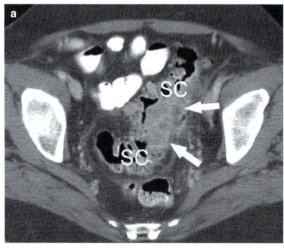 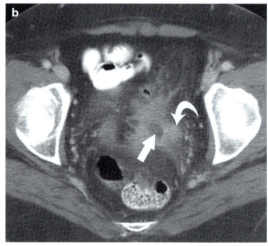

図 12-2　S 状結腸の憩室炎と腟への瘻孔
(a) S 状結腸 (SC) 壁を含む結腸周囲の炎症性変化 (矢印) を示す骨盤部 CT.
(b) さらに低位では，瘻孔 (矢印) が腟 (曲線矢印) に広がっている．

表 12-1 に，上行，横行，下行，S 状の結腸間膜，および直腸間膜の血管解剖の指標を示す．

2. 結腸・直腸の疾患

1 憩室炎と結腸炎

・憩室炎：結腸憩室は，45 歳以上の人にはよくみられ，80 歳を超えると 80％にまでみられる[8,9]．食物，便，糞石が憩室の頸部を閉塞すると炎症が生じる．結腸壁を取り囲む腹膜下層内への微小あるいは粗大な憩室穿孔となり，結腸間膜まで到達するか，腹腔内へ穿孔して膿瘍を形成したり (第 4 章⇒ 45 頁参照)，隣接臓器へ瘻孔を形成したり (図 12-2) することもある．

・虚血性腸炎：虚血性腸炎は 70 歳以上の人によくみられる．心筋梗塞，不整脈，ショック，血

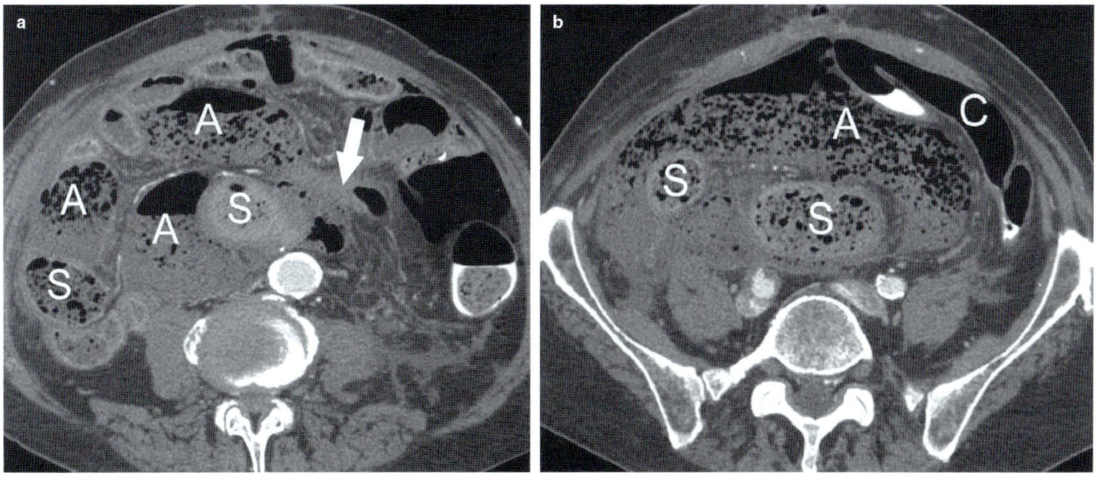

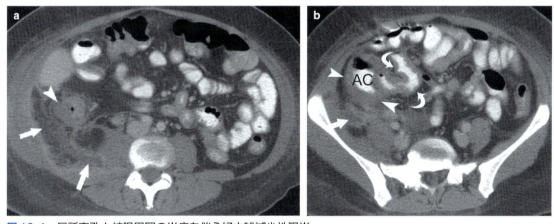

図 12-3　右半結腸切除・回結腸吻合術 6 か月後の虚血変化による吻合部狭窄と腹腔内への穿孔
(a) 下腹部の CT では腹腔内の糞便(A)と，結腸との吻合部の狭窄(矢印)よりも近位の小腸(S)の拡張を認める．
(b) さらに低位では，腹腔内に大量の糞便(A)と吻合部より近位の「糞便」サインを示す小腸(S)の拡張を認める．吻合より遠位の結腸(C)に糞便がみられないことに注意．

図 12-4　局所穿孔と結腸周囲の炎症を伴う好中球減少性腸炎
(a) CT は後腎傍腔内から右腰筋へ広がる結腸周囲炎症性変化(矢印)を伴う上行結腸の局所的な壁肥厚(矢頭)を示す．
(b) 回盲弁レベルの CT．上行結腸(AC)，回腸末端(曲線矢印)のびまん性壁肥厚(矢頭)を認め，後腎傍腔に少量の液体貯留(矢印)を伴っている．

栓塞栓性障害，外傷，医原性損傷，術後に起因する腸管壁血流の突然の喪失の結果として引き起こされる．虚血部分の「漏出性」血管の再灌流により，急性期には腸管壁の浮腫性肥厚としてしばしば認められる．慢性期には線維化および狭窄となりうる．どちらの段階においても，重篤な合併症として虚血部あるいは狭窄より近位の障害腸管における腸管穿孔が起こりうる(図 12-3)．

・偽膜性腸炎：*Clostridium difficile* は偽膜性腸炎の原因微生物である．その毒素は，偽膜，貫壁性の炎症，結腸周囲の炎症を形成する滲出液により壊死，粘膜脱落を引き起こす．これらの病理学的特徴が壁肥厚や結腸周囲脂肪組織の濃度上昇といった画像所見の元となるが，他の種類の腸炎と区別できない場合がある．しかし，好中球減少といった臨床所見があれば偽膜性腸炎と好中球減少性腸炎(図 12-4)とを区別できる．また心血管イベントによる循環血液量減少性ショックおよび「分水嶺」の血流分布による腸

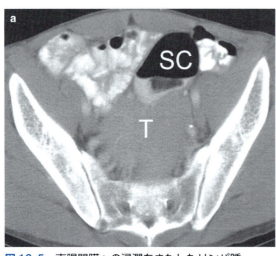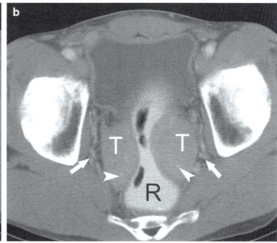

図12-5　直腸間膜への浸潤をきたしたリンパ腫
(a)骨盤部CT．直腸間膜への腫瘍浸潤(T)を認める．SC＝S状結腸．
(b)より低位のCT．直腸(R)両側に腫瘍(T)の浸潤を認める．直腸固有筋膜の外側にある内腸骨動静脈の分枝(矢印)は巻き込まれていない．一方，直腸間膜内の上直腸動静脈(矢頭)が腫瘍に巻き込まれていることに注意．

炎はいずれも虚血が原因であることを示唆する．

- 感染性：結核，サルモネラ，アメーバ，住血吸虫，シゲラのような他の感染性微生物は，びまん性，あるいは限局性の大腸炎を引き起こすことがある．これらは，局所の結腸周囲の炎症性変化に終わることもあれば，穿孔して腹腔内へ広がることもある．
- 特発性：クローン病，潰瘍性大腸炎は結腸・直腸に影響を及ぼしうる[10]．クローン病は，小腸と同様に，潰瘍形成と肉芽腫性炎症が「非連続性」に分布し，全層性(transmural)の肥厚を認め，遠位回腸と上行結腸でより優位である．炎症は結腸間膜に達することもあり，隣接臓器に瘻孔を形成することもある．一方，潰瘍性大腸炎は左側結腸で優位である．潰瘍性大腸炎では，結腸・直腸を取り囲む隆起血管とびまん性，対称性の壁肥厚を認め得る．粘膜下層の線維性変化と脂肪置換により，結腸・直腸壁のHalo signを呈することがある．潰瘍性大腸炎では腸管外への波及は稀である．

2 結腸，直腸，肛門管の悪性腫瘍

結腸，直腸の腺がんは，肺，乳腺，前立腺に続き米国で4番目に多くみられるがんである[11-13]．がん死の原因のなかでは2位である．この腫瘍の発生，進行の様式が解明されてきたこと，またスクリーニングの有用性が理解されてきたことにより，腫瘍の早期発見とよりよい治療が可能となってきた．腺がんは共通して膨張性に発育し，周囲組織・臓器へ浸潤し，リンパ系・血管・神経を通して広がる．壁外浸潤により臓側・壁側腹膜を巻き込み，腹腔内へ腫瘍が広がることもある．リンパ行性，血行性，腹膜下神経周囲への浸潤は，結腸間膜，直腸間膜，肝，肺への転移に繋がる．

大腸のリンパ腫は，一般的に多臓器病変の一部として現れることが多く，大腸にのみ病変が見られることは稀である[14]．大腸リンパ腫は，結腸周囲・結腸間膜リンパ節の巨大腫瘤，大腸壁内・結腸間膜・直腸間膜への浸潤性腫瘤(図12-5)，あるいは粘膜結節や結腸間膜内のリンパ節として認められることがある．

3. 疾患の進展様式

1 腹腔内進展

炎症，悪性腫瘍，外傷，医原性損傷など結腸に影響する様々な疾患が，腸管壁やそれを覆う腹膜

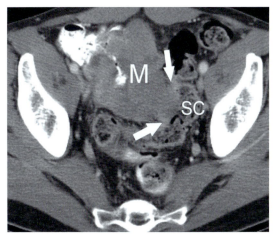

図 12-6　S 状結腸(SC)の漿膜への浸潤(矢印)を伴う盲腸がんの腫瘤(M)

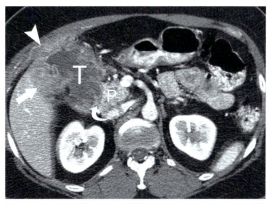

図 12-7　肝臓(矢印),膵臓(P)(曲線矢印),前腹壁(矢頭)への局所浸潤を伴う結腸肝彎曲のがん(T)

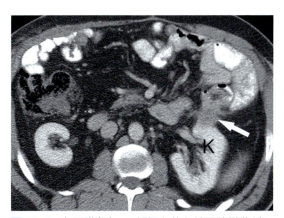

図 12-8　左腎臓(K)への浸潤を伴う結腸脾彎曲がんの再発腫瘍(矢印)

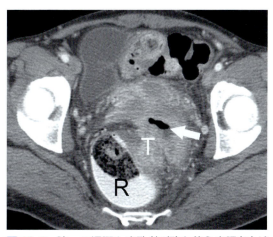

図 12-9　腟への浸潤と瘻孔(矢印)を伴う直腸(R)がん(T)

を越えて腹腔内へ進展しうる.大腸の穿孔は,腹腔内での局所膿瘍や汎発性腹膜炎(第 4 章⇒ 45 頁参照),腹腔内への便の漏出(図 12-3)に繋がりうる.

局所の腹膜浸潤は,T 因子の進行した腫瘍でよくみられ,ある研究では 59％にみられると報告されている[15].がん細胞が臓側腹膜を越えて浸潤すると,腹腔内へ進展し,腹膜内へ付着し,大網転移,腹膜播種となる.印環細胞や,印環細胞様の特徴を持った原発巣からの転移などの稀な種類の腫瘍を除き,腫瘍細胞が靱帯や結腸間膜内を覆うように広がることは稀である.

2 隣接器官・臓器への進展

進行大腸がんや再発腫瘍,大腸炎は,直接浸潤あるいは瘻孔形成を通して隣接器官へ浸潤することがある.この浸潤の仕組みは,結腸・直腸のいかなる場所でも起こりうる(図 12-6 〜 9).

結腸・直腸の腺がんにおいて,局所浸潤のこのパターンを認識することは,腫瘍の外科的アプローチにとって重要である.腫瘍が隣接臓器に付着しているときは,その 40％で腫瘍細胞が中に含まれるため,付着を剥がすべきではない[11].再発を限りなく低くするためには,すべての付着

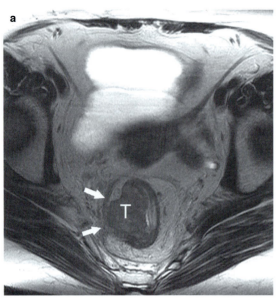
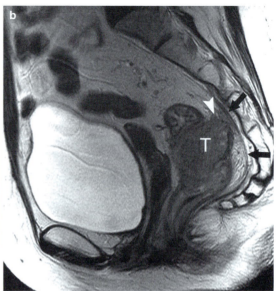

図12-10 直腸間膜の脂肪内へ壁外浸潤し直腸固有筋膜へ近接している直腸腺がん
(a) T2強調MR水平断．腫瘍（T）が直腸固有筋膜の右側（矢印）2 mm以内まで壁外進展している．
(b) 矢状断．腫瘍（T）が仙骨前面にある直腸固有筋膜後面（矢印）へ近接している（矢頭）．

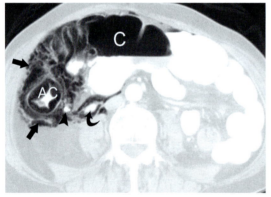

図12-11 胃瘻造設後の腸管気腫症：辺縁血管（矢頭）と回結腸動静脈（曲線矢印）に沿った腸間膜根部を貫く空気が上行結腸（AC）の壁内外（矢印）に認められる．C＝盲腸．

組織，関連臓器を一括切除しなければならない．
　直腸がんでは，原発巣と直腸固有筋膜，骨盤内臓器（図12-9, 10）との関係を評価することは，術前補助化学療法や手術の治療を計画するのに重要で，治療結果に影響を与えるであろう．この関係は，薄断面・高分解能のMRI[16-20]，あるいは薄断面CT[21]ですぐに明らかとなる．例えば，

・腫瘍が直腸壁を越えて広がるが，直腸固有筋膜から少なくとも5 mm離れている場合，直腸固有筋膜の覆いを損傷することなく一括切除可能である．これをTME（全直腸間膜切除術，total mesorectal excision）と呼ぶ．
・腫瘍が直腸固有筋膜から5 mm以内に浸潤している場合，ダウンステージさせるため，完全切除前に術前補助化学放射線療法が勧められる．
・腫瘍が前立腺や腟へ浸潤している場合（図12-9），術前療法後により広範な手術が必要となる．

3 腹膜下進展

　結腸・直腸の良性・悪性疾患は，結腸間膜の血管，リンパ管，リンパ節，神経（図12-5）に沿って腹膜下腔へ広がり，これらを取り囲む腹膜外腔へも進展しうる．この進展形式により，管腔外空気（図12-11），腸管壁の穿孔による膿瘍（図12-4），局所リンパ節転移，静脈内や神経に沿った腫瘍の壁外進展を引き起こす．

1）リンパ節転移
　大腸・直腸壁からのリンパは，対応する大腸・

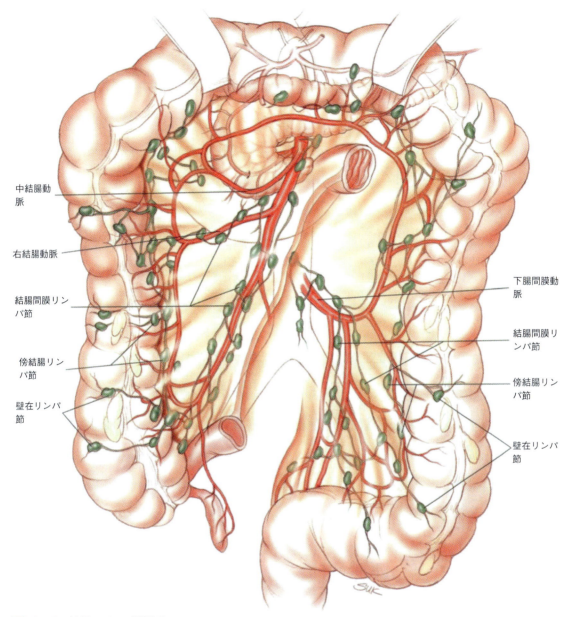

図 12-12　結腸のリンパ排液路

直腸の動静脈に沿ったリンパ節へ流入する（図 12-12）[4,22-24]．リンパ節は，以下のように場所によって分類される．

・壁外の直細動脈に沿った壁在リンパ節
・辺縁血管に沿った傍結腸リンパ節
・回結腸動脈，右結腸動脈，中結腸動脈，左結腸動脈上行枝・下行枝，左結腸動脈，S状結腸動脈に沿った中間結腸間膜リンパ節

・胃結腸静脈幹，中結腸動脈起始部，下腸間膜動脈起始部の主リンパ節

直腸のリンパ排出路は，大部分は上直腸動静脈の枝から直腸間膜内のリンパ節へと流出し（図 12-13），IMA・IMV に沿ったリンパ節，IMA 起始部の主リンパ節へと流れる．加えて約 10％のケースでは，下部直腸のリンパは直腸固有筋膜の外側で中直腸動静脈に沿ったリンパ節へ流出し，

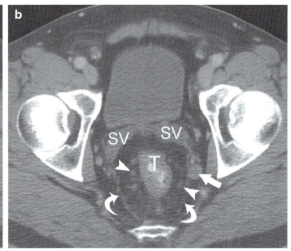

図 12-13　直腸間膜内のリンパ節と直腸間膜の外側の側方リンパ節に転移を伴う直腸がん
(a) 骨盤部 CT．S 状結腸 (SC) の背側の直腸間膜内で，上直腸動静脈 (矢頭) に沿うリンパ節 (矢印) に転移を認める．
(b) 直腸中部の CT．原発腫瘍 (T)，直腸周囲のリンパ節 (矢頭) が直腸固有筋膜 (曲線矢印) に覆われている．側方リンパ節 (矢印) は直腸固有筋膜の外側で，左中直腸動静脈に沿って存在する．SV = 精囊．

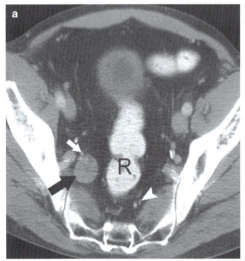
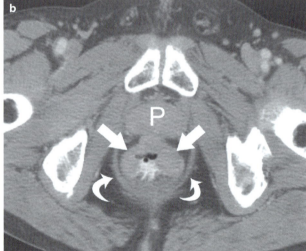

図 12-14　直腸がんの右内腸骨リンパ節転移
(a) 骨盤部 CT において，転移リンパ節 (黒矢印) が右内腸骨動静脈の中直腸枝 (白矢印) に接して認められる．直腸 (R) S 状結腸接合部より後方にある直腸間膜内の上直腸動静脈 (矢頭) に注意．
(b) 原発腫瘍 (矢印) は前立腺 (P) の背側の下部直腸に位置する．曲線矢印は肛門挙筋を示す．

内外腸骨動静脈に沿ったリンパ節 (図 12-13, 14) へ流れる[25, 26]．この側副路は「側方リンパ節」として知られている．このリンパ節群は，内腸骨動脈・神経に近接し，出血や骨盤神経損傷の潜在的合併症のリスクが高いため，通常，TME では郭清されない．

肛門管のリンパ排液路は，直腸と同様の経路をたどる．側副路は，外陰部動脈に沿ってセンチネルリンパ節 (図 12-15) である大伏在静脈大腿静脈接合部のリンパ節へ繋がるルート，あるいは内陰部動脈に沿って坐骨直腸窩，内腸骨リンパ節へ繋がるルートである．

リンパ節転移は，TNM 分類 (段階分けされたグループの陽性リンパ節の数によって定義され

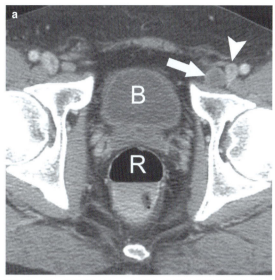 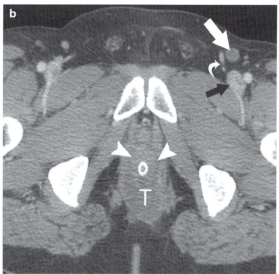

図 12-15　肛門管がんの大伏在静脈大腿静脈接合部リンパ節，および深鼠径リンパ節への転移
(a)直腸中部(R)のCT．大腿静脈(矢頭)内側で，鼠径靱帯の背側に位置する深鼠径リンパ節(矢印)への転移を認める．B＝膀胱．
(b)腫瘍(T)は肛門管(矢頭)の後方で肛門挙筋を貫き坐骨直腸窩へ進展しており，左伏在静脈(曲線矢印)と左大腿静脈(黒矢印)の合流部前面に転移リンパ節(白矢印)も伴っている．

る)で最も重要な予後因子の1つであり，予後不良と相関する[12]．N0とはリンパ節転移のないこと，N1とは1～3個の局所リンパ節への転移，N2とは4個以上のリンパ節転移を示す．これは12個以上のリンパ節を回収し，病理検体を検索したうえで分類される．いくつかの研究で，外科的に検索されるリンパ節の検体数が独立した予後因子であるということが証明されている．摘出されるリンパ節の数が少なければ少ないほど，予後は悪い[27-29]．この結果から，以下に示すいくつかのことが示唆される．

・多くのリンパ節が摘出され入念に検索されればされるほど，リンパ節の微小転移が検出できる機会が増え，それに伴いN因子が加えられ，病期がより進行したものへと分類される．これにより患者が適切な治療を受けられるようになる．
・反応性リンパ節の数が多いということは，腫瘍に対する活発な免疫応答を反映する可能性があり，それは予後良好と相関するかもしれない．

　この原則に基づき，治癒を目標とした結腸直腸のがんの切除の際には，その部分と代替路の可能性のある部分を含む血管茎に沿ったリンパ節群を含めて切除しなければならない[11]．例えば，盲腸・上行結腸の腫瘍切除の場合には，壁在リンパ節，傍結腸リンパ節と，回結腸動静脈・右結腸動静脈の血管茎までのリンパ節を含めるべきである．脾彎曲の腫瘍の切除の場合には，中結腸動静脈の左枝から胃結腸静脈幹に沿ったリンパ節，左結腸動静脈の上行枝に沿って，左上十二指腸ヒダから膵尾部尾側の前腎傍腔にかけての左横行結腸間膜基部までのリンパ節を含めるべきである．

　画像検査は，結腸・直腸の血管分布に沿ったリンパ節を明らかにさせることができる〔図 4-19，20(⇒ 58, 59 頁)，図 12-13, 14〕[30]．しかし，画像検査でみられるリンパ節は，巨大であったり，連なっていたり，進行度の高い腫瘍の遠隔転移と関係しているものでなければ，転移の診断に十分ではない(反応性でありうる)．進行度の低い腫瘍においては病理検査が治療計画のためのゴールドスタンダードである．画像検査を利用するうえでの重要な点は下記の通りである．

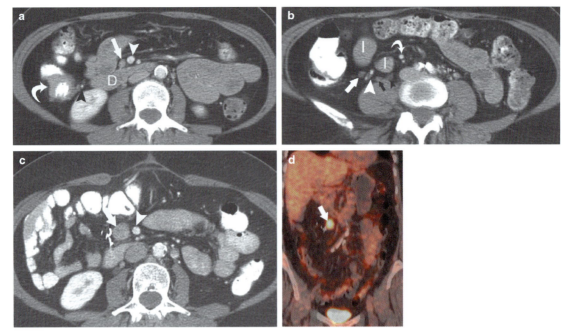

図12-16 リンパ節転移で再発した結腸腺がん
(a)術前のCT. 上行結腸の腫瘤(曲線矢印)が, 十二指腸第2部(D)の前面で, SMA・SMV(白矢頭)の右側面から分枝する回結腸動静脈起始部に腫大したリンパ節(矢印)を伴っているのを認める. 黒矢頭は上行結腸の辺縁動静脈を示す.
(b)小さな転移リンパ節(白矢印)が腸間膜根部近くの回結腸動静脈(白矢頭)に沿って位置している. リンパ節と回結腸動静脈が右性腺静脈(黒矢印), 右尿管(黒矢頭)の前面に位置することに注意. 腸間膜根部の前面に位置する小腸は腸間膜動静脈(曲線矢印)を伴った回腸(I)である.
(c)術後3年で, SMV(矢頭)外側の回結腸動静脈起始部のリンパ節(矢印)が増大している. リンパ節の外側にクリップが存在し, 前回の手術でこのリンパ節が切除されていないことが示唆される.
(d)PET-CT画像の冠状断では, リンパ節(矢印)のグルコース取り込みが亢進しており, 術後に認められた転移病変を示唆する.

- リンパ節が術野の外に存在しうることを認識する(図12-16).
- 解剖学的な多様性により, 代替路に存在しうるリンパ節を見つける(図12-13~15).
- 術野の外にあって因果関係のあるリンパ節に再発病変が起こりうることを認識する(図12-17, 18).

画像検査が非特異的であるため, 治療決定の前に, 転移病変の診断をつけるためにさらなる画像検査や吸引生検がしばしば用いられる.

2)血管周囲・神経周囲進展

結腸直腸がんの神経周囲浸潤は, リンパ管・血管浸潤より稀で, 一般的には高悪性度・高進行度の腫瘍の約10％に認められる[12,31]. 結腸・直腸の神経は, 対応する動脈に沿って位置している(図12-19, 20). 神経周囲浸潤は, 画像検査では原発巣から動脈・神経に沿って広がった軟部組織浸潤として認められる(図12-21). しかしこの変化を, 癒着性炎症性反応や静脈浸潤と区別するのは難しいかもしれない.

3)静脈内進展

結腸直腸がんの静脈浸潤は, 特に壁外の静脈が侵されるとき, 予後に関して重大な影響を持つことが多変量解析で証明されており[12,13,32], 肝転移の発生率とも関係している.

原発巣から壁外への進展を伴う静脈浸潤は, その部分の結腸間膜・直腸間膜へ連なる動脈が伴走する管状構造物として認められる場合がある(図12-22, 23). この所見は, もし塞栓を伴う静脈を認め, 結腸間膜内の下流で通常のより大きな静脈に連なっていれば, 確信度を増すであろう(図

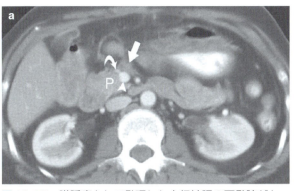
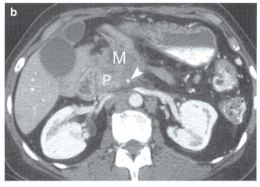

図12-17　膵腫瘤として発現した上行結腸の再発腺がん
(a) 上行結腸がんに対する右半結腸切除術6週間後の膵頭部レベルのCT．SMV（矢頭）の前面で，胃結腸静脈幹（曲線矢印）が注ぎ込む部分に遺残結節（矢印）を認める．膵頭部（P）は正常であることに注意．
(b) 3年後．小結節は大腫瘤（M）へと進行し，膵（P）に浸潤し，SMA（矢頭）を覆っている．生検で結腸がんの再発と確定診断された．

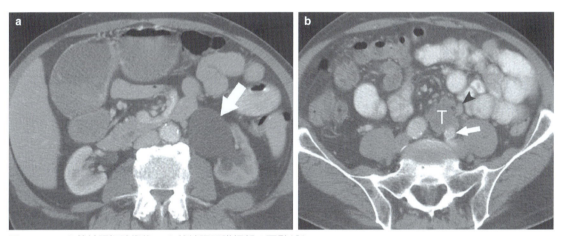

図12-18　S状結腸切除術後のS状結腸間膜根部の再発がん
(a) 手術1年後のCT．左腎の水腎症（矢印）を認める．
(b) 大動脈分岐部下レベルのCT．S状結腸（間膜）根部の腫瘤（T）がIMV（矢頭）に近接し，左総腸骨動脈（矢印）の前面で，左尿管を閉塞させている．

12-24）．

　すべての領域が切除され，切除検体に含まれるようにするために，壁外の静脈内の腫瘍栓とその広がりを認識することは重要である[13]．この認識を誤ると，局所再発をきたす可能性がある（図12-24）．

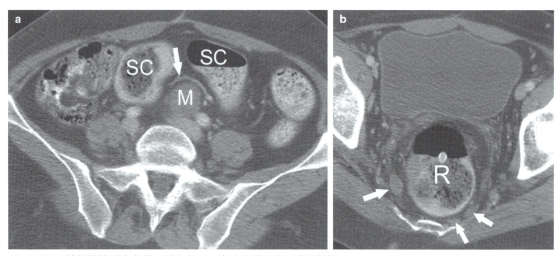

図 12-19　神経線維腫症患者で認められた直腸間膜周囲・内の神経
(a) 大動脈分岐部下レベルの CT．神経節細胞腫(M)が S 状結腸間膜内の S 状結腸動静脈(矢印)に近接しているのがわかる．SC＝S 状結腸．
(b) 中部直腸(R)レベルの CT．神経線維腫の結節が直腸固有筋膜(右矢印)の外部・直腸間膜(左矢印)の内部で仙骨神経に沿って認められる．

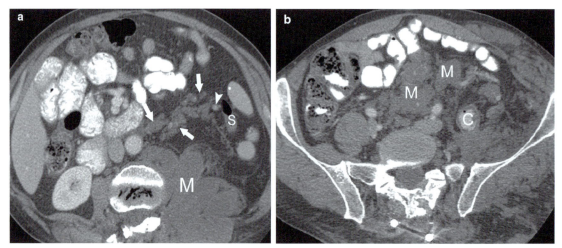

図 12-20　神経線維腫症患者で認められた S 状結腸間膜内の神経肉腫
(a) CT．S 状結腸間膜内の S 状結腸動静脈・辺縁血管(矢頭)に沿って，びまん性結節(矢印)を認める．肉腫様腫瘤(M)が左腰筋を巻き込んでいることに注意．S＝S 状結腸．
(b) より低位．多発腫瘤(M)が S 状結腸間膜内に認められる．C＝S 状結腸．

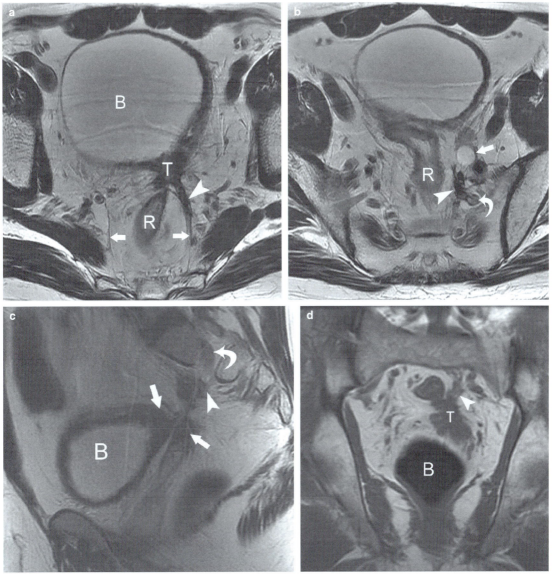

図12-21 膀胱へ浸潤し，直腸固有筋膜に沿ってS2仙骨神経を巻き込むまで広がった直腸S状結腸接合部の局所進行がん

(a) T2強調水平断MR画像．膀胱(B)後壁へ浸潤した直腸S状結腸接合部の腫瘤(T)を認める．低信号腫瘍(矢頭)が左直腸固有筋膜(矢印)に沿って直腸後隙へ向けて後方に進展している．R＝直腸．
(b) より高位．低信号腫瘍(矢頭)を直腸固有筋膜に沿って左S2仙骨神経(曲線矢印)まで追うことができる．閉塞した左尿管(矢印)を認める．R＝直腸．
(c) 矢状断画像．低信号腫瘍(矢印)は膀胱(B)後壁，左精嚢，直腸固有筋膜後面(矢頭)へ，神経(曲線矢印)の出口である左S2仙骨孔の前まで浸潤している．
(d) T1強調冠状断MR画像では，腫瘍(T)が左仙骨前腔まで進展(矢頭)している．B＝膀胱．

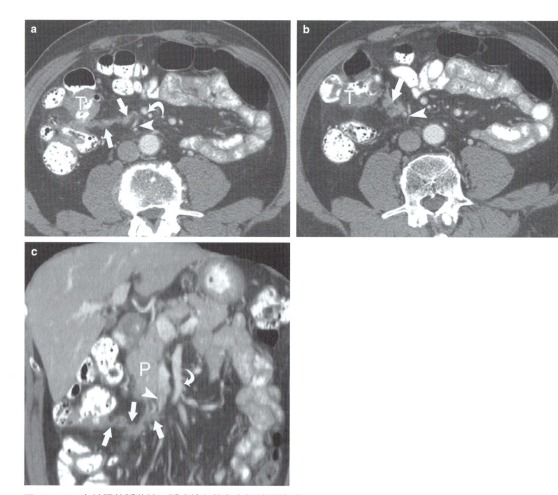

図 12-22 右結腸静脈分枝に腫瘍栓を伴う上行結腸腺がん
(a) CT 水平断の画像. 原発腫瘍(T)が SMV(曲線矢印)の右側右結腸静脈の分枝(矢印)内から回結腸静脈(矢頭)まで, 広がっているのがわかる.
(b) より低位. 腫瘍栓(矢印)を伴う別の分枝が回結腸静脈(矢頭)に繋がっている. T=腫瘍.
(c) 水平断画像より再構成された冠状断画像. 腫瘍栓(矢印)が右結腸静脈内から SMV に向けて, 膵頭部(P)のすぐ尾側まで広がっているのがわかる.
矢頭=SMV(訳者追加), 曲線矢印=SMA(訳者追加).

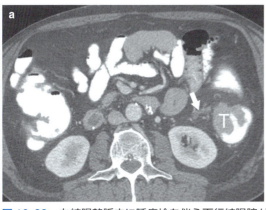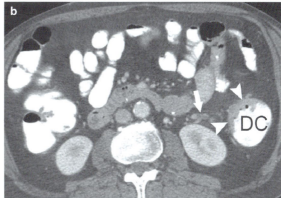

図12-23 左結腸静脈内に腫瘍栓を伴う下行結腸腺がん
(a) CT画像．下行結腸の原発腫瘍(T)が結腸壁外で直細動脈(矢印)内へ広がっているのがわかる．
(b) より低位．腫瘍栓が左結腸静脈(矢印)内に描出される．矢頭は下行結腸(DC)の原発巣を示す．

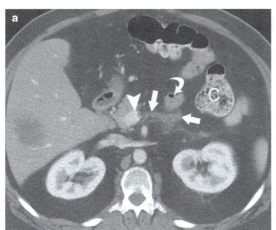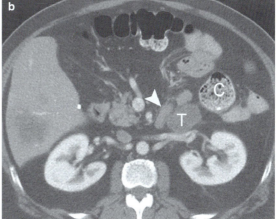

図12-24 左半結腸術後の，IMV内へ広がる腫瘍栓と肝転移を伴う下行結腸間膜内の再発腫瘍
(a) CT．IMV(矢印)内に再発腫瘍を認め，近位空腸(曲線矢印)の背側でSMV(矢頭)へ合流している．C＝横行結腸左側．
(b) より低位．MVが存在する左前腎傍腔に腫瘤(T)を認め，十二指腸空腸曲(矢頭)の外側に描出されている．C＝横行結腸左側．

■文献

1. Collins P, Borley NR: Development of the peritoneal cavity, gastrointestinal tract and its adnexae. In Standring S(ed) Gray's Anatomy - The Anatomical Basis of Clinical Practice, 40th ed. Churchill Livingstone Elsevier, London, 2008, pp 1203-1223.
2. Cochard LR: The gastrointestinal system and abdominal wall. In Cochard LR(ed) Netter's Atlas of Human Embryology. Icon Learning System LLC, Teterboro, 2002, pp 131-156.
3. Borley NR: Large intestine. In Standring S(ed) Gray's Anatomy - The Anatomical Basis of Clinical Practice, 40th ed. Churchill Livingstone Elsevier, London, 2008, pp 1137-1162.
4. Charnsangavej C, Dubrow RA, Varma DGK et al: CT of the mesocolon: Anatomic considerations. RadioGraphics 1993; 13:1035-1045.
5. Heald RJ, Moran BJ: Embryology and anatomy of the rectum. Sem Surg Oncol 1998; 15:66-71.
6. Kim NK: Anatomic basis of sharp pelvic dissection for curative resection of rectal cancer. Yonsei Med J 2005; 46:737-749.
7. Brown G, Kirkham A, Williams GT et al: Highresolution MRI of the anatomy important in total mesorectal excision of the rectum. AJR 2004; 182:431-439.
8. Thoeni RF, Cello JP: CT imaging of colitis. Radiology 2006; 240:623-638.
9. Horton KM, Corl FM, Fishman EK: CT evaluation of the colon: Inflammatory disease. RadioGraphics 2000; 20:399-418.
10. Baugart DC, Sandborn WJ: Inflammatory bowel dis-

ease: Clinical aspects and established and evolving therapies. Lancet 2007; 369:1641-1657.
11. Chang GJ: Open and laparoscopic surgery for colon cancer. In Pollock RE, Curley SA, Ross MI, Perrier ND(eds) Advanced Therapy in Surgical Oncology. BC Decker Inc, Hamilton, 2008, pp 266-280.
12. Washington MK: Colorectal carcinoma - Selected issues in pathologic examination and staging and determination of prognostic factors. Arch Pathol Lab Med 2008; 132:1600-1607.
13. Compton CC: Pathologic prognostic factors in the recurrence of rectal cancer. Clin Colorectal Cancer 2002; 2:149-160.
14. Ghai S, Pattison J, Ghai S, O'Malley ME, Khalili K, Stephens M: Primary gastrointestinal lymphoma: Spectrum of imaging findings with pathologic correlation. RadioGraphics 2007; 27:1371-1388.
15. Shepherd NA, Baxter KJ, Love SB: The prognostic significance of peritoneal involvement in colonic cancer: A prospective evaluation. Gastroenterology 1997; 112:1096-1102.
16. Brown G, Radcliffe AG, Newcombe RG, Dallimore NS, Bourne MW, Williams GT: Preoperative assessment of prognostic factors in rectal cancer using high-resolution magnetic resonance imaging. Br J Surg 2003; 90:355-364.
17. Beets-Tan RGH, Beets GL: Rectal cancer: Review with emphasis on MR imaging. Radiology 2004; 232:335-346.
18. Wieder HA, Rosenberg R, Lordick F et al: Rectal cancer: MR imaging before neoadjuvant chemotherapy and radiation therapy for prediction of tumor-free circumferential resection margins and long-term survival. Radiology 2007; 243:744-751.
19. Taylor FGM, Swift RI, Blomqvist L, Brown G: A systematic approach to the interpretation of preoperative staging MRI for rectal cancer. AJR 2008; 191:1827-1835.
20. Smith NJ, Shihab O, Arnaout A, Swift RI, Brown G: MRI for detection of extramural vascular invasion in rectal cancer. AJR 2008; 191:1517-1522.
21. Vliegen R, Dresen R, Beets G et al: The accuracy of multi-detector row CT for the assessment of tumor invasion of the mesorectal fascia in primary rectal cancer. Abdom Imaging 2008; 33:604-610.
22. Granfield CAJ, Charnsangavej C, Dubrow RA et al: Regional lymph node metastases in carcinoma of the left side of the colon and rectum: CT demonstration. AJR 1992; 159:757-761.
23. Charnsangavej C, Dubrow RA, Varma DGK et al: CT of the mesocolon: Pathologic considerations. RadioGraphics 1993; 13:1309-1322.
24. McDaniel K, Charnsangavej C, Dubrow RA et al: Pathway of nodal metastasis in carcinoma of the cecum, ascending colon, and transverse colon: CT demonstration. AJR 1993; 161:61-64.
25. Ueno H, Mochizuki H, Hashiguchi Y, Hase K: Prognostic determinants of patients with lateral nodal involvement by rectal cancer. Ann Surg 2001; 234:190-197.
26. Yano H, Moran BJ: The incidence of lateral pelvic side-wall nodal involvement in low rectal cancer may be similar in Japan and the West. Br J Surg 2008; 95:33-49.
27. Scott KWM, Grace RH: Detection of lymph node metastases in colorectal carcinoma before and after fat clearance. Br J Surg 1989; 78:1165-1167.
28. Swanson RS, Compton CC, Stewart AK, Bland KI: The prognosis of T3N0 colon cancer is dependent on the number of lymph nodes examined. Ann Surg Oncol 2003; 10:65-71.
29. Prandi M, Lionetto R, Bini A et al: Prognostic evaluation of stage B colon cancer patients is improved by adequate lymphadenectomy: Results of a secondary analysis of a large scale adjuvant trial. Ann Surg 2002; 235:458-463.
30. Kanamoto T, Matsuki M, Okuda J et al: Preoperative evaluation of local invasion and metastatic lymph nodes of colorectal cancer and mesenteric vascular variations using multidetector-row computed tomography before laparoscopic surgery. J Comput Assist Tomogr 2007; 31:831-839.
31. Fujita S, Shimoda T, Yoshimura K, Akasu T, Moriya Y: Prospective evaluation of prognostic factors in patients with colorectal cancer undergoing curative resection. J Surg Oncol 2003; 84:127-131.
32. Sternberg A, Amar M, Alfici R, Grossman G: Conclusions from a venous invasion study in stage IV colorectal adenocarcinoma. J Clin Pathol 2002; 55:17-21

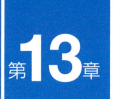

第13章 腎臓・上部尿路・副腎疾患の進展様式

1. はじめに

　腎臓と副腎は，前後の腎筋膜で形作られた腹膜外の一区画である腎周囲腔に含まれる．後腎筋膜はZuckerkandlによって，前腎筋膜はGerotaによって初めて記述されたが，両者は併せてGerota筋膜として知られている[1]．これら2つの筋膜は結腸の後方で合し，腹膜翻転部の側面へと連続する外側円錐筋膜を形成する．これらの筋膜の関係性が腹膜下腔の区画を定義づける[2]．

　腎周囲腔は，腎臓および腎周囲脂肪組織を囲んでいる．腎周囲脂肪組織の解剖学的な特徴は，腎下極外側後方に多く認められる．これは腎周囲膿瘍や血腫を生じた際に重要である[3]．

　腎被膜は主に線維組織によって形成された薄い膜であり，腎臓を覆う．平滑筋がいくらか含まれるが，脂肪組織はない．腎被膜動脈は腎周囲脂肪組織を循環し，栄養する．これらの血管が腎周囲脂肪組織を栄養するにもかかわらず「腎被膜動脈」と命名上，混乱をきたしているが，それは古い命名法では腎周囲脂肪組織を「腎脂肪嚢（adipose capsule of the kidney）」としたことに由来する．腎皮膜，腎筋膜，腎臓縁，腎皮膜動脈の特徴的な変化をとらえることにより，貯留物が腎周囲あるいは被膜下のどちらにあるのか鑑別がなされる[4]．

　断面画像診断の出現以前は，隣接臓器に対する腎臓の関与の重要性を評価するための方法は，臓器の変位のみに焦点を当てた単純フィルムとバリウム造影を用いて，病的変化の存在を推論するしかなかった．断層撮影が個々の病像を示すことが可能となってからは，疾患の進展様式の仕組み，特に腹膜下の進展や隣接臓器への直接進展を理解することが重要となってきている．

　右腎の前面の大部分は肝右葉の腎圧痕に接する．尾側は結腸肝彎曲と下十二指腸角に連絡する．左腎については，前方外側面は大部分が脾臓に隣接しわずかな領域が結腸脾彎曲に連絡する．左腎前面の中央は膵臓および胃の後部で，下極に空腸がかぶっている．

　右副腎は，下大静脈の後方，右腎の上方，右横隔膜脚の外側，肝無漿膜野の内側に存在する．

　左副腎は，脾動静脈，膵臓および胃の後方，左腎の上方，左横隔膜脚と左の腹腔神経節の外側に存在する．

2. 脈管解剖学

　腎動脈は，上腸間膜動脈の下方で，大動脈から側方に分岐する．右腎動脈は下大静脈と右腎静脈の後方の腎周囲腔を通過する．左腎動脈は，左腎静脈後方の腎周囲腔と，脾動静脈，膵体部，下腸間膜静脈のある前腎傍腔を通過する．その経路を通過する間，腎動脈は腎に入る前に背側および腹側の腎動脈に分岐する．35％の人にaccessory renal arteryを認める．これは一般的に腎下極を栄養する．左副腎静脈と左卵巣静脈は左の腎静脈に合流する．

　尿管への血液供給は領域によって異なり，近位尿管は腎動脈，大動脈，生殖腺動脈（精巣動脈・卵巣動脈），総腸骨動脈により，中部・遠位尿管は内腸骨動脈及び膀胱動脈により供給される．

　副腎は3本の血管より血流を受ける．すなわち，下横隔動脈からの上副腎動脈，大動脈からの中副腎動脈，腎動脈からの下副腎動脈により血液供給を受ける．

腎周囲腔の中で大動脈から起始し，下大静脈に注ぐ腎臓・副腎の脈管系が，腎臓や副腎から，または腎臓や副腎に向かう病変の広がりを考えるうえでの足がかりとなる．腹部の靱帯と腸間膜が腹膜下腔で相互接続しているのと同様に，これらの脈管経路が腎周囲腔とその他の腹膜外腔を相互接続しているということを認識することは重要である．腹膜下腔で血管に伴走するのがリンパ管系である．

3. リンパの解剖学

腎臓におけるリンパ排出系は3つのリンパ管叢に由来する．1つは腎被膜直下，2つ目は腎尿細管周囲，3つ目は腎周囲脂肪組織である．

これらのリンパ管叢はリンパ本幹（腎静脈に沿って，腎門から，傍大動脈リンパ節に至る）へ流入する．その後乳び槽に入り，胸管を経て大部分が左鎖骨上リンパ節へ流入する．

近位尿管からのリンパ液は，腎血管と生殖腺動脈の領域にある傍大動脈リンパ節へ流入する．中部尿管からのリンパ液は総腸骨リンパ節へ，下部尿管からのリンパ液は内外腸骨リンパ節へ流入する．すべての腸骨リンパ節からのリンパ液は傍大動脈リンパ節から乳び槽に入り，胸管を経て大部分が左鎖骨上リンパ節へ流入する．副腎のリンパ液は傍大動脈リンパ節へ流入する．

4. 疾患の進展様式

1 腎腫瘍

1）腎細胞がん

腎腫瘍は，すべてのがんによる死亡数の3%を占める[5]．圧倒的多数が腎細胞がんであり，淡明細胞がんが75%，乳頭がんが10%，嫌色素性がんが5%である．わずかであるが腎集合管の尿路上皮から発生するもの（一般に移行上皮がん）がある[6]．また，成人では集合管がん，髄様がん，肉腫もみられる．剖検統計では，腎臓を侵している転移性腫瘍は，原発性腎腫瘍の2〜3倍の頻度である[7-10]．

腎細胞がんは，早期発見が第一である．腎細胞がんと診断された腎腫瘍のうち，最大で70%が偶発的に発見されている．より早期に発見されれば治癒的腫瘍切除を視野に入れることができる[11,12]．

現在は手術が唯一の根治的治療法であるが，化学療法を行う場合においても腫瘍切除が重要な役割を果たすかもしれない．断層撮影は非侵襲的に腫瘍とその範囲を示すことができ，経静脈的尿路造影に取って代わっている．マルチスライスCTは，検出，診断，疾患範囲と転移検索に用いられる．MRIは，腫瘍の評価のため，あるいはヨード造影剤が禁忌である患者で有用である．すべての患者に対して有用な単一の検査があるわけではない．腎腫瘍の評価のために，しばしばいくつもの画像診断法が用いられる[13]．

腎細胞がんはその大きさ，血流，壊死所見および囊胞性変化において多様性があるが，強く腎細胞がんを示唆する診断的特徴は，腫瘍組織の造影効果である．それは，正常甲状腺組織と同等なほどはっきり示される．腎腫瘍は，移行上皮がんのように腎杯や腎盂に浸潤する可能性がある．マルチスライスCTやMRIによる腎腫瘤の評価は，診断において90〜95%の精度をもつ．しかしながら，組織学的な亜型の診断については明確な基準がない．ただ，乳頭がんおよび嫌色素性がんについては造影効果がより弱いことで，また肉腫や髄様がんについてはその浸潤性の所見や広い移行域によって示唆されうる．腎臓の囊胞性腫瘍は，内部に強く造影される成分が認められた場合，悪性の可能性が高いものと考えられる．

①腎細胞がんの進展機序

腎細胞がんにはいくつかの進展機序がある．すなわち，筋膜内部における腹膜下の浸潤，血行およびリンパ行性転移，静脈内浸潤，そして筋膜を越えた直接浸潤である．

Robson分類は，腫瘍の進展と限局を解剖学的なランドマークに則って評価するもので，1960年代に開発された．早期がんは腎被膜内に限局されたものをステージⅠ，腎周囲脂肪組織・同側の

表13-1 腎臓TNM分類

原発腫瘍(T)	TX	原発腫瘍が評価できない
	T0	原発腫瘍の所見がない
	T1	腫瘍の最大径が7cm以下で，腎臓に限局している
	T1a	腫瘍の最大径が4cm以下で，腎臓に限局している
	T1b	腫瘍の最大径が4cmより大きく，7cm以下で，腎臓に限局している
	T2	腫瘍の最大径が7cmより大きく，腎臓に限局している
	T3	腫瘍が主要な静脈に達する，あるいは副腎または腎周囲組織に浸潤するがGerota筋膜を越えない
	T3a	腫瘍が副腎または腎周囲および/または腎洞の脂肪組織に浸潤するがGerota筋膜を越えない
	T3b	腫瘍が腎静脈または分節の(筋肉を含む)枝，もしくは横隔膜下の大静脈に大きく進展している
	T3c	腫瘍が横隔膜上の大静脈に大きく進展している，または大静脈壁に浸潤している
	T4	腫瘍がGerota筋膜を越えて浸潤している
所属リンパ節(N)	NX	所属リンパ節が評価できない
	N0	所属リンパ節転移を認めない
	N1	所属リンパ節の1つに転移がある
	N2	所属リンパ節の2つ以上に転移がある
遠隔転移(M)	MX	遠隔転移が評価できない
	M0	遠隔転移を認めない
	M1	遠隔転移が存在する

副腎に浸潤があるものをステージⅡ，腎静脈，下大静脈への浸潤，および/または区域リンパ節に転移があるものをステージⅢ，隣接臓器への直接浸潤，他臓器転移をステージⅣとするものであった．

断層診断と治療法の進歩はRobson分類を不十分なものとした．分類はより広範，詳細なTNM分類に構成された．これは腫瘍の範囲(T)による分類にリンパ節転移(N)，および遠隔転移(M)による区分を可能としたものである(表13-1)．

TNM分類は，腫瘍の多様性を考慮に入れている．例えば，小さい腫瘍(T1)でリンパ節転移があるもの(N1)や，腎静脈に浸潤しているような大きな腫瘍でリンパ節転移がないもの(T3bN0)は，Robson分類では適切に分類できない．

腎被膜内に限局している腫瘍は大きさによりT1，T2に分類される．腎被膜を越え腎周囲腔へ直接浸潤しているものがT3である．腎周囲脂肪組織の引きつれは，腫瘍の皮膜外浸潤による早期の所見であるが，十分に信頼することはできない．腎細胞がんが腎および腎周囲脂肪組織を刺激し反応すると，それが皮膜外浸潤のように見える可能性もあるからである．これに付随して腎周囲に腫瘤が認められればより信頼性の高い所見となる(図13-1)．しかし，実際に腎実質を含む腎被膜と見分けがつかない偽被膜を形成する腫瘍の場合に判別が困難なことがある[14]．腎周囲の脂肪組織が少ない場合は同様に評価できない．

腎周囲腔に直接浸潤しているが腎筋膜内部に限局しているものを進行がん(T3)とする．腎上極に腫瘍が発生した場合，腫瘍は同側副腎に及ぶ可能性がある．

腎細胞がんには，静脈内に浸潤・播種する性質がある．腎細胞がん症例の25～35%[15]に主腎静脈への浸潤が，5～10%に下大静脈浸潤がみられる[16]．静脈病変の診断は，管腔内の造影効果を示す腫瘤を伴った連続的な陰影欠損(図13-2)による．腫瘍は，最初に静脈壁に付着した部位から管腔内への突出，あるいは壁内への浸潤という形で管腔内浸潤を起こす(図13-3)[17,18]．拡張して

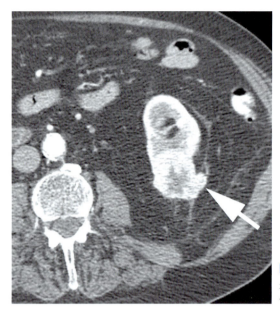

図 13-1　腎線維膜を越えて広がっている腎細胞がん
造影 CT．造影効果のある腫瘍（矢印）が，周囲の索状物を伴って腎周囲腔に進展している．

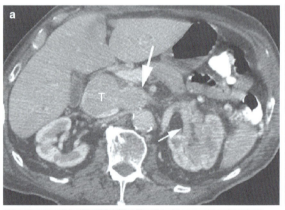
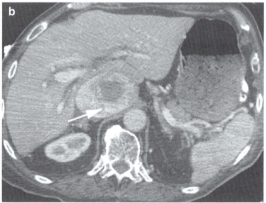
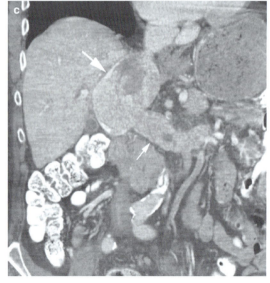

図 13-2　腎静脈と下大静脈に浸潤している腎細胞がん
(a) 造影 CT．造影された腫瘍塞栓（小矢印）が，左腎静脈（大矢印）と下大静脈（T）に浸潤していることがわかる．
(b) 腫瘍塞栓は，下大静脈（矢印）の内部で頭側方向に広がっている．
(c) 造影 CT 冠状断再構成画像で，左腎静脈（小矢印）と下大静脈（大矢印）の内部に不均一な造影効果を示す腫瘍を認める．

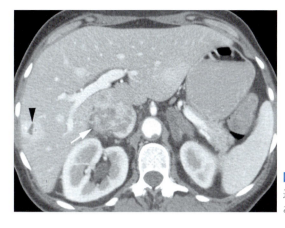

図13-3 下大静脈の壁に浸潤する腎細胞がん
造影CT．下大静脈（矢印）の壁に浸潤している造影効果のある腫瘍塞栓を示す．造影される肝転移（矢頭）に注意．

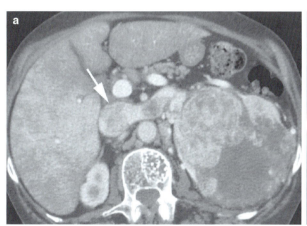 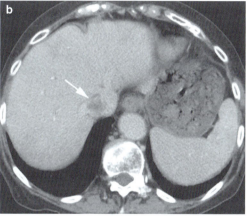

図13-4 腎細胞がんの横隔膜上への浸潤
(a) 造影CT．左腎静脈と下大静脈（矢印）に進展する巨大な左腎の腫瘍を示す．
(b) 横隔膜直下のレベルの下大静脈に腫瘍塞栓があり（矢印），右の心房に達していることが示唆される．

いても明細な血栓が確認できなければ静脈の脈管浸潤は確定しない．しかし，静脈径の突然の変化は腫瘍の存在を示唆する．拡張した側副被膜静脈は，静脈浸潤の徴候としての信頼性は高くない．

下大静脈の腫瘍塞栓の範囲は，病期分類と治療方針を決定する際に重要である．腫瘍塞栓が，横隔膜よりも下方の腎静脈・下大静脈に生じる場合と，横隔膜よりも上方の下大静脈に生じる場合（図13-4）とでは病期（表13-1）および手術適応が変わる．静脈病変の範囲はマルチスライスCTやMRIで画像化できる．マルチスライスCTで不明確な際にMRIでの評価がしばしば有用である（特に疾患範囲の特定に関して）．通常，腎静脈合流点より上方の下大静脈に存在するのは腫瘍塞栓で，合流点より下に存在する場合は良性である．

造影効果がある場合に腫瘍塞栓と確定診断する．最近の研究では，腫瘍塞栓の診断に際してマルチスライスCTとMRI[19]とでは診断における有意差を認めなかった．またCTとMRIを併用することにより，症例の95％で腫瘍塞栓範囲を診断していた[20]．

腎細胞がんのリンパ行性転移はまず所属リンパ節に起こる．腎動脈に沿って，腎門から傍大動脈リンパ節までのリンパ節が所属リンパ節に含まれる．患者の10〜15％は遠隔転移なしで所属リンパ節転移を認める．リンパ行性転移は腎門のレベルから上下に広がり，乳び槽，胸管を経て左鎖骨上リンパ節まで連続しうる（図13-5）．時に，これらのリンパ節転移が縦隔や肺門部リンパ節に及ぶことがある[21]．

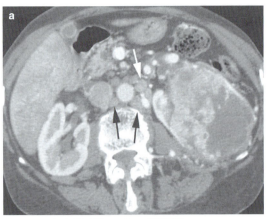
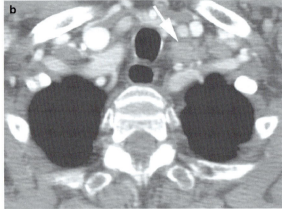

図 13-5 腎細胞がんのリンパ節転移
(a) 造影 CT において，左右の傍大動脈領域（矢印）にリンパ節転移を生じた左腎細胞がんを認める．
(b) 胸郭入口の高さの胸部造影 CT において，鎖骨上のリンパ節転移（矢印）を示す．

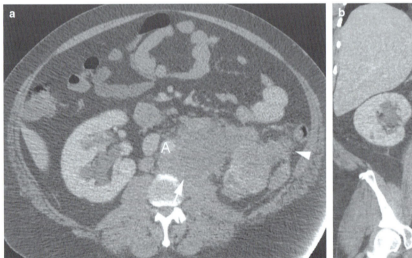
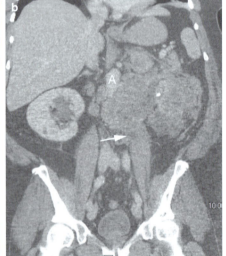

図 13-6 腎周囲腔へ直接浸潤し，筋膜面との連続性を示す腎細胞がん
(a) 造影 CT．後方への腫瘍浸潤が大腰筋（矢印）に，前方は前腎傍腔（矢頭）に達している．大動脈（A）への浸潤も認めることに注意．
(b) 造影 CT 冠状断再構成画像．腫瘍は内側かつ後方に進展し大腰筋（矢印）と大動脈（A）に浸潤している．

　病的なリンパ節腫大の診断には問題がある．およそ50％の所属リンパ節腫大は過形成性だからである[14]．現在用いられているリンパ節転移を疑う基準は，短径 1 cm 以上で，卵円形の形状の喪失（球形に近くなる）とリンパ門の脂肪喪失である．3つ以上の所属リンパ節が集簇する場合も転移が疑われる．
　遠隔転移はいくつかの機序によって起こる．非所属リンパ節転移，腎筋膜を越える直接浸潤，血行性転移が含まれる．腎筋膜を越えた直接浸潤は，腎傍腔を巻き込む．前腎傍腔の範囲では，十二指腸，結腸および膵臓に進展する可能性がある．後腎傍腔への浸潤は後方および側方の腹筋（図13-6）および横隔膜へのさらなる腫瘍進展をもたらす可能性がある．
　血行性転移は肺と副腎が最も頻度が高く，骨，胸膜，脳，膵臓，肝臓と続く．転移性病巣はしばしば多血性（hypervascular）である（図13-7）．ま

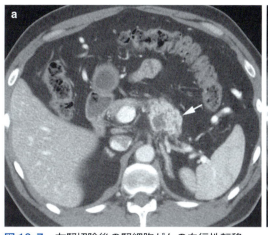
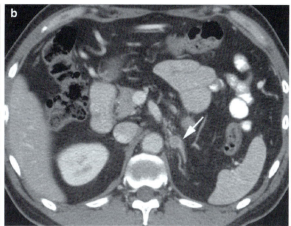

図13-7　左腎切除後の腎細胞がんの血行性転移
(a)造影CT．不均一な造影効果を有する膵転移（矢印）を認める．
(b)副腎転移（矢印）を認める．

た骨転移は通常溶骨性である．

　術後の再発あるいは転移は，通常，腎臓摘出後3年以内に起こる[22]．再発は局所で起こりうる．転移の頻度は順に肺（50〜60％），骨と肝臓（30〜40％），副腎・対側の腎臓・膵臓・脳（5％）である[23, 24]．しかし，他のどの臓器も影響を受ける可能性がある．肺転移は，胸膜および縦隔病変だけでなく，小結節，がん性リンパ管症，末梢動脈への播種，気管支内病変を含む．

2）腎臓リンパ腫

　腎臓リンパ腫は原発性腫瘍としては稀である．しかしながらリンパ腫の節外性病変はしばしば泌尿生殖器系を巻き込み，なかでも腎臓は最も頻繁に影響を受ける．腎臓リンパ腫にはいくつかのCTパターンがある．これらのパターンは血行性と隣接する腹膜下への浸潤の2つの機序に由来する．これらの機序を知ることで画像のパターンを理解することができる．

　血行性伝播は最も一般的で，しばしば両側性の病変をきたす．リンパ腫細胞は腎皮質に播種し，糸球体，集合管，脈管の構造に沿って成長し，一個ないし複数の膨張性腫瘤へと増大する．時にリンパ腫の腎浸潤は腎肥大症に至ることがある．血行性播種をきたした腎臓リンパ腫症例で傍大動脈リンパ節転移があるのは50％未満である[25]．

　腹膜外の病変から腹膜下に直接浸潤するものは25〜30％である．このときは大きな浸潤性腹膜外腫瘍を伴う[25]．腎臓リンパ腫は腎血管系を包み込み，血管を足場として腎周囲腔や腎臓に広がる（図13-8）．腎門部への転移はしばしば尿路の閉塞をもたらすのに対し，動静脈は開存することが通常である．腫瘍による腎臓偏位は一般的である．リンパ腫は腎実質に広がっている血管に沿って進展する．直接浸潤は腎周囲腔を巻き込み，腎臓を覆いうる．さらに腎被膜を越えて進展すると腎周囲腔へ至ることになる．

　そして時に腎筋膜の肥厚，腎周囲の腫瘤，腎洞への浸潤をもたらす．稀に，腎臓リンパ腫は腎細胞がん（図13-5）や移行上皮がんに類似することがある．一般的ではないが，腎臓リンパ腫は腎周囲腔からそれ以外の腹膜外腔に及ぶ特発性の出血をきたすことがある．

　造影CTでは，腎臓リンパ腫は均一で造影効果に乏しい．しかし，画像のパターンは変化に富み，腎細胞がん，移行上皮がん，髄様がん，腎盂腎炎，黄色肉芽腫性腎盂腎炎，肺がんや乳がん，黒色腫などの転移，そして後腹膜線維症などと鑑別を要することがある．

3）腎髄様がんと腎周囲膿瘍

　腎髄様がんは稀で，鎌状赤血球症と関連する．腫瘍は辺縁が不明瞭で，進行性で，しばしば所属リンパ節の腫脹を伴う（図13-9）．

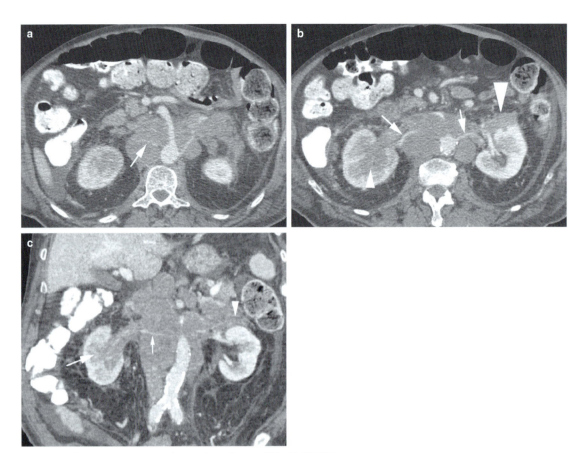

図13-8 右腎と左腎周囲腔を包み込む腎臓リンパ腫の腹膜下浸潤
(a) 造影CT．上腸間膜動脈と右の腎動脈を包み込むリンパ腫を認める(矢印)．
(b) リンパ腫は両側性に腎臓血管の構造に沿って浸潤し(矢印)，右腎(小矢頭)，左腎周囲腔(大矢頭)に達する．
(c) 造影CT冠状断再構成画像．リンパ腫が右腎(大矢印)と左腎周囲腔(矢頭)に広がり，大動脈と右腎動脈(小矢印)を包み込むように浸潤している．

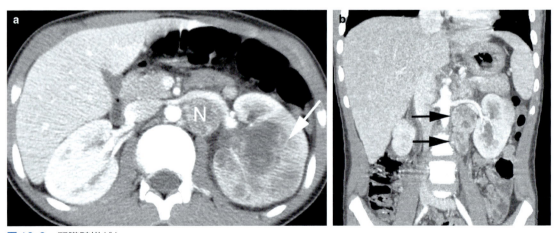

図13-9 腎臓髄様がん
(a) 造影CTにおいて，左腎内に進展する腫瘍(矢印)と，所属リンパ節である左の傍大動脈リンパ節転移(N)を認める．
(b) 造影CT冠状断再構成画像において，左の傍大動脈リンパ節(矢印)に転移を認める．

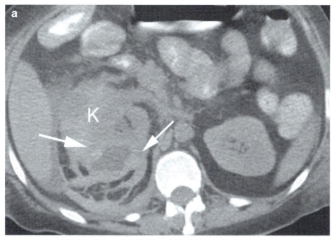
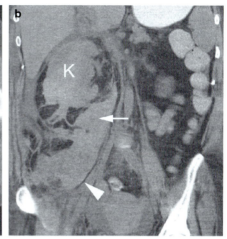

図 13-10　腎周囲腔に及ぶ腎臓真菌感染と出血
(a) 単純 CT 水平断．腎臓（K）から腎周囲腔（矢印）に及んでいる腎臓感染と出血を認める．
(b) 単純 CT 冠状断．腎臓（K）から腎周囲腔（矢印）に及んでいる腎周囲膿瘍と出血を示す．腎周囲腔が膨張し腸骨稜（矢頭）の下まで達していることに注意．

　1980 年以前は，腎周囲膿瘍はその診断の遅れにより高い死亡率を有していた[26]．しかし新たな診断技術（超音波，マルチスライス CT，MRI）と新たな抗菌化学療法の進歩により，診断能力と治療効果が劇的に改善した[27]．

　腎周囲腔への感染経路はいくつ感染かある．すなわち直接波及，血行性波及，医原性感染である．

　大部分の成人症例は，上行性尿路感染からの直接的な進展により発生する．腎皮質に膿瘍を形成し，腎被膜を破って感染が腎周囲腔に達するのである．この直接進展はしばしば慢性腎臓感染症（黄色肉芽腫性腎盂腎炎，結核）に伴って生じる．他の原因は，腎周囲腔を取り囲む腹膜外構造（例えば結腸憩室炎，穿孔した大腸がん，盲腸後腹膜外虫垂炎，感染性膵炎，骨盤感染症，肝膿瘍など）からの直接の波及である．腎周囲腔の汚染は，尿管や腎杯の穿孔で起こる場合もある．

　血行性の炎症波及は，小児における発生機序で最も一般的なものである．遠隔の一次感染巣としては癤腫（フルンケル），呼吸器感染症，創傷感染がある．病原体としては黄色ブドウ球菌が最も問題となる．

　手術あるいは侵襲的手技による汚染は医原性感染を起こす．

　腎周囲膿瘍の合併症は，敗血症，および腎筋膜を越えた直接的な感染波及である．

　腎周囲膿瘍の後方への直接進展は，腎門より上の後腎傍腔へ広がるか，あるいは腎門より下の腰筋区画に直接至る経路である（図 13-10）[28]．さらに進展すると腎下部の腹膜外腔に達する．後方進展は皮膚への瘻孔形成をきたす可能性もある．前方への直接進展は，前腎傍腔から結腸，十二指腸，膵臓に波及しうる．腹膜に直接波及することは稀である．

　単純 X 線写真と排泄性尿路造影法は，診断のための間接的な所見を得るために用いられる．診断と病変の広がりを評価する方法として，これらはマルチスライス CT に取って代わられている．マルチスライス CT は，腹膜外腔における病変局在の特定を可能にする．超音波はスクリーニング目的，あるいは患者があまりに重症で CT が困難である場合に用いられる[29]．マルチスライス CT での腎周囲膿瘍の所見は，他の部位に生じた膿瘍と同様に，不均一な液体貯留，辺縁や筋膜の造影効果，ガス産生などがある．診断に苦慮する症例で，MRI が有益である．

　CT 下の経皮的膿瘍穿刺ドレナージが診断と治療のために行われる場合がある．

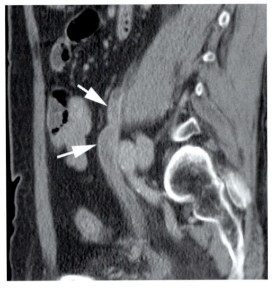

図 13-11　尿管の移行上皮がん
造影 CT 矢状断．尿管内で成長しているポリープ状腫瘍を認める（矢印）．

2 尿路上皮性腫瘍

　90％以上の尿路上皮がんは，膀胱に生じる．残りの大部分は腎盂に生じ，尿管や尿道を起源とするものは2％未満である．腎盂腎杯に発生する尿路上皮性腫瘍は，原発性腎臓新生物の約7％である[30]．このうち90％が移行上皮がんで，10％が扁平上皮がんである．尿管の移行上皮がんは遠位尿管（73％）で最も多く，上部尿管（3％）は頻度が低い．移行上皮がんはしばしば多中心性で，同時性でも異時性のいずれでもありうる．また尿管，膀胱，あるいはその双方に発生する[31]．

　尿路上皮性腫瘍には2つの異なる成長様式がある．大多数は乳頭状で，ポリープ様病変として増大する．これらは，尿路内の陰影欠損としてとらえられる（図13-11）．もう一方の様式としては，尿路上皮壁に沿って浸潤し，尿路狭窄や壁の造影効果として現れるものがある．移行上皮がんは，軽度から中等度の造影効果を有する．そして，それは造影における皮髄相で最もよく現れる．遅延相では，造影剤が管腔を満たすことにより管腔内の陰影欠損や狭窄が確認できる．腎実質や骨盤周囲脂肪組織への移行上皮がんの浸潤は，マルチスライスCTにより正確に同定できる．

1）上部尿路における尿路上皮性腫瘍の進展様式

　上部尿路の尿路上皮性腫瘍には，いくつかの進展様式がある．腎実質への直接浸潤，尿路上皮に沿って管腔を進展し腹膜下へ達する場合，リンパ行性転移，そして血行性転移である．マルチスライスCTは尿路上皮性腫瘍の診断とステージングのために行うべきである．

　直接浸潤の所見は，隣接した脂肪組織が不鮮明となるかあるいは腫瘍によって置換される，腫瘍と腎実質の境界が不明瞭化する，腎実質内に浸潤がみられるなどの形でとらえられる．腎への直接浸潤が腎盂に進展した中心性の腎細胞がんのように見えることがある．移行上皮がんはより中心性で，腎輪郭は保存される．時に，移行上皮がんは大部分の腎実質に侵入し，置換してしまうことがある（図13-12）．

　尿管の移行上皮がんからの尿管周囲浸潤は，尿管壁への浸潤に引き続いて起こり，広範なリンパ系を巻き込む．所属リンパ節転移の部位は，腫瘍の位置に依存する．腎盂や上部尿管の腫瘍は傍大動脈リンパ節に，中部尿管の腫瘍は総腸骨リンパ節に，下部尿管の腫瘍は内外の腸骨リンパ節に，最初に転移を起こす．腸骨リンパ節からは傍大動脈リンパ節に流入する．

　尿管壁内のリンパ管は，壁内の直接浸潤を可能にする．

　移行上皮がんの血行性転移の頻度が高い臓器は，肺，肝臓，骨である．上部尿路系に生じた進

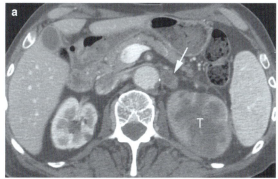
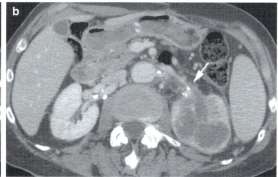
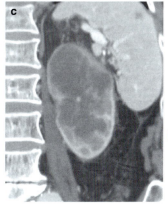

図13-12　移行上皮がんの進展
(a)造影CT．左腎に浸潤している腫瘍（T）と左の傍大動脈リンパ節転移（矢印）を認める．
(b)腫瘍は，左の腎静脈（矢印）に達する．
(c)造影CT矢状断．左腎のほとんどに浸潤している腫瘍を認める．

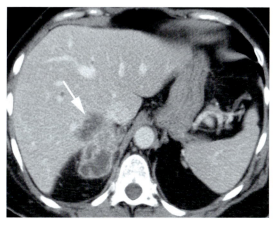

図13-13　右副腎の転移性腫瘍による局所浸潤
造影CT．右副腎が肺がんの転移巣として描出されている．腫瘍は，隣接する肝臓（矢印）に直接浸潤している．

行した移行上皮がんは，時に腎静脈や下大静脈を侵すが，腎細胞がんよりは頻度が低い[32]．

3 副腎腫瘍

　肝臓，肺，骨に続いて，副腎は4番目に転移性腫瘍が発生しやすい場所である[33]．副腎に転移しやすいがんは腎がん，肺がん，乳がん，悪性黒色腫である．副腎の転移性腫瘍は，隣接臓器に浸潤しうる（図13-13）．副腎原発の悪性腫瘍としては，皮質からは副腎皮質がん，髄質からは褐色細胞腫，神経節芽腫（神経芽腫と神経節腫が混在）が生じる．

1) 副腎皮質がん

　副腎皮質がんは稀で，がん死亡の0.2%を占める．好発年齢は5歳未満と40歳前後で二峰性のピークをもつ．小児期の腫瘍はBeckwith-Wiedemann症候群や片側肥大症に合併する．
　副腎皮質がんには，機能性と非機能性の2種類

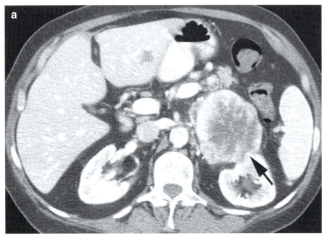 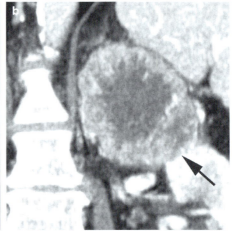

図13-14 副腎皮質がんの局所浸潤
(a) 造影CT．隣接した腎臓（矢印）に浸潤している左副腎皮質がんを認める．
(b) 造影CT 冠状断．腎上極に浸潤している腫瘍（矢印，訳者追加）を認める．

がある．機能性腫瘍はホルモン分泌により特徴づけられ，クッシング症候群，副腎性器症候群，思春期早発症，Conn症候群の原因となる．これらは無機能性腫瘍と比較して早期に発見されることが多い．

　大部分の副腎皮質がんは，発見時に5cm以上である．副腎皮質がんが腎臓，肝臓，膵臓または脾臓に浸潤しているかどうかを診断するのは，時に困難である．MDCTとMRIを用いると腫瘍と隣接器官の間の脂肪組織を同定できる場合が多く，信頼性の高い所見である．

　進展の機序は，直接浸潤，静脈浸潤を伴う腹膜下浸潤，リンパ行性転移，血行性転移である．局所的には腎周囲腔および腎臓に浸潤しうる（図13-14）．腹膜外腔の中での直接浸潤は，腎臓の血管に沿って大動脈，下大静脈あるいは腎静脈へ至る．さらに進展すると，前腎傍腔から肝臓のBare area，十二指腸，膵臓，結腸に至る．腹膜下腔へは，腹腔動脈と上腸間膜動脈を足場として腸間膜へと進む（図13-15）．MDCTとMRIは，疾患と静脈進展の範囲を把握するために用いられる．

2）褐色細胞腫

　褐色細胞腫は，副腎髄質のクロム親和性細胞から発生する．その他の部位から発生するクロム親和性細胞腫瘍は，傍神経節腫あるいはケモデクトーマと呼ばれる[34]．副腎外病変は，大動脈に沿ったZuckerkandl器官（大動脈傍体：下腸間膜動脈起始部から大動脈分岐部・総腸骨動脈起始部付近にかけて，腹部大動脈に沿ってみられるクロム親和性の小体）に起こる（図13-16）．これらの腫瘍は散発的に起こるか，MEN症候群，Von Hippel Lindau症候群，Carney症候群，結節性硬化症，Sturge-Weber症候群に合併して発生する．症候群を伴う腫瘍はしばしば両側性である．散発性褐色細胞腫の10％が両側性で，約10％が悪性である．

　MDCTとMRIは褐色細胞腫の90％以上を検出できる．それらはしばしば大型・壊死性で血腫を含み，稀に石灰化を呈する．このような多彩な画像所見は有名ではあるが，診断は困難をきたすであろう[35]．

　MDCTとMRIは診断のために選択すべき検査である．放射線標識されたメタヨードベンジルグアニジン（MIBG）を用いた核医学検査は，局在診断に際し重要となる補完的な検査である．

　いくつかの進展様式が存在する．直接浸潤により肝臓，腎臓，下大静脈へ，血行性転移により肝臓，肺，骨へ，リンパ行性転移により傍大動脈リンパ節へ広がる．

3）神経芽細胞腫・神経節細胞腫複合体

　副腎髄質から発生する腫瘍の一部は，神経芽細

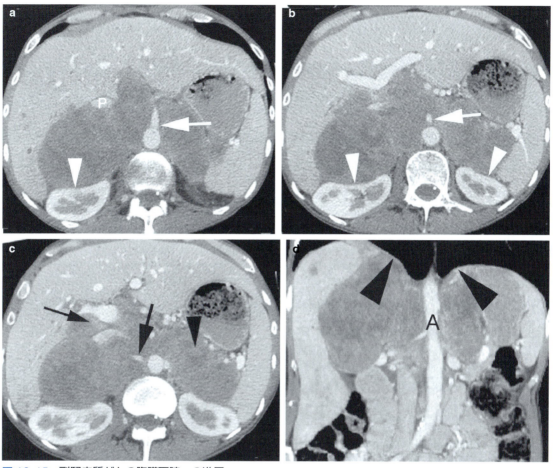

図13-15　副腎皮質がんの腹膜下腔への進展
(a) 造影CT．大動脈を包み込み，腹腔動脈(矢印)に沿って広がっている腫瘍を示す．腫瘍は腹膜下腔へ進展し後外側に右腎を偏位させ(矢頭)，肝門部へ進展し門脈(P)を偏位させている．
(b) 腫瘍は上腸間膜動脈(矢印)を包み込み，腎臓(矢頭)と肝臓を偏位させ，肝門部に浸潤している．
(c) 腫瘍は右腎動脈を包み込み(大矢印)，肝十二指腸間膜に沿って増大し(小矢印)，前腎傍腔へ浸潤している(矢頭)．
(d) 造影CT冠状断．大動脈(A)を包み込み，横隔膜(矢頭)に向かい頭側に拡大している腫瘍を示す．

胞腫/神経節細胞腫複合体を形成する．その性質は腫瘍細胞の分化成熟度による．これらの腫瘍は神経堤(正常に発達すれば交感神経節細胞を形成する)を起源とする．相対的な腫瘍細胞の分化度は，高分化型細胞(良性神経節細胞腫)から未分化型細胞(神経芽細胞腫)まで幅広く，高分化と未分化の細胞を共に含むものもある．

　神経芽細胞腫は2〜3歳でみられる悪性腫瘍であるが，胎児やその後の生涯でも起こりうる．また，交感神経組織であれば体のいかなる部位にも生じうる．ただ70％以上は腹部に生じ，その大多数が副腎原発である．他の腹部の発生部位としては，腹腔神経節，上腸間膜神経節，傍脊椎交感神経節がある．腹部以外では頸部，胸郭の交感神経節が挙げられる[36]．

　神経芽細胞腫は，腎筋膜面を越えて腹膜下腔への直接浸潤，リンパ行性転移，血行性転移をとりうる．また悪性度が高く，60％が原発部位を越えて進展している．MDCTが診断に用いられる[37]．

　進展の最も多い機序は，腹膜下腔への直接浸潤である．腫瘍は腹膜外腔(多くの場合腎周囲腔)を取り囲む疎性結合組織へ浸潤していく．そして脈管構造を足場としてそれに沿って成長する．しばしば，腎門へ浸潤し，腎臓を偏位させ，尿路系を

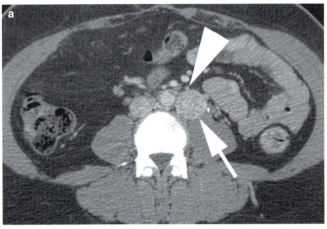
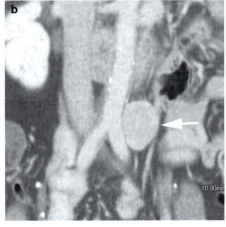

図13-16　Zuckerkandl器官の傍神経節腫
(a) L4レベルの造影CT．下腸間膜動脈(矢頭)の下の，左傍大動脈領域(矢印)に，造影効果のある腫瘍を認める．
(b) 造影CT冠状断．左傍大動脈領域の造影される腫瘍(矢印)が遠位大動脈に隣接し，左総腸骨動脈近位部のレベルに及ぶことがわかる．

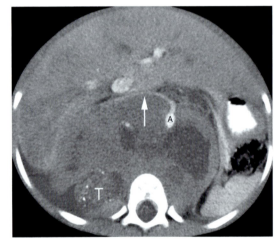

図13-17　腹膜下腔に広がる神経芽細胞腫
造影CT．石灰化を伴う副腎腫瘍(T)が大動脈(A)を包み込み腹側に押し上げ，肝動脈に沿って肝門部(矢印)へと進展している．
(Evelyn Anthony博士の厚意による)

閉塞する．さらに，腎実質へも達する可能性がある．腹膜下では，腹腔動脈，上腸間膜動脈とそれらの分岐に沿って進展し，肝十二指腸間膜や小腸腸間膜への直接的な経路を得る．このことで肝への直接進展，食道裂孔を越えた進展，小腸腸間膜への進展が可能となる．神経芽細胞腫は急速に浸潤する性質があり，腹膜下腔へ進展しやすいため，しばしば正中線を越えて転移が起こる[38]．直接浸潤はさらに大動脈に沿って大動脈裂孔を超えて上行し，胸膜外腔を進み胸郭の傍脊柱領域へと進行しうる(図13-17, 18)．
　リンパ節転移は，上腹部の傍大動脈リンパ節に生じる．
　血行性転移は疾患早期でも晩期でも発生する可能性があり，骨転移と皮膚転移が最も一般的である．

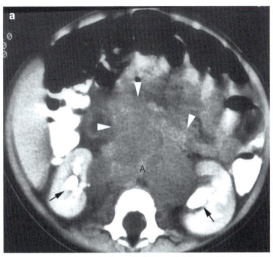 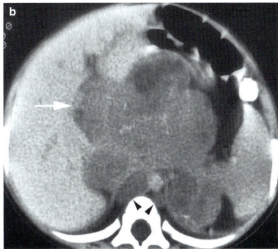

図 13-18　広範な腹膜下腔進展と胸郭への拡大を伴う神経芽細胞腫
(a)造影 CT．包み込まれた大動脈(A)を示す．腫瘍は，腎門に広がり，腎臓を偏位させ尿路系を閉塞する(矢印)．広範囲な広がりが，小腸腸間膜(矢頭)に至る．
(b)腫瘍は，肝十二指腸間膜に沿って肝門部に広がる(矢印)，そして，大動脈裂孔を通過して左右の傍脊柱領域に達する(矢頭)．

■文献

1. Chesbrough RM, Burkhard TK et al: Gerota versus Zuckerkandl: The renal fascia revisited. Radiology 1989; 173:845-846.
2. Meyers MA: Dynamic Radiology of the Abdomen: Normal and Pathologic Anatomy, 2nd ed. Springer, New York, 1982.
3. Meyers MA, Whalen JP, Peelle K et al: Radiologic features of extraperitoneal effusions: An anatomic approach. Radiology 1972; 104:249-257.
4. Meyers MA, Whalen JP, Evans JA: Diagnosis of perirenal and subcapsular masses: Anatomic-radiologic correlation. AJR 1974; 121:523-538.
5. American Cancer Society: Cancer Facts and Figures 2006. American Cancer Society, Atlanta, 2006.
6. Farrow GM: Diseases of the Kidneys. In Murphy WM (ed) Urological Pathology, 2nd ed. WB Saunders, Philadelphia, 1997, pp 464-470.
7. Smith SJ, Bosniak MA, Megibow AJ et al: Renal cell carcinoma: Earlier discovery and increased detection. Radiology 1989; 170:699-703.
8. Kassouf W, Aprikian AG, Laplante M et al: Natural history of renal masses followed expectantly. J Urol 2004; 171:111-113.
9. Bosniak MA: Observation of small incidentally detected renal masses. Semin Urol Oncol 1995; 13:267-272.
10. Russo P: Renal cell carcinoma: Presentation, staging, and surgical treatment. Curr Probl Cancer 1997; 21(4):185-232.
11. Rouviere O, Brunereau L, Lyonnet D, Rouleau P: Staging and follow-up of renal cell carcinoma. J Radiol 2002; 83:805-822.
12. Sengupta S, Zincke H: Lessons learned in surgical management of renal cell carcinoma. Urology 2005; 66(5 Suppl):36-42.
13. Israel GM, Bosniak MA: Renal imaging for diagnosis and staging of renal cell carcinoma. Urol Clin North Am 2003; 30:499.
14. Mueller-Lisse UG, Mueller-Lisse UL, Meindl T et al: Staging of renal cell carcinoma. Eur Radiol 2007; 17:2268-2277.
15. Robson CT, Churchill BM, Anderson W: The results of radical nephrectomy for renal cell carcinoma. J Urol 1969; 101:297.
16. Schefft P, Novick AC, Straffon RA, Stewart BH: Surgery for renal cell carcinoma extending into the inferior vena cava. J Urol 1978; 120:28.
17. Svane S: Tumor thrombus of the inferior vena cava resulting from renal carcinoma. A report on 12 autopsied cases. Scan J Urol Nephrol 1969; 32:245.
18. Didier P, Roele A, Etievent JP et al: Tumor thrombus of the inferior vena cava secondary to malignant abdominal neoplasms: US and CT evaluation. Radiology 1987; 162:83-89.
19. Hallscheidt PJ, Fink C, Haferkamp A et al: Preoperative staging of renal cell carcinoma with inferior vena cava thrombus using MDCT and MRI: Prospective study with histopathological correlation. J Comput Assist Tomogr 2005; 29:64-68.
20. Gupta NP, Ansari MS, Khaitan A et al: Impact of imaging and thrombus level in management of RCC extending to vein. Urol Int 2004; 72: 129-134.
21. Lang EK: Renal cell carcinoma presenting with metastasis to pulmonary hilar nodes. J Urol 1977;

118:543.
22. Sandock DS, Seftel AD, Resnick MI: A new protocol for the follow up of renal cell carcinoma based on pathological stage. J Urol 1995; 154(1):28-31.
23. Chae EJ, Kim JR, Kim SH et al: Renal cell carcinoma: Analysis of postoperative recurrence patterns. Radiology 2005; 234(1):189-196.
24. Griffin N, Gore ME, Sohaib AS: Imaging in metastatic renal cell carcinoma. AJR 2007; 189: 360-370.
25. Sheth S, Syed A, Fishman E: Imaging of renal lymphoma: Patterns of disease spread with pathologic correlation. RadioGraphics 2006; 26:1151-1168.
26. Thorley JD, Jones SR, Sanford JP:: Perinephric abscess. Medicare 1974; 53:441.
27. Lowe LH, Zagoria RJ, Baumgartner BR et al: Role of imaging and intervention in complex infections of the urinary tract. AJR 1994; 163:363-367.
28. Feldberg MA, Koehler PR, van Waes PFGM: Psoas compartment disease studied by computed tomography. Radiology 1983; 148:505-512.
29. Hoddick W, Jeffrey RB, Goldberg HI et al: CT and sonography of severe renal and perirenal infections. AJR 1983; 140:517.
30. Caoili EM, Cohan RH, Inampudi P et al: MDCT urography of upper tract urothelial neoplasms. AJR 2005; 184(6):1873-1881.
31. Rha SE, Byun JY, Jung SE et al: The renal mass: Pathologic spectrum and multimodality imaging approach. RadioGraphics 2004; 24(suppl 1):S117-S131.
32. Zhang J, Lefkowitz RA, Bach A: Imaging of kidney cancer. Radiol Clin North Am 2007; 45:119-147.
33. Bosniak MA, Siegelmann SS, Evans JA: The Adrenal Retroperitoneum and Lower Urinary Tract. Year Book Medical Publishers, Chicago, 1976, pp 14-229.
34. Bravo E, Tagle R: Pheochromocytoma: State of the art and future prospects. Endocr Rev 2003; 24:539.
35. Blake MA, Kalra MK, Maher MM et al: Pheochromocytoma: An imaging chameleon. RadioGraphics 2004; 24(Special Issue):587-599.
36. Green DM: Diagnosis and Management of Solid Tumors in Infants and Children. Martinus Nijhoff, Boston, 1985.
37. Jaffe N: Neuroblastoma: Review of the literature and an examination of factors contributing to its enigmatic character. Cancer Treat Rev 1976; 3:61-82.
38. Oliphant M, Berne AS: Mechanism of direct spread of abdominal neuroblastoma: CT demonstration and clinical implications. Gastrointest Radiol 1987; 12:59-66.
39. American Joint Committee on Cancer: Cancer Staging Manual, 7th ed. Springer, New York, 2009.

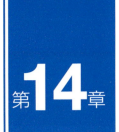

第14章 骨盤および男性泌尿生殖器疾患の進展様式

1. 発生学

　泌尿生殖器器官は胎児の体幹の長軸に沿って位置する臓側間葉組織と壁側間葉組織の間の間葉組織から発達する[1,2]．それは，腸の両側の内側に位置する生殖隆起および外側に位置する造腎細胞隆起を形成する体腔に向かって膨張していく．その2つの隆起由来の間葉組織は，成長の間，相互に影響しあう．

　胎生期の初期には，前腎，中腎と中腎管によって腎排泄機能が行われる．後腎はその機能を保ちながら腎臓となる．中腎と中腎管は長く伸びた間葉索であり，造腎隆起内に中腎傍を伴う．中腎傍は退化する．

　後腎は3つのプロセスを経て発達する．すなわち，中腎管の裏返り，尿管芽の形成，増殖，融合で，後腎芽体を伴う．腎臓が成熟し，尿管が伸びるにつれ，骨盤から腰部へと移動する．

　総排泄腔が尿生殖洞と直腸肛門管に分化した後，尿膜導管に連続する上方の小室が膀胱を形成し，下方が尿道に発達する．中腎管の尾側端は上方の膀胱小室に合流する．合流する前に，中腎管と尿管芽は小室の一部として拡張し結合し，膀胱三角と尿道の一部に進化する．その拡張により尿管口と中腎管の遠位端が切り離され，輸精管に進化する．胎児が成熟するにつれ，尿膜導管は退行する．その遺残は膀胱の前上方の壁を臍に結びつけ，尿膜管になる．

　精巣は生殖隆起で発達し，中腎管より遅れて形成される．それは，原始胚細胞，体腔上皮細胞，中腎および中腎管に由来する3つの主要な細胞集団からなる．精巣が成熟する間に次のステップが生じる[1]．

・体腔の上皮は増殖し細胞索を形成する．細胞索は延長し，精細管になる．
・精細管に繋がる中腎間充織由来の細胞のネットワークは，髄質領域で精巣網になる．
・腸壁由来の原始胚細胞の移動と精細管索への編入が起こる．
・中腎管への精細管の接続，そして，精巣上体頭の分葉の繰り込みと形成が起こる．
・中腎管は輸精管へ変化する．

　後腎が骨盤から移動する間に，精巣は下方に移動して成熟した胎児内の陰嚢に収まる．

2. 解剖学

1 膀胱

　膀胱は尿管を経て両側腎臓から尿を集めるリザーバーである．そのサイズは様々で，膀胱内の尿量に依存する．膀胱全体は腹腔外ではあるが，その上壁は壁側腹膜に覆われているので，膀胱が拡張すると壁の大部分は腹膜表面に接する．前壁と下壁は骨盤内の脂肪によって覆われている．

　前壁と膀胱尖は臍まで伸びる尿膜導管，尿膜管の遺残によって前腹壁に付着する．尿膜管を覆い，上壁の上で折れかえる前側の部分的な腹膜は正中臍襞を形成する．前壁の腹腔外表面はRetziusの恥骨後隙脂肪（前膀胱腔）によって横筋筋膜から分けられる（図14-1）．

　膀胱を覆う壁側腹膜は骨盤の両側に伸び，鼠径陥凹として知られる腹膜陥凹を形成する．下胃動脈から臍まで斜めに走る臍動脈の走行上にある腹膜襞は鼠径陥凹と傍膀胱陥凹を分ける．後方に

301

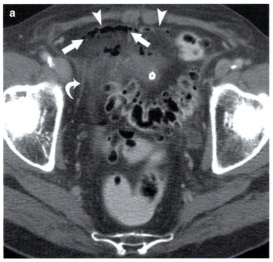
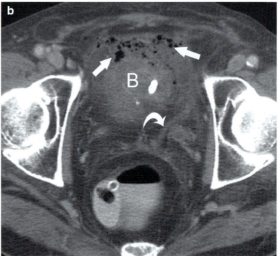

図14-1 生検によって穿孔した膀胱．Retziusの恥骨後間隙（前膀胱腔）に空気のたまりがあり，横筋筋膜の輪郭がわかる

(a) 骨盤CTは横筋筋膜（矢頭）の輪郭を描く空気（矢印）を示す．斜めに走る臍動脈が存在する正中臍ヒダ（曲線矢印）に注意．
(b) より下方では，膀胱内に血塊が同定され(B)，腹腔外前膀胱腔に空気（矢印）が存在する．左側にある輸精管に注意（曲線矢印）．

は，膀胱後壁の上に壁側腹膜があり，精嚢と直腸前壁を覆い，直腸膀胱窩すなわちダグラス窩を形成する．

膀胱は上および下膀胱動脈から血流を受ける．上膀胱動脈は内腸骨動脈の分枝の1つで膀胱の天井部分を灌流する．輸精管にも枝を送る．下膀胱動脈は中直腸動脈と初期は血流を共有し，膀胱の底部，前立腺，精嚢を灌流する．付加的な動脈が閉鎖動脈と下臀動脈から出ることがある．膀胱から血流を返す静脈は，動脈に伴走する．

膀胱のリンパ管はほとんどが外腸骨節と内腸骨節に流入する．すなわち，下面からの脈管は閉鎖窩に流入する．膀胱を司る神経は，S2-S4の副交感神経と下位胸髄，上位腰髄由来の交感神経由来である．それらは，腹腔神経叢，腸間膜神経叢，下胃神経叢を経て，内腸骨脈管群に沿って走る．

2 前立腺と精嚢

前立腺は恥骨結合の下縁の後方で膀胱底部から出る尿道の近位部を囲む．線維筋性の腺で，膀胱底部に底面を有するピラミッド状の形をしている．頂点は膜尿道の方向に向かう．前立腺は，3つのゾーン（移行域，中心域，辺縁域）と前線維筋間質に分けられ，周囲の神経や脈管と固着した筋膜で覆われている．

精嚢は球形嚢と折りたたまれた管状構造からなり，前立腺の上方で膀胱と直腸の間にある．輸精管は2つの精嚢の間で中央線の近くで膨大部を通って精嚢に入る．各々の精嚢は射精管を作り前立腺部尿道に加わる．

前立腺と精嚢はDenonvilliers筋膜によって直腸と分かれる．前立腺底部は膀胱底に隣接し，それは骨盤脂肪と網目状の脈管と神経に囲まれている．前立腺の中央部と尖部は下部直腸と挙筋群と密接に関係している．

膀胱頸部と前立腺は排尿筋と恥骨前立腺靱帯によって恥骨結合に固定されており，それは相互に関係しあっている．後者は前立腺底部の横の外側面から恥骨に及び，そこで前立腺の前上面を越えて膀胱底まで通る排尿筋を形成する[3]．

前立腺と精嚢は下膀胱動脈および中直腸動脈から動脈血流を受けるが，内陰部動脈からの分枝も前立腺に血流を供給する．下腹神経叢から多くの神経が前立腺を司る．複数の神経および動脈により，前立腺底部の後外側面で神経血管束が作られ，頂部を灌流するために外側縁に沿って分枝を

供給している．

前立腺および精嚢のリンパ管は，外腸骨リンパ節，閉鎖リンパ節，内腸骨リンパ節に主に流れ出る．さらに，前立腺の分枝経路として仙骨前リンパ節と直腸間膜リンパ節がある．

3 陰茎と尿道

陰茎は，2つのパーツからなる．付着部分(根部とも呼ばれる)は会陰にあり，自由に下垂している部分(体部とも呼ばれる)は皮膚で覆われている[4]．3つの勃起体が陰茎を形作る．2つの陰茎海綿体がより大きな体部を形作り，2つの海綿体の背側および間を通る神経血管束を伴っている．3つ目は尿道海綿体であり，中央溝にあって，尿道が横切る．

陰茎へは内外陰部動脈が血流を供給する．すなわち，

・内陰部動脈の分枝である会陰動脈は，球部および陰茎海綿体と尿道海綿体の全長にわたって走行する一対の背側動脈に血流を供給する[4]．全長にわたって体部組織に穿通枝も分布する．
・大腿動脈の分枝である外陰部動脈由来の分枝は陰茎の皮膚に血流を供給する．

体部の静脈は深背側静脈と浅背側静脈を形成し，陰茎体背側面に沿って走行する[4]．

・浅側の静脈は外陰部静脈に注ぎ込み，大腿静脈に至る．
・深部の静脈は陰茎提靱帯と会陰膜を通過し，前立腺周囲静脈叢と内腸骨静脈に注ぐ．

陰茎からのリンパ流は複数のルートを持っている．

・外陰部経路では陰茎および会陰部の皮膚のリンパが伏在大腿交叉のリンパ節に流入する．
・深鼠径経路では亀頭のリンパが鼠径リンパ節と外腸骨リンパ節に流入する．
・内腸骨経路では，勃起組織と陰茎尿道のリンパが内腸骨リンパ節に流入する．

4 精巣と陰嚢

精巣は後腹膜器官として発達し，鼠径管を通って腹壁の前下方に移動する．陰嚢に下りる際，精巣動静脈，リンパ管，神経，輸精管，何層かの腹膜ヒダを引き連れ，精索を形成する．精巣は結合組織，肉様膜筋，肉様膜によって陰嚢内で支持される．

精巣の表面は臓側精巣漿膜と壁側精巣漿膜によって覆われる．臓側精巣漿膜と壁側精巣漿膜は精巣の臓側腹膜と下前方の腹壁の壁側腹膜に繋がる．2つの精巣漿膜の間の潜在空間は鞘状突起と呼ばれており，しばしばその近位で消滅する．近位鞘状突起が持続すると，外鼠径ヘルニアであったりヘルニア嚢内に腹水がたまることがある(図14-2)．精巣が下降しないと，性腺下降経路のいずれかに位置することになる．大抵は鼠径管の中に存在する．生殖細胞起源の腫瘍は，停留精巣で生じることは周知の通りである(図14-3)．

精巣は精巣動脈から血流を受ける．右側は大動脈から分岐し，左側は左腎動脈から分岐する．それらは初めのうちは尿管の内側を走行し，その後，尿管と交叉しその外側を走行する．その後，深鼠径輪と鼠径管に下降する．静脈は動脈に伴走する．陰嚢と精索は大腿動脈から分岐する外陰部動脈，内陰部動脈の陰嚢枝，下腹壁動脈から分岐する精巣挙筋動脈より血流を受ける．

精巣のリンパ流は精巣静脈に沿って傍大動脈リンパ節へ流入する．陰嚢のリンパ流は原則，浅鼠径リンパ節に流入し，代替経路として内陰部リンパ節と内腸骨リンパ節に流入する．

3. 膀胱・前立腺・尿道・陰茎・精巣の疾患

この節では膀胱および男性生殖器の疾患の臨床所見について記述し，画像上の進展のパターンを明示する．

1 膀胱がん

移行上皮がんは膀胱の最も高頻度にみられる上

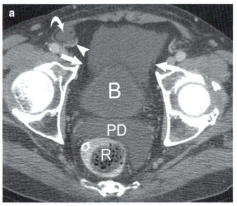
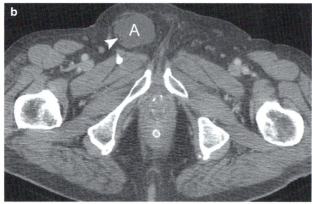

図14-2　外鼠径ヘルニア内に入り込んだ骨盤内腹水
(a) CT は膀胱(B)と直腸(R)の間のダグラス窩(直腸膀胱窩，PD)の液体貯留を示す．右外鼠径ヘルニア(曲線矢印)が右下腹壁動脈(矢頭)を内側に偏位させていることに注意．矢印は消滅した臍動脈を指している．
(b) 右外鼠径ヘルニア嚢内の腹水(A)は精索内の精巣静脈(矢頭)を偏位させている．

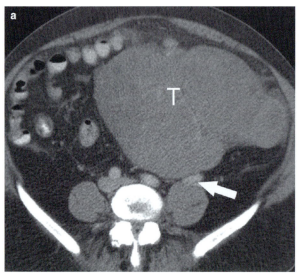
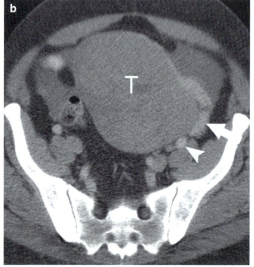

図14-3　停留精巣をおかすセミノーマ
(a) CT は左下腹部に巨大な腫瘤(T，訳者追加)を示している．左性腺静脈が拡張していること(矢印，訳者追加)に注意．
(b) 下位でのCT．拡張した性腺静脈管(矢印，訳者追加)が左停留精巣から発生したセミノーマの流出路となっていることを示している．

皮性腫瘍である．およそ75%を占める．それに次ぐのが扁平上皮がんで14%で，腺がんは4%である[5,6]．微小乳頭がん，印環細胞がん，小細胞がん，大細胞神経内分泌がん，肉腫様がんといったある種の稀な病理学的バリアントは進行の早いものと認識されてきた[7,8]．

膀胱がんが疑われる患者においては診断および壁へのがんの浸潤の深さを確定するために膀胱鏡下生検がルーチンに行われる．TNM 分類により深達度，特に壁外浸潤(T3)，隣接臓器への浸潤(T4)，リンパ節転移，遠隔転移が予後の悪さと関連することが確立された．

さらに患者の年齢，性別，病理学的な腫瘍のステージ，グレード，腫瘍の組織学的サブタイプ，所属リンパ節の状態に関する情報を1つにまとめたノモグラムを適応することにより，臨床的アウトカムの指標はTNM分類よりも改善した[5,6]．

膀胱原発の悪性リンパ腫は稀である．主たる組

織型であるびまん性大細胞型B細胞性リンパ腫やBurkittリンパ腫が広範囲に進展した病状においては，悪性リンパ腫の浸潤は通常びまん性壁肥厚としてあらわれる．

2 炎症および炎症様膀胱腫瘤

膀胱の細菌感染はよくあることであるが，一般的に抗菌薬で治療され，膿瘍や瘻孔形成を伴う複雑性感染を除いて確定診断のために画像診断が必要となることは稀である．ある種の画像は結核，真菌感染，あるいは住血吸虫症，エキノコックス症といった寄生虫感染などの稀な感染症の診断の補助になることがある．

炎症性偽腫瘍やマラコプラキアといった他の稀な炎症性，炎症様の病態が臨床像も画像上も膀胱がんとそっくりな場合がある[9]．それらは膀胱壁肥厚や膀胱周囲脂肪に進展した腫瘤として現れることがある．診断は通常膀胱鏡下生検による．

3 前立腺がん

前立腺がんは男性に最もよくみられるがんである．それは無痛性の腫瘍から進行の早い劇症型の病状まで，その臨床像は幅広い．TNM分類と臨床的および組織学的ノモグラムによって，進行の早い腫瘍に対するガイドラインが得られ，厳密なマネージメントのアルゴリズム，治療，予後が示される[10,11]．これらは次に示す特徴の1つ以上を含む[11]．

・PSA値>20 ng/mL
・Gleasonスコア>7〜8
・未分化な腫瘍または高グレード腫瘍
・T3以上

初期診断時の組織学的タイプのバリアントあるいは進行の速さを示唆する経過中の形質転換は，未分化がん，小細胞バリアント，神経内分泌腫瘍，印環細胞がん，肉腫様バリアントを含む[12-14]．さらに，被膜を越えて腫瘍進展，精囊や神経血管束への浸潤，リンパ脈管浸潤，リンパ節転移は，進行の速さと予後不良を意味する．

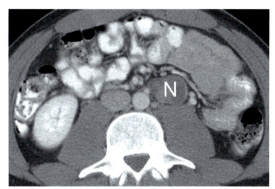

図14-4 左傍大動脈リンパ節に左精巣の胎生がんからの転移性リンパ節腫脹(N)を認める

4 精巣がん

精巣がんの頻度は低く，男性の悪性腫瘍全体の約1%である[15-17]．生殖細胞由来の腫瘍は，多くはセミノーマ，混合性胚細胞腫瘍，胎生がんが大半であり，精巣腫瘍の95%を占める．稀な腫瘍として性索(Sertoli細胞)，間質(Leydig細胞)，リンパ腫由来のものがある．陰囊や精索の間葉腫瘍は精巣がんとよく似ている場合がある．

精巣がんは典型的には精巣血管系に沿ったリンパ管経由で，傍大動脈領域のリンパ節まで進展する(図14-4)[18]．所属リンパ節はこの経路に沿って存在する．特に陰囊とその皮膚に浸潤した場合に，代替経路は伏在大腿接合部でのリンパ節，深鼠径リンパ節を含む．精巣の進行の早い腫瘍や間葉由来の腫瘍は静脈内あるいは鼠径管に沿って腹膜外まで進展する．

4. 疾患の進展様式

1 腹腔内進展

壁側腹膜と接する膀胱上壁を除けば，膀胱，前立腺，男性泌尿生殖器はほぼ腹腔外腔に位置するので，腹腔内進展をきたすことは一般的でない(進行の早い場合や膀胱の天井原発を除く)．このような腫瘍には，膀胱がんや前立腺がんの進行の早いバリアントや稀な尿膜管がんが含まれる．腹

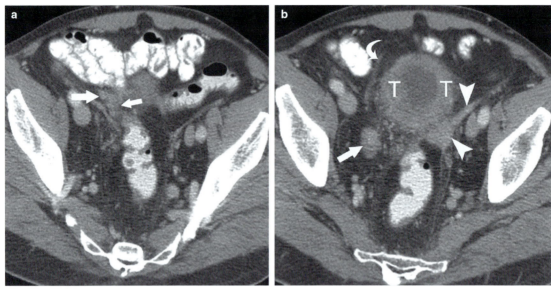

図 14-5 局所的な腹腔内進展を伴った進行未分化膀胱がん
(a) 局所的な腹膜浸潤が，輸精管および膀胱上の腹膜の結節状のプラーク(矢印)として現れている．
(b) 下位レベルでは，原発腫瘍(T)がびまん性に膀胱壁と膀胱憩室(矢印)を巻き込んでいる．腫瘍は輸精管(矢頭)の腹膜ヒダに沿って進展する．内側臍ヒダ(曲線矢印)の走行に注意．

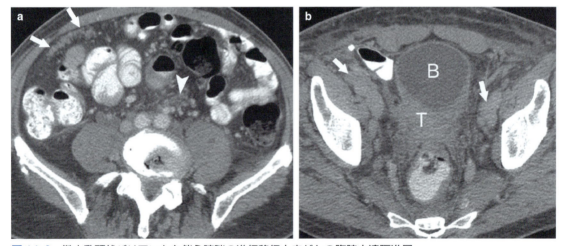

図 14-6 微小乳頭状バリアントを伴う膀胱の進行移行上皮がんの腹腔内遠隔進展
(a) 腸骨稜レベル CT 像．大網転移(矢印)およびS状結腸間膜内の腫瘍浸潤(矢頭)を示す．
(b) 骨盤レベル CT 像．精嚢への浸潤を伴った後壁を巻き込む原発腫瘍(T)を示す．外腸骨リンパ節の転移(矢印)にも注意．

腔内進展は局所のリンパ節浸潤，大網転移や遠位腹膜転移として現れることがある(図 14-5〜7)．さらに，外傷性，あるいは医原性の傷害により腹腔内に穿通し，その結果，腹腔内出血や血腫に至ることがある(図 14-8)．

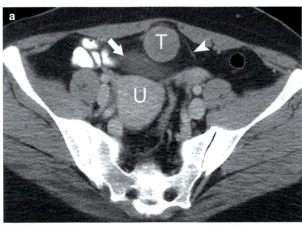
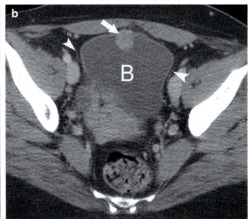
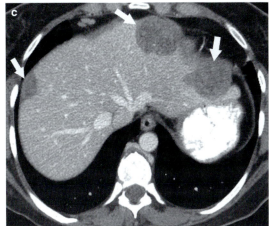

図14-7　尿膜管がんと腹膜転移としての再発
(a)骨盤レベルCT像．前腹壁背側で尿膜管に沿った，膀胱（矢印）前方の円形腫瘤（T）を示す．腫瘤と膀胱の側方で臍に向かう内側臍ヒダ（矢頭）に注意．U＝子宮．
(b)下位レベル．腫瘤（矢印）は膀胱（B）の前壁を巻き込み，尿膜管の管状構造を形成している．再度，両側の内側臍ヒダ（矢頭）の走行に注意．
(c)尿膜管がん外科切除後3年．肝周囲横隔膜下領域の腹膜転移（矢印）と卵巣転移（描出されていない）が進行した．

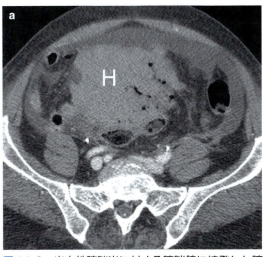
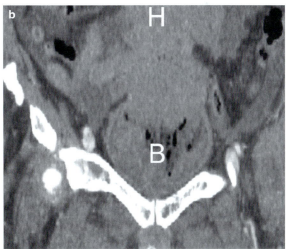

図14-8　出血性膀胱炎に対する膀胱鏡に続発した膀胱の腹腔内穿孔
(a)CT水平断像．血腫（H）を示す．膀胱上方の腹腔内にガスと腹腔内出血を伴う．
(b)CT冠状断像．凝血塊（B）で満ちた膀胱上方の血腫（H，訳者追加）を示す．

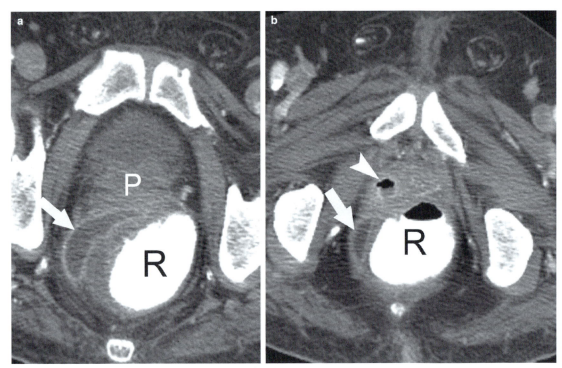

図 14-9　直腸周囲へ進展し瘻孔を形成した前立腺膿瘍
(a) 前立腺基部レベルの CT 像．直腸周囲膿瘍を示す（矢印）．R＝直腸，P＝前立腺．
(b) 前立腺中部では，膿瘍（矢頭）は前立腺右葉にみられ直腸（R）の右側に進展している（矢印）．

2 腹膜下進展

1）隣接性腹膜外進展

　多臓器が限られた骨盤腔内で腹腔外に存在し閉じ込められているおかげで，感染，外傷，腫瘍を含む膀胱と前立腺の疾患は，通常周囲の腹膜外スペースと隣接する臓器に穿通する．（図14-1, 4, 5, 9）炎症の広がりは結果として膿瘍形成や他臓器への瘻孔形成に至り，より積極的な介入が必要となる．

　前立腺がんや膀胱がんのような悪性腫瘍では，臓器外へ進展すると，ステージ分類が上がりノモグラムも高スコアになる，すなわち予後不良を示す．最近の腫瘍学では，生検が診断を確定するのに用いられ，画像検査は，疾患とその進展の局在をはっきりさせ，治療計画前の転移性病変を除外するための適切な臨床的パラダイムのもとでのみ行われる．

　前立腺がんでは，MRI は，特に経直腸コイルを用いた場合，被膜外進展や精嚢や神経血管束への浸潤の評価に優れている（図14-10, 11）[11, 19, 20]．このため MRI は疾患のステージングに寄与してきた．CT の価値は微小病変では限られているが，進行性や転移性の疾患ではより有用である（図14-12）．

　未分化がん，印環細胞がんのような前立腺がん，膀胱がんの他のバリアントは，腹腔外や隣接臓器へのびまん性浸潤を呈する．（図14-13, 14）それらは進行が早く，予後不良を呈することが多い．さらに，びまん性 B 細胞リンパ腫（図14-15）や間葉系腫瘍，神経原性腫瘍のような稀な腫瘍もこの様式で進展することがある．

2）リンパ節転移

　先にも記載したが，骨盤内臓器由来のリンパ管は，典型的には外腸骨リンパ節に流出し，内腸骨動静脈多数の分枝に沿って内腸骨リンパ節に流出する．これらのリンパ管は総腸骨動静脈に沿って上行し傍大動脈リンパ節に流出する．膀胱や前立腺の原発腫瘍の手術では，外腸骨動静脈（図14-5）に沿い，かつ内腸骨動静脈の分枝に沿って，

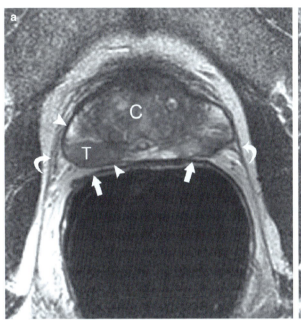
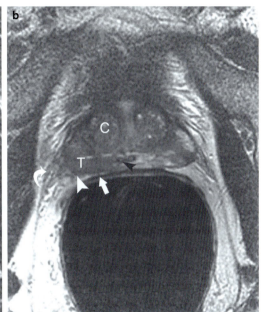
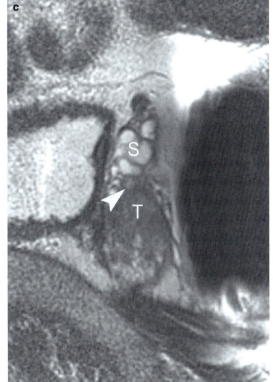

図 14-10 前立腺がんの被膜外浸潤および精嚢浸潤
(a)前立腺中部レベルの T2 強調画像で辺縁域に低信号の腫瘍(T)を示す．低信号領域(矢頭)は前立腺の線維性被膜で，破綻はしていない．下腹神経の枝(曲線矢印)が被膜の外で前立腺の両側にある．矢印が示しているのは Denonvilliers 筋膜である．C=前立腺の中心領域．
(b)より高位の画像．後外側面で低信号の皮膜が破綻(白矢頭)と神経血管束の(曲線矢印)低信号肥厚は腫瘍の浸潤を示す．黒矢頭が示しているのは輸精管．白矢印は Denonvilliers 筋膜．C=前立腺の中心域，T=腫瘍．
(c)矢状断像．腫瘍(T)の浸潤による精嚢(S)の尾側(矢頭)の低信号．

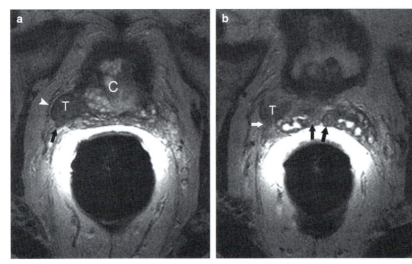

図 14-11　右神経血管束と両側精嚢に浸潤した前立腺がん
(a) T2 強調水平断像．右神経血管束（矢印）内に進展している右基部の辺縁域の腫瘍（T）を示す．前立腺を支配する神経のもう一方の枝（矢頭）は侵されていない．C＝中心域．
(b) より高位の画像．腫瘍（T）は右神経血管束（白矢印）に進展する．精嚢の中心領域（黒矢印）の腫瘍は低信号を呈する．それに対し，液体で満たされた正常の精嚢では高信号を呈する．

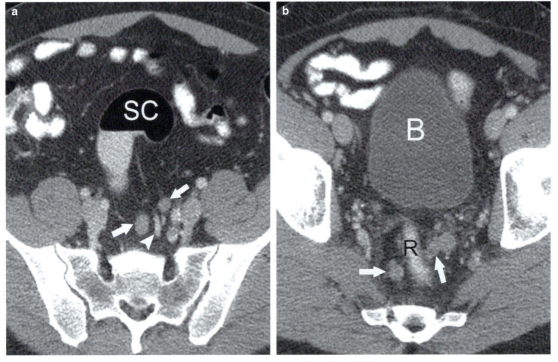

図 14-12　直腸浸潤および直腸間膜リンパ節転移をきたした進行前立腺がん
(a) 骨盤上部の CT．S 状結腸（SC）背側の上直腸静脈（矢頭）に沿ったリンパ節転移（矢印）を示す．
(b) 直腸中部（R）レベルの CT．直腸間膜間の転移リンパ節（矢印）を示す．B＝膀胱．

(つづく)

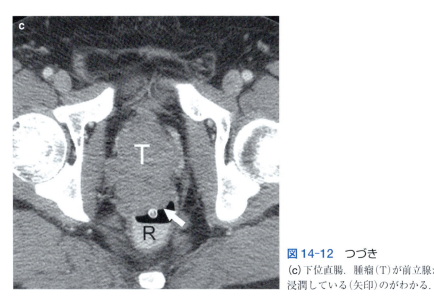

図 14-12　つづき
(c) 下位直腸．腫瘍(T)が前立腺から成長し直腸(R)前壁に浸潤している(矢印)のがわかる．

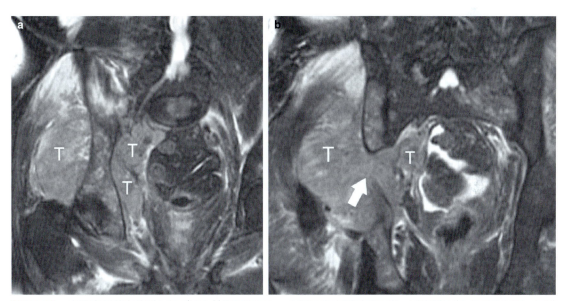

図 14-13　小細胞型前立腺がんはびまん性浸潤を示し，骨盤内の腹膜外腔に沿って広がる(大坐骨孔を通って坐骨神経と下臀静脈沿いに進展する)
(a) 骨盤 T2 強調脂肪抑制冠状断像．直腸間膜の外側で右腸骨背側の骨盤外側の腹膜外腔に浸潤する腫瘍(T)を示す．
(b) 大坐骨孔(矢印)を通って腫瘍(T)は進展する．

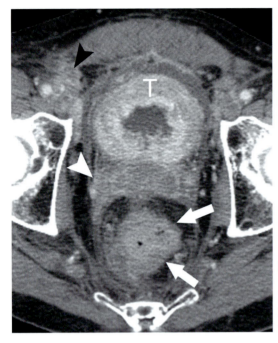

図 14-14 印環細胞を伴う未分化膀胱がんは膀胱および直腸の linitis plastica を呈する

直腸壁(矢印)に浸潤し,精囊を取り囲んで腹膜外腔(白矢頭)内へ進展する膀胱壁のびまん性浸潤(T)に注意.鼠径管(黒矢頭)への浸潤にも注意.

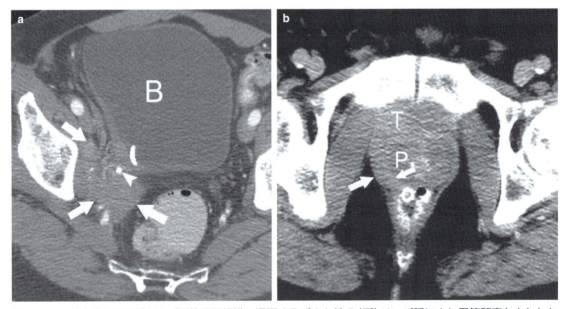

図 14-15 前立腺周囲組織および尿管周囲組織に浸潤するびまん性 B 細胞リンパ腫により尿管閉塞をきたしたもの

(a) 骨盤 CT.軟部組織浸潤(矢印)を示す.右内腸骨動静脈,下腹壁神経叢,閉鎖動静脈に沿い,右尿管(矢頭)のステントを取り囲んでいる.B = 膀胱.
(b) 前立腺(P)右葉周囲への腫瘍(T)浸潤(矢印).

(つづく)

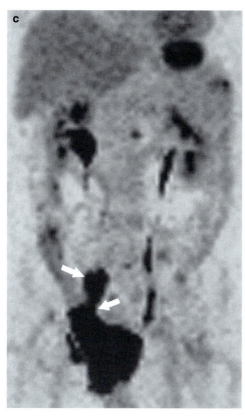

図 14-15 つづき
(c) PET. 右尿管遠位（矢印）に沿いかつ前立腺周囲の腫瘍でブドウ糖取り込みが高いことがわかる．

両者の接合部までリンパ節郭清をすることがよくある（図 14-16, 17）[21]．そのレベルより上位のリンパ節はルーチンには調べない．そのレベルより上位のリンパ節転移は遠隔転移と見なされ，TNM 進行分類での M ステージに格上げされる[22]．

膀胱がんでは，陽性リンパ節の個数に加え，リンパ節のサイズもまた N ステージに含まれる[22]．

・N1 は 2 cm 以下の 1 個のリンパ節
・N2 は 2〜5 cm の 1 ないし複数個のリンパ節
・N3 は 5 cm を超えるリンパ節

リンパ流の別経路には，直腸間膜のリンパ節を含む．その経路は上直腸動静脈に沿って上行し，下腸間膜リンパ節に流出する（図 14-12）．稀ではあるが可能性のある別経路は，膀胱がんの腹壁浸潤にみられるもので，下腹壁リンパ節を含み，外腸骨リンパ節に至る．

尿道がん，陰茎がんからのリンパは主として大伏在静脈大腿静脈接合部のリンパ節に流出し，深鼠径リンパ節および外腸骨リンパ節まで上行する．別経路として内陰部リンパ節および閉鎖リンパ節に沿うものがある（図 14-18）．

3）血管および傍神経浸潤

前立腺がん患者において，リンパ脈管浸潤は根治的前立腺摘除術から得られた病理組織のおよそ 10〜20％程度に同定されている[23,24]．多変量解析によると，その存在および Gleason score は生化学的再発の独立因子であった．傍神経浸潤は類似の発生率が観察されているが，その予後的重要性はいっそう議論のあるところであり，確定的なものではない．傍神経浸潤は，独立予後予測因子というよりもむしろ被膜外進展の一部と見なされることが多い[25,26]．

リンパ腫や神経原性腫瘍のような稀な腫瘍は神経，脈管沿いに分布，進展することがある．（図 14-19, 20）

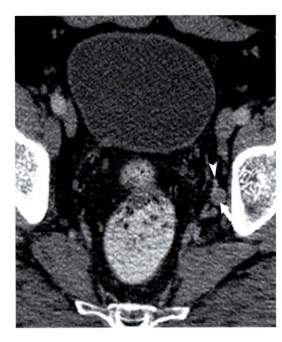

図14-16 前立腺がん（描出されていない）は左内腸骨動脈の前幹（矢頭）に沿ったリンパ節（矢印）に転移している

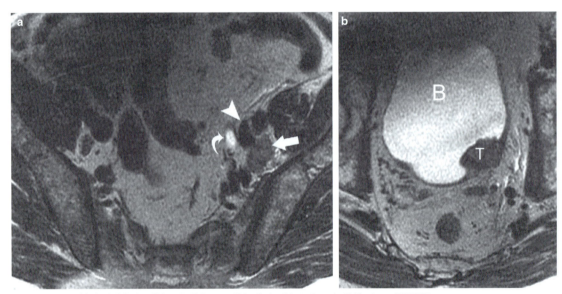

図14-17 尿管膀胱移行部近傍から発生した移行上皮がんからの転移性リンパ節腫脹
（a）MR T2強調画像．左外腸骨動静脈（矢頭）と左内腸骨動静脈の間の転移性接合部リンパ節（矢印）を示す．拡張した左尿管（曲線矢印）に注目．
（b）より低位では，腫瘍（T）が膀胱（B）の後側方壁に描出されている．

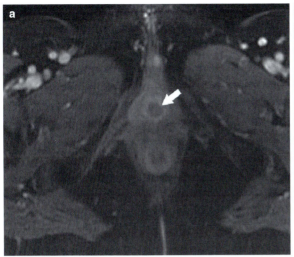
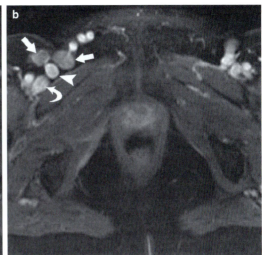

図 14-18 浅鼠径リンパ節および閉鎖孔リンパ節に転移した尿道がん
(a) 造影後脂肪抑制 T1 強調画像. 腫瘍(矢印)が尿道にあることを示す.
(b) 転移リンパ節(矢印)は大伏在静脈(矢頭)と大腿静脈(曲線矢印)間の接合部に同定される.
(c) 別の転移リンパ節(矢印)が閉鎖孔に示される. OM = 内閉鎖筋.

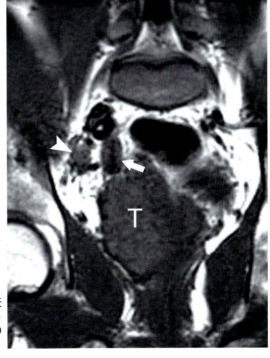

図 14-19 内腸骨静脈の分枝(矢頭)に腫瘍塞栓(矢印)および,外腸骨動静脈の正中鎖に沿った転移リンパ節を伴った傍前立腺領域の悪性傍神経節細胞腫(T)

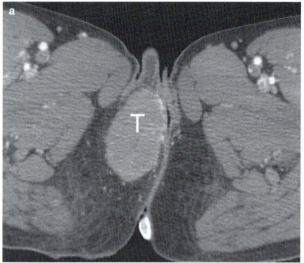
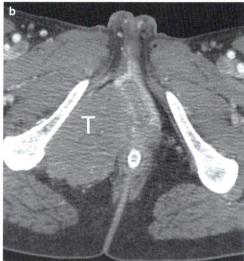
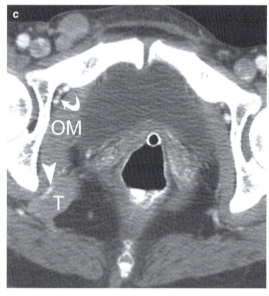

図 14-20　内陰部動静脈・神経に沿ったリンパ腫の浸潤
(a) 会陰レベルの CT．右陰唇の腫瘤(T)を示す．
(b) 腫瘤(T)は坐骨直腸窩内で右内陰部動静脈に沿って進行する．
(c) より上位レベルでの CT．腫瘤(T)は右内陰部動静脈(矢頭)に沿って内閉鎖筋(OM)の後方まで見える．曲線矢印は閉鎖動静脈を示す．

■文献

1. Healy JC, Hutson J, Collins P: Development of urogenital system. In Standring S(ed) Gray's Anatomy - The Anatomical Basis of Clinical Practice, 40th ed. Churchill Livingstone Elsevier, London, 2008, pp 1305-1325.
2. Cochard LR: The urogenital system. In Cochard LR (ed) Netter's Atlas of Human Embryology. Icon Learning System LLC, Teterboro, 2002, pp 157-184.
3. Healy JC, Cahill DJP, Chandra A, Davies CL, Khan N: Bladder, prostate and urethra. In Standring S(ed) Gray's Anatomy - The Anatomical Basis of Clinical Practice, 40th ed. Churchill Livingstone Elsevier, London, 2008, pp 1245-1259.
4. Healy JC, Davies CL, Freeman A, Khan N, Minhas S: Male reproductive system. In Standring S (ed) Gray's Anatomy - The Anatomical Basis of Clinical Practice, 40th ed. Churchill Livingstone Elsevier, London, 2008, pp 1261-1277.
5. International Bladder Cancer Nomogram Consortium: Postoperative Nomogram predicting risk of recurrence after radical cystectomy for bladder cancer. J Clin Oncol 2006; 24:3967-3972.
6. Karakiewicz PI, Shariat S, Palapattu GS et al: Nomogram for predicting disease recurrence after radical cystectomy for transitional cell carcinoma of the bladder. J Urol 2006; 176:1354-1361.
7. Lopez-Beltran A, Cheng L: Histologic variants of urothelial carcinoma: Differential diagnosis and clinical implications. Hum Pathol 2006; 37:1371-1388.
8. Nigwekar P, Amin MB: The many faces of urothelial

carcinoma - an update with an emphasis on recently described variants. Adv Anat Pathol 2008; 15:218-233.
9. Wong-You-Cheong JJ, Woodward PJ, Manning MA, Davis CJ: Inflammatory and nonneoplastic bladder masses: Radiologic-pathologic correlation. RadioGraphics 2006; 26:1847-1868.
10. Stephenson AJ, Scardino PT, Eastham JA et al: Preoperative nomogram predicting the 10-year probability of prostate cancer recurrence after radical prostatectomy. J Natl Cancer Inst 2006; 98:715-717.
11. Hricak H, Choyke PL, Eberhardt SC, Leibel SA, Scardino PT: Imaging prostate cancer: A multidisciplinary perspective. Radiology 2007; 243:28-53.
12. Wang W, Epstein JI: Small cell carcinoma of the prostate - a morphologic and immunohistochemical study of 95 cases. Am J Surg Pathol 2008; 32:65-71.
13. Hansel DE, Epstein JI: Sarcomatoid carcinoma of the prostate: A study of 42 cases. Am J Surg Pathol 2006; 30:1316-1321.
14. Schwartz LH, LaTrenta LR, Bonaccio E et al: Small cell and anaplastic prostate cancer: Correlation between CT findings and prostate-specific antigen level. Radiology 1998; 208:735-738.
15. Woodward PJ, Sohaey R, O'Donoghue MJ, Green DE: Tumors and tumorlike lesions of the testis: Radiologic-pathologic correlation. RadioGraphics 2002; 22:189-216.
16. Ulbright TM: Germ cell tumors of the gonads: A selective review emphasizing problems in differential diagnosis, newly appreciated, and controversial issues. Mod Pathol 2005; 18:S61-S79.
17. Young RH: Testicular tumors - some new and a few perennial problems. Arch Pathol Lab Med 2008; 132:548-564.
18. Sohaib SA, Koh D-M, Husband JE: The role of imaging in the diagnosis, staging, and management of testicular cancer. AJR 2008; 191:387-395.
19. Claus FG, Hricak H, Hattery RR: Pretreatment evaluation of prostate cancer: Role of MR imaging and 1H MR spectroscopy. RadioGraphics 2004; 24: S167-S180.
20. Cornud F, Flam T, Chauveinc L et al: Extraprostatic spread of clinically localized prostate cancer: Factors predictive of pT3 tumor and of positive endorectal MR imaging examination results. Radiology 2002; 224:203-210.
21. Leissner J, Hohenfellner R, Thuroff JW et al: Lymphadenectomy in patients with transitional cell carcinoma of the urinary bladder: Significance for staging and prognosis. BJU Int 2000; 85:817-823.
22. Greene FL, Compton CC, Fritz AG, Shah JP, Winchester DP: Urinary bladder. In Greene FL et al (eds) AJCC Cancer Staging Atlas. Springer, New York, 2006, pp 329-335.
23. May M, Kaufmann O, Hammermann F, Loy V, Siegsmund M: Prognostic impact of lymphovascular invasion in radical prostatectomy specimens. BJU Int 2006; 99:539-544.
24. Cheng L, Jones TD, Lin H et al: Lymphovascular invasion is an independent prognostic factor in prostatic adenocarcinoma. J Urol 2005; 174:2181-2185.
25. Quinn DI, Henshall SM, Brenner PC et al: Prognostic significance of preoperative factors in localized prostate carcinoma treated with radical prostatectomy. Cancer 2003; 97:1884-1893.
26. Merrilees AD, Bethwaite PB, Russell GL, Robinson RG, Delahunt B: Parameters of perineural invasion in radical prostatectomy specimens lack prognostic significance. Mod Pathol 2008; 21:1095-1100.

第15章 婦人科疾患の進展様式

1. はじめに

　女性の骨盤内病変の進展様式の理解の基本はその特異な解剖学的特徴を理解することである．骨盤の腹膜下腔は病変の進展経路となり，腸間膜の腹膜への付着様式が腹膜内病変の進展に反映される．

　骨盤腔は筋膜に覆われた筋肉によって形成されている．側壁は梨状筋，内閉鎖筋，腸腰筋で構成されている．骨盤底は支持組織であり，骨盤隔膜を構成する肛門挙筋，尾骨筋からなる．尿生殖隔膜の筋肉は骨盤隔膜を補強し，尿道や腟が関連している．

　骨盤内筋膜と骨盤を覆っている腹膜との間が腹膜下腔である．この部分を骨盤内臓器に網羅する血管，リンパ管，神経が走行している．骨盤内の大きな血管は大動脈（卵巣動脈，下腸間膜動脈）と内外腸骨動脈である．これらの血管に関しては詳細を後述する．静脈系は一般的に動脈に沿って走行している．

　骨盤リンパ管，リンパ節は血管系に沿って走行し，明瞭に区別される．内臓の近くにあるリンパ節ほど小さく，関係した臓器の名前が付いている．大動脈分岐部と総腸骨動脈の間にあるリンパ節は総腸骨リンパ節という．内外腸骨リンパ節はそれぞれの血管に沿って認められる．下腹リンパ節は内腸骨リンパ節の近位部にあり，仙腸関節の下に認められる．閉鎖リンパ節は外腸骨リンパ節の後部，内閉鎖筋の内側に認められる．

　鼠径靱帯の下と尾側に鼠径リンパ節と深鼠径リンパ節がある．骨盤の頭側になると，リンパ流は両側の大動脈周囲リンパ節を介して，L2レベルで腹部大動脈右側にある乳び槽に灌流する．さらにリンパ流は胸管にのって大動脈裂孔を越え，鎖骨上リンパ節（通常左側であり，Virchowリンパ節として知られている）に到着する（図15-1，表15-1）．

　婦人科系悪性疾患の自然歴は腹膜下腔への進展と関係している．腹膜下腔への直接浸潤の経路は，ほぼ靱帯（特に広靱帯）と，靱帯と腹膜外腔との連続性によって規定される．腹膜下腔は骨盤内臓器の血管，リンパ管，神経の通り道であり，疾患進展の経路となりうる．腸管面に沿った進展は，主として広靱帯内から付属器，骨盤壁に広がることによって引き起こされる．領域，遠隔リンパ節転移は正確な治療前ステージ診断において最も重要な因子の1つである．

　広靱帯によってつり下げられている骨盤内臓器とS状結腸間膜との関係により骨盤内腹膜窩の解剖が決定される．これは腫瘍や感染などの疾患の腹腔内進展に関連する．

　婦人科腫瘍の評価に横断画像が広く用いられている．マルチスライスCT（MDCT），MRI，PETは原発腫瘍とともに腸管面を介した腫瘍進展，リンパ節転移，血行進展，腹膜内進展を同時に評価することが可能である．MDCTは非侵襲的で客観的であり，迅速に撮影が可能で，腹部と骨盤（腹膜下腔，骨盤腔）を同時に撮影することが可能である．このことより，婦人科腫瘍における最初のステージング，治療による効果を評価する第一選択となっている．

　しかし，リンパ節転移の診断には限界がある．リンパ節の評価は大きさによってなされる．腹部では短径で1cm以上か円形の場合は8mm以上が有意とされる．しかし，正常な大きさのリンパ節であっても微小転移が存在することはあり，またリンパ節が大きな場合でも反応性腫大の場合が

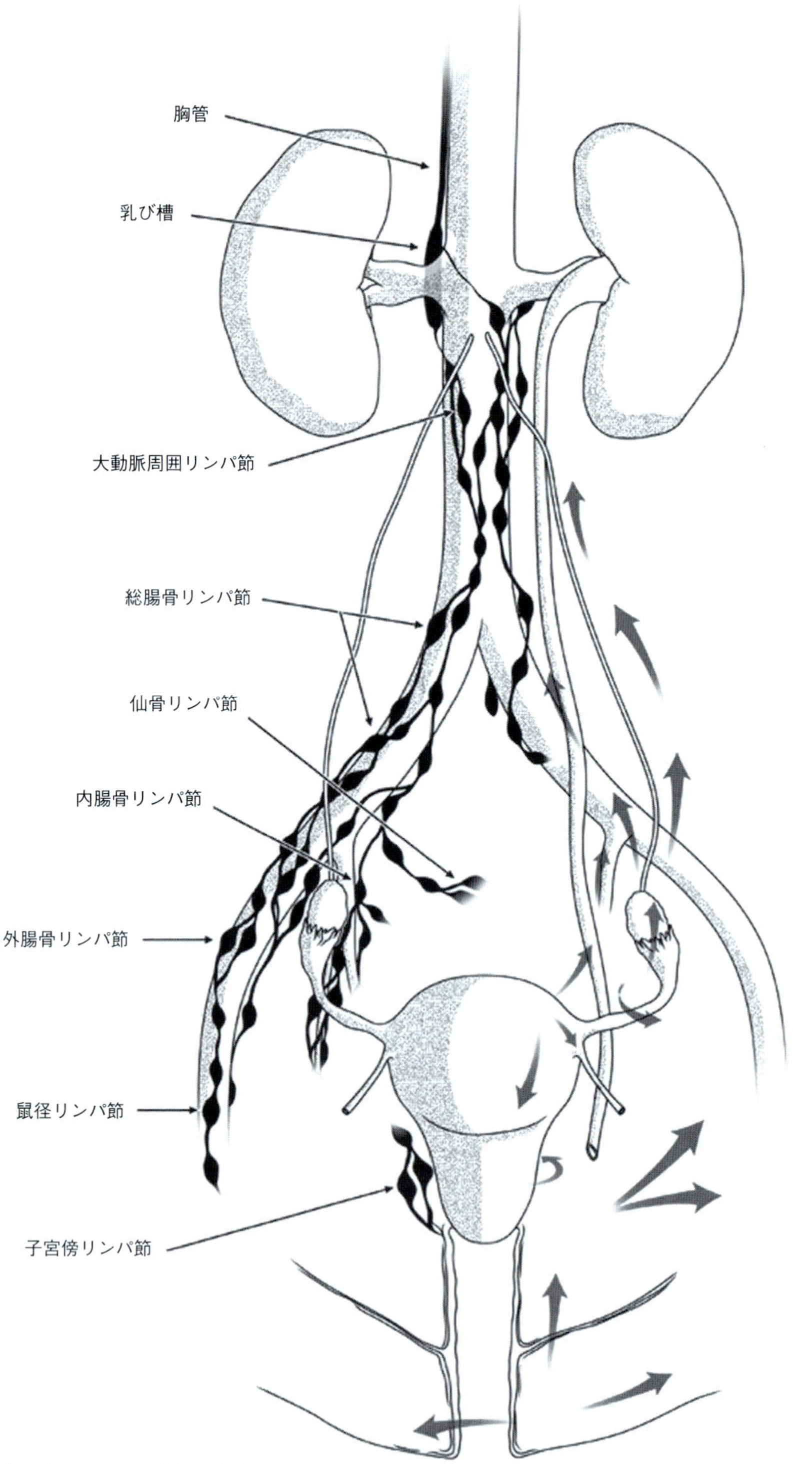

図 15-1 女性の骨盤におけるリンパ流の形式
外陰部と腟下部から浅鼠径リンパ節，深鼠径リンパ節にリンパ流が排出されている．腟上部，子宮頸部，子宮体部の下部から側方の広靱帯を介して閉鎖リンパ節，内腸骨リンパ節，外腸骨リンパ節に，後方には仙骨リンパ節に流れる．子宮体部の上部のリンパ流は卵巣から腸骨リンパ節に流れ，稀に鼠径リンパ節にも流れる．卵巣や卵管は卵巣動脈に沿い，または下部子宮へのリンパ流と共に円靱帯を介して大動脈周囲リンパ節に達する．稀であるが，子宮体部の上部のリンパ流は腸骨リンパ節と鼠径リンパ節に至ることがある．すべてのリンパ流は頭側に流れ，大動脈周囲リンパ節，乳び槽，胸管に流れていくことに注意．

表15-1 生殖器の骨盤リンパ排出路

リンパ節	リンパを排出する骨盤構造物
鼠径リンパ節	外陰部，腟下部，（卵巣，ファロピウス管，子宮：稀）
仙骨リンパ節	腟上部，子宮頸部
内腸骨リンパ節	腟上部，子宮頸部，子宮体下部，（外陰部：稀）
外腸骨リンパ節	腟上部，子宮頸部，子宮体上部，鼠径リンパ節
総腸骨リンパ節	内腸骨リンパ節，外腸骨リンパ節
大動脈周囲リンパ節	卵巣，ファロピウス管，子宮，総腸骨リンパ節

注：大動脈周囲リンパ節は乳び槽へ排出される．

ある[1]．原発腫瘍と局所進展の詳細な評価にも限界があり，早期の腹腔内病変の検出も困難である．

MRIはコントラスト分解能に関して優れている．原発腫瘍の特徴による評価や局所進展の描出に有用である．CTで曖昧であったリンパ節の評価もMRIでは可能である．腹部と骨盤部全体をルーチンに撮影するには撮影時間が長く，多くの画像があり，アーチファクトが生じるため，ルーチンに使用するには向いていない．原発腫瘍の特徴の描出による評価とリンパ節転移や腹腔内進展の精査に有用である．

FDG-PETは悪性腫瘍のリンパ節転移の評価に有用である．現在では子宮頸がんや内膜がんの骨盤内，動脈周囲リンパ節転移の評価に使用されている．PETとCTを融合した画像検査によって解剖学的部位診断やステージングの正確性が改善している[2,3]．

2. 外陰部

外陰部がんは婦人科的悪性腫瘍の5％以下で認められる[4]．外陰部は恥丘，大陰唇，小陰唇，陰核，会陰，腟前庭，前庭腺からなる．陰唇と肛門との間が婦人科的会陰である．外陰部がんの90％以上が扁平上皮がんである[5]．約70％で大陰唇と小陰唇に，40％は陰核と会陰部にそれぞれ同じ頻度で生じる．

外陰部への血流は主として内陰部動脈から供給され，内陰部動脈は内腸骨動脈前方枝から分岐する最後の枝である．これは大坐骨切痕から下臀動脈の前方を通過し，坐骨棘を乗り越えて小坐骨切痕に侵入して，坐骨直腸窩外側のAlcock管（内陰部管）を通過する．内陰部動脈からの分枝が陰核，会陰，尿道を灌流する．外陰部動脈も外陰部に血液を供給し，内陰部動脈と吻合する．

外陰部のリンパは主として浅鼠径リンパ節に流れる．恥丘や陰唇からのリンパドレナージは鼠径部へ流れ，中心線を越えることは稀である[6]．陰核や会陰からのリンパ流は中心線を越える．浅鼠径リンパ節は伏在静脈に沿って大腿三角内にあり，大腿静脈内側にある深鼠径リンパ節に流れる．最も深い部位にある鼠径リンパ節は鼠径靱帯部にあり，Cloquetリンパ節（Rosenmüllerのリンパ腺）といわれる．深鼠径リンパ節から外腸骨リンパ節，総腸骨リンパ節，大動脈周囲リンパ節に流れ，さらに乳び槽，そして胸管を介して鎖骨上リンパ節に流れていく．

1 外陰部がんの直接・腹膜下進展

外陰部がんの進展経路は，直接進展，腹膜下進展の2つのパターンがある．直接進展は近傍にある構造物に対する局所浸潤によって生じ，腟や尿道，肛門に生じ，進行例では骨盤骨に浸潤する．腹膜下進展は主としてリンパ節転移によって広がり，発症時に12％の患者で生じている[7]．最初は浅鼠径リンパ節に転移し，その後深鼠径リンパ節に広がる．稀に，深鼠径リンパ節が最初の転移部となることもある．外陰部がんは同側のリンパ節に転移し，反対側に転移することは稀である[8]．陰核が含まれる部位の外陰部がんでは最初から深部や浅鼠径リンパ節に転移する．

CTでは最も転移の頻度が高い浅鼠径リンパ節の評価が重要である（図15-2）．同側の鼠径リンパ節転移がない場合は対側のリンパ節転移は稀である（特に原発巣が外側にある場合）．両側リンパ節転移，膀胱，直腸，骨盤骨への直接浸潤がある場合はstage 4である．初診時に骨盤内や大動脈

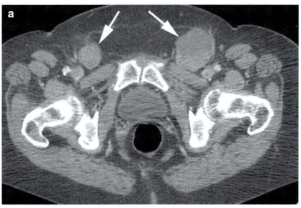
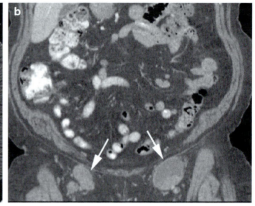

図 15-2　外陰部がんによるリンパ管進展
(a)恥骨結合レベルの下部骨盤部の CT．外陰部がんの転移による両側の浅鼠径リンパ節腫脹（矢印）を認める．
(b)冠状断 CT．浅鼠径リンパ節腫脹（矢印）を認める．

周囲リンパ節転移がある場合は稀である．

　血行転移は通常晩期に生じ，一般的にはリンパ節転移も伴う．血行性転移では肺転移が最も多い．

3. 腟

　腟がんは稀であり，婦人科がんの3%以下である[9]．直腸や膀胱，子宮頸がんや内膜がんなどの生殖器がんからの腟への直接浸潤の方が多い[10]．

　腟は扁平上皮で覆われており，原発性腟がんの80～90%は扁平上皮がんである．5～10%で腺がんを認め，子宮内DES(訳注)曝露をしている患者で頻度が増加する[11]．原発性黒色腫と肉腫はそれぞれ，原発性腫瘍の約3%の頻度である．腟がんの約50%は腟の上部1/3に発生する．

　腟は子宮頸部から前庭部まで伸展し，膀胱の後部，直腸の前部に位置する．血流は子宮動脈分枝の腟動脈から灌流され，腟壁外側に走行し，直腸動脈と下膀胱動脈と吻合する．静脈は動脈と併走し，内腸骨静脈に繋がる．

　腟のリンパ管は広範に相互結合したリンパ網を形成しているが，灌流方向は臓器によって決まっている[12]．閉鎖リンパ節や下腹リンパ節は腟円蓋と子宮頸部下部に灌流する．腟後壁のリンパ管は直腸前壁のリンパと吻合し，上，下臀リンパ節に流れる．腟の下1/3は外陰部リンパ管と吻合し，鼠径リンパ節や骨盤リンパ節に流れる．

（訳注）DES(diethylstilbestrol)：エストロゲン活性を有する非ステロイド性の合成化合物．受精卵の着床を避ける作用があり，性交後の避妊薬として使用されたことがある．この化合物が流産を防ぐと誤認されていた頃に服薬した妊婦より生まれた女児において，遅発性の腟明細胞がんの発現があった．

1 腟がんの直接・腹膜下進展

　腟がんの進展様式の基本は直接浸潤とリンパ管を介した腹膜下腔である（図 15-3）．

　直接浸潤は近傍の臓器に生じる．腟前壁からの浸潤は膀胱や尿管に，後壁からの浸潤はDenonvilliers筋膜（直腸生殖中核）を越えて直腸に広がる．側方への浸潤によって傍子宮組織に広がり，さらに骨盤壁まで広がることもある．

　リンパ節転移はリンパの流れに沿って生じる．腟の下1/3に発生した腟がんは鼠径リンパ節に，腟円蓋に発生した場合は下腹および閉鎖リンパ節に，また後壁の腟がんは下臀リンパ節に転移する．血行転移は肺に転移することが多く，肝臓や骨への転移は比較的少ない[13]．

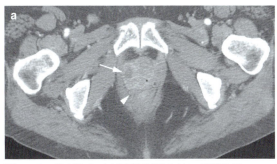
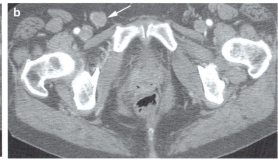

図15-3 腟がんによる直接浸潤とリンパ管進展
(a)恥骨結合レベルの下部骨盤CT.腟がん(矢印)が直腸まで浸潤している(矢頭).
(b)恥骨結合上縁レベルの下部骨盤CT.右鼠径リンパ節転移(矢印,訳者追加).

4. 子宮

子宮は骨盤下部の直腸の前方,膀胱の後方に位置する.内子宮口によって子宮頸部と体部の2つの部位に分けられる.子宮底部は卵管の入口部より上の部分の子宮体部である.

子宮頸部は2〜3cmの長さで腟の前壁から突出している.腟上部は傍子宮組織に取り囲まれている.傍子宮組織は子宮頸部と膀胱を隔て,外側は広靱帯内の結合組織に移行しており,広靱帯内には子宮血管,リンパ管,神経,尿管が走行している.子宮頸部腟上部にある腟円蓋の前上方向に子宮がある.子宮底部の近傍にはS状結腸と小腸がある.

子宮体部は臓側腹膜が覆っており,前方は膀胱を覆い,腹膜膀胱子宮陥凹を形成,後方は直腸を覆い直腸子宮陥凹やcul-de-sac^(訳注)を形成している.

子宮を覆っている腹膜は子宮をつり下げている子宮靱帯も連続して覆っている.子宮から外側に広靱帯が広がり,骨盤と連続している.広靱帯内には卵管が含まれる卵管間膜を認め,卵巣血管,リンパ管,神経が含まれている卵巣提靱帯,子宮が含まれる子宮間膜がある.

基靱帯(子宮頸横靱帯)は広靱帯下部の肥厚した部分で頸部から骨盤隔膜まで広がっている.仙骨子宮靱帯は子宮から仙骨まで広がり,円靱帯は子宮前外側から腹壁に達し,鼠径管を介して大陰唇で付着している.

(訳注)cul-de-sac:盲嚢.一部が閉じられた管腔.憩室や盲腸などもcul-de-sacの1つ.

1 浸潤性子宮頸がん

浸潤性子宮頸がんは婦人科がんの死亡例の約15%を占めている.最近の30年で女性のがん死の原因では乳がんに次ぐ2番目になった[14].米国での年齢調整死亡率は徐々に減少しているが,医療後進国ではいまだに頸部がんが女性のがん死原因のトップである.腫瘍の進展形式にはいくつかの機序がある.

子宮頸がんの直接浸潤はがんが基底膜を破壊し,頸部間質を直接,または血管孔を穿通した後に生じる.間質浸潤は頸部を越えて傍子宮組織に至るまで進行する.MRI撮影によって間質浸潤の描出が可能である.腟への浸潤は,最初は腟上部へ進展するが最終的には下部まで広がる.

腹膜下進展は尿管を含む広靱帯内を外側に広がり,骨盤外側壁まで達する(図15-4).さらに骨盤の腹膜外を腹部まで広がる.骨盤内リンパ節と子宮頸部腫瘤が癒合し骨盤側壁へ固定されることもある.隣接した臓器への直接浸潤は稀であるが,前方に広がって膀胱,後方に広がって直腸に浸潤することもある.

腹膜下腔内のリンパ浸潤は頸部リンパ管叢から子宮下部に広がる.子宮下部は3つの領域にリンパが分かれ,上部リンパ管は子宮動脈に沿って子宮を横切って上内腸骨リンパ節(下腹リンパ節)に灌流する.中部リンパ管は閉鎖リンパ節に,下部

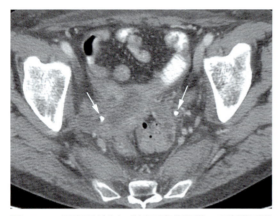

図15-4 子宮頸がんによる子宮傍組織への腹膜下進展
尿管閉塞（矢印）を伴った子宮傍組織への両側進展と右骨盤壁への浸潤．

リンパ管は上臀・下臀リンパ節に灌流する．これらリンパ系のすべては頭側に流れ，総腸骨リンパ節，大動脈周囲リンパ節に灌流される[15]．鎖骨上リンパ節の頻度は多く，大動脈周囲リンパ節から胸管を介して乳び槽に至って鎖骨上リンパ節転移となる（図15-5）．このリンパ節転移の頭側への進展は通常順番に生じる．

リンパ節転移は予後が不良であることを示している．リンパ節転移がない場合，5年生存率は90％であるが骨盤リンパ節転移がある場合は50〜60％，大動脈周囲リンパ節がある場合の5年生存率は20〜45％になる[16,17]．

初診時に血行転移を認めることは稀である．遠隔再発は肺，肝臓，骨に多い．腰椎浸潤は直接浸潤によって生じることが最も多い[18]．

2 子宮体がん

子宮体がんは婦人科がんのなかで最も頻度が高い．平均60歳の閉経後女性に生じ，危険因子は糖尿病と高血圧である．子宮内膜がんの90％は上皮由来である．腫瘍は様々な機序で進展する．

最初は子宮内膜に限局しており，ほとんどの腫瘍が子宮内腔でポリープ様の発育をする．腫瘍は脆弱であり，壊死した部位から出血し90％の患者で不正出血を認める．子宮内膜がんの75％は子宮内に限局している．その後，子宮内膜に沿って広がったり，子宮筋層に浸潤していく．浸潤の深さがリンパ節転移と関連しており，筋層浸潤がある場合は50％以上でリンパ節転移している[19]．直接進展は下部子宮領域と子宮頸部に広がり，大きくなるにつれ子宮外病変，リンパ節転移，再発が増加する[20]．この状態まで広がるとMRIによる評価が最も有用である．最終的には，広靱帯内を腹膜下進展し，卵巣や卵管などの付属器に広がる．子宮漿膜の破綻が生じると筋膜面を介して膀胱やS状結腸などの近傍の臓器への直接進展が生じる．

リンパ管を介する腹膜下進展はいくつかの経路がある．子宮底部と子宮上部領域は卵巣血管，リンパ管が灌流し，上腹部大動脈周囲リンパ節に広がる．中部，下部子宮領域は広靱帯に沿って子宮血管が灌流し，内腸骨リンパ節に広がる．円靱帯を介して浅鼠径リンパ節に広がることもある．

血行転移は稀であり，特に初診時にはほとんどみられない．再発は肝臓，肺，骨，脳にみられることが多い．

漿膜を介した進展は腹膜腔内に腫瘍が播種することによって生じる．卵管を介する腹膜内への播種も生じる．腹腔内進展がある場合はリンパ節転移を認めることが多い[21]．

5. ファロピウス管（卵管）

卵管がんは原発性婦人科系悪性腫瘍のなかで最も少ない．上皮由来の腫瘍がほとんどで，漿液性乳頭腺がんが最も多い．

ファロピウス管の長さは約12cmで，広靱帯上外側にある卵管間膜の辺縁にある．ファロピウス管の漿膜層は広靱帯と子宮を覆っている臓側腹膜と連続しており，腹膜下腔内にある．動静脈は子宮，卵巣血管から灌流されている．リンパ管は卵巣リンパ管から上腹部大動脈周囲リンパ節に流れる．広靱帯内の子宮血管から腸骨リンパ節に灌流もする．

1 卵管がんの進展様式

卵管がんの進展様式は卵巣がんと同様の進展をする．リンパ管進展による動脈周囲リンパ節と骨

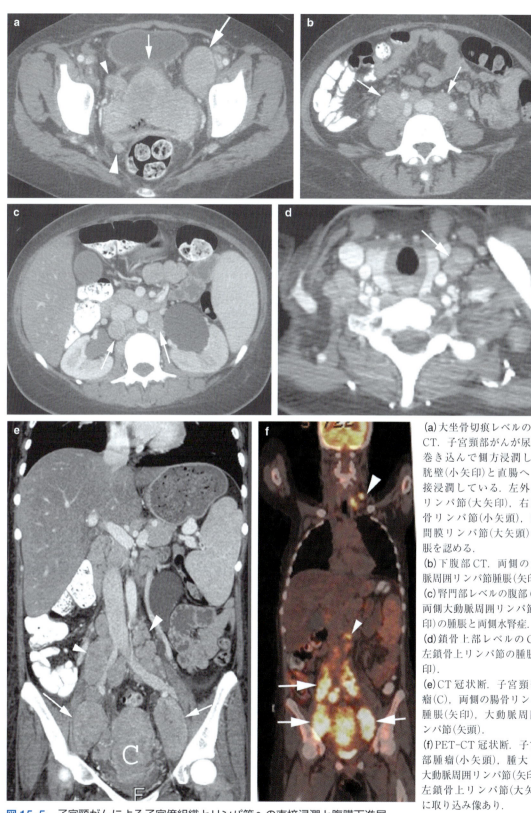

図 15-5　子宮頸がんによる子宮傍組織とリンパ管への直接浸潤と腹膜下進展

(a) 大坐骨切痕レベルの骨盤CT. 子宮頸部がんが尿管を巻き込んで側方浸潤し, 膀胱壁(小矢印)と直腸へも直接浸潤している. 左外腸骨リンパ節(大矢印), 右内腸骨リンパ節(小矢頭), 直腸間膜リンパ節(大矢頭)の腫脹を認める.
(b) 下腹部CT. 両側の大動脈周囲リンパ節腫脹(矢印).
(c) 腎門部レベルの腹部CT. 両側大動脈周囲リンパ節(矢印)の腫脹と両側水腎症.
(d) 鎖骨上部レベルのCT. 左鎖骨上リンパ節の腫脹(矢印).
(e) CT冠状断. 子宮頸部腫瘤(C), 両側の腸骨リンパ節腫脹(矢印), 大動脈周囲リンパ節(矢頭).
(f) PET-CT冠状断. 子宮頸部腫瘤(小矢頭), 腫大した大動脈周囲リンパ節(矢印), 左鎖骨上リンパ節(大矢頭)に取り込み像あり.

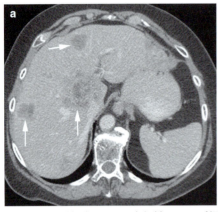
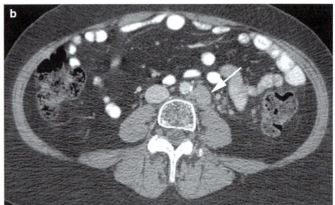

図15-6 卵管がんからの血行性，リンパ行性転移
(a) 上腹部CT．卵管がんによる肝臓への血行性多発転移（矢印）．
(b) 下腹部CT．卵管がんによる左大動脈周囲リンパ節へのリンパ行性転移（矢印）．

盤リンパ節への転移の頻度が多い（図15-6a）．卵管がんの腹腔内転移も卵巣がんと同様に生じ，基本的には腹腔内への腫瘍細胞の播種による[22]．血行転移は肝臓，肺，胸膜に生じる（図15-6b）．

6. 卵巣

卵巣がんは婦人科系悪性腫瘍の死因で最も多く，女性の悪性腫瘍のなかでも5番目に多い疾患である．70％以上が進行性病変である[23]．

卵巣がんの臨床的，病理的な特徴より，上皮性腫瘍，胚細胞腫瘍，性索細胞腫瘍の3つの亜型に分類される．

卵巣腫瘍の約90％は上皮性腫瘍で，漿液性嚢胞腺がんと粘液性嚢胞腺がんの2つが最も多い．卵巣の表層上皮から発生し，多くががん性腹膜炎を認める[24]．リンパ行性播種は次に多い進展形式である．腹膜進展がそれほどでないか認めない状態でリンパ節転移がある場合は上皮性腫瘍よりも卵管がんか非上皮性卵巣腫瘍を疑う[25]．

胚細胞腫瘍や精索細胞腫瘍は卵巣腫瘍のなかの約10％の頻度で，初診時には腹膜転移よりもリンパ節転移を伴う固形腫瘍として認められる．

卵巣への転移性腫瘍は胃がん，大腸がん，膵がん，乳がん，悪性黒色腫によって生じる．印環細胞がんによる転移性腺がんはKrukenberg腫瘍

といわれ，最初は胃がんからの転移例が報告された．しばしば両側性で，固形または嚢胞性腫瘍の形態を示す．

卵巣は子宮の近傍，広靱帯後上方に認める．この部位は個人差があり，MDCTによって性腺静脈をたどることによって同定が可能である[26]．子宮角の近傍の円靱帯の後方に卵巣を認める．

卵巣リンパ管は卵巣動脈に沿っており，腎門部直下の大動脈周囲リンパ節に流れる．さらに，子宮動脈に沿って，広靱帯内を上子宮リンパ管と吻合しており，骨盤リンパ節に達する．円靱帯に沿って，鼠径リンパ節にも流れる．

1 卵巣腫瘍の進展機序

卵巣腫瘍にはいくつかの進展機序がある．腹腔内進展と転移性，リンパ行性，血行性による腹膜下進展，筋膜面を乗り越えて生じる直接進展である．

腹膜内進展は最も多く，最も早期に生じる（図15-7）．卵巣は漿膜に覆われており，外側縁は腹膜に面している．上皮から生じた腫瘍細胞は腹腔内に剥離し，腹水に流れる．壁側腹膜，臓側腹膜のすべてが侵される可能性があるが，腹膜の襞がある部位や停滞する部位に転移することが多く[27]，骨盤内の背側の陥凹部（cul-de-sac）やS状結腸間膜窩，回腸盲腸接合部，右結腸傍陥凹，右肝下陥凹（モリソン窩），右横隔下陥凹がこの条件

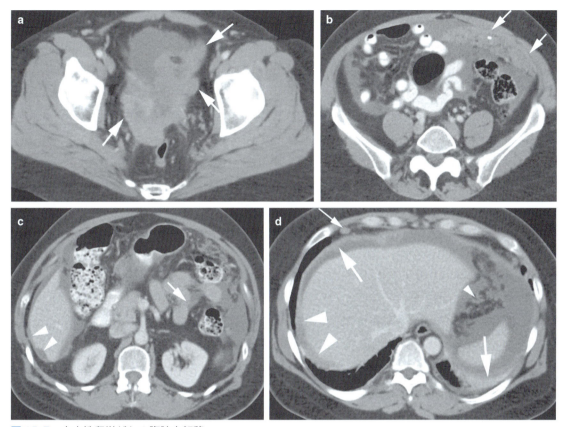

図 15-7　上皮性卵巣がんの腹腔内転移
(a) 上部骨盤部 CT. 骨盤陥凹への腹膜転移(矢印).
(b) 上部骨盤部 CT. 大網ケーキ(矢印).
(c) 腎臓レベル CT. 臓側腹膜への腹膜転移：肝被膜(矢頭)，小腸漿膜(矢印).
(d) 横隔膜ドームレベルの CT. 腹膜転移：左右の壁側腹膜(大矢印)，肝被膜の臓側腹膜(大矢頭)，大網(小矢頭)，右横隔リンパ節(小矢印).

を満たす部位である．特に大網や横隔膜下陥凹の腹膜に転移が生じやすい．横隔下陥凹からのリンパ流は横隔膜を介して，横隔リンパ節(図15-7d)，心膜リンパ節，胸骨下リンパ節，鎖骨上リンパ節に流れる．臓側腹膜病変が腸管内腔に浸潤することは稀であるが，腸管のループを癒着し機能的閉塞をきたすことがある．

腹水は腹膜腫瘍からの生成や横隔膜や大網での腹膜リンパ流の閉塞に伴う腹水吸収の減少によって生じる．卵巣がん患者において腹水の存在(特に骨盤外)は腹膜転移を疑う所見である．

卵巣がんの腹膜下進展に関してもいくつかの機序がある．

腸間膜進展は広靱帯内から広がり，卵管，対側卵巣，子宮も侵される．さらに広靱帯からの進展がさらに進行すると骨盤壁まで達し，骨盤腹膜外まで広がる(図15-8)．

リンパ管進展は3つの経路から広がる．卵巣血管から大動脈周囲リンパ節に広がる経路が最も多い(図15-9)．次に多いのは，子宮血管の卵巣枝から広靱帯，子宮傍組織に広がり，外腸骨リンパ節に達する経路(図15-10)．円靱帯から浅部，深部鼠径リンパ節，閉鎖リンパ節，総腸骨リンパ節に達する経路が最も少ない．

MDCT では正常な大きさのリンパ節転移を検出することは不可能であり，また反応性リンパ節腫脹とリンパ節転移との鑑別もできない．リンパ節転移の CT での定義はリンパ節の大きさを基に評価される．短径で1cm以上の場合は異常と考える．感度は40～50%で特異度は85～95%であ

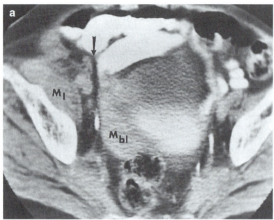
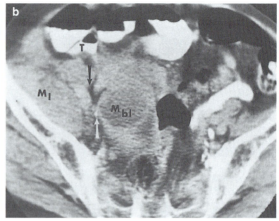
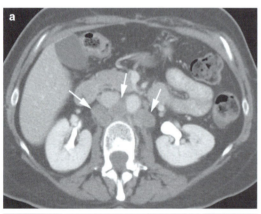

図 15-8 右卵巣がんからの小腸腸間膜への連続した腹膜下進展

(a) 大坐骨切痕レベルでの CT. 広靱帯内の腫瘤(M_{bl})と骨盤側壁の腫瘤(M_l). 矢印は 2 か所の間の溝を示している.
(b) 下位レベルの CT. 広靱帯(M_{bl})と骨盤側壁(M_l)に腫瘍. 腫瘍は腹壁後部まで広がり,さらに回腸終末部(T)の下部にある小腸腸間膜根部まで進展している. 矢印は広靱帯内にある腫瘍と骨盤壁側部の間の溝を示す.
(c) 右下腹部から骨盤部レベルの CT. 広靱帯(M_{bl})と骨盤側壁(M_l)の腫瘍の癒合. 矢印は癒合し溝のある部位を示しており,骨盤壁側部の脂肪組織に囲まれた腸骨血管が中央に偏位している様子が描出されている.
〔文献 39 から許可を得て転載〕

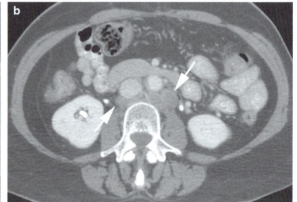
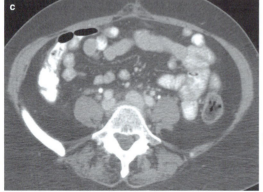

図 15-9 性腺経路を介した卵巣がんのリンパ行性転移

(a) 腎門部レベルの CT. 両側大動脈周囲リンパ節腫脹(矢印).
(b) 腎下極レベルの CT. 両側大動脈周囲リンパ節腫脹(矢印).
(c) 腸骨稜レベルの CT. リンパ節腫脹の所見は認められない.

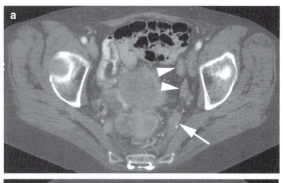
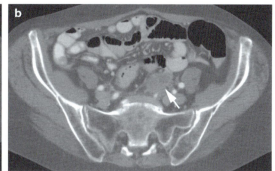
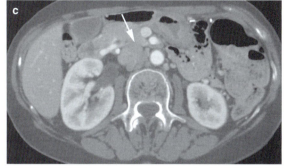
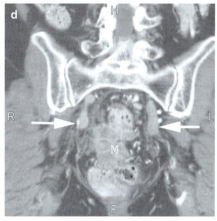
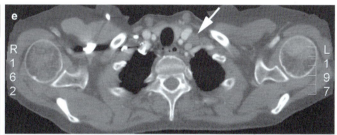

図15-10　腸骨リンパ節を介した卵巣がんのリンパ行性転移
(a) 大坐骨切痕レベルのCT．両側性内腸骨リンパ節（矢印）と左外腸骨リンパ節（矢頭）の腫脹．
(b) 上部骨盤レベルのCT．総腸骨リンパ節腫脹（矢印）．
(c) 腎門部レベルのCT．右大動脈周囲リンパ節腫脹（矢印）．
(d) 冠状断CT．骨盤腫瘤（M）；両側性内腸骨リンパ節腫脹（矢印）．
(e) 胸郭入口部CT．左鎖骨上リンパ節腫脹（矢印）．

る[28]．リンパ経路に沿うリンパ節壊死や小さなリンパ節集簇の存在は転移が示唆される[29]．

　横隔リンパ節や心膜リンパ節がある場合は，腹膜からのリンパ流の通過の推定に有用である．5mm以上のリンパ節腫脹は異常であり，約15％の患者で認められ，予後は不良である[30]．リンパ節転移によるステージングのためのPET/CTの役割に関しては現在評価されている[31]．血行性遠隔転移は晩期に生じ，診断時に認められることは稀であるが，再発ではよくあることである．横隔膜より頭側に病変がある場合，がん性胸水を認めることが多い[32]．他の転移部位として肝臓と肺が多い[33]．絨毛がんは血行転移が生じやすい．骨転移は少ないが，生じる場合は基本的に下部脊椎に転移する．

　筋膜面を越えて浸潤する直接進展はS状結腸

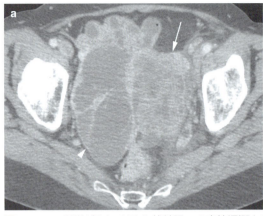 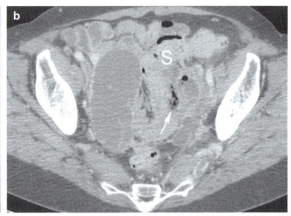

図 15-11　卵巣がんによる S 状結腸への直接浸潤と広靱帯内の進展
(a) 大坐骨切痕レベル CT. 左卵巣がん（矢印）が広靱帯内から進展し，ファロピウス管と右卵巣（矢頭）に広がっている．
(b) 大坐骨切痕上部レベル CT. 卵巣がんが S 状結腸（S）に浸潤し穿孔（矢印）している．

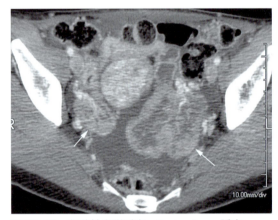

図 15-12　転移性卵巣腫瘍，Krukenberg 腫瘍
坐骨切痕レベル CT. 胃印環細胞がんからの転移性卵巣腫瘍（矢印）．

に最も多い（図 15-11）．

　卵巣がんの再発は骨盤内腫瘍，腹膜播種，胸膜病変，悪性腹水，リンパ節腫脹，肝臓や肺への血行転移として認める．稀な部位への再発は患者の生存期間が延長するにつれて増加し，脳転移，縦隔リンパ節転移，骨や内臓の固形臓器（脾臓，膵臓，腎臓など）への転移が生じることがある[34, 35]．

　卵巣転移は卵巣腫瘍の 5％ を占め，生殖器がんからの広靱帯内の腸間膜進展，乳がんによる血行転移，消化管がんからの腹膜内転移によって生じる．Krukenberg 腫瘍は胃がんや大腸粘液腺がんからの腹腔内転移によって生じる（図 15-12）[36]．

7. 骨盤腹膜炎

　骨盤腹膜炎は上部生殖器の感染や炎症によって生じる．*Neisseria gonorrhoeae* や *Chlamydia trachomatis* による性行為感染によって生じることが多い[37]．

　感染は子宮頸部から始まり（子宮頸管炎），子宮内膜内（内膜炎），卵管炎を上行する．卵管は腹腔内に開口しており，感染は腹膜内に広がる．腹腔内に感染が広がると骨盤腹膜炎や卵巣炎が生じる．癒着や壊死によって二次的に生じた卵管卵巣病変から卵管卵巣膿瘍となる．腹膜腔内にある細菌が卵巣の排卵部位から侵入し卵巣膿瘍を形成することがある．

　骨盤内腹膜腔にある感染性腹水は腹腔内全体に広がることがある．腹水の流れる方向によって感染は広がり，感染部位は腹腔内の靱帯や腸間膜の解剖学的付着部位によって規定される[25]．その結果，腹腔内進展は右傍結腸陥凹，肝下陥凹，右横隔下陥凹に広がることが最も多い．炎症が肝被膜と横隔膜に広がるため，右上腹部痛が生じる（Fits-Hugh-Curtis 症候群）．Fits-Hugh-Curtis 症候群の CT 所見として，急性炎症がある時期では肝被膜が動脈相撮影で濃染し，慢性線維化期では遅延相で被膜が濃染する[38]．左腹腔内の腹腔内進展は稀であるが，横隔結腸ヒダによる左上結

腸間膜陥凹への進展を認めることがある．

限局性腹水貯留は癒着によって二次的に生じ，付属器近傍の骨盤内陥凹やcul-de-sacに生じることが多いが，腹腔内のどの部位でも生じうる．

骨盤腹膜炎の診断には超音波検査が第一選択となる．MDCTは腹腔内進展の詳細な評価が必要となる複雑感染の場合に有用である．

■文献

1. Morisawa N, Koyama T, Togashi K: Metastatic lymph nodes in urogenital cancers: Contribution of imaging findings. Abdom Imaging 2006; 31:620-629.
2. Saksana MA, Kim JY, Harisinghani MG: Nodal staging in genitourinary cancers. Abdom Imaging 2006; 31:644-651.
3. Grigsby PW, Siegel BA, Dehdashti F: Lymph node staging by positron emission tomography in patients with carcinoma of the cervix. J Clin Oncol 2001; 19:3745-3749.
4. Jemal A, Thomas A, Murray T: Cancer statistics, 2002. CA Cancer J Clin 2002; 52:23-47.
5. Kurman RT, Toki T, Schiffman MH: Basaloid and warty carcinomas of the vulva: Distinctive types of squamous cell carcinoma frequently associated with human papillomaviruses. Am J Surg Path 1993; 17:133-145.
6. Parry-Jones E: Lymphatics of the vulva. J Obstet Gynecol Br Empire 1963; 70:751-757.
7. Rutledge F, Smith JP, Franklin EW: Carcinoma of the vulva. Am J Obstet Gynecol 1970; 106:1117-1130.
8. Hocher NF, Vander Velden J: Conservative management of early vulvar cancer. Cancer 1993; 71:1673-1677.
9. Creasman WT, Phillips JL, Menck HR: The National Cancer Data Base report on cancer of the vagina. Cancer 1998; 83:1033.
10. Hilborne LH, Fu YS: Intraepithelial, invasive and metastatic neoplasms of the vagina. In Wilkinson EJ (ed) Pathology of the Vulva and Vagina. Churchill Livingstone, New York, 1987, p 184.
11. Shepard J, Sideri M, Benedet J et al: Carcinoma of the vagina. J Epidemiol Biostat 1998; 3:103.
12. Plentl AA, Friedman EA: Lymphatic system of the female genitalia. In Plentl AA, Friedman EA (eds) The Morphologic Basis of Oncologic Diagnosis and Therapy. WB Saunders, Philadelphia, 1971, pp 51-74.
13. Chyle V, Zagars GK, Wheeler JA et al: Definitive radiotherapy for carcinoma of the vagina: Outcome and prognostic factors. Int J Radiat Oncol Biol Phys 1996; 35:891.
14. Jemal A, Thomas A, Murray TL: Cancer statistics, 2002. CA Cancer J Clin 2002; 52:23-47.
15. Plentl AA, Friedman EA: Lymphatics of the cervix uteri. In Plentl AA, Friedman EA(eds) Lymphatic System of the Female Genitalia. WB Saunders, Philadelphia, 1971, p 75.
16. Delgado G, Bundy B, Zaino K: Prospective surgical-pathological study of disease free interval in patients with stage 1B squamous cell carcinoma of the cervix. Gynecol Oncol 1990; 38:352-357.
17. Piver M, Chung W: Prognostic significance of cervical cancer lesion size and pelvic node metastasis in cervical carcinoma. Obstet Gynecol 1975; 46:507-510.
18. Kim RY, Weppelmann B, Salter WM: Skeletal metastases from cancer of the uterine cervix: Frequency, patterns, and radiotherapeutic significance. Int J Radiat Oncol Biol Phys 1987; 13:705.
19. Boronow RC, Morrow CP, Creasman WT: Surgical staging in endometrial cancer: Clinical-pathologic findings of a prospective study. Obstet Gynecol 1984; 63:825-883.
20. DiSaia PJ, Creasman WT, Boronow RC: Risk factors and recurrent patterns in stage 1 endometrial cancer. Am J Obstet Gynecol 1985; 151:1009-1015.
21. Creasman WT, Morrow CP, Bundy BN: Surgical pathologic spread patterns of endometrial cancer. Cancer 1987; 60:2035-2041.
22. Alvarado-Cabrero I, Young RH, Varnvahas EC: Carcinoma of the fallopian tube: A clinicopathological study of 105 cases with observations on staging and prognostic factors. Gynec Oncol 1999; 72:367-379.
23. Ozols RF: Treatment goals in ovarian cancer. Int J Gynecol Cancer 2005; 5(suppl):3-11.
24. Michael H, Roth LM: Invasive and noninvasive implants in ovarian serous tumors of low malignant potential. Cancer 1986; 57:1240-1247.
25. Rose RG, Piver MS: Metastatic patterns in histologic variants of ovarian cancer: An autopsy study. Cancer 1989; 64:1508-1513.
26. Lee JH, Jeong YK et al: "Ovarian vascular pedicle" sign revealing origin of pelvic mass with CT. Radiographics 2004; 24(suppl):S133-S146.
27. Meyers MA: Distribution of intra-abdominal malignant seeding: Dependency on dynamics of flow of ascitic fluid. AJR 1973; 199:198-206.
28. Mironov S, Akin O, Pandit-Taskar N, Hann LE:: Ovarian cancer. Radiol Clin North Am 2007; 45:149-166.
29. Ricke J, Sehouli J, Hoch C et al: Prospective evaluation of contrast-enhanced MRI in the depiction of peritoneal spread in primary and recurrent ovarian cancer. Eur Radiol 2003; 13: 943-949.
30. Holloway BJ, Gore PH, A'Hern RP et al: The significance of paracardiac lymph node enlargement in ovarian cancer. Clin Radiol 1997; 52: 692-697.
31. Bristow RE, Giuntoli RL, Pannu HK et al: Combined PET/CT for detecting recurrent ovarian cancer limited to retroperitoneal lymph nodes. Gynecol Oncol 2005; 99:294-300.
32. Berek JS, Hacker NF: Practical Gynecologic Oncology, 3rd ed. Lippincott Williams and Wilkins, Philadelphia, 2000, pp. 3-38.

33. Mayordomo JI, Paz-Ares L, Rivera F: Ovarian and extranodal malignant germ-cell tumors in females: A single institution experience. Am Oncol 1994; 5:225-231.
34. Kwek JW, Iyer RB: Recurrent ovarian cancer: Spectrum of imaging findings. AJR 2006; 187:99-104.
35. Park CM, Kim SH, Kim SH et al: Recurrent ovarian malignancy patterns and spectrum of imaging findings. Abdom Imaging 2003; 28:404-415.
36. Mata JM, Inaraja L, Rams A et al: CT findings in metastatic ovarian tumors from gastrointestinal tract neoplasms(Krukenberg tumors). Gastrointest Radiol 1988; 13:246-247.
37. Soper DE, Brockwell NJ, Dalton HP: Microbial etiology of urban emergency department acute salpingitis: Treatment with ofloxacin. Am J Obstet Gynecol 1992; 167:985-989.
38. Cho JH, Kim HK, Suh JH et al: Fitz-Hugh-Curtis syndrome: CT findings of three cases. Emerg Radiol 2008; 15:43-46.
39. Oliphant M, Berne AS, Meyers MA: Imaging the direct bidirectional spread of disease between the abdomen and female pelvis via the subperitoneal space. Gastrointest Radiol 1988; 13:285-298.

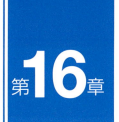

腹腔外および骨盤外への進展様式

1. はじめに

本章では，腹部と骨盤部の疾患がどのようにして体腔から胸壁，腹壁，骨盤壁，および大腿部に至るかについて述べる．

2. 横隔膜

1 解剖学

横隔膜は腹腔・胸腔臓器にとって障壁の役割を果たしている．それは連続した線維筋性のシートで，3つの主な筋肉，腱，腱中心円蓋からなる．その腱は剣状突起軟骨，肋骨，腰椎に付着している[1]．胸腔面では壁側胸膜と心膜に覆われ，腹壁面では，肝臓と直接接する無漿膜部を除いた大部分が壁側腹膜に覆われている．

横隔膜には大動脈裂孔，下大静脈（IVC）孔，食道裂孔の3つの主要な開口部があり，胸腔と腹腔を交通している．一方，横隔膜脚には大小内臓神経が，腱中心には小静脈が通る小孔が存在するほか，腹腔外臓器や構造物，腹部遊離臓器の胸腔へのヘルニア形成をきたす先天的欠損部が存在する場合がある[2]．ボホダレック孔ヘルニア（Bochdalek hernia，胸腹裂孔ヘルニア）は最も一般的な後天的横隔膜ヘルニアの1つであり，後外側に位置し，主に腎臓と左腹腔外脂肪を含む．モルガーニ孔ヘルニア（Morgagni hernia）は前側の剣状突起後部に位置し，腹部臓器，主に横行結腸や大網を含みうる．稀にヘルニア内に胃や肝臓，小腸を含むこともある[3]．

横隔膜への主要な動脈血流供給路は，以下の3つである．

- 内胸動脈の筋横隔動脈枝は，横隔膜前部に血流供給する
- 下位の5本の肋間動脈は，横隔膜後部に血流供給する
- 下横隔動脈は，横隔膜の腹壁面に血流供給し，肋間動脈および筋横隔動脈と吻合する

静脈系は対応する動脈と伴走する．

横隔膜への神経は第4頸分節に由来し，第3，第5頸分節からも枝を受けた横隔神経により支配される．右横隔神経は，上大静脈，心膜，および横隔膜枝分枝前の下大静脈の右側を走行する．左横隔神経は，心左側に沿って縦隔内を心膜横隔動静脈と伴走する．横隔神経は，横隔膜を構成する3つの筋群に対応した主要な3枝に分枝する．

横隔膜は胸腹部臓器を潤滑し，胸腹水を吸収する豊富なリンパ排出流を持ち，高い代謝回転率をもつ．横隔膜のリンパ液は，以下に述べる横隔膜上の3つのリンパ節群に排出される[4-7]．

- 前横隔膜リンパ節は筋横隔動静脈に伴走し，内胸動静脈沿いのリンパ節から上縦隔リンパ節をへて鎖骨上リンパ節に至る
- 中横隔膜リンパ節は，下大静脈周囲，横隔神経近傍に存在する
- 後横隔膜リンパ節は下肋間動静脈に伴走し，胸管沿いの後縦隔リンパ節に至る

横隔膜下では，リンパ流は横隔膜脚近傍の下横隔動静脈沿いのリンパ節に排出され，大動脈右側の乳び槽と胸管に入る．

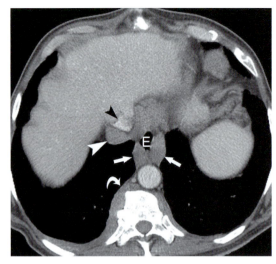

図 16-1 腹膜外腔から大静脈孔(黒矢頭＝下大静脈，白矢頭＝下大静脈周囲リンパ節)，食道裂孔(矢印)，大動脈裂孔直上の横隔膜脚の後部(曲線矢印)沿いに進展したリンパ腫

E＝食道．

3. 腹部から胸部への疾患の進展様式

1 直接連続進展

横隔膜は防御障壁ではあるものの，正常開口部と先天的欠損部からは気体，腹水および感染による液体，血液，および横隔膜下で発育した腫瘍の胸腔への拡散を許す．逆もまた同様である(図16-1)．この進展様式は開口部を通る臓器や構造物由来の腫瘍，例えば胃食道接合部の腫瘍，神経原性腫瘍，脂肪性腫瘍，リンパ管腫においてもあてはまる．さらに，横隔膜下のリンパ腫や転移性腫瘍のような浸潤性腫瘍は，稀ではあるが直接横隔膜を貫通して胸腔や縦隔に至ることがある(図16-2)．

2 リンパ行性の進展

第8章(⇒207頁)，および本章ですでに述べたように，横隔膜のリンパ排出が豊富であるために，腹壁面を巻き込んだ腫瘍が横隔膜上の縦隔内リンパ節に進展することがある．この進展様式は疾患が進行していることを示し，腹膜に転移した卵巣がんや結腸直腸がん，fibrolamellar 型肝細胞がん，胆管細胞がん，転移性肝腫瘍などの悪性肝腫瘍と関連がある(図16-3〜5)．横隔膜経路と比べ確立していないが，腋窩リンパ節へ転移するものがあり，横隔膜や胸壁に浸潤した腫瘍が外胸動脈と胸背動脈に沿ったリンパ排出路を経て腋窩リンパ節に至るものと考えられる(図16-6)．これらの経路を知っておくことは，治癒切除後に再発可能性のある部位を同定するうえで重要となる

3 経静脈進展

静脈腫瘍栓は肝細胞がんや腎細胞がん(図16-7)，稀なものとしては下大静脈の平滑筋肉腫，副腎皮質がん，転移性副腎がんといった腫瘍にみられる所見である．下大静脈孔を通じた下大静脈，右心房への進展は稀ではあるが，特に治癒を意図した外科手術を計画する際に，重要な関連性をもつ．静脈腫瘍栓の上方進展は MR 像，特に冠状断および矢状断像で容易に証明できる(図16-7)

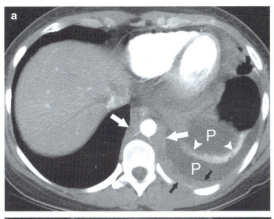
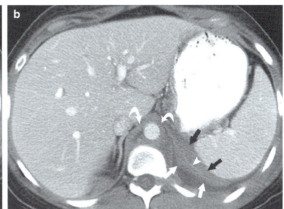
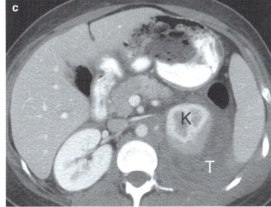

図 16-2 大動脈裂孔を通じて，左腎周囲の腹膜外腔から胸部へ進展したリンパ腫
(a) 胸腹移行部レベルの CT．大動脈を取り囲む浸潤性の腫瘍(白矢印)を認め，大動脈裂孔を通じて壁側胸膜(黒矢印)に浸潤している．胸水(P)と左下葉無気肺(矢頭)にも注目．
(b) さらに尾側では，横隔膜の腹部側(黒矢印)と胸部側(白矢印)に腫瘍がみられる．左下横隔動脈(矢頭)と横隔膜脚(曲線矢印)にも注目．
(c) 腎レベルでは，左腎(K)周囲に浸潤性腫瘍(T)を認める．

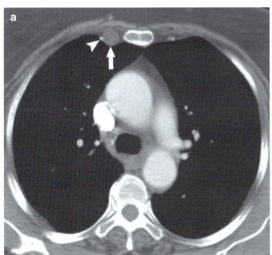
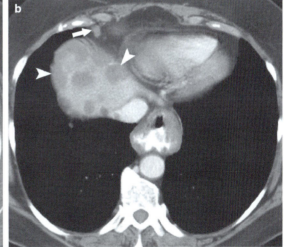

図 16-3 卵巣がんの横隔膜下腹膜と前横隔膜リンパ節，右内胸リンパ節転移
(a) 中胸部レベルの CT．血管(矢頭)に隣接した右内胸リンパ節転移(矢印)を認める．
(b) 下胸部レベルでは，横隔膜下への多発転移(矢頭)と前横隔膜リンパ節に転移(矢印)を認める．食道裂孔ヘルニアもみられる．

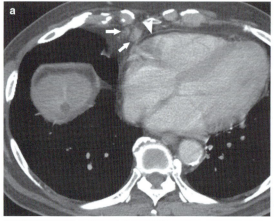
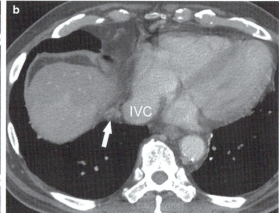
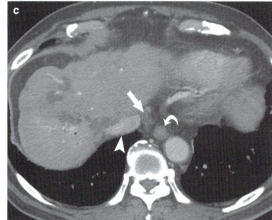

図 16-4 前および中横隔膜リンパ節転移を伴う，大腸がん肝転移
(a) 下胸部レベルの CT．心膜（矢頭）外の前横隔膜リンパ節に転移（矢印）を認める．
(b) 下大静脈（IVC）に隣接した，中横隔膜リンパ節群に属する傍横隔リンパ節に転移（矢印）を認める．
(c) 下大静脈（矢頭）と食道（曲線矢印）間の，下大静脈リンパ節（矢印）にも転移がみられる．

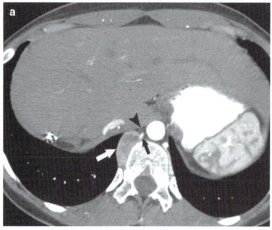
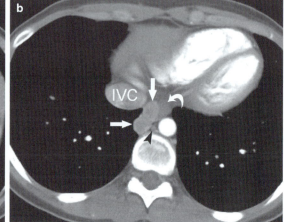

図 16-5 fibrolamellar 型肝細胞がんに対する肝右葉切除術後の，後肋間あるいは後横隔膜リンパ節転移
(a) 肝右葉切除術 2 年後の CT．肋間動脈（黒矢印）と胸管（矢頭）に隣接する右第 10 肋間リンパ節腫大（白矢印）を認め，手術による転移と確認された．
(b) さらに 2 年後，第 9 胸椎レベルの下大静脈（IVC）と食道（曲線矢印）間の胸管（矢頭，訳者追加）沿いに，リンパ節再発（矢印）を認める．

（つづく）

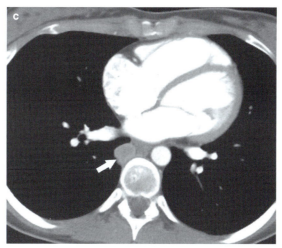

図16-5 つづき
(c)転移は，奇静脈食道陥凹に沿って第7胸椎レベルのリンパ節（矢印，訳者追加）まで及んでいる．

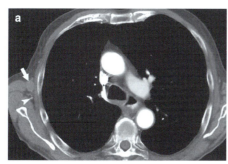
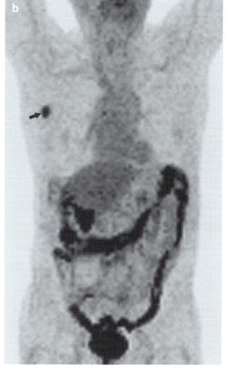

図16-6 結腸がん肝転移で肝右葉切除術を行った18か月後の，右腋窩リンパ節転移
(a)胸中部のCT．右胸背動脈（矢頭）沿いに転移リンパ節（矢印）を認める．
(b)F18-FDG PET冠状断．同リンパ節にブドウ糖の強い集積を認める（矢印）．

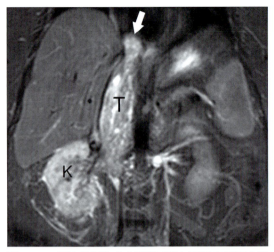

図 16-7　下大静脈から右房(矢印)に至る広範囲の腫瘍栓(T)を伴う，右腎臓がん(K)の造影 T1 強調 MR 冠状断像

4. 腹壁

1 解剖学

腹壁は数層の筋膜と結合組織，4 群の筋とその腱膜，脂肪，および皮膚からなる[8]．4 群の筋とその腱膜は，以下のとおりである．

- 腹直筋：長楕円形の筋．低位肋骨前部に起始し，恥骨結合および前恥骨枝に停止する．
- 表層の外腹斜筋，中層の内腹斜筋，深層の腹横筋からなる三層の平坦な筋：下位肋骨に起始し，腸骨稜と恥骨に停止，前外側壁を形成する．これらの腱膜は鼠径靱帯と腹直筋鞘層を形成し，内側で腹直筋を，正中付近で白線を取り囲む．
- 横筋筋膜：壁側腹膜の外側にある，腹壁最深部の筋膜．

腹壁の筋は以下の動脈から血流供給される．

- 上腹壁動脈(内胸動脈の終末枝)および下腹壁動脈(外腸骨動脈の分枝)：腹直筋と横筋筋膜の間を走行する．
- 下位肋間動脈，肋下動脈の筋枝，および腰動脈：腹横筋と内腹斜筋の間を走行し，貫通枝を分岐しこれらの筋に血流供給する．

前腹壁の神経は，第 7 から第 11 胸椎および第 1 腰椎から出て腹壁の筋肉，筋膜，および皮膚に分布する．

5. 腹腔から前腹壁への疾患の進展様式

本書では様々な進展様式について述べてきたが，前腹壁および腹腔外へ達する進展に最も関与する様式は，直接連続進展と腹腔内進展である．これらは，腫瘍性あるいは炎症性の増大過程で直接接触および癒着により起こると考えられ，特に外科的切開部や回結腸瘻のような，既存のもしくは後天的な腹壁欠損部があるとより促進される(図 16-8, 9)．例えば，腹部術後の吻合部縫合不全による漏出のため腹膜切開部沿いに瘻孔ができ，そこから創部が離開することで血腫や腹水がヘルニア嚢内へ拡散したり(図 16-10)，腹膜または大網への転移がヘルニア嚢内に進展したり(図 16-9)，腸間膜静脈瘤が回結腸瘻に進展したり(図 16-11)することがある．

さらに，腹壁の切開創は腫瘍細胞にとって堆積発育するのに肥沃な環境であるため，よく腫瘍の再発部となる．胆嚢炎の疑いで腹腔鏡下胆嚢摘出術を施行，胆嚢がんが判明した後の腹腔鏡挿入部に高率に腫瘍が再発する(図 16-12)のは，この進展様式のよい例である．

進行した例では，腹壁を巻き込んだ腫瘍が動脈や神経周囲に浸潤したり(図 16-12)，上下腹壁リンパ節や腋窩のような，腹壁からのリンパ排出路にあたるリンパ節にリンパ行性に転移したりする．

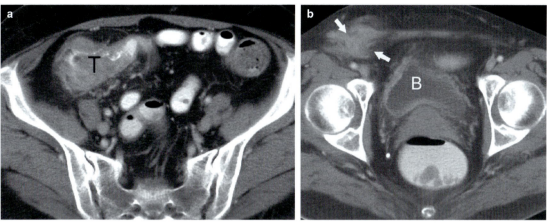

図 16-8 膀胱に浸潤し，鼠径靱帯から鼠径管内に進展する，炎症性腫瘤を伴う盲腸がん
(a) 盲腸レベルのCT．回盲部に腫瘤（T）を認める．
(b) 炎症性腫瘤が右鼠径管内に進展しており（矢印），膀胱（B）に癒着している．組織学的検査では，この炎症性腫瘤内に腫瘍細胞を認めなかった．

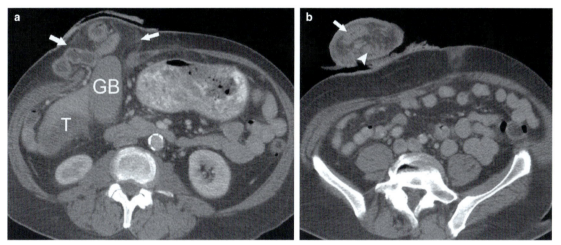

図 16-9 空腸瘻に沿って前腹壁内に突出する，直腸がん大網転移
(a) CT．前腹壁内に胆嚢（GB）と小腸を含むヘルニア嚢（矢印）を認める．T＝肝転移．
(b) さらに尾側レベルでは，ヘルニア嚢内の小腸（矢印）および大網（矢頭）に転移を認める．

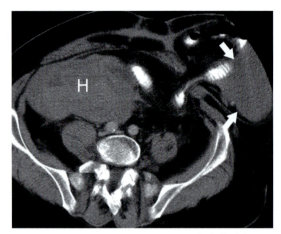

図 16-10　結腸瘻に沿ってヘルニア嚢内(矢印)に進展する，抗凝固療法に続発した腹腔内血腫(H)

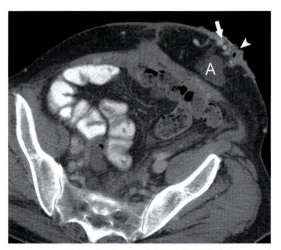

図 16-11　結腸がん転移に対する化学療法後に門脈圧亢進症をきたした患者において，結腸瘻造設術後人工肛門(矢頭)周囲に静脈瘤(矢印)が合併している

A＝結腸瘻部に沿って腹壁に入り込んだ腹水.

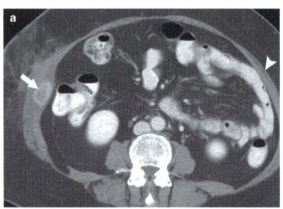

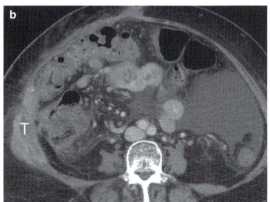

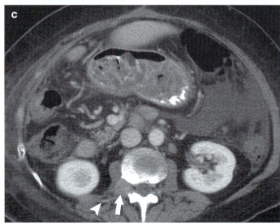

図 16-12　胆嚢がんに対し腹腔鏡下胆嚢摘出術後，腹壁に再発した腫瘍

(a)術後 6 か月の CT．腹腔鏡挿入部に再発腫瘍(矢印)を認める．左側の前外側腹壁では，正常な三層の筋(矢頭)が保たれていることにも注目．
(b)再発腫瘍切除 9 か月後．側方に別の再発(T)を認める．
(c)腫瘍は第 3 腰椎右神経孔の腰動脈(矢頭)沿いに伝播し，腫瘤(矢印)を形成している．左側には腹水がみられることにも注目．

表 16-1　骨盤壁および骨盤床の生理的・潜在性後天的開口部とその解剖学的ランドマーク，ヘルニア型

開口部	解剖学的ランドマーク	ヘルニアの分類
大坐骨孔	梨状筋 上臀動静脈 下臀動静脈 坐骨神経	ほとんどない
小坐骨孔	内陰部動脈 内陰部神経	不詳
閉鎖孔	内閉鎖筋 閉鎖動静脈・神経	閉鎖孔ヘルニア(稀)
鼠径管	下腹壁動脈起始部 精巣動静脈 精管	直接(内)鼠径ヘルニア 間接(外)鼠径ヘルニア
大腿輪	総大腿動静脈	大腿ヘルニア(稀)

6. 骨盤

1 解剖学

骨盤骨とその支持筋群，筋膜，靱帯からなる骨盤腔内には，骨盤臓器と小腸，大腸の一部が含まれる[9]．寛骨は腸骨部，坐骨部，および恥骨部からなり，仙骨は寛骨とその支持筋群を固着する骨盤帯を構成する[10]．様々な筋群と靱帯が，腸骨と仙骨間の開口部や閉鎖孔周囲を囲い，骨盤腔を形成している．

・梨状筋は，仙骨，および骨盤腔の後外側壁を覆う腸骨の臀筋面後部に付着する．
・内閉鎖筋は，恥骨腸骨枝と下枝に付着し，前外側壁を形成する．
・肛門挙筋は尾骨と坐骨棘とを繋ぐ尾骨筋，坐骨棘内側面とを繋ぐ腸骨尾骨筋，恥骨とを繋ぐ恥骨尾骨筋の3群からなり，骨盤床を形成する．
・仙棘靱帯は，仙骨と坐骨棘間を繋ぐ．
・仙結節靱帯は，仙骨と坐骨結節間を繋ぐ．
・腹直筋，腹横筋，内外腹斜筋とその腱膜，および横筋筋膜は，骨盤前壁を形成する．

骨盤壁にはいくつかの開口・開孔部があり，臓器，血管，神経を骨盤腔外に通しており，潜在的なヘルニアの発生母地となる．

・大坐骨孔は，腸骨の大坐骨切痕，仙骨外側縁，および仙棘靱帯で形成され，大部分を梨状筋が占める．腸骨と梨状筋上縁間の開口上部(梨状筋上孔)からは，上臀動脈が出て臀筋に血流供給し，梨状筋下縁と仙棘靱帯間の開口下部(梨状筋下孔)からは，下臀動脈，坐骨神経，および内陰部動脈・神経が出る．
・小坐骨孔は，上部で仙棘靱帯，中下部で仙結節靱帯，内閉鎖筋の内側縁，および腸骨の小坐骨切痕により縁取られる．内陰部動静脈・神経はこの開口部を出て，坐骨肛門窩に至る．
・閉鎖孔は，閉鎖動静脈・神経の通る前側の小開口部を除いて，内閉鎖筋および腱膜に覆われている[11]．
・鼠径管は，男性では精管と精巣動静脈を含む精索が，女性では子宮円靱帯が通る生理的開口部であり，深鼠径輪は腹腔側の開口部で，浅鼠径輪は陰嚢へと開口する[12-14]．
・大腿輪は，大腿鞘で覆われた大腿動静脈・神経が通り，腹膜外組織からなる大腿輪中隔により腹腔から分離されている[8]．
・会陰裂孔は骨盤床と肛門挙筋の生理的開口部であり，尿管，腟，肛門が通る．

表 16-1 に骨盤壁および骨盤床の生理的・後天的開口部とその解剖学的ランドマーク，ヘルニア型をまとめた．

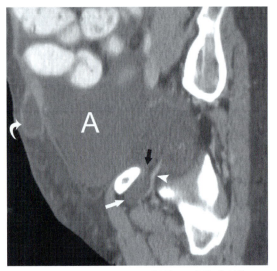

図 16-13 閉鎖孔ヘルニアの単純 CT 斜矢状断像
骨盤腹膜腔内に多量の腹水(A)を認め，閉鎖動静脈(矢頭)に沿う閉鎖孔(黒矢印)からヘルニア(白矢印)を形成している．前腹壁に瘢痕ヘルニア(曲線矢印)を認める．

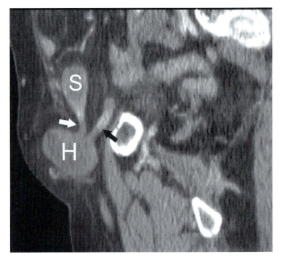

図 16-14 小腸閉塞を伴う，女性の絞扼性大腿ヘルニア
正中から大腿動脈への単純斜矢状断像．ヘルニア嚢内に閉塞部小腸(H)を認め，求心部(白矢印)と遠心部(黒矢印)の狭窄，およびヘルニア嚢近位の小腸拡張(S)を認める．

7. 骨盤内から骨盤外への疾患の進展様式

1 腹膜内進展

骨盤腹膜腔は，腹膜の裏打ちと横筋筋膜により完全に覆われている．大小坐骨孔は，結合組織と腹腔外脂肪，筋および筋膜により壁側腹膜と仕切られている．一方閉鎖孔，鼠径管の深鼠径輪，および大腿輪は壁側腹膜と近接しており，疎性輪状結合織によってのみ区切られている．過剰な伸展，外傷，外科的切開と腹膜内圧上昇とが相まって起こるこれらの開口部を覆う筋膜の脆弱化は，腹腔臓器および構造物がこれらの孔から通過するのを許し，鼠径ヘルニア，大腿ヘルニア，閉鎖孔ヘルニア，あるいは坐骨ヘルニアを引き起こす(図 16-13, 14)．鼠径ヘルニアは最も一般的な骨盤ヘルニアである．間接(外)鼠径ヘルニアは，通常3歳までに消失する鞘状突起の違残によって先天的にも起こりうるが，直接(内)鼠径ヘルニアの大半は後天的である．坐骨ヘルニアは稀だが，ヘルニア嚢内に尿管や虫垂，小腸がとらえられていたという報告がある[15, 16]．

腹腔内および骨盤腔内の疾患がこれら開口部を通じて腹膜内へ進展することは，腹膜が被覆を欠くため稀であるが，ヘルニアが存在すると腹膜内転移が起こりうる．この様式により進展する悪性腫瘍として一般的なのは，胃がんや虫垂がん，腹膜偽粘液腫，神経内分泌腫瘍，卵巣がんのような頻繁に腹膜内へと進展するものである(図 16-15)．

2 直接連続進展

骨盤腹膜外腔の大半は膀胱および直腸，男女生殖器により占められ，骨盤壁を構成する数種の筋群，筋膜，腹膜外脂肪，血管，および神経で囲われている．Mayers と Goodman[18]により最初に述べられた通り，この腔原発の良性疾患および腫瘍は，以下の経路を通じて骨盤外に進展しうる[17-19]．

・梨状筋上の大坐骨孔から臀部へ
・梨状筋下の小坐骨孔から臀部へ
・小坐骨孔から坐骨肛門窩へ
・閉鎖管から閉鎖窩および大腿へ

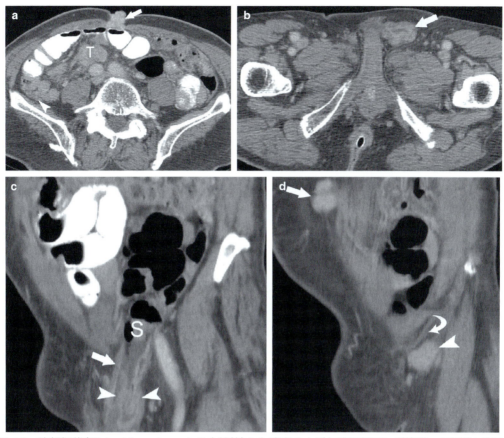

図 16-15 臍部転移（Sister Mary Joseph の小結節）と左陰嚢および左浅鼠径リンパ節群への転移を伴う，回腸カルチノイド患者の腹膜がん腫症

(a) CT 水平断像．臍部に Sister Mary Joseph の小結節として知られる転移性小結節（矢印）を認める．回腸間膜にも転移性小結節（T）を認める．
(b) 鼠径部の水平断像．左陰嚢に腫瘤（矢印）を認める．
(c) 左鼠径管を通る斜冠状断像．鼠径管（矢印）と陰嚢に脱出した S 状結腸（S）と腹膜転移（矢頭）を認める．
(d) 斜矢状断単純像．鼠径靱帯（曲線矢印）下の左浅鼠径リンパ節転移（矢頭）と，臍部のシスター・メアリー・ジョセフの小結節（矢印）を認める．

- 腸骨鼠径管から会陰および陰嚢へ
- 鼠径靱帯下の腹腔外腔から大腿へ
- 尿膜管付着部から臍および前腹壁へ
- 挙筋の会陰開口部から坐骨肛門窩および会陰へ

脂肪肉腫，平滑筋肉腫，孤在性線維性腫瘍，および神経肉腫のような，特に間葉系，神経系組織から発生する腫瘍は，通常広範囲に発育し骨盤内に限局することは少ない．骨盤腹膜外腔のリンパ腫のような，他の浸潤性腫瘍や膿瘍，血腫のような良性疾患も同様の挙動をとりうる．これらは上述の経路を通じて骨盤外に拡散する（図 16-16〜20）．稀に尿膜管に沿って前側の臍や前腹壁に進展することもある（図 16-21）．

骨盤床は尾骨筋，腸骨尾骨筋，恥骨尾骨筋からなる 3 群の肛門挙筋で形成され，骨盤臓器と腹膜を隔てている．炎症性変化と浸潤性腫瘍は，肛門直腸や尿道，あるいは腟に沿い，肛門挙筋の会陰開口部を通じて，または筋を直接貫いて坐骨肛門窩や会陰に進展しうる（図 16-22）．

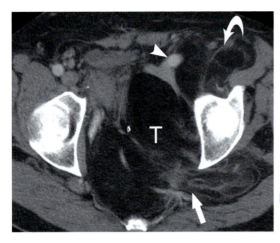

図16-16 腹膜外骨盤の脂肪肉腫(T)が，坐骨孔(矢印)を通じて鼠径靱帯と大腿動脈(矢頭)背後の大腿(曲線矢印)に進展している

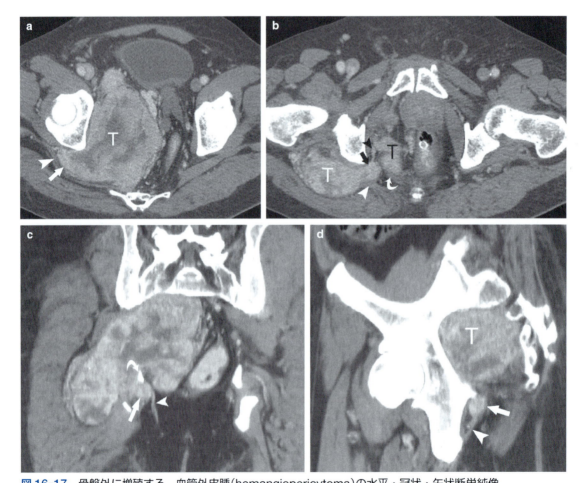

図16-17 骨盤外に増殖する，血管外皮腫(hemangiopericytoma)の水平・冠状・矢状断単純像
(a)大坐骨孔レベルのCT骨盤水平断像．坐骨神経(矢頭)に沿って大坐骨孔を通り，骨盤外(矢印)に進展した腹膜外骨盤の腫瘍(T)を認める．
(b)恥骨結合レベルのCT水平像．仙結節靱帯(白矢頭)前面の内陰部動静脈(黒矢頭)に沿って小坐骨孔(黒矢印)を出て，肛門挙筋(曲線矢印)外の坐骨肛門窩まで至る腫瘍の一部を認める．T(黒色)は骨盤内腫瘍を，T(白色)は骨盤外腫瘍を示す．
(c)大坐骨孔を通る冠状断像．内陰部動静脈(矢頭)に沿って小坐骨孔を通り，突出する腫瘍(矢印)を認める．曲線矢印は坐骨棘である．
(d)斜矢状単純像．坐骨棘と仙結節靱帯(矢頭)の間に腫瘍(矢印)を認める．T=骨盤内の腫瘍．

7. 骨盤内から骨盤外への疾患の進展様式 345

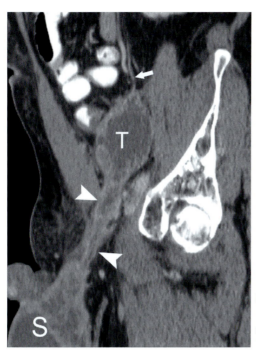

図16-18 鼠径管(矢頭)を通じて，陰嚢(S)に進展する左精巣静脈肉腫(T)
斜矢状単純像．腫瘤上には正常な精巣静脈(矢印)がみられることにも注目．T＝腫瘍．

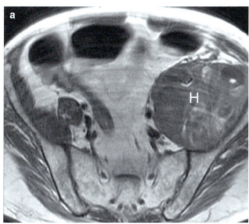
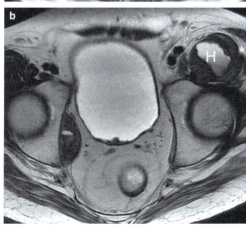
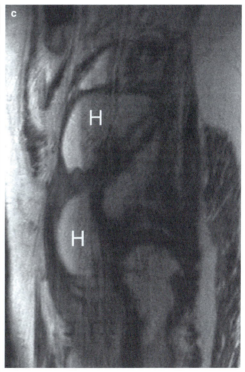

図16-19 腸腰筋に沿って左鼠径部に進展する，抗凝固療法中の腹膜腔外出血
(a) T1強調MR水平断．左腸骨窩に巨大血腫(H)を認める．
(b) T2強調水平断．腰筋に沿って鼠径靱帯背側の左鼠径に拡大した血腫(H)を認める．
(c) T2強調矢状断．腹腔外骨盤から鼠径と大腿上部に拡大した血腫(H)を認める．

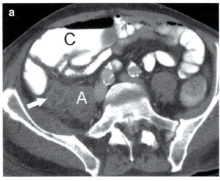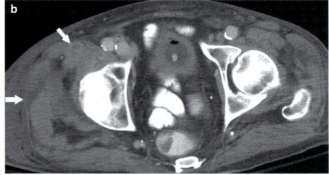

図 16-20　右大腿に進展する，右腰筋膿瘍を伴う穿孔性虫垂炎
(a) 盲腸(C)レベルのCT．右腰筋膿瘍(A)を伴う，虫垂(矢印)の炎症性腫瘤を認める．
(b) 膿瘍は腸腰筋沿いに右大腿(矢印)まで進展している．

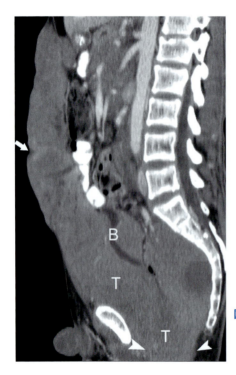

図 16-21　尿膜管から臍(矢印)周囲の前腹壁まで浸潤し，会陰(矢頭)にも浸潤する膀胱(B)および直腸のびまん性B細胞リンパ腫(T)

7. 骨盤内から骨盤外への疾患の進展様式　347

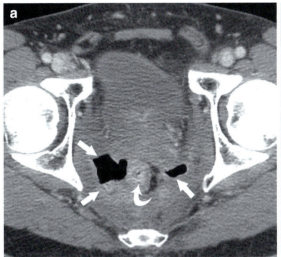
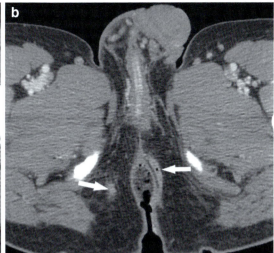
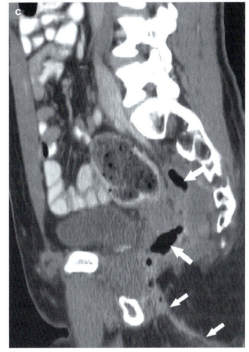

図16-22 吻合部漏出および会陰部瘻孔を伴う，直腸がん低位前方切除術後の狭窄

(a) 骨盤CT．吻合部に狭窄（曲線矢印）を認める．直腸の両側に管腔外の空気（矢印）と炎症性変化を認める．
(b) 肛門レベルのCT．右坐骨肛門窩および左肛門周囲領域まで瘻孔（矢印）を追跡できる．
(c) 矢状断像で，仙骨前部に空気像（大矢印）を認め，挙筋を通じて坐骨肛門窩と会陰部まで追跡できる（小矢印）．

■文献

1. Gatzoulis MA, Healy JC, Shah PL: Diaphragm and phrenic nerve. In Standring S(ed) Gray's Anatomy - The Anatomical Basis of Clinical Practice, 40th ed. Churchill Livingstone Elsevier, London, 2008, pp 1007-1012.
2. Oliphant M, Berne AS, Meyers MA: The subserous thoracoabdominal continuum: Embryologic basis and diagnostics imaging of disease spread. Abdom Imaging 1999; 24:211-219.
3. Eren S, Ciriş F: Diaphragmatic hernia: Diagnostic approaches with review of the literature. Eur J Radiol 2005; 54:448-459.
4. Mahon TG, Libshitz HI: Mediastinal metastases of infradiaphragmatic malignancies. Eur J Radiol 1992; 15:130-134.
5. Iyer RB, Libshitz HI: Radiographic demonstration of intercostal lymphatics and lymph nodes. Lymphology 1995; 28:89-94.
6. Graham N, Libshitz HI: Cascade of metastatic colorectal carcinoma from the liver to the anterior diaphragmatic lymph nodes. Acad Radiol 1995; 2:282-285.
7. Suwatanapongched T, Gierada DS: CT of thoracic lymph nodes. Part I: Anatomy and drainage. Br J Radiol 2006; 79:922-928.

8. Borley NR, Healy JC: Anterior abdominal wall. In Standring S(ed) Gray's Anatomy – The Anatomical Basis of Clinical Practice, 40th ed. Churchill Livingstone Elsevier, London, 2008, pp 1055-1068.
9. Borley NR, Healy JC: True pelvis, pelvic floor and perineum. In Standring S(ed) Gray's Anatomy – The Anatomical Basis of Clinical Practice, 40th ed. Churchill Livingstone Elsevier, London, 2008, pp 1083-1098.
10. Mahadevan V, Healy JC, Lee J, Niranjan NS: Pelvic girdle, gluteal region and thigh. In Standring S(ed) Gray's Anatomy – The Anatomical Basis of Clinical Practice, 40th ed. Churchill Livingstone Elsevier, London, 2008, pp 1349-1385.
11. Losanoff JE, Richman BW, Jones JW: Obturator hernia. J Am Coll Surg 2002; 194:657-663.
12. Shadbolt CL, Heinze SBF, Dietrich RB: Imaging of groin masses: Inguinal anatomy and pathologic conditions revisited. RadioGraphics 2001; 21:S261-S271.
13. Aguirre DA, Santosa AC, Casola G, Sirlin CB: Abdominal wall hernias: Imaging features, complications, and diagnostic pitfalls at multidetector row CT. RadioGraphics 2005; 25:1501-1520.
14. Bhosale PR, Patnana M, Viswanathan C, Szklaruk J: The inguinal canal: Anatomy and imaging features of common and uncommon masses. RadioGraphics 2008; 28:819-835.
15. Tokunaga M, Shirabe K, Yamashita N, Hiki N, Yamaguchi T: Bowel obstruction due to sciatic hernia. Dig Surg 2008; 25:185-186.
16. Witney-Smith C, Undre S, Salter V, Al-Akraa M: An unusual case of a ureteric hernia into the sciatic foramen causing urinary sepsis: Successfully treated laparoscopically. Ann R Coll Surg Engl 2007; 89:1-3 (On-line case report).
17. Mahadevan V, Healy JC, Niranjan NS: Pelvic girdle and lower limb: Overview and surface anatomy. In Standring S(ed) Gray's Anatomy – The Anatomical Basis of Clinical Practice, 40th ed. Churchill Livingstone Elsevier, London, 2008, pp 1329-1347.
18. Meyers MA, Goodman KJ: Pathways of extrapelvic spread of disease: Anatomic-radiologic correlation. AJR 1975; 125:900-909.
19. Meyers MA: Dynamic Radiology of the Abdomen: Normal and Pathologic Anatomy, 4th ed. Chapter 12: Pathways of Extrapelvic Spread of Disease. Springer, New York, 1994, pp 549-559.

第17章 腹腔内ヘルニア

1. はじめに

　感染や悪性腫瘍の進展経路を理解するためには発生学や解剖学が基礎となるように，腹腔内ヘルニアの発生や画像診断基準の理解にもそれらが基礎となる．

　腹腔内ヘルニアは臓器が腹腔内の正常または異常な開口部を通って突出することと定義される．ヘルニア門はウィンスロー孔のような既存構造または先天性あるいは後天性の病的な間隙がなりうる．

　主題に関する文献は主に手術あるいは剖検で得られた観察結果に基づく症例報告からなっていた．内ヘルニアの術前放射線診断の役割は一般的に高く評価されていなかった．事実，腸閉塞あるいは異常な腸管ループ像の画像所見の鑑別診断において[1-4]，ある種の内ヘルニアはそのタイプや特有な所見を正確に評価せず大ざっぱに扱われている．しかし基本的な解剖学的特徴や絞扼された腸管の動態を認識していれば大部分の例で内ヘルニアを正確に診断することができる．

　具体的なヘルニアの命名はヘルニア輪の部位で決められるものでヘルニア嚢やヘルニア内の腸管ループの部位によるものではない．例えば網嚢内ヘルニアは様々な方向から，すなわちウィンスロー孔や横行結腸間膜あるいは小網から発生することがある．

　本来の解剖学的部位に基づいて内ヘルニアは次のグループに簡便に分類されている．

1. 傍十二指腸
2. ウィンスロー孔
3. 盲腸周囲
4. S状結腸間
5. 経腸間膜，経大網，経結腸間膜
6. 肝鎌状間膜
7. 吻合部後
8. 膀胱上と骨盤

　内ヘルニアの大多数は腸管回転や腹膜付着部の先天性異常で生じる[5-7]．腹部手術や外傷の後，二次的に生じる腸間膜や腹壁の後天的間隙もまたヘルニア輪となりうる[8-10]．内ヘルニアの腹膜外分類群はしばしば成人で遭遇するが，経腸間膜群は通常，小児に存在することが多い[5,6,11]．

　剖検での内ヘルニアの発生頻度は0.2〜0.9%と報告されている[5,12]．多くの内ヘルニアは小さく容易に還納されるため生涯，無症状のままである[13,14]．残るケースでは間欠的で漠然とした心窩部の不快感，臍部の疝痛，悪心，嘔吐（特に過食後），そして繰り返す腸閉塞を呈する．この不快感は体位の変換によって変わったり緩和したりすることがある．内ヘルニアは腸閉塞の0.5〜3%を占め[5,15]，50%を超える高い死亡率が大多数の文献で報告されている．診断の遅れは広範囲かつ回復不能な腸管損傷を引き起こすことになる．腸管ループ間あるいは腸管とヘルニア嚢間の癒着は腸閉塞あるいは循環障害へとさらに進展する[16]．

　図17-1は内ヘルニアが発生しやすい様々な部位での相対発生率を要約している．バリウム造影検査は現在あまり行われなくなっているが解剖学的位置関係を明瞭に示しうる検査である．CTの普及により内ヘルニアはより頻繁に術前診断がなされている[17-23]．一般的に最も有用な診断的特徴は次の通りである．

(a) 小腸の位置異常と配列の乱れ
(b) ヘルニア嚢内での被包化による小腸ループの

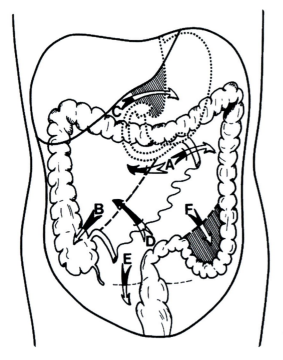

図 17-1 Hansmann と Morton の概説による内ヘルニアの部位と相対的発生頻度[23]
(A)傍十二指腸ヘルニア：53%，(B)回盲部周囲ヘルニア：13%，(C)ウィンスロー孔ヘルニア：8%，(D)経腸間膜ヘルニア：8%，(E)骨盤構造内ヘルニア：7%，(F)経S状結腸間膜ヘルニア：6%．
〔文献 13 より許可を得て転載〕

嚢状化と密集化像
(c)ヘルニアループ内での部分的な拡張と長引く停滞

具体的な放射線診断がないと様々な理由で開腹時に小さなヘルニアを見つけられないことがある．ヘルニアは自然にあるいは手術時の不注意な小腸の牽引後に還納されることがある．通常の試験開腹ではヘルニアを起こす可能性のあるすべての腹膜窩や腸間膜間隙を十分に評価できない．そして腹膜窩の潜在的空間は開口部が比較的小さいため明らかにならない[14,16,24]．

2. 傍十二指腸ヘルニア

傍十二指腸ヘルニアは症例報告の 50% 以上を占める最も一般的な内ヘルニアである．これらは基本的に先天性由来で腹膜の固定や血管ヒダの変異，そして中腸の胎生期回転に関連して小腸が結腸間膜下にとらえられることで発症する[7,25,26]．しかし腸管ループが繰り返し被包化されると腹膜間隙が増大し小腸全体あるいはほぼ全体に近いヘルニアとなる[16,24]．75% が左側で 25% が右側に起こる[5,14]．

1 解剖学的考察

1）左傍十二指腸ヘルニア

9つの正常そして異所性の傍十二指腸ヒダと陥凹が古典的に記載されているが[27]，ヘルニア嚢内に展開できるのは十二指腸の左にある1つの陥凹だけで傍十二指腸陥凹(Landzert 陥凹)と命名されている(**図 17-2**)[28]．

この陥凹は剖検例の約 2% に認められ[16]，十二指腸の上行脚(第 4 部)の左に少し離れた所にあり，この陥凹の外側そしてその上を走行する下腸間膜静脈によって腹膜ヒダが挙上し形成される．小腸は開口部を通って十二指腸上行脚の左外側部に向けて後下方に走行し下行結腸間膜と横行結腸間膜左側に進入しヘルニアを形成する．このようなわけでヘルニアの自由縁は下結腸間膜静脈と左結腸動脈を含んでいる．ヘルニア門は傍十二指腸領域にあるがヘルニア内の腸管ループは少し離れた下行結腸間膜内にあることを理解していれば診断にとまどうことは少なくなる(**図 17-3**)[25]．

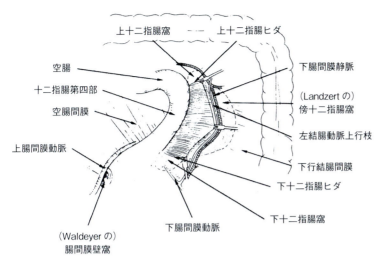

図 17-2 Landzert 傍十二指腸窩と Waldeyer 腸間膜壁窩
傍十二指腸陥凹を明瞭に確認するために横行結腸と結腸間膜を挙上し近位空腸を内側に外した．陥凹の後ろに壁側腹膜と後腹膜臓器がある．
〔文献 32 から許可を得て転載〕

ヘルニアはわずかなループを含んでいるだけで自然に還納される．無症状期には誤って異常なしと判断されやすい．輸入脚ループは十二指腸が後腹膜に固定されている部分からヘルニア嚢内に入り込んでいるため，輸出脚ループのみが真にヘルニア門を通っている．

2) 右傍十二指腸ヘルニア

腸間膜壁窩(Waldeyer 窩)[29] は空腸腸間膜の最初の部位，上腸間膜動脈のすぐ後ろそして十二指腸水平部の下方にある(図 17-2, 4)．

この壁窩の開口部は左を，その盲端は右下方を向き，直に後壁側腹膜の前にある．この壁窩は 1%の人に存在している[16]．右傍十二指腸ヘルニアはほとんどがこの壁窩(図 17-5)を巻き込んでおり，上行結腸間膜と横行結腸間膜の右半側の後方で小腸がとらえられている状態を表すが，より正確には上行結腸間膜へのヘルニアと理解される．

上結腸間膜動脈と回結腸動脈はヘルニアの自由縁にある[7, 25]．右傍十二指腸ヘルニアでは輸入ループと輸出ループがヘルニア門を通るため通常，左側タイプより多量の腸管を巻き込み，固定化しやすい(解除されにくい)．

2 臨床的特徴

傍十二指腸ヘルニアの臨床症状は慢性的あるいは間欠的な消化器症状から壊死や腹膜炎を合併する急性腸閉塞まで様々である[14, 30]．消化不良あるいは周期的な腹痛，嘔吐，そして腹部膨満などの病歴をしばしば小児期までさかのぼって引き出せることがある．食後の腹痛は特徴的な症状で姿勢を変えると緩和されることがある．腹部膨満は腸管閉塞が通常高位にあるため軽度である．左ヘルニア嚢頸部での下腸間膜静脈の圧迫は血管閉塞を起こし，痔や前腹壁の静脈拡張，そして静脈うっ滞や腸管梗塞を引き起こすことがある[31]．

3 画像の特徴

傍十二指腸ヘルニアの術前診断は唯一放射線検査によって確定することができる．検査は有症状期に行うことが最適である．無症状期に行われる検査では異常なしであったり軽度の腸管拡張，停滞そして粘膜ヒダの浮腫を示すことがあり，それらは誤って単に癒着に起因するとされていることがある．診断には丹念な経時的画像検査が必須である．

小さな左傍十二指腸ヘルニア(図 17-6)では少数の腸管ループ(典型的には空腸)からなる限局性腫瘤が左上腹部，十二指腸上行部のすぐ外側に認められることがある．ヘルニア嚢内のループは遠位横行結腸を圧排したり胃の後壁に彎入をもたらすことがある．ヘルニア内でのバリウム停滞や十二指腸の軽度拡張は関連する所見である．小さな右傍十二指腸ヘルニアは十二指腸下行部の外側下方に同じような卵形の小腸ループ群を呈している(図 17-7)．

大きな傍十二指腸ヘルニアは数個あるいは大部

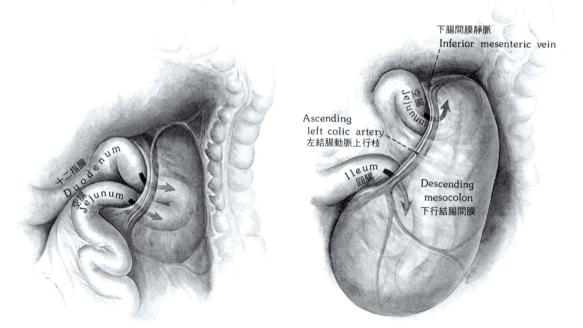

図 17-3　左傍十二指腸ヘルニアの展開
(a〜c) 小腸ループは Landzert 陥凹を介して下行結腸間膜の中にヘルニアを形成する．下腸間膜静脈と左結腸動脈上行枝がヘルニア嚢頸部の前縁にあることに注意．

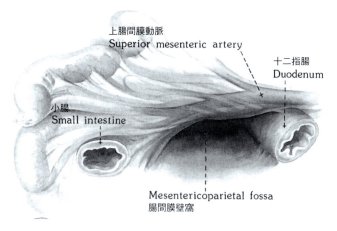

図 17-4　上腸間膜動脈と小腸間膜の背部に位置する Waldeyer 窩の側面像
十二指腸下部にも注意.

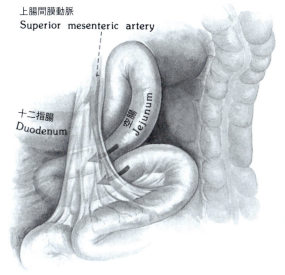

図 17-5　Waldeyer 窩を介して上行結腸間膜に向かう右傍十二指腸ヘルニアの展開
ヘルニアの前方そしてヘルニア囊の前縁にある上腸間膜動脈の位置に注目.

分の小腸ループを中に入れることができる．これらは限局性の卵形腫瘤を形成しその主軸は正中線の外側にあり下縁が凸状である（図 17-8）．ヘルニア内での被包化は個々のループがヘルニア内の残りの内容物から分離したり偏位したりすることを防止している．ヘルニア内のループの拡張と造影剤の停滞もまた明らかとなることがある．左傍十二指腸ヘルニアではヘルニア門において輸出ループが急激に径の変化を示している．これに対し右傍十二指腸ヘルニアでは輸入ループと輸出ループの両者が近接して並び急に狭小化している．側面像は脊椎上にはっきり写し出されるループが示され，ヘルニア内容の後腹膜腔への変位を

検出するには特に有用である[14, 16]．注腸造影あるいは CT で下行結腸は左傍十二指腸ヘルニアの前方，左側あるいは後方にみられる．上行結腸は常に右傍十二指腸ヘルニアの外側にあるが盲腸は正常の部位に認められる[14]．

傍十二指腸ヘルニア囊の頸部前縁における主要な腸間膜血管の位置は発生学的，外科的そして放射線学的に重要である．ヘルニア内には腸管ループだけでなく腸間膜や血管もまた含まれている．血管造影でこれらの血管，特に小腸ループに分布する血管分枝の描出は左傍十二指腸ヘルニアの放射線診断に役立つ[14, 32]．右傍十二指腸ヘルニアでは上腸間膜動脈の左側から正常に分枝する空腸

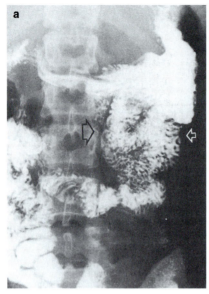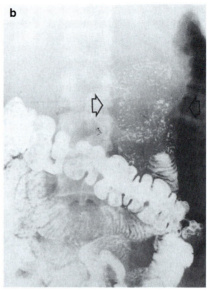

図 17-6　小さな左傍十二指腸ヘルニア
(a) 小腸造影で十二指腸上行部の外側に接して限局性の卵形腫瘤が認められる（矢印）．
(b) 2時間後のフィルム．これらのループ（矢印）の中にバリウムの停滞像と遠位横行結腸の圧排が認められる．手術によりヘルニア囊内に2～3フィート（60～90 cm）の空腸を認め，直ちに還納するとともに腹膜間隙を修復した．
〔文献14から許可を得て転載〕

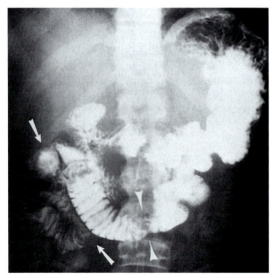

図 17-7　小さな右傍十二指腸ヘルニア
限局性の空腸ループ群（矢印）が上行結腸間膜と近位横行結腸間膜の中でヘルニアを形成している．拡張した輸入空腸脚は上腸間膜動脈の後ろのヘルニア門で限局性の狭窄像（矢頭）を示している．
〔文献85から許可を得て転載〕

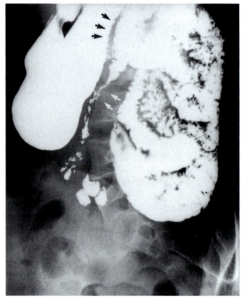

図 17-8　大きな左傍十二指腸ヘルニア
UGI（左前斜位）でLandzert窩に被包化された多数の小腸ループ集簇像があり，胃の後壁（黒矢印）にわずかな圧痕像が認められる．特徴的な狭細化した輸出脚ループが示されている（白矢印）．
〔文献86から許可を得て転載〕

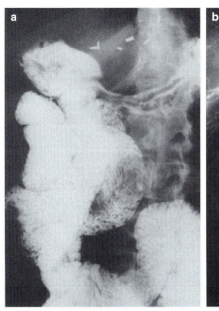
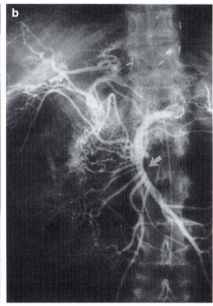
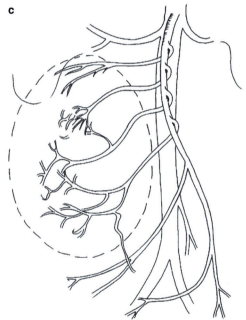

図17-9　大きな右傍十二指腸ヘルニア
(a) 卵形の空腸ループ群が右中腹部のヘルニア嚢内に存在する．
(b) 選択的上腸間膜動脈造影：空腸分枝は上腸間膜動脈の左側から正常に分枝し，ヘルニア嚢内の空腸ループに随行するため親血管の後ろを通って急に右側にその方向を変える（矢印）．
（Gary Ghahremani 医師の厚意による）
(c) 腸間膜壁窩を通るヘルニアに随行する空腸動脈の走行図．

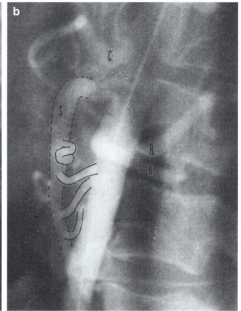

図17-10 左傍十二指腸ヘルニア
(a, b) 大動脈造影で上部空腸動脈は上腸間膜動脈から分枝し矢印の部位で本幹に向けて内側後方にその向きを変えている．この特徴的なコースの反転部位はヘルニア門の後内側縁を示し，そこを越えた所で小腸ループがヘルニアを形成している．
C：腹腔動脈，S：上腸間膜動脈，R：腎動脈（訳者追加）．
〔文献32から許可を得て転載〕

動脈は，親血管（上腸間膜動脈）の後ろでその方向とコースを反転し，Waldeyer窩内の空腸ループに分布する（図17-9）．左傍十二指腸ヘルニアでは近位空腸動脈はヘルニア門の内側縁に沿って走行を急に変え，ヘルニア内のループに随伴するため下腸間膜血管の背後で再び後方へ向きを変えるとMeyersは指摘している（図17-10）．ポイントを線で繋いだときにこれらの動脈が急に向きを変えていた場合，小腸ループがヘルニア門内側を越えて脱出していることを示唆する[14,32]．

左傍十二指腸ヘルニアのCT所見は，(a) 腸管ループの十二指腸空腸接合部レベルでの被包化，または胃と膵臓の間あるいは下行結腸の後ろ側への陥入，(b) ヘルニア内のループの拡張と水平面形成，(c) 輸出脚の狭小化である（図17-11〜13）[33,34]．正常血管の位置関係（ヘルニアループによって多少偏位する）は有用な指標となる．

右傍十二指腸ヘルニアにおける主たるCT所見は，(a) 上腸間膜動脈と上腸間膜静脈の空腸分枝が血管撮影所見に類似した様式で右後方にループを形成する[35-37]，(b) 右中腹部で小腸ループの集簇あるいは被包化である（図17-14〜16）．ヘルニアが小腸の回転異常に関連している場合，回転異常のCT所見がさらに2つ存在するであろう．(a) 回転によって上腸間膜静脈が正常に比べ上腸間膜動脈の左腹側に位置するという所見，(b) 正常の十二指腸水平部の欠如である．これらの血管の変化は回転異常に併発した軸捻転と鑑別しうる．小腸軸捻転の特徴的なCT所見は腸管や腸間膜ヒダが上腸間膜動静脈を取り囲むwhirlサインである（図17-17）[38-41]．典型的な血管の変化は超音波検査[42,43]で容易に説明でき，そして血管撮影で床屋の看板ポールのような上腸間膜動脈の渦巻き像を示すことができる（図17-18）[41]．

腹膜被包として知られる稀な発生異常（脆弱な被膜に覆われた拡張を伴わない腸間ループ群で特徴づけられる）においては，血管の相互関係は保たれている[44]．

両側の傍十二指腸ヘルニア症例も稀に報告されている（図17-19）[45]．

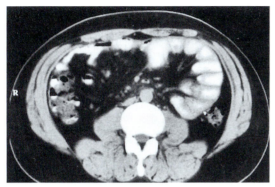

図 17-11 左傍十二指腸ヘルニアの CT 所見
CT で輪郭が明瞭なヘルニア嚢内に馬蹄状の被包化された腸管ループが示されている．造影剤の停滞が明瞭である．空腸動静脈はヘルニア内のループに随行するため急に左にそれ，そして放射状に広がっている．

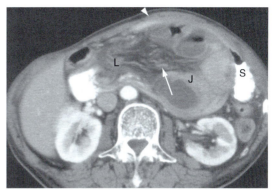

図 17-12 左傍十二指腸ヘルニアの CT 所見
怒張した腸間膜動静脈(矢印)が広がった Landzert 陥凹(L)を通ってヘルニア嚢内の空腸ループ(J)に流れている．下行結腸間膜の指標である下腸間膜静脈(矢頭)はヘルニア嚢の前内側縁に位置している．S＝胃．
〔文献 20 から許可を得て転載〕

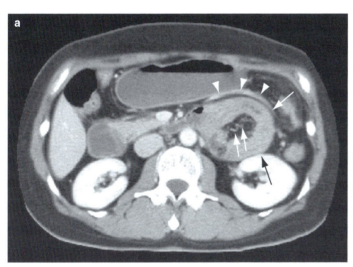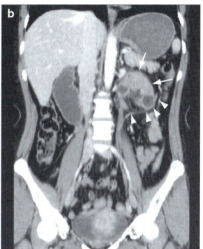

図 17-13 左傍十二指腸ヘルニア
造影CT．(a)水平断画像，(b)冠状断画像において，左傍十二指腸窩に被包化され彎曲した腸管ループ(大矢印)が認められる．下腸間膜静脈(矢頭)は前側方に偏位し小腸間膜根を通って上腸間膜静脈に合流する．腸管ループの中の腸間膜脂肪と空腸静脈(小矢印)に注意．
〔文献 87 から許可を得て転載〕

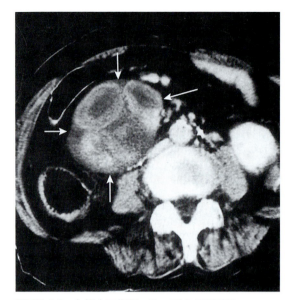

図 17-14　右傍十二指腸ヘルニアの CT 所見
CT で右傍十二指腸窩の中に壁肥厚を伴う拡張した腸管ループの囊胞状集簇像（矢印，訳者追加）が認められる．
（Sakae Nagaoka 医師，Takeshi Arita 医師，Naofumi Matsunaga 医師の厚意による）

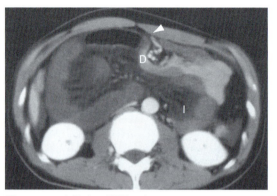

図 17-15　右傍十二指腸ヘルニア
CT において，被包化され液体に満ちた空腸と近位回腸ループ（I）が Waldeyer 窩〔十二指腸水平部（D）の真下で上腸間膜動脈（矢頭）の後ろに位置している〕を通じてヘルニアを形成している．腸間膜の中に拡張血管が集中している．手術で Waldeyer 窩の径は 10 cm でヘルニア囊内に長さ 350 cm の絞扼された小腸があった．
〔文献 20 から許可を得て転載〕

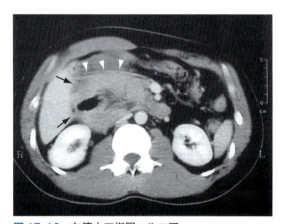

図 17-16　右傍十二指腸ヘルニア
造影 CT で Waldeyer 窩に被包化された近位空腸ループ（矢印）が認められる．右結腸静脈（矢頭）は腸管ループによって前方に偏位している．
〔文献 87 から許可を得て転載〕

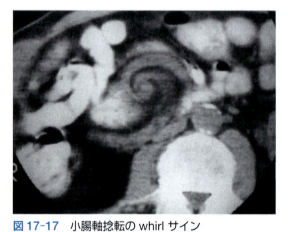

図 17-17　小腸軸捻転の whirl サイン
CT は小腸ループ，腸間膜ヒダそして小腸分枝が上腸間膜動静脈を取り囲む渦巻き像を示している．手術で 360°の捻転が明らかとなった．
〔文献 41 から許可を得て転載〕

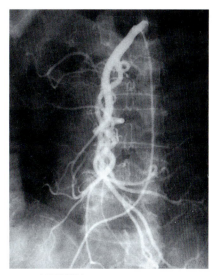

図17-18 中腸軸捻転
選択的上腸間膜動脈造影で上腸間膜動脈の渦巻き像を示している．
〔文献41から許可を得て転載〕

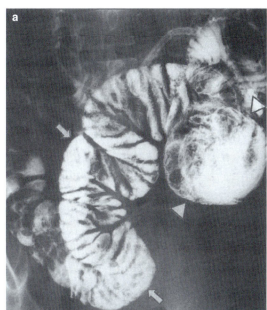

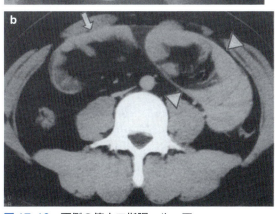

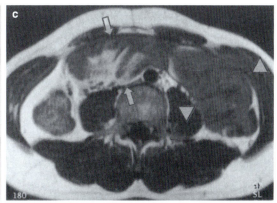

図17-19 両側の傍十二指腸ヘルニア
(a)小腸造影斜位像で右側に大きな限局性卵形小腸集簇像(矢印)，そして左側に小さな限局性卵形小腸集簇像(矢頭)が認められる．個々のループは圧迫されているためこの集団から分離できない．
(b)造影CTと(c)T1強調MRIで右(矢印)と左(矢頭)の限局性で拡張した小腸ループ像が示されている．CTにおいてヘルニア嚢は明瞭な造影効果を認める．これらのヘルニアは腹腔外に固定されしばしばヘルニア嚢に癒着する．
〔文献45から許可を得て転載〕

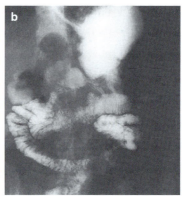

図 17-20 ウィンスロー孔を介する盲腸ヘルニア
(a)腹部単純写真臥位像で小腸の著明な拡張像が認められる．肝臓(L)と胃(S)の間にある網嚢内に異常ガス像が認められる．
(b)上部消化管造影では胃と十二指腸球部と下行部が左側に圧排されている．ヘルニアの部分的な自然還納により小腸と網嚢内にガスは少ない．
〔文献51から許可を得て転載〕

3. ウィンスロー孔を介する内ヘルニア

　大腹膜腔はウィンスロー孔を介して網嚢(小腹腔)と交通している．この潜在的開口部は小網自由縁の下，十二指腸球部頭側そして肝の深部に位置し通常は指が1本ないし2本入ることができる．生存中，その前後の境界は通常接触している．ウィンスロー孔は座位のような体幹を屈曲しているときにはある程度開口することがある[46]．網嚢は前面が胃，小網そして胃結腸間膜によって，後面は後腹壁によって境界される．ウィンスロー孔を介在する腸管ヘルニアはすべての内ヘルニアの約8%の割合を占めている[5, 23]．小腸だけのヘルニアは症例の60〜70%，回結腸部，盲腸そして上行結腸が巻き込まれるヘルニアは25〜30%である．横行結腸，大網あるいは胆嚢など他の臓器が時おり認められることがある[5, 47]．

　ヘルニアを起こす素因としては普通のあるいは長すぎる腸間膜，上行結腸間膜の遺残，腸管の過度な可動性そしてウィンスロー孔の増大がある[48]．分娩，いきみ，そして過食のような腹腔内圧の変化はヘルニアを引き起こしやすくし[46]，長く伸びた肝右葉によって可動性腸管ループをウィンスロー孔に導きヘルニアを起こしやすくする[49]．発症は通常急性で進行性の激痛と腸閉塞の症状がある．前屈位や膝胸位である程度痛みが緩和されることがある[46]．ヘルニア嚢内の結腸により総胆管が圧排・伸展し，稀に胆嚢腫大[50]あるいは黄疸[46]を引き起こすことがある．

　腹部単純写真の特徴的な所見は腹部の高い位置，胃の内後側に機械的小腸閉塞によるガスを含む限局性腸管ループ像を認めることである(**図17-20**)．盲嚢内にガス像が認められる他の疾患(例えば消化性潰瘍の穿孔や膿瘍)との鑑別はヘルニア内の腸管の粘膜パターンや水平面形成の存在を確認することで可能である．水平面形成は小網腔の解剖学的陥凹とは正確には一致しない．結腸がヘルニア内に含まれている場合，水平面形成は1つだけであるが，小腸が含まれている場合は複数の水平面が存在する．胃は左側前方に圧排される．拡張した小腸ループは一般に腹部全体に広がっている．盲腸と上行結腸がヘルニア内に巻き込まれると右腸骨窩は空となり[51, 52]ヘルニア内のループには輪状ヒダよりむしろハウストラが認められる(**図17-21**)．小腸がヘルニア内に含まれている場合，小腸がウィンスロー孔に上がっていくように結腸肝彎曲前面に進んでいくことが時に確認できる．この部位の圧迫により上行結腸と盲腸も同様に拡張する．

　バリウム検査で容易に診断を確認することがで

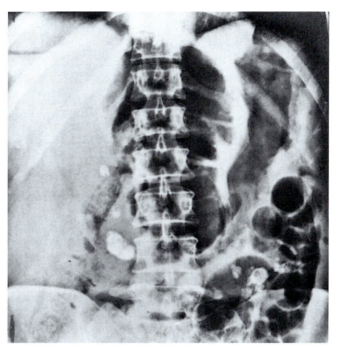

図 17-21　ウィンスロー孔を介する盲腸ヘルニア
単純写真で網囊内にハウストラが確認できるガスを含んだ盲腸が胃を左側に圧排している像を認める．

きる[46,49,53]．胃は左前方に圧排される特徴を示し十二指腸上部と下行部もまた左に圧排される（図17-22）[51]．小腸追跡像で閉塞部位が十二指腸球部と肝門部の間にあるウィンスロー孔の解剖学的部位に相当することが示される．ヘルニア内に盲腸と上行結腸が含まれている場合，注腸造影検査で肝彎曲付近に先細りを伴った閉塞像が明らかとなる（図17-22）[46,49,52,54]．小腸単独のヘルニアではヘルニアを形成している小腸によって腸間膜が牽引されるため横行結腸で造影剤の流れが阻まれることがある[46,53]．

CTは解剖学的指標を明瞭にし（図17-23～26），ウィンスロー孔での腸管と腸間膜の変化を正確に示す．そのCTにおける所見は成人の稀な解剖学的変異である胃の後ろ側を走行する横行結腸と容易に鑑別できる[55]．

大網あるいは小網にヘルニア内のループを大腹膜腔に再突入を許容する間隙がある場合，X線像は複雑なものとなることがある[46]．

網囊内への稀な入口部として横行結腸間膜，胃結腸間膜[56]そして胃肝膜[57]がある．

4．盲腸周囲ヘルニア

虫垂や盲腸間膜の先天性そして後天性の間隙に加え回盲部にある4か所の腹膜窩が盲腸周囲ヘルニアに発展することがある[7,58]．これらのヘルニアを分類するために使われる様々な用語（回結腸部，盲腸後部，回盲部，盲腸周囲）は放射線診断や手術においてさほど役立たない[13]．

HansmanとMortonの内ヘルニア467例の総説[23]で回盲部ヘルニアは13%を占めている．臨床症状は通常，間欠的な右下腹部痛，圧痛，腹部膨満，悪心そして嘔吐である．慢性的に嵌頓すると虫垂膿瘍，クローン病あるいは癒着性イレウスとして矛盾しない症状を呈することがある[7]．

大部分のケースで回腸の一部が盲腸間膜の間隙を通って右結腸傍溝を占めている．正確な診断はCTで容易にできる（図17-27～29）．

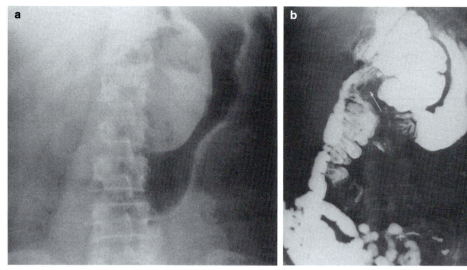

図 17-22　ウィンスロー孔ヘルニア
(a)腹部単純写真で大腸に一致する斑状ガス像が胃小彎を圧排している像が認められる.
(b)小腸追跡像にて盲腸と上行結腸が網嚢内でヘルニア形成している. ウィンスロー孔(矢印)での上行結腸の圧迫像に注意. 胃は左に圧排されている.
〔文献54から許可を得て転載〕

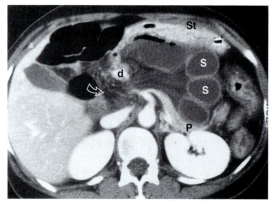

図 17-23　絞扼性網嚢ヘルニア
ダイナミック造影CTで胃(St)と膵(P)の間にある網嚢内に液体が充満した複数の小腸ループ(S)が示されている. 十二指腸(d)の後方でウィンスロー孔(矢印)が拡大している. そこに腸間膜脂肪を伴った腸間膜血管根部が入りこんでいるのがわかる. 腸間膜の浮腫と網嚢内の少量の腹水が認められる
(Mallinckrodt Institute of Radiology, St. Louis の Jay Heiken, MD の厚意による)

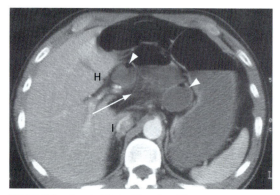

図 17-24　ウィンスロー孔ヘルニア
造影CTで拡張した回腸ループの集簇像(矢頭)が網嚢内に認められる. 肝十二指腸間膜(H)の門脈と下大静脈(I)の間に進展し集中する腸間膜動静脈(矢印)が存在する.
〔文献20から許可を得て転載〕

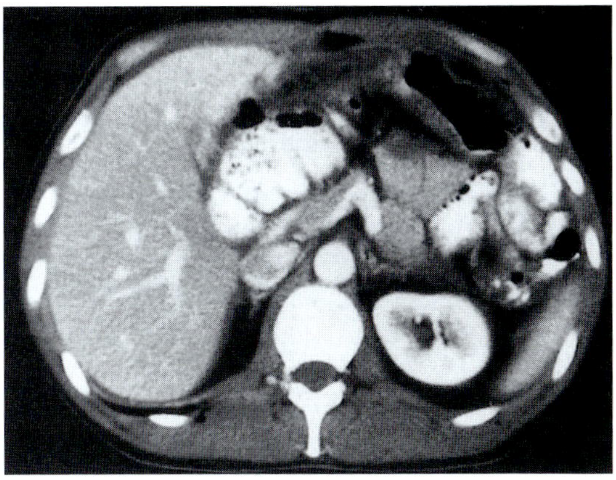

図 17-25 ウィンスロー孔を介した盲腸ヘルニア
CT で肝, 胃そして膵の間にある網囊内に造影剤を含む盲腸が認められる.

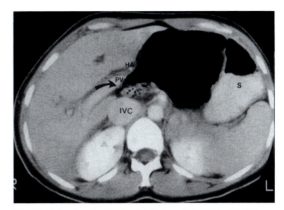

図 17-26 ウィンスロー孔を介した盲腸ヘルニア
腹腔動脈レベルでの CT で網囊内に胃(S)を左側方に圧排するガス集積像を認める. ガス集積像はくちばし状の像(矢印)を呈し下大静脈(IVC)の前方そして門脈(PV)と肝動脈(HA)の後側に進展している. この先細りした腸管ループはまさにウィンスロー孔である.
〔文献 88 から許可を得て転載〕

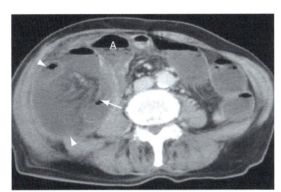

図 17-27 盲腸後陥凹を介する盲腸周囲ヘルニア
腹部中央の造影 CT. 右結腸傍溝の外側, 上行結腸(A)の後方に一塊の被包化された小腸ループ(矢頭)が示されている. 拡張し進展した腸間膜血管(矢印)がこの中に認められる. 手術で長さ 230 cm の壊死した空腸と回腸が盲腸後陥凹を介在したヘルニア内にあり切除された.
〔文献 20 から許可を得て転載〕

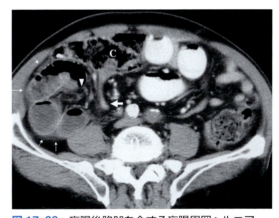

図 17-28 盲腸後陥凹を介する盲腸周囲ヘルニア
造影 CT で small bowel feces sign (小矢印)を伴った造影剤を含まない拡張小腸ループからなる囊状塊(Sac-like mass)とその開口部(矢頭)に向かって集中する腸間膜血管が認められる. その囊(Sac)は盲腸(C)〔回腸末端(大矢印)とともに前方内側方に圧排されている〕と側腹壁との間にある. 近位ループは造影剤を含み拡張している. 手術で盲腸の後に嵌頓しているが壊死していない長さ 60 cm の空腸を還納した後, ヘルニア門を閉鎖した.
〔文献 22 から許可を得て転載〕

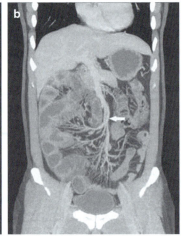

図 17-29　盲腸周囲ヘルニア
(a)腎盂レベルの造影CT水平断で盲腸周囲窩を通る異常なコースの腸間膜動静脈(矢印)を伴う回腸ループ塊(＊)が認められる．上行結腸(矢頭)は内側に偏位している．
(b)CT冠状断で腸間膜動静脈(矢印)の異常な配置が認められる．手術で盲腸周囲ヘルニアが確認され，ヘルニア内の回腸ループは還納され長すぎる腹膜は切除された．
〔文献89から許可を得て転載〕

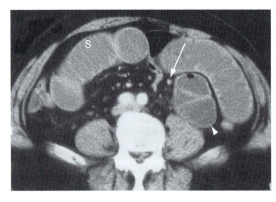

図 17-30　S状結腸間ヘルニア
造影CTで複数の拡張した小腸ループ(S)が認められる．拡張した下腸間膜静脈(矢印)はS状結腸間膜縁の指標となる．嚢胞(Sac)状の嵌頓した空腸ループ(矢頭)が左腸腰筋の前方にある．手術で長さ20cmの空腸がS状結腸間膜左側の前層にある3cmの間隙を通ってヘルニアを起こしていることがわかった．
〔文献20から許可を得て転載〕

5．S状結腸間ヘルニア

　S状結腸間陥凹は2つのS状結腸ループとその腸間膜の間に形成された腹膜ポケットである．このポケットは死体の65％に認められS状結腸間ヘルニアの部位となりうる[7,13,15]．これは通常少数ループを含む還納性ヘルニアである．嵌頓は稀である(図17-30)．

　他に稀だが類似した2つの疾病として，(a)S状結腸間膜内ヘルニア：腸間膜葉の一葉のみ存在する間隙にヘルニア嚢を形成したもの[15]，(b)経S状結腸間膜ヘルニア：S状結腸間膜の両葉に大きな間隙があり，その中を小腸ループが通り，S状結腸の左後外側に向かってヘルニアを形成するもの，がある[15,59]．

　これらS状結腸間膜を巻き込んだ3つのタイプのヘルニアの放射線学的鑑別は多くの場合困難であり最終的に行われる手術の観点からも問題とならない．

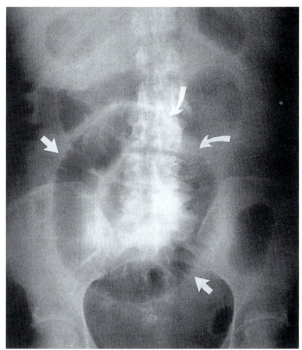

図 17-31　経腸間膜ヘルニア
小腸間膜の間隙を介した空腸ヘルニア．ヘルニア門（曲線矢印）でループの端側が近接する拡張した典型的な closed-loop（矢印）に注意．
〔文献 13 から許可を得て転載〕

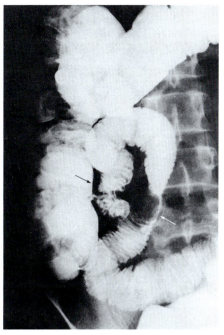

図 17-32　経腸間膜ヘルニア
メッケル憩室の腸間膜にある先天性間隙を介した遠位回腸ヘルニア．注腸による小腸逆流像で回腸の輸入脚（白矢印）と輸出脚（黒矢印）が近接して並んでいる部位に狭窄像が示されている．
〔文献 60 から許可を得て転載〕

6. 経腸間膜・経大網・経結腸間膜ヘルニア

　すべての内ヘルニアの約 5〜10% は小腸の腸間膜の間隙を介して起こる[10,23]．本疾患の発症と出生前の腸管虚血との間に因果関係がほぼ認められる，というのは間隙やヘルニアの様な部分的な腸管閉鎖を有する幼児にしばしば付随するからである[11]．事実これらのヘルニアのほぼ 35% が小児期に起こり，小児の内ヘルニアのうち最も多いタイプである[6,11]．しかし成人ではヘルニア輪となるほとんどの腸間膜間隙がたいてい過去の手術，腹部外傷あるいは腹腔内の炎症に起因している[10]．腸間膜の間隙はしばしばトライツ靱帯あるいは回盲弁の近くにある．間隙の大きさがいくぶん小さかったり，限局するヘルニア嚢が存在しない場合，絞扼や腸管壊死の発生率が比較的高くなる．すなわち，その死亡率は手術施行例で 50%，未施行例で 100% である[10]．

　腹部 X 線では通常機械的小腸閉塞像を呈し，時に輸入脚と輸出脚が並列し拡張した単一の "closed-loop" を示す（図 17-31）．小腸造影あるいは注腸による小腸逆流像でヘルニア内の輸入脚と輸出脚が近接して並んでいる部位の狭窄像を示すことでさらに診断は確かなものとなる（図 17-32）[58-60]．これらの所見は常に緊急手術を警告するが，ヘルニアと小腸軸捻転あるいは腹膜癒着下での嵌頓との鑑別は臨床的にも放射線学的にも不可能である[13]．CT はヘルニア内の腸管ループ間の関係を示し（図 17-33），また合併症が明らかになることもある（図 17-34）．血管撮影では上腸間膜動脈の突然の走行変化とその臓器分枝の偏位がみられことがあり，この血管走行変化部位で内ヘルニアが生じたと示唆される[61]．

　経大網ヘルニアは内ヘルニアのおおよそ 2% を占めている．ほとんどのヘルニアは直径 2〜10 cm のスリット状の開口部を介して大網の右側

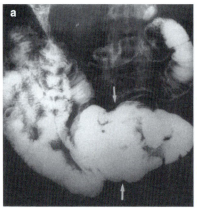
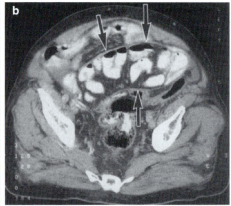

図 17-33　経腸間膜ヘルニア
(a)小腸造影．下腹部に特異的な小腸ループ像（矢印）が認められる．
(b)CT．これらのループが経腸間膜ヘルニア嚢内に限局されていることが示されている（矢印）．
〔文献 90 から許可を得て転載〕

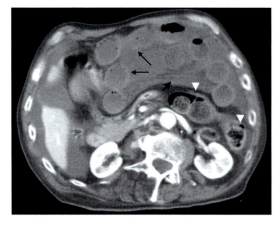

図 17-34　経腸間膜ヘルニア
造影CT．拡張し造影剤を含まない液体で充満した小腸ループ塊があり，その壁は造影効果が不良で肥厚を認める．近接する腸間膜の液体や腹水の所見とともに，これらの所見は絞扼を示唆している．いくつかのループは"small bowel feces sign（細黒矢印）"を示している．横行結腸（矢頭）は後方に圧排されている．不鮮明で怒張した腸間膜血管はヘルニア門に向って集中している（太黒矢印，訳者追加）．手術で嵌頓し絞扼された経腸間膜ヘルニアと診断された．
〔文献 22 から許可を得て転載〕

で生じる．ヘルニア嚢はなく，大網の間隙を通ったヘルニア全体が常に腹腔内に存在する（図 17-35）[62]．臨床的そして放射線学的所見は経結腸間膜ヘルニアの所見と一致している．

　横行結腸間膜の間隙は稀に，小腸ループが横行結腸から後進し網嚢内に内ヘルニアを形成する進入路となる（図 17-36〜38）[63,64]．これらの間隙は外傷，炎症あるいは手術によっても生じるが，多くは先天性である．開口部は通常，非常に大きく横行結腸間膜基部の無血管領域にあるため，多くのヘルニア内のループは絞扼，壊死あるいは有意な閉塞さえ起こすことはない．大腹膜腔への再還納はウィンスロー孔，胃肝膜そして胃結腸間膜を経由してしばしば起こる[65]．

　経大網ヘルニア[66]や傍十二指腸ヘルニア[67]を合併する稀な経結腸間膜ヘルニアの症例が報告されている．

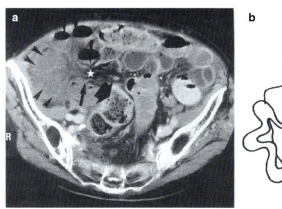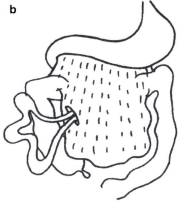

図 17-35 経大網ヘルニア

(a) 造影 CT で右結腸傍溝にある一塊の回腸ループ(矢頭)が上行結腸を内後方(大矢印)に圧排している像が認められる．くちばし状像(beak-like appearance)(小矢印)を伴った 2 つの小腸ループは腹腔内のヘルニア輪の内側で腸間膜(星印)とともに嵌頓している．
(b) 大網の右側にある間隙を通った回腸ループヘルニアを図示したものである．手術で絞扼された経大網ヘルニアが明らかとなった．壊死した回腸ループの切除，一次吻合そして大網間隙の閉鎖が行われた．
〔文献 62 から許可を得て転載〕

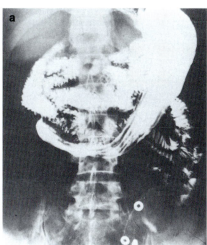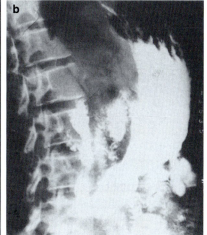

図 17-36 網嚢内への経結腸間膜ヘルニア

臥位(a)と斜位(b)の X 線像で圧排された胃の上後方に複数の小腸ループ像が認められる．それらは横行結腸間膜の大きな間隙を通って網嚢内に入り込んでいる．
〔文献 64 から許可を得て転載〕

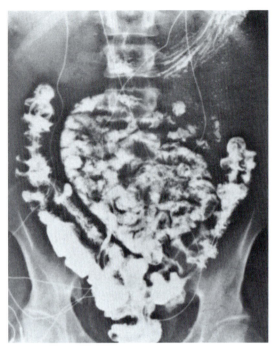

図17-37　経結腸間膜ヘルニア
臥位像で小腸ループのほぼ全体が横行結腸間膜の大きな間隙を通って網嚢内でヘルニアを形成し横行結腸を下後方に圧排している．
(New Brunswick の Alan Herschman 医師の厚意による)

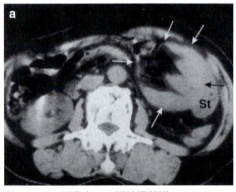 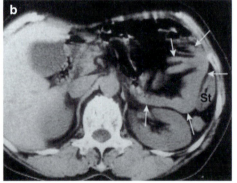

図17-38　網嚢内への経結腸間膜ヘルニア
(a, b) CT で腸間膜脂肪や血管とともに空腸ループ(矢印)が横行結腸間膜の間隙を通って網嚢に入りヘルニアを形成していることが認められる．St＝胃．
(大分医大の Hiromu Mori 医師の厚意による)

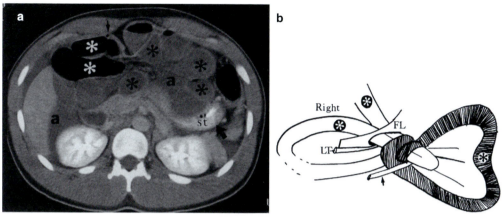

図 17-39　鎌状間膜を介する小腸ヘルニア
(a)造影 CT で胃(st)の前方に液体で満ちた複数の小腸ループ像(黒＊)が認められる．それらは不均一な増強効果を示す壁肥厚を示している．これらのループは鎌状間膜レベルの左で捻転部位に向かって繋がっている．右には閉塞しているヘルニアの近位側ループ(白＊)が空気で拡張しており，壁も薄い．気泡を含む虚脱した遠位小腸ループ(矢印)を確認することができる．腹水(a)が肝周囲と小腸間膜内に認められる．
(b)手術所見の略図．空腸が肝円索(LT)と前壁側の間にある鎌状間膜(FL)の裂け目を右から左に通ってヘルニアを形成している．左側のヘルニア分節は梗塞を伴った軸捻転を呈している．
〔文献 69 から許可を得て転載〕

7. 鎌状間膜ヘルニア

鎌状間膜を介する内ヘルニアは稀である．約80％は成人に起こり[68]，多くは腸管の嵌頓に至る[68,69]．図 17-39 は血流障害を伴い closed-loop 形成する腸閉塞の CT 像である．これは肝門部胆管がんに対する術後胆管空腸吻合の所見[70,71]と類似する場合がある(図 17-40)．

8. 吻合部後ヘルニア

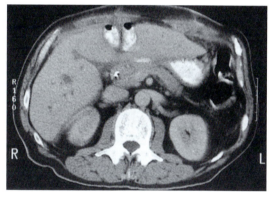

図 17-40　鎌状間膜ヘルニアに類似する肝空腸吻合
総胆管がんの患者．左肝管-空腸吻合像が鎌状間膜ヘルニアの所見と類似している．

吻合部後ヘルニアは通常，部分胃切除や胃空腸吻合，特に結腸前吻合を行った患者で発生する[9,72]．ヘルニア輪の上端は横行結腸間膜によって，下端はトライツ靱帯によって，そして前面は空腸輸入脚と胃空腸吻合部によって形成されている(図 17-41)[9]．ヘルニア内のループは通常輸出空腸脚であるが，頻度は低いが吻合部後方空間に突出した過長輸入脚であることもある．

これらのヘルニアの約半数は術後 1 か月以内そして 25％が 1 年以内に[73]激しい腹痛と高位小腸閉塞による症状で発症する．これらの非特異的な所見は吻合部の浮腫，ダンピングあるいは膵炎と間違えられることがあり，絞扼が起こるまで正確な診断が遅れてしまうことがある[8,9,73]．このことが手術例で死亡率が 32％，非手術例ではほぼ 100％との報告の一因となっている[9]．

輸出脚の吻合部後ヘルニアの CT 所見として臍周囲部の空腸ループ，腸間膜動静脈そして腸間膜の渦巻き状回転がある(図 17-42)．ヘルニア内のループの壁肥厚や拡張が起こることがある．腸管壁の造影効果減弱は虚血を示す所見である．輸入

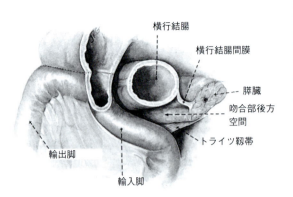

図 17-41 結腸前胃空腸吻合における吻合部後ヘルニア輪の側面図

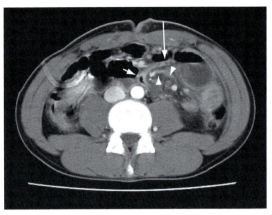

図 17-42 輸出脚の吻合部後ヘルニア
6 日前に胃がんのため胃亜全摘，結腸前胃空腸吻合も行った 32 歳男性．造影 CT で左腎周囲部に空腸ループ（矢印）と腸間膜血管（矢頭）の回転像が認められる．手術で長さ約 100 cm の輸出脚が吻合部後方の間隙を通ってヘルニアを形成していたが腸管虚血は可逆性であった．
〔文献 74 から許可を得て転載〕

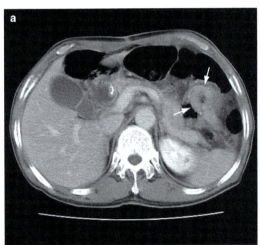
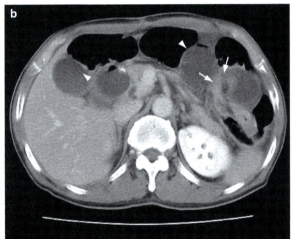

図 17-43 輸入脚ループの吻合部後ヘルニア
胃がんに対する胃亜全摘，結腸前胃空腸吻合術後 40 日目の 67 歳男性．
(a) 造影 CT．吻合部の後方で過度に長い輸入脚の短分節の回転像が認められる（矢印）．
(b) 左図 (a) の下のレベル．輸入脚の著明な拡張像（矢頭）と回転像（矢印）が認められる．手術で，長さ 5 cm の輸入脚が吻合部後方の間隙を通ってヘルニアを形成していた．
〔文献 74 から許可を得て転載〕

脚ヘルニアの CT 所見は吻合部後方で認められる短い輸入脚の回転像と拡張像である（**図 17-43**）[74]．

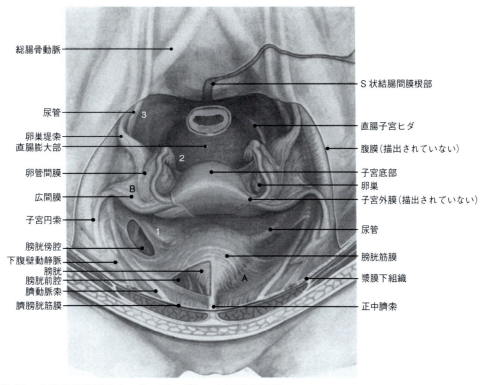

図17-44　女性の骨盤腔の内ヘルニア，ポケット陥凹の位置
A＝膀胱上ヘルニア，B＝広靱帯を介するヘルニア，1＝膀胱子宮窩，2＝ダグラス窩，3＝直腸周囲窩．

9. 膀胱上ヘルニアと骨盤ヘルニア

腹膜が骨盤臓器と骨盤壁の表面を覆う際，その中に先天性あるいは後天性の間隙とともにいくつかのポケットや陥凹が形成される(図17-44)．膀胱上ヘルニアは稀である．CT では正中臍索遺残と右(あるいは左)臍索帯の間で腸管ループのヘルニア形成が認められる[75]．

広間膜の間隙を介するヘルニアは全内ヘルニアのたった4〜5%である．ヘルニア内のループは通常回腸であり，経産婦に起こることが特徴である[76]．CT 所見は，骨盤腔内の液面形成を伴う拡張した小腸ループ集簇像と，直腸S状結腸を背側部に，そして子宮を腹側に圧排する腸管ループ像からなる[77]．しかしヘルニアを形成する方向に応じて広間膜ヘルニアは膀胱上ヘルニアあるいは直腸周囲ヘルニアに類似することがある．

直腸周囲窩の間隙を介するヘルニアは極めて稀である．CT で一塊の拡張した腸管ループ像が直腸の側方そして子宮頸部の後方に認められる(図17-45)[78]．直腸周囲窩を通るヘルニアと他の類似する骨盤ヘルニアとは常に鑑別が可能なわけではない．

10. バリアトリック手術後の内ヘルニア

医学的合併症を有する肥満症に腹腔鏡下バリアトリック手術が多数行われるようになり，新たなカテゴリーの内ヘルニアに遭遇する機会がますます増えている．病的な肥満とはBMI が $40\,\mathrm{kg/m^2}$ 以上あるいは約100ポンド(約45 kg)以上の体重増加と定義される[79]．この手技は近位側の胃とRoux 脚の間で側側吻合を行い小胃を作るものである．この Roux 脚は一般に長さ75〜150 cm で，空腸空腸吻合により連続性が再建されている．腹腔鏡下 Roux-en-Y 胃バイパス術後，内ヘルニア

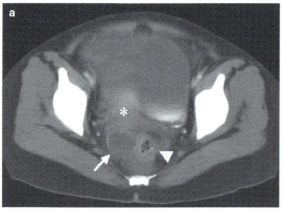 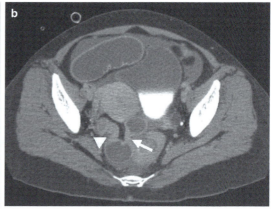

図 17-45　直腸周囲窩の間隙を介したヘルニア
(a)骨盤底レベルの造影 CT．直腸(矢頭)の右側方そして子宮頸部(＊)の後方に拡張した回腸ループ(矢印)が認められる．
(b)左図(a)とやや異なるレベルでの CT．ヘルニアを形成している回腸の近位側(矢印)と遠位側(矢頭)の移行部が近接していることが認められる．腹腔鏡で壊死には至らなかったヘルニアループを還納した．
〔文献78から許可を得て転載〕

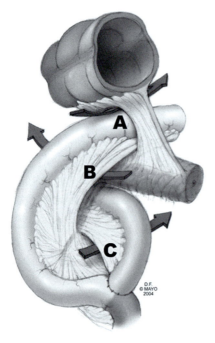

図 17-46　バリアトリック手術後の内ヘルニア間隙
A = 結腸間膜，B = Petersen ヘルニアの間隙，C = 腸間膜間．
〔文献91から許可を得て転載〕

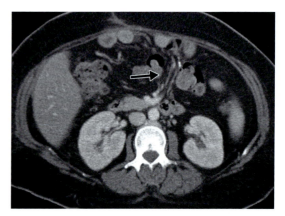

図 17-47　Roux-en-Y 胃バイパス術後の横行結腸間膜内ヘルニア
間隙(矢印)のレベルで腸間膜と血管の伸展像が認められる．
〔文献84から許可を得て転載〕

に続発する小腸閉塞の発生頻度は5％以内である[80]．これらのヘルニアは Roux 脚の作製と走行によって作り出された空間の中で展開し2つの主要な間隙の中で生じる．すなわち，結腸間膜(Roux 脚が横行結腸間膜を通る部位での小腸ヘルニア)と腸間膜間(空腸空腸吻合部での腸間膜間隙を通るヘルニア)である．Petersen ヘルニアは Roux 脚の後方で発生するが，外科医が手術時こ

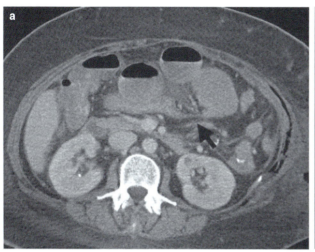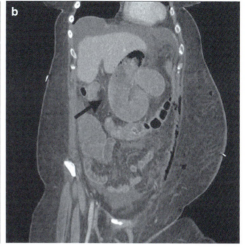

図17-48　横行結腸間膜ヘルニア
(a) Roux-en-Y 胃バイパス術後6日目．横行結腸間膜の間隙レベルで締め付け（矢印）を伴った高度閉塞像．
(b) CT 冠状断層像で横行結腸の頭側に虚脱した Roux 脚（訳者訂正，矢印）が認められる．
〔文献84から許可を得て転載〕

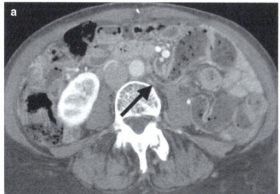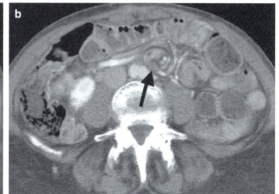

図17-49　空腸空腸吻合での腸間膜間隙を介するヘルニア
(a) 閉塞部位（矢印）．
(b) 左図(a)に隣接する部位で腸間膜の回転（矢印）が特徴である．
（文献84から許可を得て転載）

の間隙に注意を払って閉鎖するため極めて稀である（図17-46）．

　患者は慢性的で漠然とした心窩部痛あるいは closed-loop obstruction による急性腸管絞扼で受診する．腹部画像では小腸の区域性拡張，残胃と十二指腸の拡張，そして間隙を通る腸間膜と血管の伸展像が認められることがある（図17-47）．閉塞部位での締め付け像が認識されることがあり，結腸間膜ヘルニアにおいて冠状断層像で横行結腸の頭側に虚脱した Roux 脚が認められる（図17-48）[81]．軸捻転に関連してみられる腸間膜の血管回転像が目立つ場合もある（図17-49）[81-84]．Lockhart らはこの腸間膜の回転像をこの状況下における内ヘルニアの最良の指標であると報告した[83]．迅速な手術の目的はすべての内ヘルニア間隙の還納と閉鎖だけではなく，腸管のバイアビリティーの評価目的も含まれる．

■ 文献

1. Balthazar EJ: Intestinal malrotation in adults: Roentgenographic assessment with emphasis on isolated complete and partial nonrotations. AJR 1976; 126:358-367.
2. Wang CA, Welch CE: Anomalies of intestinal rotation in adolescents and adults. Surgery 1963; 54:839-855.
3. Jaramillo D, Raval B: CT diagnosis of primary small-bowel volvulus. AJR 1986; 147:941-942.
4. Lieberman JM, Haaga JR: Case report: Duodenal malrotation. J Comput Assist Tomogr 1982; 6(5):1019-1020.
5. Jones TW: Paraduodenal hernia and hernias of the foramen of Winslow. In Nyhus IM, Harkins HN(eds) Hernia. JB Lippincott, Philadelphia, 1964, pp 577-601.
6. Pennell TC, Shaffner LS: Congenital internal hernia. Surg Clin North Am 1971; 51:1355-1359.
7. Zimmerman LM, Laufman H: Intra-abdominal hernias due to developmental and rotational anomalies. Ann Surg 1953; 138:82-91.
8. Hardy JD: Problems associated with gastric surgery: Review of 604 consecutive patients with annotation. Am J Surg 1964; 108:699-716.
9. Vitello JM, Rutledge RH: Retroanastomotic hernia. In Nyhus LM, Condon RE(eds) Hernia, 4th ed. JB Lippincott, Philadelphia, 1995, pp 475-484.
10. Mock CJ, Mock HE Jr: Strangulated internal hernia associated with trauma. Arch Surg 1958; 77:881-886.
11. Murphy DA: Internal hernias in infancy and childhood. Surgery 1964; 55:311-315.
12. Williams AJ: Roentgen diagnosis of intra-abdominal hernia. An evaluation of the roentgen Findings. Radiology 1952; 59:817-825.
13. Ghahremani GG, Meyers MA: Internal abdominal hernias. Curr Probl Radiol 1975; 5:1-30.
14. Meyers MA:: Paraduodenal hernias. Radiologic and arteriographic diagnosis. Radiology 1970; 95:29-37.
15. Bertelsen S, Christiansen J: Internal hernia through mesenteric and mesocolic defects. A review of the literature and a report of two cases. Acta Chir Scand 1967; 133:426-428.
16. Parsons PB:: Paraduodenal hernia. AJR 1953; 69:563-589.
17. Blachar A, Federle MP, Dodson SF: Internal hernia: Clinical and imaging findings in 17 patients with emphasis on CT criteria. Radiology 2001; 218:68-74.
18. Mathieu D, Luciani A: Internal abdominal herniations. AJR 2004; 183:397-404.
19. Hong SS, Kim AY, Kim PN et al: Current diagnostic role of CT in evaluation internal hernia. J Comput Assist Tomogr 2005; 29:604-609.
20. Takeyama N, Gokan T, Ohgiya Y et al: CT of internal hernias. Radiographics 2005; 25:997-1015.
21. Martin LC, Merkle EM, Thompson WM: Review of internal hernias: Radiographic and clinical findings. AJR 2006; 186:703-717.
22. Zissin R, Hertz M, Gayer G et al: Congenital internal hernia as a cause of small bowel obstruction: CT findings in 11 adult patients. Br J Radiol 2005; 78:796-802.
23. Hansmann GH, Morton SA:: Intra-abdominal hernia. Report of a case and review of the literature. Arch Surg 1939; 39:973-986.
24. Berens JJ: Small internal hernias in the paraduodenal area. Arch Surg 1963; 86:726-732.
25. Callander CL, Rusk GY, Nemir A: Mechanism, symptoms, and treatment of hernia into descending mesocolon(left duodenal hernia); plea for change in nomenclature. Surg Gynecol Obstet 1935; 60:1052-1071.
26. Roberts WH, Dalgleish AE: Internal hernia of embryological origin. Anat Rec 1966; 155:279-285.
27. Moynihan BGA: On Retroperitoneal Hernia. Duodenal Folds and Fossae. Bailliere, Tindall and Cox, London, 1889, pp 19-70.
28. Landzert: Ueber die hernie Retroperitonealis (Treitz)und ihre Beziehungen zur Fossa duodenojejunalis. St Petersburg Med Ztschr, MF 1871; 2:306-350.
29. Waldeyer W: Hernia retroperitonealis, nebst Bemerkungen zur Anatomie des Peritoneums. Arch Pathol Anat 1874; 60:66-92.
30. Freund H, Berlatzky Y: Small paraduodenal hernias. Arch Surg 1977; 112:1180-1183.
31. Mayo CW, Stalker LK, Miller JM: Intra-abdominal hernia. Review of 39 cases in which treatment was surgical. Ann Surg 1941; 114:875-885.
32. Meyers MA: Arteriographic diagnosis of internal (left paraduodenal) hernia. Radiology 1969; 92:1035-1037.
33. Day DL, Drake DG, Leonard AS et al: CT Findings in left paraduodenal herniae. Gastrointest Radiol 1988; 13(1):27-29.
34. Passas V, Karavias D, Grilias D et al: Computed tomography of left paraduodenal hernia. J Comput Assist Tomogr 1986; 10(3):542-543.
35. Shatzkes D, Gordon DH, Haller JO et al: Malrotation of the bowel: Malalignment of the superior mesenteric artery-vein complex by CT and MR. J Comput Assist Tomogr 1990; 14:93-95.
36. Zerin JM, DiPietro MA: Mesenteric vascular anatomy at CT: Normal and abnormal appearances. Radiology 1991; 179:739-742.
37. Chou CK, Chang JM, Tzeng WS: CT of the mesenteric vascular anatomy. Abdom Imaging 1997; 22:477-482.
38. Fischer JK: Computed tomographic diagnosis of volvulus in intestinal malrotation. Radiology 1981; 140:145-146.
39. Fujimoto K, Nakamura K, Nishio H et al: Whirl sign as CT Finding in small-bowel volvulus. Eur Radiol 1995; 5:555-557.
40. Chou CK, Tsai TC: Small bowel volvulus. Abdom Imaging 1995; 20:431-435.
41. Izes BA, Scholz FJ, Munson JL: Midgut volvulus in an elderly patient. Gastrointest Radiol 1992; 17:102-

42. Pracros JP, Sann L, Genin G et al: Ultrasound diagnosis of midgut volvulus: The "whirlpool" sign. Pediatr Radiol 1992; 22:18-20.
43. Hayden CK Jr: Ultrasonography of the gastrointestinal tract in infants and children. Abdom Imaging 1996; 21:9-20.
44. Casas JD, Mariscal A, Martinez N: Peritoneal encapsulation. AJR 1998; 171:1017-1019.
45. Oriuchi T, Kinouchi Y, Hiwatashi N et al: Bilateral paraduodenal hernias: Computed tomography and magnetic resonance imaging appearance. Abdom Imaging 1998; 23:278-280.
46. Erskine JM: Hernia through the foramen of Winslow. Surg Gynecol Obstet 1967; 125:1093-1109.
47. Vint WA: Herniation of the gallbladder through the epiploic foramen into the lesser sac: Radiologic diagnosis. Radiology 1966; 86:1035-1040.
48. Popky GL, Lapayowker MS: Persistent descending mesocolon. Radiology 1966; 86:327-331.
49. Hollenberg MS: Radiographic diagnosis of hernia into the lesser peritoneal sac through the foramen of Winslow. Report of a case. Surgery 1945; 18:498-502.
50. Khilnani MT, Lautkin A, Wolf BS: Internal hernia through the foramen of Winslow. J Mount Sinai Hosp 1959; 26:188-193.
51. Henisz A, Matesanz J, Westcott JL: Cecal herniation through the foramen of Winslow. Radiology 1974; 112:575-578.
52. Stankey RM: Intestinal herniation through the foramen of Winslow. Radiology 1967; 89:929-930.
53. Lefort H, Dax H, Vallet G: Herniation through the foramen of Winslow(roentgenologic and clinical considerations based on an analysis of 25 cases). J Radiol 1967; 48:157-166.
54. Goldberger LE, Berk RN: Cecal hernia into lesser sac. Gastrointest Radiol 1980; 5:169-172.
55. Oldfield AL, Wilbur AC: Retrogastric colon: CT demonstration of anatomic variations. Radiology 1993; 186:557-561.
56. Inoue Y, Nakamura H, Mizumoto S et al: Lesser sac hernia through the gastrocolic ligament: CT diagnosis. Abdom Imaging 1996; 21:145-147.
57. Tran TL, Regan F, Al-Kutoubi MAO: Computed tomography of lesser sac hernia through the gastrohepatic omentum. Br J Radiol 1991; 64:372-374.
58. Rooney JA, Carroll JP, Keeley JL: Internal hernias due to defects in the mesoappendix and mesentery of small bowel, and probable Ivemark syndrome. Report of two cases. Ann Surg 1963; 157:254-258.
59. Yu C-Y, Lin C-C, Yu S-C et al: Strangulated transmesosigmoid hernia: CT diagnosis. Abdom Imaging 2004; 29:158-160.
60. Dalinka MK, Wunder JF, Wolfe RD: Internal hernia through the mesentery of a Meckel's diverticulum. Radiology 1970; 95:39-40.
61. Cohen AM, Patel S: Arteriographic findings in congenital transmesenteric internal hernia. AJR 1979; 133:541-543.
62. Delabrousse E, Couvreur M, Saguet O et al: Strangulated transomental hernia: CT findings. Abdom Imaging 2001; 26:86-88.
63. Gallagher HW: Spontaneous herniation through the transverse mesocolon: A review of the literature and the report of a case. Br J Surg 1949; 36:300-305.
64. Meyers MA, Whalen JP: Roentgen significance of the duodenocolic relationships. An anatomic approach. AJR 1973; 117:263-274.
65. Carlisle BB, Killen DA: Spontaneous transverse mesocolic hernia with re-entry into the greater peritoneal cavity: Report of a case with review of the literature. Surgery 1967; 62:268-273.
66. Chou CK, Mak CW, Wu RH et al: Combined transmesocolic-transomental internal hernia. AJR 2005; 184:1532-1553.
67. Kandpal H, Sharma R, Saluja S et al: Combine transmesocolic and left paraduodenal hernia. Abdom Imaging 2007; 32(2):224-227.
68. Estrada RL: Hernias Involving the Falciform Ligament. In Internal Intra-abdominal Hernias. RG Landes, Austin, 1994, pp 195-204.
69. Walker S, Baer JW: Herniation of small bowel through the falciform ligament: CT demonstration. Abdom Imaging 1995; 20:161-163.
70. Chevrel JP, Duchene P, Salama G: Anatomical bases of intrahepatic biliodigestive anastomoses. Acta Clin 1980; 2:159-167.
71. Mizumoto R, Kawarada Y, Suzuki H: Surgical treatment of hilar carcinoma of the bile duct. Surg Gynecol Obstet 1986; 162:153-158.
72. Morton CB, Aldrich EM, Hill LD: Internal hernia after gastrectomy. Ann Surg 1955; 141:759-764.
73. Sebesta DG, Robson MC: Petersen's retroanastomotic hernia. Am J Surg 1968; 116:450-453.
74. Kwon JH, Jang HY: Retroanastomotic hernia after gastrojejunostomy: US and CT findings with an emphasis on the whirl sign. Abdom Imaging 2005; 30:656-664.
75. Sasaya T, Yamaguchi A, Isogai M et al: Supravesical hernia: CT diagnosis. Abdom Imaging 2001; 26:89-91.
76. Suzuki M, Takashima T, Funaki H et al: Radiologic imaging of herniation of the small bowel through a defect in the broad ligament. Gastrointest Radial 1986; 11:102-104.
77. Haku T, Daidouji K, Kawamura H et al: Internal herniation through a defect of the broad ligament of the uterus. Abdom Imaging 2004; 29:161-163.
78. Yamashiro T, Samura H, Kinjo M et al: CT of internal hernia through a defect of the perirectal fossa. Abdom Imaging 2007; 32(3):320-322.
79. National Institutes of Health Consensus Development Conference Statement: Gastrointestinal surgery for severe obesity. Am J Clin Nutr 1992; 55:615S-619S.
80. Cho M, Carrodeguas L, Pinto D et al: Diagnosis and management of partial small bowel obstruction after

laparoscopic Roux-en-Y gastric bypass for morbid obesity. J Am Coll Surg 2006; 202:262-268.
81. Reddy SA, Yang C, McGinnis LA et al: Diagnosis of transmesocolic internal hernia as a complication of retrocolic gastric bypass: CT imaging criteria. AJR 2007; 189:52-55.
82. Yu J, Turner MA, Cho S-R et al: Normal anatomy and complications after gastric bypass surgery: Helical CT findings. Radiology 2004; 231:753-760.
83. Lockhart ME, Tessler FN, Canon CL et al: Internal hernia after gastric bypass: Sensitivity and specificity of seven CT signs with surgical correlation and controls. AJR 2007; 188:745-750.
84. Trenkner SW: Imaging of morbid obesity procedures and their complications. Abdom Imaging 2009; 34(3):335-344.
85. Ghahremani GG, Meyers MA: Hernias. In Teplick JG, Haskin ME(eds) Surgical Radiology. WB Saunders, Philadelphia, 1981.
86. Schlaffer GJ, Groell R, Kammerhuber F et al: Anterior and upward displacement of the inferior mesenteric vein: A new diagnostic clue to left paraduodenal hernias? Abdom Imaging 1999; 24:29-31.
87. Okino Y, Kiyosue H, Mori H et al: Root of the small-bowel mesentery: Correlative anatomy and CT features of pathologic conditions. Radiographics 2001; 21:1475-1490.
88. Wojtasek DA, Codner MA, Nowak EJ: CT diagnosis of cecal herniation through the foramen of Winslow. Gastrointest Radiol 1991; 16:77-79.
89. Fu CY, Lu HE, Su CG, Chang WC, Tan KH: Pericecal hernia of the inferior ileocecal recess: CT findings. Abdom Imaging 2007; 32(1):81-83.
90. Miller, PA, Mezwa DG, Feczko P et al: Imaging of abdominal hernias. RadioGraphics 1995; 15:333-347.
91. Kendrick ML, Dakin GF: Surgical approaches to obesity. Mayo Clin Proc 2006; 81(10 Suppl): S18-S24.

和文索引

あ・い

悪性黒色腫からの腹膜下出血の腸間膜進展　211
胃
　──，疾患の進展様式　223, 225
　──　におけるリンパの排出経路　231
　──　の発生学と解剖学　223
　──　の腹膜間膜　223
胃潰瘍穿孔　226
胃肝間膜　20, 224
胃肝間膜陥凹　225
胃肝間膜内リンパ節転移　230
胃がん
　──　に伴うがん性腹膜炎　234
　──　に伴う局所リンパ節転移　234
　──　に伴う腹水　234
　──　の大網転移　227
　──　の直接浸潤　228
　──　の腹膜下（腸間膜）進展　228
胃結腸間膜　30, 223
　──　へ浸潤した乳がんの胃転移　56
胃結腸間膜内リンパ節転移　234
胃結腸靱帯　22
胃周囲の腹腔内間膜・ヒダとそのランドマーク　224
胃十二指腸経路，リンパ　242
胃十二指腸動脈　239
胃静脈　224
胃脾ヒダへの炎症を伴う膵炎　244
胃前庭部がんに伴う神経周囲浸潤　234
胃前庭部後壁から網嚢への穿孔　226
胃大網血管　224
胃動脈　224
胃脾間膜　30, 223
　──　への炎症を伴う膵炎　244
胃脾間膜内リンパ節転移　233
胃脾靱帯　21

胃リンパ腫の胃結腸間膜への浸潤　56
移行上皮がんの進展　295
陰茎　303
陰嚢　303

う

ウィンスロー孔　72
　──　を介する内ヘルニア　360
　──　を介する盲腸ヘルニア　360, 361, 363
ウィンスロー孔ヘルニア　362
右横隔下陥凹　71
右横隔神経リンパ節　215
右横隔膜の矢状断　71
右下横隔リンパ節への転移，直腸がんの　215
右肝下陥凹　69
右肝下と横隔膜下膿瘍　80
右肝臓下膿瘍　79
右腎周囲腔と肝無漿膜野の連続性　114
右副腎の転移性腫瘍による局所浸潤　295
右傍結腸溝
　──　からの広がり　79
　──　の放射線学的特徴　90
右傍十二指腸ヘルニア　351
　──，大きな　355
　──，小さな　354
　──　のCT所見　358
　──　の展開　353
右卵巣がんの腹膜下進展　328

え

会陰裂孔　341
壊死性膵炎に続発した右前腎傍腔の液体　130
円靱帯　34
炎症様膀胱腫瘍　305
遠位回腸の腺がん　262
遠位空腸リンパ腫　259

お

横隔下膿瘍　79, 84
横隔結腸ヒダ　73
横隔膜下ガスの鑑別疾患，少量の　178
横隔膜下腔　225
横隔膜下への腫瘍播種　90
横隔膜脚沿いに進展したリンパ腫　334
横隔膜結腸靱帯　22
横隔膜上由来の腹腔外ガス　175
横隔膜の解剖学　333
横隔膜腹膜へのプラーク状の播種巣　96
横行結腸　268
横行結腸間膜　22, 33, 34, 268
　──　への炎症を伴う膵炎　244
横行結腸間膜根部に浸潤した膵管がん　248
横行結腸間膜内ヘルニア　372
横行結腸間膜ヘルニア　373

か

カルチノイド腫瘍
　──，遠位回腸の低異型　263
　──，回腸末端の低異型　264
　──，小腸の　260
　──，多発回腸　263
がん性腹膜炎　46
　──　の卵巣転移　228
下横隔膜下リンパ節　213
下横隔リンパ節経路　235
下行結腸　268
　──　の部分的腹膜被覆　119
下行結腸間膜　268
下膵十二指腸，リンパ　242
下膵十二指腸動脈　239
　──　の炎症性液体貯留　244
下大静脈の壁に浸潤する腎細胞がん　289
下腸間膜静脈内へ広がる下行結腸間膜内の再発腫瘍　283

下腸間膜動脈　19
下部骨盤　41
下部小腸間膜　87
　──　に及んだ卵巣がんの播種　89
　──　に沿って播種した卵巣がん　90
　──　に沿って播種した卵巣奇形腫　90
下部食道
　──，疾患の進展様式　223, 225
　──　の転移性腺がんに伴うリンパ節転移　231
　──　の発生学と解剖学　223
下部食道周囲の腹腔内間膜・ヒダとそのランドマーク　224
下腹部と骨盤の腹膜下腔の解剖　35
下腰三角　133
回結腸動静脈　33
回腸　251
　──　のリンパ腫　259
回腸カルチノイド患者の腹膜がん腫症　343
回腸動脈　33
回腸末端　87
潰瘍性大腸炎　272
外陰部　321
外陰部がん
　──　によるリンパ管進展　322
　──　の直接進展　321
　──　の腹膜下進展　321
外鼠径ヘルニア内に入り込んだ骨盤内腹水　304
外側円錐筋膜　121
外側傍膀胱陥凹　78
褐色細胞腫　296
鎌状間膜
　──　と血管との関係　136
　──　を介する小腸ヘルニア　369
鎌状間膜内の膵性滲出液　139
鎌状間膜ヘルニア　369
　──　に類似する肝空腸吻合　369
鎌状靱帯　20
肝胃間膜　29
肝円索と血管との関係　136
肝角　123
肝鎌状間膜
　──　に生じた卵巣がんからの播種　97
　──　への播種　96
　──　を介した深部浅腹壁リンパ節への転移　216
肝細胞がん　208

　──　による右肝臓周囲の出血　210
　──　による腫瘤　210
肝細胞がん破裂による腹膜播種　209
肝周囲への腫瘍播種　90
肝十二指腸間膜　224
肝十二指腸間膜周囲の再発リンパ腫浸潤　51
肝十二指腸間膜内への腫瘍進展を伴う肝内胆管がん　66
肝臓
　──，疾患の進展様式　207
　──　におけるリンパ液排出経路　210
　──　の形成　18
　──　の刺創　83
　──　の靱帯　20
　──　の発生学と解剖学　207
　──　の発達　207
肝臓リンパ流
　──　の表層経路　214
　──　の深部経路　213
肝胆道系の発生学　25
肝動脈からの出血　139
肝内胆管がん　218
　──　と考えられていた原発不明がん　60
肝無漿膜野
　──　の外傷性裂傷　115
　──　の肝細胞がん　115
　──　への腎周囲出血の進展　114
肝門部胆管がんと動脈周囲/神経周囲浸潤　64
冠状間膜，腹水を伴った患者の　137
間膜，肝臓に付着する　208
感染症と播種転移の進展様式，腹腔内における　69
管腔内から腹膜下への進展　66

き

基靱帯　34
偽嚢胞
　──　に沿って炎症が進展した膵炎　50
　──　を形成する膵炎の腸間膜内進展　54
偽膜性腸炎　271
急性腎周囲血腫　157
急性膵炎
　──，膵生検後の　53

　──　での前腎筋膜の反応　129
　──　の偽膵嚢胞　82
虚血性腸炎　270
虚血変化による吻合部狭窄と腹腔内への穿孔　271
胸腹部
　──　が連続する部位の冠状断の図　36
　──　の連続性　16, 36
胸膜心膜ヒダ　16
筋膜間面経由の進展　204

く

クローン病　254, 272
　──，遠位小腸の　258
空腸　251
　──　との瘻孔を形成したS状結腸がんの術後再発　61
空腸間膜　251
　──　まで浸潤が及んだ膵管腺がん　247
空腸腺がん　261, 262
空腸吻合での腸間膜間隙を介するヘルニア　373
空腸リンパ腫の腸間膜　55

け

経結腸間膜ヘルニア　365, 368
　──，網嚢内への　367, 368
経静脈進展
　──，下部食道・胃疾患　235
　──，腹部から胸部への疾患　334
経静脈による腹膜下進展　64
経大網ヘルニア　365, 367
経腸間膜ヘルニア　365, 366
憩室炎　270
　──　による腹膜腔内への穿孔　47
血管外皮腫　344
血管周囲進展
　──，膵臓疾患の　247
　──，大腸疾患の　278
血管浸潤，男性泌尿生殖器疾患の　313
血行性進展　45
結核，回腸末端と回盲弁の　257
結腸
　──　の悪性腫瘍　272
　──　の疾患　270
　──　の発生学と解剖学　267
　──　のリンパ排液路　275
結腸炎　270
結腸肝彎曲のがん　273

結腸間膜　46
結腸がん肝転移の腋窩リンパ節転移　337
結腸静脈内に腫瘍栓を伴う下行結腸腺がん　283
結腸静脈分枝に腫瘍栓を伴う上行結腸腺がん　282
結腸脾彎曲がん，左腎臓への浸潤を伴う　273
結腸瘻造設術後人工肛門周囲に合併した静脈瘤　340
原始腸間膜　18

こ

広靱帯　34
好中球減少性腸炎　271
肛門管　269
　── の悪性腫瘍　272
　── の発生学と解剖学　267
肛門管がん
　── の深鼠径リンパ節への転移　277
　── の大伏在静脈大腿静脈接合部リンパ節への転移　277
後横隔神経リンパ節　216
後肝下陥凹　69
後肝神経叢　247
後腎筋膜
　── の2枚の薄層　120
　── の2葉間の後腎傍腔の解剖学的連続性　120
　── の内側付着　119
　── の二層　120
後腎傍腔　106, 170
　── から血腫が進展した腹部大動脈瘤破裂　195
　── における滲出液の臨床的原因　172
　── のX線解剖　170
　── の液体貯留　172
　── の骨盤腔での腹膜外腔への連絡　116
　── の出血　173
　── の出血，大腿カテーテル留置の出血性合併症による　174
　── の出血，腹部大動脈瘤の漏出による　173, 174
　── の前側方への進展　116
　── の膿瘍　174
　── への出血，腹部大動脈瘤破裂による　173
　── への造影剤注入　172

後腎傍脂肪　175
後腹壁
　── の筋膜解剖の概観　107
　── の反転および腹膜窩　70
　── への膵炎の拡大　134
　── への膵炎の伸展　136
後腹膜血腫　157
後腹膜付着部　69
絞扼性大腿ヘルニア　342
絞扼性網嚢ヘルニア　362
黒色腫の副腎転移　53
骨盤
　──，疾患の進展様式　301
　── での連続性　35
　── と腸間膜の連続性　140
　── の解剖学　341
　── の分化　23
骨盤外への進展様式　333
骨盤内
　── から骨盤外への疾患の進展様式　342
　── の原発腫瘍からモリソン窩および肝下面への播種　93
骨盤内膿瘍　78
骨盤内腹水　194
骨盤部腹膜外腔
　── の区画　189
　── の正常断面像　191
　── の模式図　190
骨盤腹膜炎　330
骨盤壁および骨盤床の生理的・潜在性後天的開口部とその解剖学的ランドマーク，ヘルニア型　341

さ

左横隔下陥凹　72
左横隔下膿瘍　81, 83
左上腹部における腹膜付着部と陥凹　72
左腎がんによる右腹膜外と空腸間膜への十二指腸穿孔　254
左腎周囲腔内への尿漏出　169
左前腎傍腔内の膵外滲出液貯留　132
左前腎傍腔のガス膿瘍　125
左側横行結腸がんの左側横行結腸間膜リンパ節への転移　59
左副腎腫瘍からの出血　53
左傍結腸　84
左傍十二指腸ヘルニア　350, 356
　──，大きな　354
　──，小さな　354

　── のCT所見　357
　── の展開　352
左右肝動脈に浸潤した肝門部胆管がん　219
再発平滑筋肉腫，右肝臓RFA後の　212
細菌性腸腰筋膿瘍　181
臍腸管　25
臍膀胱筋膜　36, 189
　──，正常CT断面像での　192
臍膀胱前筋膜　190

し

子宮　323
子宮頸がん
　──，浸潤性　323
　── による子宮傍組織とリンパ管への直接浸潤と腹膜下進展　325
　── による子宮傍組織への腹膜下進展　324
子宮広靱帯　23
子宮体がん　324
脂肪肉腫，腹膜外骨盤の　344
腫瘍栓
　── を伴う胃幽門部がん　64
　── を伴う小腸への転移性黒色腫　65
　── を伴う膵尾部の巨大な非機能性膵島細胞がん　65
腫瘍塞栓　218, 249
　──，中肝静脈における　220
　── を呈した転移性平滑筋肉腫　220
　── を伴う膵内分泌腫瘍　248
腫瘍播種
　── が回腸末端を巻き込んだ症例　89
　── による肝周囲のマント状所見　98
十二指腸　251
　── の穿孔　126, 137, 245
　── の腹腔外穿孔　127
十二指腸下行脚の腹腔外穿孔　128
十二指腸潰瘍穿孔
　── による右横隔下膿瘍　80
　── による十二指腸結腸瘻　57
十二指腸間膜　33
十二指腸結腸靱帯　22
十二指腸後方血腫　127
十二指腸断端から肝十二指腸間膜内へのガス漏出　51
十二指腸壁内血腫　127

十二指腸膨大部のがん，リンパ節転移を伴う　246
小坐骨孔　341
小細胞型前立腺がんのびまん性浸潤　311
小腸
　——，疾患の進展様式　251, 252
　——の炎症性疾患　253
　——の回転異常　253
　——の新生物　255
　——の腺がん　260
　——の発生学と解剖学　251
小腸間膜　32, 46, 88, 251
　——と腹水貯留の関係　88
　——のランドマーク　252
小腸軸捻転のwhirlサイン　358
小腸腸間膜陥凹の中に溜まった腹水が流れる様式　89
漿膜下腔　16, 17
女性
　——の骨盤腔の内ヘルニアの位置　371
　——の骨盤腔のポケット陥凹の位置　371
　——の骨盤内の解剖学的特徴　319
　——の骨盤におけるリンパ流の形式　320
　——の骨盤部　189
女性器の連続性　34
　——の骨盤リンパ排出路　321
上行結腸
　——とその腸間膜　267
　——の再発腺がん　279
　——の放射線学的特徴　90
上腸間膜動脈　19, 25
上腸間膜動脈神経叢　247
上皮性卵巣がんの腹腔内転移　327
上部尿路
　——，疾患の進展様式　285
　——における尿路上皮性腫瘍の進展様式　294
上腹部の高さ，CT画像　42
上腰三角　133
静脈管索，腹水を伴った患者の　137
静脈内進展
　——，肝臓疾患の　218
　——，膵臓疾患の　249
　——，大腸疾患の　278

食道胃接合部がん
　——に伴う横隔膜上下の多発リンパ節転移　232
　——に伴う肝転移　232
食道裂孔　17, 36
食道裂孔下，上腹部軸位断T11　31
神経芽細胞腫　299
　——，腹膜下腔に広がる　298
神経芽細胞腫・神経節細胞腫複合体　296
神経周囲浸潤
　——，下部食道・胃疾患　235
　——を伴う膵管がん　63
神経周囲進展
　——，肝臓疾患の　216
　——，膵臓疾患の　247
　——，大腸疾患の　278
神経周囲
　——に浸潤した膵管がん　247
　——の腹膜下進展　59
神経線維腫症
　——のS状結腸間膜内の神経肉腫　280
　——の直腸間膜周囲・内の神経　280
神経叢に浸潤した膵尾部膵管がん　248
深部リンパ節ネットワーク　212
進行胃がん　230
腎円錐部下極　152
腎架橋隔壁　122, 168
腎外傷に伴う被膜下血腫と腎周囲血腫　168
腎筋膜円錐部　160
腎筋膜円錐部下縁　152
腎筋膜の肥厚　129
腎後方の結腸　121
腎細胞がん　286
　——の血行性転移　291
　——の横隔膜上への浸潤　289
　——のリンパ節転移　290
腎腫瘍　286
腎周囲
　——の架橋隔壁　122
　——の膵偽嚢胞　142
　——の転移性腫瘍　170
　——の腹膜外腔から胸部へ進展したリンパ腫　335
腎周囲液体成分の癒合　156
腎周囲液体貯留　163, 164
腎周囲隔壁の肥厚　169

腎周囲ガス産生性感染　150, 154, 156
腎周囲感染
　——，急性ガス産生性　155
　——，限局性ガス産生性　156
腎周囲筋膜　106
腎周囲腔　150, 285
　——，拡張した　154
　——に及ぶ腎臓真菌感染　293
　——の内側筋膜による閉鎖　113
　——の放射線学的解剖　150
　——へ直接浸潤した腎細胞がん　290
　——への尿の漏出　158
腎周囲腔内の造影　153
腎周囲血腫　170
　——，腎血管筋脂肪腫の破裂による　167
腎周囲構造の正常な関係　164
腎周囲後腹膜線維症　169, 171
腎周囲出血，下大静脈の破裂による　113
腎周囲髄外造血　170
腎周囲膿瘍　150, 155, 291
腎周囲リンパ腫　169, 171
腎静脈と下大静脈に浸潤している腎細胞がん　288
腎髄様がん　291
腎線維膜を越えて広がっている腎細胞がん　288
腎臓
　——，TNM分類　287
　——，疾患の進展様式　285
腎臓がん，静脈腫瘍栓を伴う　338
腎臓髄様がん　292
腎臓リンパ腫　291
　——の腹膜下浸潤　292
腎動脈　285
腎被膜　285
腎被膜下液体貯留　163, 164
腎被膜下の膵偽嚢胞　142
腎被膜動脈　285
滲出液の源　124

す

膵炎　128, 244
　——，ERCPと胆管ステント留置後　52
　——による網嚢内偽嚢胞　241
　——の肝臓への直接進展　138
　——の偽嚢胞　245
膵管内進展，膵臓疾患の　249

膵管内乳頭粘液性腫瘍　249
膵偽嚢胞　138
膵周囲の炎症性脂肪壊死　53
膵滲出液
　── の後部腸間膜面　148
　── の腎後部腔への尾側進展　148
膵臓
　──，疾患の進展様式　237
　── からの解剖学的な進展経路　238
　── からの血管外漏出　141
　── からの疾患の進展様式　240
　── と腸間膜との関係　238
　── の炎症組織　244
　── の炎症と液体貯留から偽嚢胞への進展　243
　── の解剖学　237
　── のガス産生型の感染　131
　── の形成　21
　── の血管の解剖　239
　── の静脈の解剖図　240
　── の高さ，CT 画像　42
　── の動脈の解剖図　239
　── の発生学　26, 237
　── を取り巻く腹膜ヒダと靱帯と主な血管　239
膵臓がんから S 状結腸への腫瘍播種　91
膵臓周囲の腹膜ヒダと間膜の解剖学的ランドマーク　238
膵体部神経内分泌腫瘍の網嚢内血腫　241
膵頭部
　── の神経支配　247
　── の膵管がんによるリンパ節の転移　246

せ

正中・外側の連続性　34
精巣　303
精巣がん　305
精巣静脈肉腫　345
精嚢　302
静水圧の影響　81
節外形質細胞腫の肝十二指腸靱帯内への進展　212
仙骨岬の高さ，CT 画像　41
仙骨神経まで広がった直腸 S 状結腸接合部の局所進行がん　281
仙骨前腔　195
　── に生じた神経節細胞腫　198
　── の血腫　196
　── の疾患　204
穿孔性好中球減少性腸炎　256
穿孔性虫垂炎　346
穿孔性虫垂リンパ腫　257
腺がんの 3 タイプ　225
全直腸間膜切除術　274
前横隔膜リンパ節　214
前肝下陥凹　69
前肝神経叢　247
前腎筋膜
　── の正中線での終結　112
　── の正中での連続性　113
前腎傍腔　106, 123
　── から後腎筋膜に広がる膵炎　132
　── から骨盤への膵炎の下方進展　142
　── から正中方向に進展した出血　112
　── の X 線解剖　123
　── の異常画像所見　147
　── の解剖学的所見，膵炎患者でみられる　147
　── の感染　128
　── の結合織炎　126
　── の構造区分　143
　── の膵十二指腸コンパートメント　21
　── の正常画像所見　143
　── を通過して広がる膵炎　129
前腎傍腔内
　── での気腫性膵炎　131
　── の液体　124
　── への炎症を伴う膵炎　244
前腎傍腔膿瘍　126
前膀胱間隙　36
前膀胱腔　302
前面での連続性　35
前立腺　302
　── の疾患　303
前立腺がん　305
　──，右神経血管束と両側精囊に浸潤した　310
　──，直腸浸潤および直腸間膜リンパ節転移をきたした　310
　── による二次性の浮腫性変化　201
　── の被膜外浸潤および精囊浸潤　309
　── のリンパ節転移　314
前立腺膿瘍，直腸周囲へ進展し瘻孔を形成した　308

そ

鼠径管　341
側腹線条　110
側腹部
　── の血腫　110
　── の腹膜外解剖　108
側方リンパ節に転移を伴う直腸がん　276

た

ダグラス窩　78, 86
　── への播種転移　87
ダグラス窩膿瘍　79
多発腎周囲膿瘍　166
大坐骨孔　341
大細胞性 B 細胞型リンパ腫　211
大腿輪　341
大腸
　──，疾患の進展様式　267
　── の解剖学的考察　267
　── の腹腔外への穿孔　125
大腸がん
　── の肝転移，リンパ節転移を伴う　336
　── の総胆管再発　221
大動静脈瘻　165
大動脈リンパ節への直腸がんの転移　216
大動脈裂孔　17, 36
　── の直上，上腹部軸位断 T12　31
大網　223
　── への腫瘍播種　99
大網内
　── の腹水　75
　── の網嚢　75
胆管内進展，肝臓疾患　220
胆管の発達　207
胆嚢がん　208
　──，腹腔内転移を伴った　210
　── に対し腹腔鏡下胆嚢摘出術後，腹壁に再発した腫瘍　340
胆嚢周囲の再発リンパ腫浸潤　51
胆嚢周囲膿瘍　211
胆嚢膿瘍　211
男性泌尿生殖器
　──，疾患の進展様式　301
　── の発生学と解剖学　301

ち

膣　322
　——への浸潤と瘻孔を伴う直腸がん　273
膣がん
　——による直接浸潤とリンパ管進展　323
　——の直接進展　322
　——の腹膜下進展　322
中央経路　35
中横隔膜リンパ節　214
中腸　251
中腸回転異常　254
中腸軸捻転　359
虫垂
　——，疾患の進展様式　252
　——の炎症性疾患　253
　——の新生物　255
　——の低分化腺がん　265
　——の腹腔外への穿孔　125
虫垂炎の穿孔　174
虫垂腫瘍　261
虫垂粘液囊胞　265
腸型胃がん　225, 228
　——の膵臓と横行結腸への直接浸潤　228
腸間膜　19, 46
　——に沿った腹膜下進展　47
　——の解剖学的なランドマーク　208
　——の捻転　253
腸間膜根部　251
　——の血腫　55
腸間膜軸捻転　255
腸間膜進展　45
腸間膜壁窩　351
腸管
　——の回転および固定，胎生期の　25
　——の形成　18
腸管気腫症　274
腸係蹄閉塞　255
腸閉塞　253
直接進展
　——，外陰部がんの　321
　——，腟がんの　322
直接連続浸潤　46
直接連続進展
　——，骨盤内から骨盤外への疾患　342
　——，腹部から胸部への疾患　334

直腸　268
　——と直腸間膜の MRI 解剖　269
　——の悪性腫瘍　272
　——の疾患　270
　——の発生学と解剖学　267
直腸 S 状結腸移行部　86
直腸がん
　——，大網転移　339
　——，低位前方切除術後の狭窄　347
　——からの肝転移　215
　——の右内腸骨リンパ節転移　276
直腸がん患者の予測された再発経路　62
直腸間膜　268
　——への浸潤をきたしたリンパ腫　272
直腸固有筋膜　269
直腸周囲窩の間隙を介したヘルニア　372
直腸周囲筋膜　190
直腸周囲腔　190
直腸周囲の疾患　204
直腸周囲膿瘍
　——，S 状結腸憩室炎に続発した　198
　——，低位前方切除後の縫合不全による　198
直腸穿孔　175, 176
直腸腺がん，直腸固有筋膜へ近接している　274

て

停留精巣をおかすセミノーマ　304
転移性膵がんに続発した心周囲リンパ節腫脹　94
転移性平滑筋肉腫の胆管内における腫瘍進展　221
転移播種により肥厚した腹膜　97

と

動脈周囲/神経周囲進展　45
動脈周囲/神経周囲に浸潤した膵管がん　247
動脈周囲浸潤
　——，下部食道・胃疾患　235
　——を伴う膵腺管がん　63
動脈周囲進展，肝臓疾患　216
動脈周囲の腹膜下進展　59
動脈浸潤した肝門部胆管がん　219

な

内陰部動静脈・神経に沿ったリンパ腫の浸潤　316
内ヘルニア
　——，ウィンスロー孔を介する　360
　——，バリアトリック手術後の　371
　——の部位と相対的発生頻度　350

に・ね

日本胃がん取扱い規約　230
乳頭切開後の十二指腸穿孔　151
尿管の移行上皮がん　294
尿管膀胱移行部近傍の移行上皮がんからの転移性リンパ節腫脹　314
尿性腎周囲偽嚢胞　158, 159, 160, 161, 162, 163
　——によって生じる画像変化　160
　——の手術標本　160
尿道　303
尿道がん，リンパ節に転移した　315
尿膜管がんと腹膜転移としての再発　307
尿路上皮性腫瘍　294
粘液腺がん　264

は

バリアトリック手術後
　——の内ヘルニア　371
　——の内ヘルニア間隙　372
播種性腹膜粘液腫　264
播種の場所　86
背側胃間膜　21, 30, 46
背側腎周囲隔壁　168
背側膵経路，リンパ　242
背側膵動脈　240
背側腸間膜　32, 46
　——の分化　21
肺原基の形成　16
胚外体腔　29

ひ

びまん型胃がん　225, 228
　——に伴う左胃大網静脈胃周囲枝内の腫瘍塞栓　235
　——に伴う腹膜転移と大量腹水　229

——の鞘状直接浸潤　229
——の漿膜への浸潤　229
——の腹膜転移と漿膜転移　227
びまん性 B 細胞リンパ腫
　　　　52, 260, 312, 346
びまん性腹膜外ガス　174
泌尿器系の発生学　27
非 Hodgkin リンパ腫　260
非機能水腎症腎の手術標本　160
被膜下血腫　168
脾角　123
脾腎間膜　30, 223
——への炎症を伴う膵炎　244
脾腎靱帯　21
脾臓
——の形成　21
——の発生学　26
——の腹膜への付着　142
——の無漿膜野からの出血　139
脾動脈からの出血　139
左 → 「さ」を見よ
表層リンパネットワーク　212

ふ

ファロピウス管　324
婦人科疾患の進展様式　319
副腎疾患の進展様式　285
副腎腫瘍　295
副腎の発生学　26
副腎皮質がん　295
——の腹膜下腔への進展　297
——の局所浸潤　296
腹腔　41
——から前腹壁への疾患の進展様式　338
——の形成　18
腹腔外ガス，横隔膜上由来の　175
腹腔外滲出液の局在による放射線上の基準　125
腹腔外への進展様式　333
腹腔靱帯　207
腹腔動脈　19
——を巻き込んだ肝門部胆管がん　219
腹腔内感染症進展経路と局在　69
腹腔内進展
——，膵臓疾患の　240
——，大腸疾患の　272
——，男性泌尿生殖器疾患の　305
腹腔内滲出液の進展経路　84
腹腔内における感染症と播種転移の進展様式　69

腹腔内の播種転移進展経路と局在　84
腹腔内膿瘍の放射線画像の特徴　78
腹腔内ヘルニア　349
腹水の進展経路　85
腹側胃間膜　29, 46
腹側腸間膜　46
——の分化　18
腹部
——から胸部への疾患の進展様式　334
——から骨盤部への筋膜面に沿った液体の広がり　200
——と骨盤部における疾患の進展機序　45
——の臨床解剖学　29
——の臨床発生学　15
腹部 CT の冠状断再構成　33
腹部下部の高さ，CT 画像　42
腹部骨盤部のがん性腹膜炎　194
腹部正中の CT 矢状断再構成　33
腹部鈍的外傷　148
腹壁の解剖学　338
腹膜下腔　21
——の基本的な考えかた　29
——の臨床解剖学　29
——の臨床発生学　18
——を含む上部の連なりの解剖図　31
腹膜下腔の連続性　30
——，画像の特徴　37
腹膜下進展　45
——，外陰部がんの　321
——，管腔内から　66
——，肝臓疾患の　209
——，経静脈による　64
——，神経周囲の　59
——，膵臓疾患の　241
——，大腸疾患の　274
——，男性泌尿生殖器疾患の　308
——，腸間膜に沿った　47
——，腟がんの　322
——，動脈周囲の　59
——，リンパ管やリンパ節転移による　49
腹膜下進展した胃リンパ腫　50
腹膜下リンパ進展　230
腹膜下連続進展，肝臓疾患の　209
腹膜外ガス
——，横隔膜下　179
——，気管切開後の　179
——，上行結腸穿孔による　176

——，びまん性　174
——の進展と局在　180
腹膜外筋膜の軽度肥厚
——，膵炎による　202
——，前立腺膿瘍による　203
腹膜外腔
——の解剖学的横断面　117
——の関係と構造　176
——の臨床解剖学　105
腹膜外
——に位置する消化管　70
——の解剖学的検討　106
——の 3 区画　106, 111
——への膀胱破裂　196
腹膜がん腫症
——，2 つの珍しい　99
——に巻き込まれた小腸間膜　88
腹膜陥凹　41
——，胃周辺の　225
腹膜偽粘液腫　264, 265
腹膜腔外出血　345
腹膜腔内進展　46
腹膜腔内と腹膜下腔への進展の鑑別　46
腹膜腫瘍播種と類似するもの　100
腹膜内進展
——，下部食道・胃疾患　225
——，肝臓疾患の　208
——，骨盤内から骨盤外への疾患　342
腹膜粘液がん腫　264
腹膜播種を伴う膵体尾部がん　242
吻合部後ヘルニア　369
——，輸出脚の　370
——，輸入脚ループの　370
吻合部後ヘルニア輪の側面図　370
分化した臓器の発生学　25

へ

ヘルニア嚢内に進展する腹腔内血腫　340
閉鎖孔　341
閉鎖孔ヘルニア　342

ほ

傍横隔リンパ節　214
——への転移，直腸がんの　217
傍十二指腸陥凹　350
傍十二指腸ヘルニア　350
——の画像の特徴　351
——の臨床的特徴　351

傍食道リンパ節　216, 230
　── の転移　217
傍神経浸潤，男性泌尿生殖器疾患の　313
傍前立腺領域の悪性傍神経節細胞腫，転移リンパ節を伴った　315
傍中腎管　23
傍噴門部リンパ節　230
傍膀胱間隙　36
膀胱　303
　──，生検によって穿孔した　302
　── の炎症　305
　── の進行移行上皮がんの腹腔内遠隔進展　306
膀胱前腔の液体貯留　197
膀胱がん　303
　──，腹腔内進展を伴った進行未分化　306
膀胱基部からの造影剤漏出　199
膀胱鏡に続発した膀胱の腹腔内穿孔　307
膀胱後方液体貯留　79
膀胱周囲
　── の脂肪組織腔，尿瘻患者の　197
　── の液体貯留　201
膀胱周囲間隙　36
膀胱周囲腔　190
膀胱上ヘルニアと骨盤ヘルニア　371
膀胱前腔　189
　── と交通した腹直筋鞘血腫　196
　── の巨大血腫　193
　── への液体貯留　193
膀胱前部の液体と血腫　194

み・む
未分化膀胱がんによる膀胱および直腸の linitis plastica　312
右 → 「う」を見よ
脈管解剖学，腎臓・上部尿路・副腎の　285
ムチン産生腫瘍，虫垂の　264
無漿膜野　207

も
モリソン窩　79
　──，液体が貯留した　71
　── と右横隔膜下へ同時に起こる播種転移　94

　── の解剖学的位置関係，肝右葉臓側面に面した　71
　── の放射線学的特徴　90
盲腸　87, 267
　── の放射線学的特徴　90
盲腸がん
　──，S状結腸の漿膜への浸潤を伴う　273
　──，炎症性腫瘤を伴う　339
　── の回結腸間膜リンパ節への転移　58
盲腸後陥凹を介する盲腸周囲ヘルニア　363
盲腸周囲ヘルニア　361, 364
網嚢　72, 74, 225
　── と胃膵ヒダ　76
　── とウィンスロー孔のCT解剖　77
　── のCT解剖　77
　── の造影　75
　── への広がり　81
網嚢孔　72
網嚢上窩の境界　76
網嚢内の偽膵嚢胞　82
網嚢膿瘍　81
　──，胃術後の　82

ゆ・よ
癒合筋膜　143
　── の解剖的断面　145
　── の前方図　144
腰筋　121
腰筋内への造影剤注入　181
腰筋膿瘍
　──，結核感染による　180
　── と血腫　180
腰三角　133
腰三角経路
　── の不透明化　134
　── への膵炎の進展　135

ら
卵管　324
卵管がん
　── からの血行性，リンパ行性転移　326
　── の進展様式　324
卵巣　24, 326
卵巣がん
　── から右傍結腸溝への腫瘍播種　92

　── から右傍結腸溝への腹腔内播種　92
　── から肝周囲への転移巣　98
　── から肝被膜下への転移　98
　── からモリソン窩への播種巣　93
　── からモリソン窩への腹腔内播種　93
　── からの転移播種　97
　── のS状結腸への直接浸潤　330
　── の肝周囲への播種　95
　── のリンパ行性転移　328, 329
　── のリンパ節転移　335
卵巣腫瘍の進展機序　326

り・れ
リンパ管進展　45
　── とリンパ節転移，肝臓疾患の　210
リンパ管やリンパ節転移による腹膜下進展　49
リンパ行性進展
　──，腹部から胸部への疾患　334
　── とリンパ節転移，膵臓疾患の　242
リンパ腫進展，肝腹膜下表面に沿って広がる　211
リンパ節転移
　──，TNM分類　276
　──，大腸疾患の　274
　──，男性泌尿生殖器疾患の　308
　── で再発した結腸腺がん　278
　── の経路　230
　── の膵島細胞がん　249
リンパの解剖学，腎臓の　286
両側前腎傍腔
　── が侵されている膵炎　130
　── に進展する膵炎　130
両側の傍十二指腸ヘルニア　359
隣接器官・臓器への進展，大腸疾患の　273
隣接性腹膜外進展，男性泌尿生殖器疾患の　308
臨床解剖学
　──，腹部の　29
　──，腹膜外腔の　105
臨床発生学，腹部の　15
連続性腹膜下進展，膵臓疾患の　241

欧文索引

B
Bridging renal septa 168

C
closed-loop intestinal obstruction 255
coelomic cavity 29
Cullen 徴候 136
── ,膵炎の広がりに続発した 140

D
diffuse type 228
disseminated peritoneal mucinosis (DPAM) 264

F
fibrolamellar hepatocellular carcinoma 215
fibrolamellar 型肝細胞がんのリンパ節転移 336
Fits-Hugh-Curtis 症候群 330

G
Gerota, Dimitrie 109
Gerota 筋膜 285
Grey Turner 徴候 134

H
hemangiopericytoma 344

I
intestinal type 228

J
Japanese Classification for Gastric carcinoma(JCGC) 230

K
Krukenberg 腫瘍 99

L
Ladd's band による小腸の回転異常 253
Landzert 陥凹 350
Lauren 分類 225
low-grade appendiceal mucinous neoplasms(LAMN) 264

M
mucinous adenocarcinomas(MACA) 264

P
peritoneal mucinous carcinomatosis (PMCA) 264

R
retromesenteric plane 147
retromesenteric plane の頭側進展 149
Retzius の恥骨後間隙 302

S
S 状結腸 268
── に播種した転移腫瘍 91
── の憩室炎 125, 270
── の放射線学的特徴 90
── を巻き込んだ漿膜転移の症例 92
S 状結腸間陥凹への S 状結腸穿孔 47
S 状結腸間ヘルニア 364
S 状結腸間膜 34, 91, 268
── への憩室穿孔 48
S 状結腸間膜根部の再発がん 279
S 状結腸間膜憩室穿孔 176, 178
── により生じたガス 40
S 状結腸穿孔 175
── ,腸間膜への 178
S 状結腸リンパ腫の結腸間膜内浸潤 49
Sister Mary Joseph 結節 99, 343

T
TMN 分類 230
── ,腎臓 287
Toldt の右および左腸間膜後筋膜 21
total mesorectal excision(TME) 274

U
uriniferous perirenal pseudocyst 159
Urinoma 尿嚢腫 158

W
Waldeyer 窩 351
── の側面像 353
Whirling pattern 255

Z
Zuckerkandl, Emil 109
Zuckerkandl 器官の傍神経節腫 298